Cómo estudiar un estudio y probar una prueba

7.ª EDICIÓN

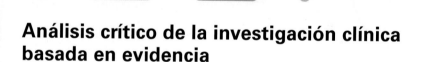

Análisis crítico de la investigación clínica basada en evidencia

Cómo estudiar un estudio y probar una prueba

7.ª EDICIÓN

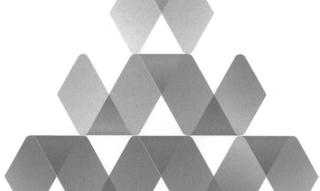

Análisis crítico de la investigación clínica basada en evidencia

Richard K. Riegelman, MD, MPH, PhD
Professor of Epidemiology and Medicine
Founding Dean, Milken Institute School of Public Health
The George Washington University
Washington, District of Columbia

Benjamin A. Nelson, MD
Assistant Professor of Pediatrics
Harvard Medical School
MassGeneral Hospital for Children
Boston, Massachusetts

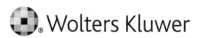. Wolters Kluwer

Philadelphia · Baltimore · New York · London
Buenos Aires · Hong Kong · Sydney · Tokyo

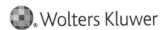

Av. Carrilet, 3, 9.ª planta, Edificio D – Ciutat de la Justícia
08902 L'Hospitalet de Llobregat, Barcelona (España)
Tel.: 93 344 47 18   Fax: 93 344 47 16   e-mail: consultas@wolterskluwer.com

Revisión científica
José Luis Maldonado García
Maestro en Ciencias. Laboratorio de Psicoinmunología, Instituto Nacional de Psiquiatría «Ramón de la Fuente Muñíz».
Coordinación de Enseñanza y Evaluación de Inmunología, Departamento de bioquímica, Facultad de Medicina,
Universidad Nacional Autónoma de México, México

Traducción
Félix García Roig
Médico Ginecoobstetra por la Universidad Nacional Autónoma de México, México

Dirección editorial: Carlos Mendoza
Editora de desarrollo: Núria Llavina
Gerente de mercadotecnia: Simon Kears
Cuidado de la edición: Doctores de Palabras
Diseño de portada: Jesús Esteban Mendoza
Impresión: C&C Offset Printing Co. Ltd. / Impreso en China

Contenido

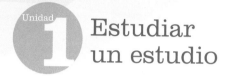

Estudiar un estudio

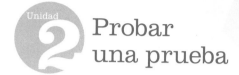

Probar una prueba

Prefacio

Por qué "Análisis crítico de la investigación clínica basada en evidencia": un prefacio a la 7.ª edición

Cómo estudiar un estudio y probar una prueba se publicó por primera vez hace 40 años. El objetivo inicial y continuo es proporcionar herramientas prácticas e integrales para todos aquellos que buscan leer críticamente la literatura de investigación clínica y poner en práctica los resultados.

Durante las cuatro décadas transcurridas desde la 1.ª edición, hemos pasado del pensamiento «basado en la eminencia» al pensamiento «basado en la evidencia». Hoy en día, todos los profesionales de la salud actuales y futuros deben comprender los conceptos básicos de la lectura de la literatura de investigación clínica.

El impulso se ha acelerado en los últimos años. Por ejemplo, la lectura de literatura médica y la medicina basada en la evidencia se están integrando en los tres pasos del USMLE de la National Board of Medical Examiners. La 7.ª edición cubre todo el contenido probado por el USMLE para «Interpretación de la literatura médica». Una amplia variedad de profesiones de la salud reconocen ahora la importancia de la práctica basada en la evidencia y están incorporando la lectura de la literatura de investigación en su plan de estudios, sus exámenes de acreditación y sus clubes de revistas.

Quizás el mayor cambio en la educación de las profesiones de la salud en los últimos años es el uso cada vez mayor de materiales educativos digitales y el acceso digital a la literatura de investigación clínica. La 7.ª edición asume el desafío de utilizar ejercicios digitales interactivos y artículos y resúmenes de investigación reales. El *Studying a Study Journal Club* y *Reading a Research* son herramientas nuevas e innovadoras para aprender a leer la investigación y prepararse para los clubes de revistas.

El *Studying a Study Journal Club* es una serie de 10 ejercicios digitales interactivos que se centran en los tipos clave de investigación que se tratan en la unidad «Estudiar un estudio» del libro de texto. El *Club* comienza con una prueba preliminar y termina con una prueba posterior que cubre el mismo contenido.

Entre las pruebas previa y posterior hay una introducción al marco **MAARIE** que forma la estructura del libro de texto. A esto le siguen tres artículos simulados (un estudio de casos y controles, uno de cohortes y un estudio controlado aleatorizado) que ilustran la aplicación de las 18 «Preguntas por formular» del marco **MAARIE**. Los ejercicios interactivos que utilizan el marco ilustran los tipos de fallas que pueden ocurrir en cada uno de sus componentes y, finalmente, tres «ejercicios de detección de fallas» con preguntas interactivas muestran un método para encontrar errores.

En *Reading a Research* se utiliza un estudio de casos y controles, uno de cohortes y uno controlado aleatorizado, todos publicados, para ilustrar la aplicación completa del marco **MAARIE** a la lectura de la investigación. Los resúmenes de los tres tipos de estudios proporcionan preguntas, respuestas y explicaciones interactivas que ilustran lo que se puede y no aprender leyendo solo el resumen.

Una característica clave del texto de la 7.ª edición es una serie de ejercicios para detectar fallas que se incluyen al final de las unidades de «Estudiar un estudio» y «Probar una prueba». Estos ejercicios para detectar fallas brindan práctica adicional utilizando los métodos enseñados en «Estudiar un estudio» y «Probar una prueba».

La 7.ª edición también proporciona una actualización sobre los métodos para leer la investigación, incluido un nuevo capítulo sobre el área cada vez más importante de las reglas de predicción y decisión. Los materiales actualizados y ampliados incluyen nuevas modificaciones de los estudios controlados aleatorizados, revisiones sistemáticas, nuevas opciones de aprobación de medicamentos por la Food and Drug Administration de los Estados Unidos, además de nuevos estándares para informar de recomendaciones basadas en la evidencia y estudios de rentabilidad.

COVID-19 y «Cómo estudiar un estudio y probar una prueba»

La pandemia de COVID-19 destaca la importancia de los principios cubiertos en *Cómo estudiar un estudio y probar una prueba*. Estos principios son fundamentales para comprender el curso de la pandemia; los beneficios y daños de las intervenciones, desde el uso de ventiladores hasta medicamentos y vacunas; así como el uso y la limitación de las pruebas. Al haber múltiples intervenciones disponibles, la necesidad de los análisis de decisiones y de rentabilidad también se está volviendo clara.

La unidad de «Estudiar un estudio» es clave para comprender la eficacia y seguridad de los medicamentos y las vacunas. Los artículos de investigación ya están disponibles antes de su publicación y se citan a diario como titulares en los medios de comunicación. Comprender las fortalezas y limitaciones de la investigación clínica ya no es un lujo, sino una necesidad para los profesionales de la salud.

Los principios ilustrados en la unidad «Probar una prueba» para el diagnóstico, la detección sistemática y la predicción son clave para comprender los procedimientos de prueba que se utilizan para la COVID-19, incluidas las pruebas de diagnóstico de ARN y antígenos, las de anticuerpos y las de gravedad y pronóstico. Apreciar la información obtenida mediante las pruebas, así como sus limitaciones, resulta fundamental para el control de la pandemia.

La COVID-19 pasará a la historia, pero la importancia de estos principios debería durar toda la vida.

Se da la bienvenida al Dr. Benjamin A. Nelson como segundo autor

Un último asunto, pero no menos importante, es la adición de un segundo autor: el Dr. Benjamin A. Nelson. El Dr. Nelson es un pediatra y educador médico de la Facultad de Medicina de Harvard, que ha utilizado *Cómo estudiar un estudio y probar una prueba* para instruir a los estudiantes y residentes de medicina. Sus aportaciones para la 7.ª edición y el *Studying a Study Journal Club* han ayudado a asegurar su continua relevancia clínica y accesibilidad. El Dr. Nelson ha tomado la iniciativa en *Reading a Research*, incluida la redacción y la prueba piloto de los materiales con sus estudiantes y residentes.

Quienes están usando *Cómo estudiar un estudio y probar una prueba* con los nuevos ejercicios digitales interactivos, encontrarán una variedad de formas de aprender y practicar habilidades clave al leer la investigación. Una advertencia antes de continuar: leer la literatura de investigación clínica puede crear hábito; incluso puede resultar agradable.

Agradecimientos

Los desafíos asociados con la producción de la 7.ª edición de *Cómo estudiar un estudio y probar una prueba* se han facilitado gracias al apoyo y el aliento recibido de nuestros colegas y, por supuesto, de los muchos lectores de las ediciones anteriores en todo el mundo. La clave para el éxito de *Cómo estudiar un estudio y probar una prueba* ha sido la aportación de nuestros estudiantes y residentes de la Universidad George Washington y, más recientemente, de la Universidad de Harvard. Byrne Morgan, estudiante del Doctorado en Epidemiología de la Universidad George Washington, hizo una importante contribución al nuevo capítulo sobre reglas de predicción.

Los ejercicios del *Studying a Study Journal Club* fueron en gran parte obra de Linda Riegelman, quien combinó su experiencia en el aprendizaje interactivo con su largo interés por los programas informáticos educativos. Su trabajo fue apoyado y ampliado gracias a la experiencia técnica de Wolters Kluwer.

Brenda Kirkwood, MPH, DrPH, fue invaluable en la edición y producción del libro de texto, pues cuidó mucho cada página. Estamos agradecidos por sus esfuerzos para coordinarse con Wolters Kluwer para hacer que los materiales sean lo mejor posible.

Redactar una 7.ª edición es una experiencia especialmente agradable si significa que se puede construir sobre el pasado mientras se mira hacia el futuro. Este ha sido el caso de la 7.ª edición de *Cómo estudiar un estudio y probar una prueba*. Esperamos que disfrute de su lectura tanto como nosotros disfrutamos escribiéndolo.

Richard K. Riegelman, MD, MPH, PhD
Benjamin A. Nelson, MD

Introducción

El curso tradicional de lectura de literatura en salud consiste en «Aquí está el *New England Journal of Medicine*. ¡Léelo!». Este abordaje es análogo a aprender a nadar mediante el método de inmersión total. Algunos pueden aprender a nadar de esta manera, por supuesto, pero otros se ahogan y muchos aprenden a temer al agua.

En contraste con el método de inmersión total, usted está a punto de embarcarse en un abordaje de experiencia gradual y de participación activa para leer la investigación clínica basada en la evidencia. Con los recursos que aprenderá, pronto podrá leer un artículo de revista de manera crítica y eficiente.

Se pone un énfasis considerable en los errores o fallas que pueden ocurrir en los diversos tipos de estudios, pero trate de recordar que no todas las fallas son fatales. El objetivo de leer la literatura es reconocer las limitaciones de un estudio y luego ponerlas en perspectiva. Esto es fundamental antes de poner en práctica los resultados.

Para facilitar su trabajo, se utilizará el marco MAARIE, para organizar la revisión de cada tipo de investigación. Antes de desarrollar e ilustrar los componentes de este marco, comencemos con un ejercicio para detectar fallas. Un ejercicio para detectar fallas es un artículo de revista simulado que contiene una serie de errores. Lea el siguiente ejercicio para detectar fallas y luego responda las preguntas que lo acompañan.

Síndrome del llanto: ¿causado por la televisión o simplemente por el mal gusto?

Se ha descrito que una afección conocida como «síndrome del llanto» ocurre en los niños de 7-9 años. La afección se caracteriza por episodios de llanto ininterrumpido que duran al menos una hora por día durante tres días consecutivos. El diagnóstico también incluye síntomas de dolor de garganta, secreción nasal y fiebre, que preceden al inicio del llanto y son lo suficientemente graves como para mantener al niño fuera de la escuela.

Los investigadores identificaron a 100 niños con síndrome del llanto. Para cada niño con el síndrome, se eligió a un compañero de clase para comparar entre los que no faltaron a la escuela. El estudio se realizó durante más de 1 mes después del inicio de los síntomas. Los investigadores examinaron 20 variables, que incluían todos los factores que podían pensar como potencialmente asociados con el síndrome del llanto. Obtuvieron datos sobre el uso de todos los medicamentos, el número de azotes, las horas de televisión y el número de horas en casa, así como otras 16 variables.

Usando imágenes, pidieron a los niños que identificaran los medicamentos que habían tomado mientras tenían el síndrome del llanto. También se pidió a los compañeros de clase sin síndrome del llanto que usaran las imágenes para identificar los medicamentos que tomaron durante el mismo período. Después, los investigadores pidieron a cada niño que clasificara cada medicamento tomado como de buen o mal sabor. Los datos sobre los azotes se obtuvieron del cuidador principal.

Los investigadores encontraron los siguientes datos:

Porcentaje de niños que informaron haber tomado medicamentos de mal sabor	
Síndrome del llanto	90%
Controles	10%
Promedio de azotes por día	
Síndrome del llanto	1
Controles	2
Número promedio de horas de mirar televisión al día	
Síndrome del llanto	8 (rango de 5-12)
Controles	2 (rango de 0-4)

Entre las 20 variables, analizadas una a una, las anteriores fueron las únicas que resultaron estadísticamente significativas utilizando los métodos estadísticos habituales. Los valores de P fueron de 0.05, a excepción de las horas de televisión, que tuvieron un valor de P de 0.001. Los investigadores sacaron las siguientes conclusiones:

1. Los medicamentos de mal sabor son una causa que contribuye al síndrome del llanto porque estaba fuertemente asociada.

2. Los azotes protegen a los niños del síndrome del llanto porque los controles tenían una mayor frecuencia de azotes.

3. Se requiere ver televisión por lo menos 4 h/día para el desarrollo del síndrome del llanto, porque todos los niños con el síndrome y ninguno de los controles vieron televisión más de 4 h/día durante el período bajo investigación.

4. Debido a que los pacientes con síndrome del llanto tienen un riesgo relativo de 9 de tomar medicamentos de mal sabor, los investigadores concluyeron que retirarlos del mercado eliminaría casi el 90% de los casos del síndrome del llanto entre niños similares a los de esta investigación.

5. Además, los azotes regulares de todos los niños de 7-9 años de edad deben usarse ampliamente como método para prevenir el síndrome del llanto.

Ahora, para tener una idea de lo que aprenderá en la unidad «Estudiar un estudio», vea si puede responder las siguientes preguntas:

1. **¿Qué tipo de investigación es esta?**
   A. Estudio de cohortes
   B. Estudio de casos y controles
   C. Estudio de casos y controles emparejados
   D. Estudio transversal

2. **¿Cuál es la hipótesis del estudio?**
   A. El síndrome del llanto se asocia positivamente con la medicación
   B. El síndrome del llanto se asocia positivamente con los azotes
   C. El síndrome del llanto se asocia positivamente con ver televisión
   D. No se formula hipótesis alguna

3. **¿Está asignado correctamente el grupo de control?**
   A. Sí, porque hubo emparejamiento del síndrome del llanto y los niños de control
   B. No, porque el grupo de control permaneció en la escuela mientras el grupo de estudio estaba en casa
   C. No, porque el grupo de control debería haberse emparejado con los niños con síndrome del llanto por tantos factores como fuera posible
   D. Sí, porque los niños venían de la misma escuela

4. ¿Es probable que en este estudio haya sesgos de notificación o recuerdo?

A. El sesgo de notificación puede ocurrir porque se pidió a los niños que recordaran los medicamentos de mal sabor

B. El sesgo de recuerdo puede ocurrir porque los cuidadores informaron los casos de azotes

C. Ninguno de los dos suele ocurrir en los estudios de casos y controles

D. Es probable que ocurran ambos. Se pidió a los niños que recordaran experiencias subjetivas y a los adultos se les pidió información sensible

5. ¿Plantea problemas de exactitud y precisión el método de obtención de datos?

A. Sí. Hubo oportunidades de que el azar o el sesgo afectaran la exactitud y precisión de la evaluación

B. Sí. Existe una fuerte evidencia de una falta de exactitud y precisión

C. Se necesita más información para decidir

D. No. Hay suficiente información para sugerir una buena precisión

6. ¿Se realiza correctamente la estimación de la fuerza de la relación?

A. No. Debería haberse utilizado el cociente de probabilidades (*odds ratio*)

B. Sí. Se utilizó el riesgo relativo, que es una medida adecuada de la fuerza de las relaciones

C. No. Ni el cociente de probabilidades ni el riesgo relativo son apropiados

7. ¿Se realiza correctamente la prueba de significación estadística?

A. No. No se tiene en cuenta el problema de la comparación múltiple

B. Sí. Las pruebas de significación estadística se realizaron correctamente para diferenciar entre las variables

8. ¿Se necesita un procedimiento de corrección?

A. No. Los casos y controles fueron todos niños pequeños de la misma clase en la escuela

B. Sí. Debido a que los casos pasaron más tiempo en casa que los controles, ajustar las horas en casa puede haber eliminado la asociación entre ver televisión y el síndrome del llanto

C. No es necesario realizar ajustes en los estudios de casos y controles emparejados

9. ¿Se establece una asociación entre el uso de medicamentos de mal sabor y el síndrome del llanto?

A. No se informó de asociación alguna

B. Sí. Se informó una asociación, pero cualquier niño enfermo puede pensar que un medicamento sabe mal. Por lo tanto, la asociación observada puede no ser real

C. Sí. Se informó una asociación. La fuerza de la asociación entre el síndrome del llanto y los medicamentos de mal sabor fue más intensa que cualquier otra variable, lo que indica que tomar medicamentos de mal sabor está fuertemente asociado con el síndrome del llanto

10. ¿Está establecido que los azotes ocurrieron antes del desarrollo del síndrome del llanto?

A. Sí, porque el número de azotes en el grupo de control fue dos veces el del grupo de llanto

B. No. Debido a que los niños sanos pueden recibir más azotes que los niños enfermos, es posible que la presencia del síndrome del llanto afecte su cantidad

C. No. La diferencia en el número de azotes entre los dos grupos probablemente se deba al azar

11. ¿Está establecido que modificar la frecuencia de los azotes alterará la del síndrome del llanto?

A. Sí, porque los azotes ocurrieron con el doble de frecuencia entre los casos

B. Sí, porque los azotes ocurrieron antes del desarrollo del síndrome del llanto

C. No, porque un estudio de casos y controles no puede establecer una causa contribuyente

D. No, porque no se ha establecido una relación de dosis-respuesta

12. **¿Está establecido que ver televisión al menos 4 h/día es una causa necesaria del síndrome del llanto?**
    A. Sí, porque todos los niños con síndrome del llanto vieron más de 4 h de televisión por día, mientras que ninguno del grupo de control vio más de 4 h de televisión por día
    B. No, porque otra investigación puede demostrar que ver televisión no está asociado con el síndrome del llanto. Un estudio no permite establecer la causa necesaria

13. **¿Pueden los investigadores concluir correctamente que la eliminación de los medicamentos de mal sabor del mercado reduciría la frecuencia del síndrome del llanto en casi un 90% entre los niños similares a los del estudio?**
    A. No. Los investigadores no pueden extrapolar a niños similares a los de esta investigación a menos que primero establezcan una causa contribuyente
    B. Sí. Los investigadores calcularon correctamente un porcentaje de riesgo atribuible y tuvieron cuidado de aplicar sus conclusiones solo a niños similares a los del estudio
    C. No. Un porcentaje de riesgo atribuible no se puede calcular a partir de un riesgo relativo

14. **¿Pueden los investigadores concluir que los azotes regulares a todos los niños de 7-9 años deben ser ampliamente utilizados como método para prevenir el síndrome del llanto?**
    A. No. Los investigadores fueron mucho más allá de sus datos y no consideraron los efectos adversos de sus recomendaciones
    B. Sí. Los investigadores recomendaron correctamente azotar a todos los niños de 7-9 años para prevenir el desarrollo del síndrome del llanto

RESPUESTAS

1. **La respuesta es C.** Este es un estudio de casos y controles emparejados. Los casos fueron los niños con síndrome del llanto. Los controles fueron los niños que no desarrollaron el síndrome del llanto. Los niños con síndrome del llanto fueron emparejados con un compañero de clase que no lo desarrolló.

2. **La respuesta es D.** No se formuló ninguna hipótesis. Si se utilizan procedimientos estadísticos estándar que no tienen en cuenta el gran número de variables examinadas, puede parecer que la investigación demuestra varias asociaciones por casualidad. Esto se denomina *problema de comparación múltiple*. Por lo tanto, esta investigación tiene el potencial de convertirse en lo que a veces se llama un «tanteo».

3. **La respuesta es B.** Desafortunadamente, esta investigación utiliza un grupo de control inadecuado si tiene la intención de investigar los factores asociados con el síndrome del llanto. El uso de compañeros que permanecieron en la escuela tiene el potencial de producir sesgos de selección, es decir, las diferencias entre casos y controles producidas por el diseño del estudio pueden afectar los resultados. Por ejemplo, al examinar la posible asociación entre las horas de mirar la televisión y la presencia del síndrome del llanto, la participación de compañeros que asistieron a la escuela como controles tiene un gran potencial para crear un sesgo de selección. Las horas que se pasan en la escuela reducen la cantidad de horas potencialmente disponibles para ver la televisión. Por lo tanto, los que permanecen en la escuela tienen menos oportunidades de ver televisión.

4. **La respuesta es D.** El sesgo de notificación y el de recuerdo son errores potencialmente importantes en los estudios de casos y controles. Los errores de recuerdo son especialmente probables cuando a las personas que han experimentado la afección (síndrome del llanto) se les pide que recuerden sucesos que ocurren con frecuencia y que rememoran subjetivamente. Al preguntar a los niños con y sin síndrome del llanto sobre el sabor del medicamento, los investigadores plantean la posibilidad de un error de recuerdo. El sesgo de notificación tiene muchas de las mismas implicaciones que el error de recuerdo.

5. **La respuesta es A.** La precisión implica la ausencia de variación o error aleatorios. La precisión implica la ausencia de sesgo que desplaza sistemáticamente los resultados en una dirección particular. Muchos factores pueden aumentar la posibilidad de variación aleatoria o sesgo. El hecho de que los datos no se

obtuvieran inmediatamente después del inicio del síndrome del llanto sino pasado más de un mes, puede introducir la probabilidad de una variación aleatoria y, por lo tanto, reducir la precisión de la evaluación. Además, al lector le gustaría saber tanto como sea posible sobre cómo se obtuvieron los datos sobre el sabor de la medicación de los niños, porque este proceso podría introducir sesgos y, por lo tanto, reducir la precisión de la evaluación.

6. **La respuesta es A.** La estimación de la fuerza de la asociación utilizada por los investigadores fue el riesgo relativo. El riesgo relativo no es una medida apropiada para usar en un estudio de casos y controles. El uso del riesgo relativo en un estudio de casos y controles permitiría al investigador manipular los resultados y alterarlos según el número de controles que se incluyen en comparación con el número de casos. Los cocientes de probabilidades son la estimación adecuada para los estudios de casos y controles. Afortunadamente, los cocientes de probabilidades y los riesgos relativos suelen ser aproximadamente los mismos.

7. **La respuesta es A.** Esto se denomina *problema de comparación múltiple*, como se indica en la pregunta 2. Cuando se utiliza un gran número de variables, es fundamental que los investigadores tengan en cuenta el número de variables o hipótesis al realizar las pruebas de significación estadística. A pesar del uso de 20 variables, los investigadores no indicaron que requirieran un valor de P menor antes de declarar significancia estadística. Se debe utilizar un valor de P más pequeño como línea de corte para tener en cuenta el número de hipótesis al realizar pruebas de significación estadística.

8. **La respuesta es B.** Los investigadores no realizaron una corrección, como un análisis de regresión, para tener en cuenta las posibles variables de confusión. Sin embargo, se necesitaba un procedimiento de corrección. Por ejemplo, si se hubieran corregido por el número de horas en casa, es posible que ya no hubieran observado la asociación entre ver televisión y el síndrome del llanto.

9. **La respuesta es B.** Es posible que los medicamentos de mal sabor no estén asociados con el síndrome del llanto. Si los niños con síndrome del llanto interpretan toda medicación como de mal sabor, esto por sí solo podría producir la asociación entre el síndrome y la medicación.

10. **La respuesta es B.** Es posible que no sea posible determinar qué vino primero en un estudio de casos y controles. Siempre existe la posibilidad de que el «efecto» sea lo primero y produzca la «causa». Lo anterior se conoce como *causalidad inversa*. Por ejemplo, la condición puede alterar el número de azotes. Esto podría ocurrir si los niños activos y sanos tienen más probabilidades de recibir azotes que los niños enfermos.

11. **La respuesta es C.** Los estudios de casos y controles no tienen la capacidad para abordar completamente los tres criterios para establecer la causa contribuyente, es decir, 1) asociación a nivel individual, 2) la «causa» precede al «efecto» y 3) la modificación de la «causa» altera el «efecto». Por lo tanto, la interpretación de los estudios de casos y controles debe limitarse a establecer una asociación a nivel individual y no intentar sacar conclusiones sobre la causa contribuyente.

12. **La respuesta es B.** La *causa necesaria* es un concepto de causalidad diferente al de causa contribuyente. La causa necesaria implica que debe ocurrir una característica (ver televisión durante más de 4 h/día) o la afección (síndrome del llanto) no puede ocurrir. Aunque en esta investigación no se vio televisión durante 4 h o menos entre los niños con síndrome del llanto, esto no establece por sí mismo la presencia de una causa necesaria. Un episodio del síndrome del llanto entre quienes ven 4 h de televisión o menos demostraría que ver 4 h o más de televisión no es una causa necesaria del síndrome del llanto. Esto bien podría ocurrir la próxima vez que se estudie el síndrome del llanto.

     Como se señaló antes, el aumento en las horas de ver televisión puede haber sido el resultado del mayor tiempo que se pasó en casa. Si esta es la situación, entonces ver televisión ni siquiera está asociado con el síndrome del llanto.

13. **La respuesta es A.** Cuando no se ha establecido la causa y el efecto, es especialmente peligroso sacar conclusiones sobre el impacto de una intervención, como la retirada del mercado de los medicamentos de mal sabor.

     Al intentar extrapolar o extender su conclusión a niños como los incluidos en la investigación, los investigadores calcularon un porcentaje de riesgo atribuible del 90%. Es posible calcular un porcentaje de riesgo atribuible siempre que se obtenga un riesgo relativo o un cociente de probabilidades. Sin embargo, a menos que se haya establecido una causa contribuyente, el porcentaje de riesgo atribuible no se puede utilizar para sacar conclusiones sobre la magnitud del impacto de reducir o eliminar la característica, la medicación de mal sabor.

14. **La respuesta es A.** La extrapolación siempre se basa en una serie de supuestos. En esta extrapolación, los investigadores extendieron sus conclusiones mucho más allá de los datos. Por ejemplo, para llegar a esta conclusión deben asumir que:

    1. Existe una relación de causa y efecto entre menos azotes y más síndrome del llanto

    2. Esta relación es válida para los niños que son diferentes a los del estudio

    3. El síndrome del llanto es lo suficientemente común como para justificar una intervención incluso para aquellos que no están en riesgo de padecerlo

    4. El aumento de los azotes no tiene efectos secundarios importantes

1 Estudiar un estudio

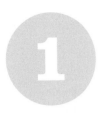

Estudiar un estudio: MAARIE. Marco: método, asignación y análisis

En la literatura de investigación en salud hay cuatro tipos básicos de estudios en los que se comparan grupos de personas para identificar y explicar sus relaciones:[1,2]

- *Comparaciones de poblaciones*
- *Estudios de casos y controles*
- *Estudios de cohortes*
- *Estudios controlados aleatorizados*

Cada tipo de investigación intenta abordar una pregunta o hipótesis definida por la comparación de uno o más grupos de estudio con los correspondientes grupos de control.[a]

Se puede usar un marco organizativo para evaluar cada uno de estos tipos de investigaciones. El marco se divide en seis componentes:

- *Método*
- *Asignación*
- *Análisis*
- *Resultados*
- *Interpretación*
- *Extrapolación*

A esto lo llamamos **marco MAARIE**, siglas que corresponden a la primera letra de cada componente: **M**étodo, **A**signación, **A**nálisis, **R**esultados, **I**nterpretación y **E**xtrapolación. En la figura 1-1 se describe la aplicación general del marco a un estudio de investigación.

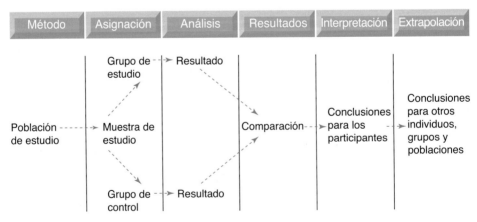

FIGURA 1-1 Marco MAARIE para estudiar un estudio.

---

[a]Las investigaciones descritas en la sección «Estudiar un estudio» a veces se denominan *estudios analíticos*. Los estudios analíticos siempre tienen grupo de control. En los *estudios descriptivos* se obtienen datos sobre un grupo de individuos sin compararlos con otro. En ocasiones, los estudios descriptivos pueden utilizar datos externos a la investigación para comparar un grupo suyo con otros, o con el mismo grupo en un período anterior. Estos grupos de comparación a veces se denominan *de controles históricos*. En situaciones especiales, los estudios descriptivos también pueden llamarse *de series de casos*, *de epidemiología descriptiva* o *de historia natural*.

PREGUNTAS SOBRE EL MÉTODO

Los problemas relacionados con los métodos son comunes a todos los tipos de investigación sanitaria. Requieren que los investigadores aclaren exactamente lo que intentan lograr al definir qué indagarán, en quiénes y su número. Cada uno de los seis componentes del marco MAARIE se puede dividir en tres temas específicos. Para el método, los problemas y preguntas clave son los siguientes:

- **Hipótesis de estudio:** ¿cuál es la pregunta de estudio que se investiga?
- **Población de estudio:** ¿qué población se investiga, incluyendo los criterios de inclusión y exclusión de los participantes?
- **Tamaño y potencia estadística de la muestra:** ¿cuántas personas se incluyen en el estudio y en los grupos de control?, ¿son adecuadas las cifras para demostrar la significación (significancia) estadística si la hipótesis del estudio resulta cierta?

Antes de que los investigadores puedan decidir cuáles y cuántos individuos incluir en una investigación, deben definir la hipótesis del estudio. Después, pueden centrarse en la cuestión de qué individuos de qué poblaciones deben incluirse en la investigación.

La investigación sanitaria, por lo general, no se lleva a cabo con la inclusión de todos los integrantes de la población de interés. Más bien, utiliza solo un grupo más pequeño, o una *muestra*, de todos los individuos que, en teoría, podrían incluirse. Para todo tipo de investigación sanitaria, elegir a quiénes y cuántos incluir es cuestión del método básico. Por lo tanto, en el **M**étodo, primer componente del marco MAARIE, se define la pregunta de estudio y se establecen las reglas para obtener las muestras de estudio y control.

En los últimos años, las cuestiones éticas han sido motivo de creciente preocupación. Gran parte de la atención a la ética de la investigación sanitaria se ha centrado, como veremos, en los métodos utilizados en los estudios controlados aleatorizados. Sin embargo, se aplican varios aspectos a todas las formas de investigación sanitaria. Como parte del componente de *método*, es importante hacer las preguntas: ¿quiénes son los investigadores y quiénes son los financiadores de la investigación?

Los posibles conflictos de intereses ahora se manejan mediante procedimientos formales que se basan en la creencia de que su divulgación completa es la estrategia adecuada para resolverlos. Por lo tanto, en las revistas profesionales de alta calidad se espera encontrar información extensa sobre los posibles conflictos de intereses de los investigadores, la participación de cada uno en el estudio y una destacada identificación de los financiadores.

El marco MAARIE continúa con los siguientes componentes adicionales:

- **Asignación:** distribución de los participantes en los grupos de estudio y control.
- **Análisis:** evaluar los resultados o criterios de valoración en los grupos de estudio y control.
- **Resultados:** comparar los resultados en los grupos de estudio y control.
- **Interpretación:** definir el significado de los resultados para los participantes de la investigación.
- **Extrapolación:** definir el significado de los resultados para los individuos no incluidos en la investigación.

Un componente importante del método es identificar el tipo de investigación que se está utilizando. A continuación, se ilustra la aplicación del marco MAARIE a cuatro tipos básicos de investigación y se describen las características esenciales de cada uno: estudios de comparación de poblaciones, de casos y controles, de cohortes y estudios controlados aleatorizados. Después se verá cómo se puede aplicar cada tipo de investigación a la interrogante del riesgo potencial de un accidente cerebrovascular (ACV) por el uso de píldoras anticonceptivas. Las implicaciones de estos componentes del marco MAARIE difieren ligeramente según el tipo de investigación, como se abordará más adelante en este capítulo. Se describirá cada tipo de investigación asumiendo que hay un grupo de estudio y uno de control. Sin embargo, en todo tipo de investigación se puede incluir más de un grupo de estudio y control.

APLICACIÓN DEL MARCO MAARIE[3-6]

Comparación de poblaciones

La característica única de la comparación de poblaciones, a menudo llamada *estudio ecológico*, es su capacidad para sugerir relaciones entre factores de riesgo y enfermedades u otros resultados sin información sobre individuo alguno. La comparación de poblaciones está diseñada para estudiar semejanzas o diferencias de determinados sucesos en dos o más grupos poblacionales o para indagar cambios que han ocurrido en ellos durante un período. Alternativamente, la comparación de poblaciones puede revisar las diferencias entre dos o más poblaciones en el mismo momento (fig. 1-2).

En la comparación de poblaciones se indagan similitudes o diferencias en dos o más grupos poblacionales, sin información disponible sobre individuos particulares. En la comparación de poblaciones suelen observarse tasas de incidencia o de nuevos diagnósticos de una enfermedad u otro resultado, más la prevalencia o proporción de la población con un factor de riesgo potencial. A menudo, se pregunta si las poblaciones con mayor prevalencia del factor de riesgo también tienen mayores tasas de incidencia de la enfermedad.

Para indagar la relación entre el uso de píldoras anticonceptivas y el ACV en las mujeres jóvenes, el investigador que utiliza una comparación de poblaciones podría proceder de la siguiente manera:

Asignación: se selecciona una población de estudio y se determina la tasa de incidencia de ACV en las mujeres jóvenes y se compara con la de una población control semejante.

Análisis: se determina la prevalencia del uso de píldoras anticonceptivas por las mujeres jóvenes en la población de estudio y también en la de control.

Resultados: se compara la prevalencia del uso de píldoras anticonceptivas con las tasas de incidencia de ACV en las mujeres jóvenes de la población de estudio y la de control.

Interpretación: se sacan conclusiones sobre el significado del uso de píldoras anticonceptivas para las mujeres incluidas en la investigación.

Extrapolación: se sacan conclusiones sobre el significado del uso de píldoras anticonceptivas en las mujeres que no son como las incluidas en la investigación, como aquellas con la opción de usar píldoras anticonceptivas más recientes de dosis baja.

Cuando las poblaciones de mujeres jóvenes con altas tasas de incidencia de ACV también tienen una alta prevalencia del uso de píldoras anticonceptivas en comparación con las correspondientes con tasas bajas, se dice que hay una *asociación de grupo*. En otras palabras, aunque no se sabe en particular si las mujeres que desarrollaron un ACV realmente usaban píldoras anticonceptivas, se puede concluir que hay una asociación a nivel de grupo o población. La identificación de asociaciones de grupo es a menudo el primer paso para mostrar una relación de causa y efecto, pero, como se verá, las asociaciones de grupo a menudo simplemente sugieren hipótesis para realizar una investigación más profunda.

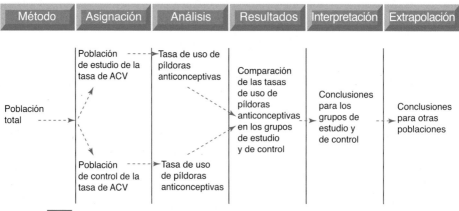

FIGURA 1-2 Marco MAARIE para una comparación de poblaciones.

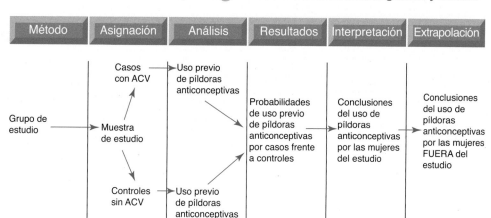

FIGURA **1-3** Aplicación del marco MAARIE a un estudio de casos y controles.

Estudio de casos y controles

La característica única de los estudios de casos y controles de las enfermedades es que comienzan por identificar a las personas que han desarrollado o no la enfermedad o afección que se investiga. Después de identificar a aquellos con y sin la enfermedad, miran hacia atrás en el tiempo para determinar las características de los individuos antes de la aparición de la enfermedad. En los estudios de casos y controles, los *casos* corresponden a los individuos que presentan la afección; los *controles* o *testigos*, a los que no. Para realizar un estudio de casos y controles a fin de examinar la relación entre el uso de píldoras anticonceptivas y el ACV en las mujeres jóvenes, un investigador podría proceder de la siguiente manera:

Asignación: se selecciona un grupo de estudio de mujeres jóvenes que hayan tenido un ACV (casos) y otro similar de quienes no (controles). Dado que la enfermedad se presentó sin la intervención del investigador, este proceso puede denominarse de *asignación observada*.

Análisis: se determina si cada mujer en el grupo de casos o estudio, y también en el de control, tomó previamente píldoras anticonceptivas. La presencia o ausencia del uso previo de píldoras anticonceptivas es el desenlace de un estudio de casos y controles.

Resultados: se calculan las probabilidades de que el grupo de mujeres con un ACV haya utilizado píldoras anticonceptivas frente a las de aquellas sin tal afección.

Interpretación: se sacan conclusiones sobre el significado del uso de píldoras anticonceptivas para las mujeres incluidas en la investigación.

Extrapolación: se sacan conclusiones sobre el significado del uso de píldoras anticonceptivas para aquellas categorías de mujeres que no son como las incluidas en la investigación, como quienes toman las más recientes de dosis baja.

En la figura 1-3 se ilustra la aplicación del marco MAARIE a esta investigación. Observe que en los estudios de casos y controles, a diferencia de los de comparación de poblaciones, se identifica a los individuos y se indaga si existe una asociación a nivel individual entre las mujeres jóvenes con ACV y el uso de píldoras anticonceptivas. Así, los estudios de casos y controles tienen la capacidad de permitir establecer lo que se denomina una *asociación individual*.

Estudio de cohortes

Los estudios de cohortes de una enfermedad difieren de los de casos y controles porque comienzan identificando a los individuos para los grupos de estudio y control antes de que el investigador sepa si presentan el padecimiento o muestran otro desenlace. Una *cohorte* es un grupo de personas que comparte una experiencia común. Un estudio de cohortes comienza identificando una cohorte que posee el factor de riesgo potencial o las características en estudio, así como otra que no. Después se obtiene y se

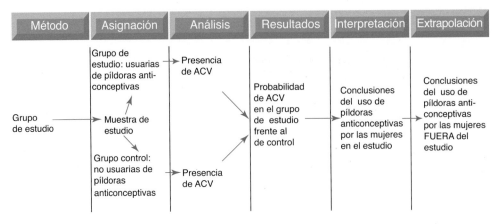

FIGURA **1-4** **Aplicación del marco MAARIE a un estudio de cohortes.**

compara la incidencia de la enfermedad en cada una de las cohortes. Para utilizar un estudio de cohortes a fin de examinar la relación entre el uso de píldoras anticonceptivas y el ACV, un investigador podría proceder de la siguiente manera:

Asignación: se selecciona un grupo de estudio de mujeres que estén usando píldoras anticonceptivas y uno de control similar de quienes nunca lo hayan hecho. Debido a que se observa que el uso de píldoras anticonceptivas ocurre sin la intervención del investigador, este proceso también se denomina de *asignación observada*.

Análisis: se determina quiénes en los grupos de estudio y control presentan posteriormente ACV. A diferencia de un estudio de casos y controles, el desenlace de uno de cohortes es la presencia o ausencia posterior de un ACV.

Resultados: se calcula la incidencia o las probabilidades de presentar un ACV en las mujeres que usan píldoras anticonceptivas y las que no.

Interpretación: se sacan conclusiones sobre el significado del uso de píldoras anticonceptivas para las mujeres incluidas en el estudio.

Extrapolación: se sacan conclusiones sobre el significado del uso de píldoras anticonceptivas para las mujeres no incluidas en el estudio, como aquellas que toman las más recientes de dosis baja.

En la figura 1-4 se ilustra la aplicación del marco MAARIE a un estudio de cohortes.

Estudio controlado aleatorizado

Los estudios controlados aleatorizados son experimentales. Como en los estudios de cohortes, los individuos se asignan a los grupos de estudio y control antes de determinar quién presenta la enfermedad u otros resultados. Sin embargo, la característica única de los estudios controlados aleatorizados es el proceso de asignación de los individuos a los grupos de estudio y control. En un estudio controlado aleatorizado, los participantes se asignan al azar al grupo de estudio o el de control.

La *aleatorización* significa que se asigna al azar a una persona al grupo de estudio o de control. Esto se hace para que cualquier individuo tenga una probabilidad conocida, pero no necesariamente igual, de ser asignado al grupo de estudio o al de control. Idealmente, los participantes del estudio, así como los investigadores, no saben quiénes están en qué grupo. La asignación con ocultación doble (*doble ciego*) significa que el participante y los investigadores no saben si el primero se asignó al grupo de estudio o al de control. La ocultación simple implica que los participantes desconocen sus asignaciones de grupo.

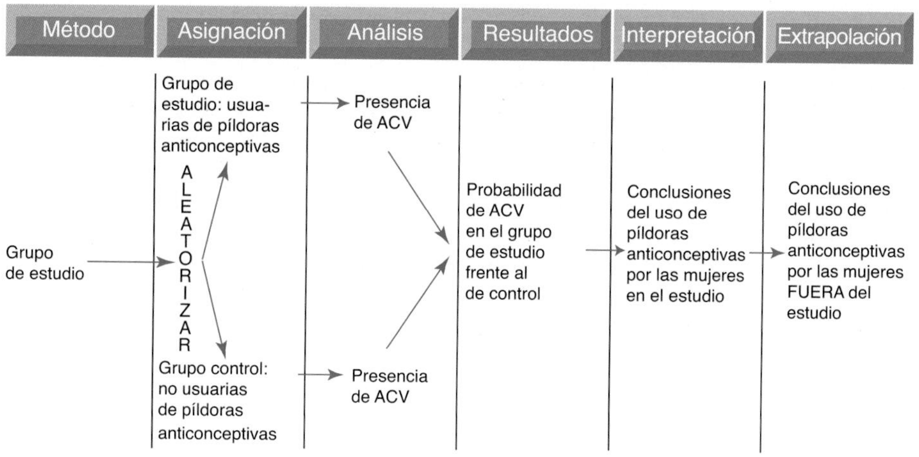

Método	Asignación	Análisis	Resultados	Interpretación	Extrapolación

FIGURA **1-5** **Aplicación del marco MAARIE a un estudio controlado aleatorizado.**

Al utilizar un estudio controlado aleatorizado para indagar la relación entre el uso de píldoras anticonceptivas y el ACV, un investigador podría proceder de la siguiente manera:

Asignación: usando la aleatorización, las mujeres se asignan a un grupo de estudio al que se le prescribirán píldoras anticonceptivas o a uno de control al que no.

Análisis: se da seguimiento a estas mujeres para determinar quién presenta un ACV de forma posterior. Al igual que en un estudio de cohortes, en un estudio controlado aleatorizado el desenlace es la presencia o ausencia de un ACV.

Resultados: se calcula la incidencia del ACV en las mujeres que usan píldoras anticonceptivas frente a las que no.

Interpretación: se sacan conclusiones sobre el significado del uso de píldoras anticonceptivas para las mujeres incluidas en el estudio.

Extrapolación: se sacan conclusiones sobre el significado del uso de píldoras anticonceptivas para las mujeres no incluidas en el estudio, como las que toman las más recientes de dosis baja.

En la figura 1-5 se ilustra la aplicación del marco MAARIE a un estudio controlado aleatorizado.

VENTAJAS Y DESVENTAJAS DE LOS TIPOS BÁSICOS DE ESTUDIO[3-6]

Los componentes básicos y las preguntas clave que hemos esbozado son comunes a los cuatro tipos básicos de estudio: de comparación de poblaciones, de casos y controles, de cohortes y el controlado aleatorizado. Cada tipo, sin embargo, tiene sus propias fortalezas, debilidades y actividades por desempeñar en la investigación sanitaria.

La comparación de poblaciones tiene la ventaja de no requerir información sobre individuos específicos. A menudo, se puede realizar utilizando datos obtenidos de forma sistemática que pueden permitir el uso de bases de datos grandes. Esto los hace relativamente económicos y rápidos de desarrollar. Con frecuencia, proporcionan un punto de partida para investigar relaciones y generar hipótesis. Además, una vez que se ha establecido una relación de causa y efecto o la eficacia de una intervención, la comparación de poblaciones a menudo puede ser útil para determinar si la intervención tiene *efectividad*, es decir, mejora el resultado o funciona en la práctica.

Los estudios de casos y controles tienen la clara ventaja de ser útiles para estudiar afecciones o enfermedades raras. Si una afección es poco frecuente, en los estudios de casos y controles se pueden detectar diferencias entre los grupos utilizando muchos menos individuos que en los de otros diseños. A menudo, se necesita mucho menos tiempo para realizar un estudio de casos y controles, porque la enfermedad ya se presentó. Este método también permite a los investigadores explorar simultáneamente las múltiples características o exposiciones que potencialmente están asociadas con una enfermedad. Se podrían examinar, por ejemplo, las muchas variables que posiblemente estén asociadas con un aumento o disminución del cáncer de colon, como la alimentación, el uso de ácido acetilsalicílico, la colitis ulcerosa, los pólipos, el consumo de alcohol o cigarrillos y los antecedentes familiares.

Los estudios de casos y controles a menudo permiten mostrar que una «causa» potencial y una enfermedad u otros resultados ocurren juntos con mayor frecuencia de lo que se esperaría solo por casualidad. Por lo tanto, los estudios de casos y controles son útiles como investigaciones iniciales, diseñadas para establecer la existencia de una asociación en el ámbito individual. Debido a que los estudios de casos y controles pueden examinar enfermedades y resultados raros, pueden usarse para investigar efectos adversos poco frecuentes, pero graves, de un tratamiento. La principal objeción a los estudios de casos y controles es que son propensos a errores y sesgos, que se revisan en los siguientes capítulos.

Los estudios de cohortes tienen la principal ventaja de mostrar con mayor seguridad que una característica particular precedió a un resultado en estudio también particular. Como se verá, esta es una distinción fundamental cuando se evalúa una relación de causa y efecto. Los *estudios prospectivos de cohortes*, con seguimiento de los pacientes durante largos períodos, son costosos y consumen mucho tiempo. Sin embargo, es posible realizar un estudio de cohortes sin un período de seguimiento tan largo. Si se dispone de datos fiables sobre la presencia o ausencia de la característica de estudio previa, se pueden utilizar para hacer un *estudio retrospectivo de cohortes*.

En un estudio retrospectivo de cohortes, la asignación de los individuos a los grupos se realiza sobre la base de esos datos previos. Sin embargo, los participantes aún se identifican sin que el investigador sepa si presentaron o no los resultados evaluados. Solo después de que se hizo la asignación, el investigador puede examinar los datos sobre la aparición de la enfermedad u otros resultados.

Por ejemplo, si las resultados de lipoproteínas de baja densidad (LDL, *low-density lipoproteins*) de un grupo de adultos estuviesen disponibles desde 15 años antes de que comenzara el estudio actual, aquellos con y sin valores de LDL elevados podrían usarse como grupos de estudio y control. Después de establecer los grupos de estudio y control, sería posible buscar en la base de datos para evaluar el desarrollo posterior de coronariopatías, ACV u otras probables consecuencias de las concentraciones altas de LDL. El elemento crítico, que caracteriza a todos los estudios de cohortes, es la identificación de individuos para los grupos de estudio y control sin saber si presentaron la enfermedad o afección bajo investigación.

Los estudios de cohortes pueden usarse para delinear múltiples consecuencias de un solo factor de riesgo. Por ejemplo, los investigadores pueden estudiar simultáneamente la relación entre la hipertensión y el ACV, el infarto de miocardio (IM), la insuficiencia cardíaca y la enfermedad renal subsiguientes. Los estudios de cohortes pueden proveer una comprensión más profunda del efecto de un factor etiológico sobre múltiples resultados.

La comparación de poblaciones y los estudios de casos y controles y de cohortes son *observacionales*, es decir, hacen la asignación de individuos en lugar de imponer las características o intervenciones.

Los estudios controlados aleatorizados se distinguen de los observacionales por la asignación al azar de los individuos a los grupos de estudio y control. La aleatorización ayuda a garantizar que la característica del estudio, y no una predisposición subyacente, produzca los resultados. Se pueden usar estudios controlados aleatorizados para evaluar intervenciones, incluidas las que tienen como objetivo prevenir, curar o paliar la enfermedad. Permiten establecer si una intervención tiene *eficacia*, es decir, si funciona en condiciones de investigación cuidadosamente controladas. Como se verá, cuando se realizan correctamente, los estudios controlados aleatorizados permiten mostrar que los tres criterios definitivos para la causa contribuyente o la eficacia (asociación individual, asociación previa y modificación de la causa) cambian el efecto. Las fortalezas y debilidades de los estudios controlados aleatorizados se abordan a profundidad en el capítulo 4.

Como se ha visto, hay tres preguntas clave que se deben formular en relación con el componente de *método* del marco MAARIE. También hay tres preguntas clave por formular con respecto a cada uno de los otros componentes. Estas preguntas se describen brevemente en las siguientes secciones. Estas 15 preguntas, junto con las tres del componente método, conforman lo que podríamos llamar las *Preguntas por formular* al estudiar un estudio. Estas preguntas forman la base del marco MAARIE y pueden servir como una lista de verificación para nuestros cuatro tipos básicos de estudios.

PREGUNTAS SOBRE LA ASIGNACIÓN

El componente de *asignación* formula las siguientes tres preguntas sobre las características del estudio y los grupos de control:

- **Proceso de asignación:** ¿qué método se está utilizando para identificar y asignar individuos o poblaciones a los grupos de estudio y control, es decir, observación o aleatorización?
- **Variables de confusión:** ¿hay diferencias entre los grupos de estudio y control, además de la característica bajo investigación, que puedan afectar el resultado?
- **Ocultación o cegamiento:** ¿están los participantes o los investigadores al tanto de la asignación a un grupo de estudio o control particular?

PREGUNTAS SOBRE EL ANÁLISIS

El proceso de *análisis* plantea tres interrogantes básicas sobre la calidad de la medición de los resultados de la investigación:

- **Apropiado:** ¿responde a la pregunta del estudio la medición de un resultado?
- **Medición exacta y precisa:** ¿es la medición de un resultado exacta y precisa respecto al fenómeno que la investigación busca evaluar?
- **Completo y no afectado por la observación:** ¿está casi completa en un 100% la medición de los resultados y se ve afectada por el conocimiento de los participantes o de los investigadores respecto a la asignación al grupo de estudio o control?

PREGUNTAS SOBRE LOS RESULTADOS

En el componente de *resultados* se comparan cuantitativamente los parámetros correspondientes obtenidos en el grupo de estudio y el de control. Se requiere formular las siguientes tres preguntas básicas:

- **Cálculo:** ¿cuál es la magnitud o la fuerza de la relación observada en la investigación?
- **Inferencia:** ¿qué técnicas se utilizan para realizar las pruebas de significación estadística?
- **Corrección:** ¿qué técnicas estadísticas se usan para tomar en cuenta o regular las diferencias entre el grupo de estudio y el de control que puedan modificar los resultados?

PREGUNTAS SOBRE LA INTERPRETACIÓN

El componente de *interpretación* requiere sacar conclusiones sobre los participantes en la investigación. Inicialmente, pide sacar conclusiones sobre las relaciones de causa y efecto, o lo que se llama *causa contribuyente*, cuando se habla de la causa de una enfermedad, o *eficacia* cuando se indaga si una intervención funciona para mejorar el resultado. También se pregunta si la intervención produce daños y si funciona especialmente bien o para nada en los *subgrupos*, es decir, aquellos con características especiales. Las tres preguntas básicas para la interpretación son las siguientes:

- **Causa contribuyente o eficacia:** ¿altera la probabilidad de que ocurra la enfermedad (causa contribuyente) el factor que se investiga o actúa para disminuir la probabilidad de un resultado no deseado (eficacia)?
- **Daños:** ¿se identifican los eventos adversos con impacto en el significado de los resultados?
- **Subgrupos e interacciones:** ¿difieren los resultados en los subgrupos y hay interacciones de los factores que los modifican?

PREGUNTAS SOBRE LA EXTRAPOLACIÓN

La *extrapolación* de los estudios de investigación sanitaria indaga cómo se puede ir más allá de los datos y los participantes en una investigación en particular para sacar conclusiones sobre los individuos, grupos y poblaciones que no se incluyen específicamente. Estos grupos pueden ser de pacientes, de la institución o la comunidad. Con estas tres preguntas clave se aborda la extrapolación:

- **A personas, grupos o poblaciones similares:** ¿los investigadores extrapolan o extienden las conclusiones a individuos, grupos o poblaciones similares a los que participaron en la investigación?
- **Más allá de los datos:** ¿extrapolan los investigadores al ampliar las condiciones más allá de la dosis, la duración u otras características de la investigación?
- **A otras poblaciones:** ¿los investigadores extrapolan los datos a poblaciones o entornos que son bastante diferentes de los de la investigación?

Los seis componentes y las 18 preguntas reunidas en el siguiente cuadro comprenden el marco MAARIE para estudiar un estudio.

 Preguntas por formular: estudiar un estudio

Método: el propósito, la población y la muestra de estudio para la investigación.
1. **Hipótesis de estudio:** ¿cuál es la pregunta de estudio que se investiga?
2. **Población de estudio:** ¿qué población se está investigando, incluidos los criterios de inclusión y exclusión de los participantes?
3. **Tamaño y potencia estadística de la muestra:** ¿cuántas personas se incluyen en el estudio y en los grupos de control?, ¿son las cifras adecuadas para demostrar la significación estadística si la hipótesis del estudio resulta cierta?

Asignación: inclusión de los participantes a los grupos de estudio y control.
1. **Proceso:** ¿qué método se utiliza para identificar y asignar individuos o poblaciones a los grupos de estudio y control?
2. **Variables de confusión:** ¿hay diferencias entre los grupos de estudio y control, además del factor investigado, que pudiesen afectar el resultado de la investigación?
3. **Ocultación o cegamiento:** ¿están los participantes o los investigadores al tanto de la asignación de los participantes a un grupo de estudio o control en particular?

Análisis: medición de resultados o criterios de valoración en los grupos de estudio y control.
1. **Apropiado:** ¿la medición de los resultados aborda la pregunta del estudio?
2. **Exacto y preciso:** ¿es la medición de los resultados una medida exacta y precisa del fenómeno que los investigadores buscan evaluar?
3. **Completo y no afectado por la observación:** ¿está completa en casi 100% la medición de resultados y se ve afectada por el conocimiento de los participantes o de los investigadores del estudio, de la asignación de los grupos de estudio y control?

Resultados: comparación de resultados en los grupos de estudio y control.
1. **Cálculo:** ¿cuál es la magnitud o la fuerza de la relación observada en la investigación?
2. **Inferencia:** ¿qué técnicas se utilizan para realizar las pruebas de significación estadística?
3. **Corrección:** ¿qué técnicas estadísticas se usan para tomar en consideración o regular las diferencias entre los grupos de estudio y control que puedan afectar los resultados?

? Preguntas por formular: estudiar un estudio (*continuación*)

Interpretación: significado de los resultados para los participantes en la investigación.

1. **Causa contribuyente o eficacia:** ¿altera el factor que se investiga la probabilidad de que ocurra la enfermedad (causa contribuyente) o actúa para disminuir la probabilidad de resultados indeseables (eficacia)?
2. **Daños:** ¿se identifican los eventos adversos que afectan el significado de los resultados?
3. **Subgrupos e interacciones:** ¿difieren los resultados en los subgrupos y hay interacciones de los factores que los modifican?

Extrapolación: significado de los resultados para los grupos no incluidos en la investigación.

1. **Para personas, grupos o poblaciones similares:** ¿los investigadores extrapolan o extienden las conclusiones a individuos, grupos o poblaciones similares a los que participaron en la investigación?
2. **Más allá de los datos:** ¿extrapolan los investigadores al extender las conclusiones más allá de la dosis, la duración u otras características del estudio?
3. **A otras poblaciones:** ¿los investigadores extrapolan los datos a poblaciones o entornos que son bastante diferentes de los de la investigación?

Los cuatro tipos de estudios que hemos introducido ahora no son los únicos importantes de la investigación en seres humanos. En la sección *Aprenda más 1-1* se describen otros tipos de investigación en seres humanos y la participación que pueden tener.

Aprenda más 1-1. Otros tipos de investigación en seres humanos

Otros tipos de investigaciones en seres humanos pueden sentar las bases para los estudios analíticos al ayudar a generar ideas. Además, pueden proporcionar explicaciones de los resultados observados en los estudios analítico. Se dice que estos tipos de investigación tienen funciones de exploración y explicación. Dos tipos importantes de investigación que complementan los estudios analíticos se denominan *cualitativos* y *descriptivos*.

La investigación *cualitativa* es un tipo cada vez más importante de estudio en el que se analiza a profundidad una muestra pequeña. Es el tamaño reducido y la indagación intensiva de muestras pequeñas lo que caracteriza a la investigación como cualitativa. La investigación cualitativa permite utilizar medidas cuantitativas al investigar a los individuos incluidos. Esta forma de investigación permite explorar las posibles determinantes o los resultados de la enfermedad. La investigación cualitativa puede centrarse en el proceso de toma de decisiones y proporciona pistas sobre los mecanismos subyacentes, que son útiles para evaluar las razones del éxito o fracaso de las intervenciones.

Los grupos focales o dirigidos (*focus group*) constituyen un método cualitativo cada vez más importante que se utiliza en la investigación de las ciencias sociales y sanitaria, incluido el mercadeo social, así como para comprender cómo y por qué las personas llegan a conclusiones o sostienen opiniones. Las opiniones examinadas van cada vez más allá de los productos comerciales y las opiniones de los políticos, que incluyen el uso de servicios sanitarios, la aceptación de nueva tecnología y la previa, y la especulación sobre los motivos de las enfermedades y los resultados sanitarios. Las ideas generadas por este tipo de investigaciones pueden dar lugar a nuevas hipótesis por examinar mediante estudios analíticos. También pueden ayudar a evaluar las barreras para su implementación y sugerir nuevos abordajes al extrapolar más allá de los datos de la investigación analítica, como se ilustra en el siguiente escenario.

Miniestudio 1-1

En un grupo focal de personas con diabetes se identificó la facilidad de uso de las pruebas de glucosa en sangre como clave para su control exitoso de la glucemia. Los estudios controlados aleatorizados de los nuevos métodos para las pruebas de glucosa en sangre confirmaron la importancia de su facilidad de uso. Los estudios de evaluación posteriores del seguimiento de un pequeño grupo de usuarios de un nuevo equipo para pruebas de glucosa en sangre señalaron que su éxito parecía ser mayor cuando las personas tenían un objetivo para la glucemia en ayuno y ya avanzada la tarde.

Este ejemplo ilustra cómo la investigación cualitativa permite generar hipótesis que pueden dilucidarse en estudios analíticos, incluidos los controlados aleatorizados. También ejemplifica cómo utilizar la investigación cualitativa para ayudar a evaluar los resultados. Por lo tanto, la investigación cualitativa no debe considerarse en competencia con la investigación cuantitativa, sino más bien como complementaria y, a menudo, ayuda a enmarcar los problemas y evaluar los resultados de la investigación analítica.

Los estudios *descriptivos* generalmente implican que el objetivo de la investigación no es comparar grupos o poblaciones, sino medir una característica de un grupo o población. Los estudios descriptivos de este tipo a menudo carecen de una hipótesis que se quiera probar; sin embargo, al igual que en la comparación de poblaciones, pueden utilizarse para desarrollar hipótesis. Los estudios descriptivos suelen ser cuantitativos y pretenden definir la incidencia o prevalencia de una enfermedad o un factor de riesgo. Los resultados de los estudios descriptivos pueden ayudar con la asignación de recursos y a orientar el enfoque de la investigación futura. En consecuencia, los estudios descriptivos, como los cualitativos, a menudo complementan a los analíticos.[b]

El siguiente escenario ilustra los usos potenciales de los estudios descriptivos para generar hipótesis:

Miniestudio 1-2

Se estudiaron niños con un hepatoma, cáncer frecuente en gran parte de Asia y África, y se encontró que tenían infección por hepatitis B en más del 90% de los casos, incluso sin cirrosis. Estos datos sugirieron la hipótesis de que la hepatitis B estaba asociada con el hepatoma, y puede tener una relación causal.

Este estudio no contó con un grupo control y, por lo tanto, es descriptivo. No obstante, los investigadores suponen que una frecuencia de 90% de hepatitis B es mucho mayor de lo que cabría esperar. Los estudios descriptivos pueden sugerir una hipótesis para realizar estudios adicionales.[c]

Ahora veremos con mayor profundidad cómo se puede combinar el uso de los tipos básicos de diseños de estudios para sacar conclusiones sobre la causa contribuyente o, como alternativa, sobre la eficacia.

---

[b] Los estudios descriptivos pueden derivarse de *encuestas* que obtienen datos sobre una muestra de individuos. Las encuestas también se pueden usar como base para un tipo especial de estudios analíticos conocidos como *transversales* si se usan muestras para crear y comparar subgrupos con y sin una característica de interés. Los estudios transversales pueden verse como un tipo especial de estudio observacional en el que las variables independientes y dependientes se miden en el mismo momento. Por lo tanto, los estudios transversales reflejan la prevalencia de una enfermedad, no su incidencia. Las tasas de incidencia, no de prevalencia, son generalmente el resultado necesario cuando se intenta establecer relaciones de causa y efecto.

[c] Los estudios descriptivos se utilizan a menudo para describir la evolución clínica de una enfermedad o afección. Al hacer esto, utilizan medidas a menudo llamadas genéricamente *tasas* o *índices*. Las tasas clave que se utilizan para describir la evolución de una enfermedad o afección son la de *incidencia*, la de *prevalencia* y la de *letalidad*. La tasa de incidencia es una razón real, con un numerador, un denominador y una unidad de tiempo. Las *tasas de incidencia* corresponden al número de casos dividido entre la población en riesgo por año. Con frecuencia, se expresa como número de casos/100 000 habitantes/año o por año de observación, es decir, por personas-año. La *prevalencia* es la probabilidad de que la enfermedad o afección esté presente en un momento determinado. La prevalencia puede expresarse como probabilidad o porcentaje. La *letalidad* expresa la probabilidad de morir a causa de la enfermedad una vez que se diagnostica.

COMBINACIÓN DE LOS TIPOS BÁSICOS DE ESTUDIO

Veamos la forma en la que pueden usarse juntos los tipos básicos de investigación para establecer una causa contribuyente o, en su caso, la eficacia. La causa contribuyente implica que se han establecido los siguientes criterios definitivos:

- La «causa» está asociada con el «efecto» en el ámbito individual.
- La «causa» precede en el tiempo al «efecto».
- Modificar la «causa» cambia el «efecto».[d]

Los cuatro tipos básicos de estudios a menudo se combinan para cumplir con estos criterios, como se ilustra en la figura 1-6. Con frecuencia, la comparación de poblaciones se puede utilizar para generar hipótesis usando los datos sin conocer el resultado de individuos particulares. Por lo tanto, se denomina a los resultados de la comparación de poblaciones «criterio 0». Sientan las bases para estudios posteriores al generar hipótesis por investigar, pero no establecen, en y por sí mismos, ninguno de los criterios definitivos.

Los estudios de casos y controles son especialmente buenos para establecer definitivamente que el criterio #1: la «causa» está asociada con el «efecto» en el ámbito individual. Por *asociación* queremos decir que la «causa» y el «efecto» ocurren juntos en los individuos con más frecuencia de lo que se esperaría solo por casualidad.

Los estudios de cohortes constituyen a menudo el método definitivo para establecer el criterio #2: la «causa» precede al «efecto». Debido a que los estudios de cohortes conjuntan sus grupos de estudio y control antes de que se conozcan los resultados, se consideran más confiables que los de casos y controles para establecer cuál fue primero.

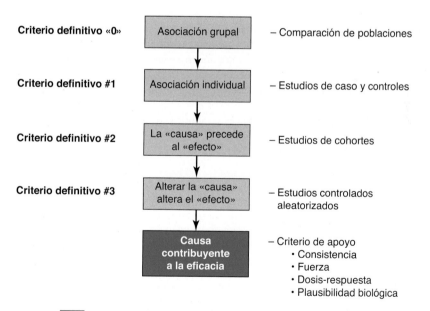

FIGURA 1-6 Uso de múltiples tipos de estudios para establecer una causa contribuyente de eficacia.

[d] Como se comenta en un capítulo posterior, los criterios de eficacia, es decir, de que una intervención funciona bajo las condiciones en las que se investiga, son los mismos que se requieren para establecer definitivamente la causa contribuyente. A menudo, es difícil o poco ético realizar las investigaciones necesarias para establecer definitivamente la causa o la eficacia contribuyentes. En estas situaciones, con frecuencia se pueden establecer criterios auxiliares o adicionales para hacer juicios científicos o suposiciones fundamentadas sobre la causa o la eficacia contribuyentes. Además, cuando se trata de enfermedades transmisibles, estos criterios pueden modificarse para utilizar información sobre su naturaleza.

A menudo, se necesitan estudios controlados aleatorizados para establecer definitivamente que la modificación de la causa cambia el efecto. El proceso de aleatorización está diseñado para crear grupos de estudio y control muy parecidos. Al grupo de estudio se le ofrece una intervención diseñada para modificar el resultado, mientras que al grupo control no. Si el grupo de estudio obtiene un mejor resultado que el de control, se puede concluir que modificar la «causa» cambia el «efecto».

Ahora que se delinearon los tipos básicos de estudios y los componentes del marco MAARIE, conviene echar un vistazo más en profundidad a cada uno de los seis componentes del marco.

Método

Los estudios comienzan identificando una hipótesis, así como muestras de estudio y control para indagar una cuestión específica en una población definida. Recuerde que las tres preguntas clave del método son las siguientes:

- **Hipótesis de estudio:** ¿cuál es la pregunta de estudio que se investiga?
- **Población de estudio:** ¿qué población se investiga, incluidos los criterios de inclusión y exclusión de los participantes?
- **Tamaño y potencia estadística de la muestra:** ¿cuántas personas se incluyen en el estudio y en los grupos de control?, ¿son las cifras adecuadas para demostrar la significación estadística si la hipótesis del estudio resulta cierta?

Ahora se examinan estas preguntas, una a la vez.

Hipótesis del estudio

La hipótesis, o pregunta del estudio, aporta el punto de partida desde el cual se organiza una investigación. Define el propósito de la investigación. Por lo tanto, una hipótesis de estudio es fundamental para todas las investigaciones donde se comparan grupos de estudio y control. Al leer cualquiera de nuestros cuatro tipos básicos de investigación sanitaria, la primera pregunta que debe hacerse es la siguiente: ¿cuál es la hipótesis del estudio? Los investigadores deben definir explícitamente una hipótesis. La hipótesis puede ser una asociación entre una característica conocida como un *factor de riesgo* (p. ej., píldoras anticonceptivas) y una enfermedad (p. ej., ACV), o entre una intervención (p. ej., disminución de la presión arterial) y una mejoría en el resultado (p. ej., menor frecuencia de ACV).[e]

Para realizar una investigación, es importante contar con una hipótesis de estudio específica, que sea compatible con su tipo. Si no se aclara la hipótesis que se investiga, al investigador le resulta difícil elegir el diseño del estudio y al lector evaluar su idoneidad. Por ejemplo, imagine la siguiente situación:

 Miniestudio 1-3   Un investigador desea demostrar que las píldoras anticonceptivas son una causa que contribuye a los ACV. El investigador lleva a cabo un estudio de casos y controles con métodos muy cuidadosos. Los resultados muestran una fuerte relación entre las píldoras anticonceptivas y los ACV. El investigador concluye que las píldoras anticonceptivas son una causa que contribuye al ACV.

Este investigador no ha reconocido que un estudio de casos y controles implica que él o ella tiene interés por demostrar el criterio #1 de causa contribuyente, es decir, las píldoras anticonceptivas están asociadas con los ACV en el ámbito individual. Los estudios de casos y controles no pueden demostrar por completo que las píldoras anticonceptivas sean una causa que contribuya a los ACV.

---

[e]La denominación «factor de riesgo» se utilizará aquí como genérica, que implica únicamente que se ha establecido al menos una asociación en el ámbito individual. Cuando solo se ha establecido una asociación en el ámbito individual, se puede emplear la denominación «marcador de riesgo». En la comparación de poblaciones, es ideal usar la denominación «cocientes de tasas» (*rate ratios*) en lugar de la de «riesgo relativo».

Población del estudio

La población en estudio debe definirse antes de iniciar una investigación. Esto requiere que los investigadores definan las características de los individuos que serán seleccionados para el grupo de estudio y el de control. La población del estudio puede representar o no a la que interesa para fines como la prevención o el tratamiento. Esta población de interés se denomina *población objetivo*. De manera más general, la población objetivo es el gran grupo de individuos a los que se desea aplicar los resultados de la investigación. Es importante apreciar si la población incluida en una investigación refleja realmente la población objetivo, como se ilustra en el siguiente ejemplo:

Miniestudio 1-4   Se investigó una vacuna diseñada para bebés prematuros de alto riesgo en unidades de cuidados intensivos en los recién nacidos sanos. Se demostró que los recién nacidos sanos tienen una fuerte respuesta de anticuerpos a la vacuna y un alto grado de protección clínica.

No importa qué tan bien diseñada esté esta investigación, sus implicaciones para los bebés prematuros de alto riesgo en cuidados intensivos serán limitadas. Cuando se conoce la población objetivo de una intervención, ya sea de prevención o cura, es importante que la población del estudio refleje a la objetivo.

Para definir a la población de estudio, los investigadores deben especificar los que se denominan *criterios de inclusión* y *criterios de exclusión*. Los criterios de inclusión deben cumplirse para que una persona sea candidata para participar en una investigación. Incluso si se cumplen los criterios de inclusión, la presencia de los criterios de exclusión indica que la persona no es candidata para la investigación. Veamos por qué los criterios de inclusión y exclusión son necesarios en el siguiente ejemplo:

Miniestudio 1-5   Un investigador quería estudiar el efecto de un nuevo tratamiento para las úlceras duodenales. El investigador seleccionó a todos los pacientes con úlcera duodenal disponibles y encontró que el tratamiento, en promedio, no produjo una mejoría en el resultado. Las investigaciones posteriores revelaron que el tratamiento proporcionó una mejoría sustancial en el resultado de los pacientes con úlcera duodenal recurrente que no tenían una concentración elevada de gastrina.

Si esta investigación se hubiese realizado utilizando una enfermedad recurrente como criterio de inclusión y las cifras elevadas de gastrina como criterio de exclusión, los resultados hubieran sido muy diferentes. Los criterios de inclusión sirven para identificar los tipos de personas que deben participar en la investigación. Los criterios de exclusión sirven para retirar a las personas la elegibilidad debido a circunstancias especiales que pueden complicar su tratamiento o hacer que su interpretación sea más difícil.

Los criterios de inclusión y exclusión definen las características de la población estudiada. Además, reducen el grupo al que se pueden aplicar directamente los resultados. Por ejemplo, si aquellos con un primer diagnóstico de úlceras duodenales no se incluyen en el estudio, es posible que los resultados no les sean aplicables.

Tamaño de la muestra y poder estadístico

Habiendo identificado la hipótesis y la población de estudio, el lector de las publicaciones de investigación sanitaria debe centrarse en el tamaño de la muestra de individuos seleccionados para los grupos de estudio y control. Por lo tanto, la pregunta por hacer es la siguiente:

- ¿Existe un número adecuado de participantes para mostrar significación estadística si la hipótesis del estudio es cierta?

La respuesta a esta pregunta viene dada por el *poder estadístico* de una investigación. El poder estadístico es la probabilidad de demostrar significación estadística si la hipótesis del estudio es cierta.

Los artículos de investigación a menudo identifican el *error de tipo II* en lugar del poder estadístico. El error de tipo II es el complemento del poder estadístico. En otras palabras, el error de tipo II es la probabilidad de no demostrar significación estadística si la hipótesis del estudio es cierta en la población más grande de la que se obtienen las muestras del estudio.

Por lo tanto, si el error de tipo II es del 10%, la potencia estadística es del 90%; si el error de tipo II es del 20%, la potencia estadística es del 80%. Las investigaciones bien diseñadas deben incluir suficientes individuos en los grupos de estudio y control para proporcionar al menos un 80% de poder estadístico, o un 80% de probabilidad de demostrar significación estadística cuando la hipótesis del estudio es cierta en la población más grande de la que se obtienen las muestras.

Como se verá al analizar más a fondo el tamaño de la muestra en el capítulo 4, el poder estadístico depende de una serie de supuestos. Además, el número de individuos necesarios para obtener el mismo poder estadístico es mucho menor en los estudios de casos y controles que en los de cohortes o los estudios controlados aleatorizados. No apreciar esta distinción puede conducir al siguiente tipo de resultado:

Miniestudio 1-6 Los investigadores deseaban dilucidar si las píldoras anticonceptivas estaban asociadas con la rara aparición de ACV en las mujeres jóvenes. Los investigadores llevaron a cabo un estudio de cohortes con seguimiento de 2 000 mujeres que tomaban píldoras anticonceptivas y 2 000 que usaban otras formas de control de la natalidad durante 10 años. Después de gastar millones de dólares en el seguimiento, encontraron dos casos de ACV entre las que usaban la píldora y uno entre las que no. Las diferencias no fueron estadísticamente significativas.

En los estudios de casos y controles sobre píldoras anticonceptivas y ACV hay interés por determinar si el uso de estas es mayor entre las personas con ACV. El uso de píldoras anticonceptivas puede ser una característica abrumadoramente frecuente en las mujeres jóvenes que han sufrido un ACV. Si es así, el tamaño de la muestra requerido para realizar un estudio de casos y controles puede ser bastante pequeño, quizás de 100 o menos en cada grupo.

Sin embargo, al realizar un estudio de cohortes o uno controlado aleatorizado, incluso si existe una relación muy fuerte entre el uso de píldoras anticonceptivas y el ACV, puede ser necesario hacer un seguimiento de una gran cantidad de mujeres que las toman (o no) para demostrar una relación estadísticamente significativa entre ambos. Cuando un resultado, como un ACV, es poco frecuente, digamos considerablemente menor del 1%, es posible que se requieran muchos miles de mujeres para el estudio y los grupos de control en los estudios controlados aleatorizados y de cohortes a fin de alcanzar un poder adecuado para demostrar significación estadística, incluso si la hipótesis del estudio es cierta. En el capítulo 4 se exploran con mayor profundidad las implicaciones del tamaño de la muestra.

Por lo tanto, el componente de *método* del marco MAARIE requiere que se consideren la hipótesis y la población del estudio, así como lo adecuado del tamaño de la muestra. Después de comprender estas preguntas clave del método, se está listo para centrar la atención en el siguiente componente del marco MAARIE, la asignación.

Asignación

El segundo componente del marco MAARIE es la *asignación*, la selección de participantes para los grupos de estudio y control. Independientemente del tipo de investigación, hay tres preguntas básicas para la asignación:

- **Proceso:** ¿qué método se está utilizando para asignar a los participantes a los grupos de estudio y control?
- **Variables de confusión:** ¿existen diferencias entre los grupos de estudio y control, además del factor que se investiga, que pudiesen afectar el resultado de la investigación?
- **Ocultación:** ¿están los participantes o los investigadores al tanto de la asignación de los participantes a un grupo de estudio o control en particular?

Proceso

Los estudios de comparación de poblaciones, de casos y controles y de cohortes se conocen como *estudios observacionales*. En un estudio observacional no se intenta ninguna intervención y, por lo tanto, no se pretende modificar la evolución de una enfermedad. Los investigadores observan dicha evolución entre individuos o grupos, con y sin el factor de riesgo o las características en estudio. Por lo tanto, el proceso de asignación se puede llamar de *asignación observada*.

En los estudios de casos y controles y de cohortes, se realiza la *asignación individual*. Esta denominación implica que el investigador identifica a las personas que cumplen con los criterios de inclusión y exclusión que participan en una investigación. El investigador no interviene para colocar al individuo en un grupo de estudio o control. Su asignación es el resultado del curso natural de los sucesos o el impacto de la toma de decisiones clínicas, como parte del proceso de la atención sanitaria.

El objetivo de crear grupos de estudio y control es seleccionar, para cada uno, participantes que sean lo más parecidos posible, excepto por la presencia o ausencia de la característica que se investiga. A veces, este objetivo no se logra en un estudio en particular debido a un método defectuoso de asignación observada, lo que crea el que se denomina *sesgo de selección*.

Pocos términos se entienden con menos claridad o se usan de manera menos estricta que la palabra «sesgo». Sesgo no es lo mismo que prejuicio. No implica juzgar antes de que se conozcan los hechos.[f]

El sesgo en la asignación se produce cuando los investigadores admiten involuntariamente en el grupo de estudio o de control factores que influyen en su resultado. Las diferencias entre los grupos de estudio y de control, debidas al método de asignación, que afectan el resultado que se mide se conocen como *sesgo de selección*. Los elementos del sesgo de selección se ilustran en el siguiente estudio hipotético:

 Miniestudio 1-7   En un estudio de casos y controles sobre cáncer de mama en la premenopausia se comparó el uso previo de píldoras anticonceptivas en 500 mujeres que sufrían el padecimiento con otras 500 otras de la misma edad ingresadas al hospital por hipertensión o diabetes. Los investigadores encontraron que el 40% de las mujeres con cáncer de mama habían utilizado píldoras anticonceptivas durante los 5 años anteriores, mientras que solo el 5% de aquellas con hipertensión o diabetes en el grupo control lo habían hecho. Los autores concluyeron que existía una fuerte asociación entre el uso de píldoras anticonceptivas y el desarrollo de cáncer de mama en la premenopausia.

Para determinar si pudo haber existido un sesgo de selección, se debe examinar cómo se asignaron las pacientes a los grupos de estudio y control. Primero se debe indagar si las mujeres del grupo control eran similares a las del de estudio, excepto que no sufrían cáncer de mama. La respuesta es no. Las mujeres del grupo control eran bastante diferentes a las del de estudio, porque habían ingresado al hospital por hipertensión o diabetes. Después, se debe indagar si estas características únicas (hipertensión o diabetes) probablemente afectaron a los resultados bajo investigación, es decir, el uso de píldoras anticonceptivas.

La respuesta es sí. Debido a que se sabe que las píldoras anticonceptivas aumentan la presión arterial y la glucosa en sangre, los médicos generalmente no las recetan a las mujeres con hipertensión o diabetes, y no deben hacerlo. En consecuencia, las características de salud únicas de estas mujeres en el grupo control probablemente contribuyeron a un menor uso de píldoras anticonceptivas. Con el método de asignación de esta investigación, por lo tanto, se creó un sesgo de selección; los grupos desiguales originaron una diferencia en el resultado.

---

[f]El sesgo implica que la medida utilizada en una investigación no refleja con precisión el valor real en una población más grande. Los sesgos se pueden dividir en los de asignación y análisis. Hay una gran cantidad de razones para los prejuicios, muchas de las cuales tienen sus propios nombres. A menudo, es más útil clasificar los sesgos simplemente como de asignación y análisis. El sesgo de selección se puede considerar como de asignación.

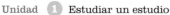

El sesgo de selección también puede ocurrir en un estudio de cohortes, como se ilustra en el siguiente ejemplo:

Miniestudio 1-8   Se estudió el efecto del hábito tabáquico en el desarrollo de infartos de miocardio (IM) mediante la selección de 10 000 individuos de mediana edad fumadores de cigarrillos y 10 000 fumadores de puros; estos últimos nunca habían fumado cigarrillos. Ambos grupos tuvieron seguimiento durante 10 años. Los investigadores vieron que los fumadores de cigarrillos tenían una tasa de nuevos IM de 4 por cada 100, mientras que los de puros una de 7 por cada 100, en 10 años. Los resultados fueron estadísticamente significativos. Los investigadores concluyeron que los fumadores de cigarrillos tienen un riesgo menor de sufrir IM que los de puros.

A pesar de la importancia estadística de esta diferencia, la conclusión entra en conflicto con los resultados de muchos otros estudios. Veamos si el sesgo de selección pudo haber llevado a esto.

La primera pregunta es si difieren los grupos de estudio y control. La respuesta es sí: los fumadores de puros y cigarrillos se diferencian de varias formas: los hombres, sobre todo los de mediana edad y mayores, constituyen la gran mayoría de los fumadores de puros, mientras que muchas más mujeres fuman cigarrillos que puros. Para establecer la probabilidad de un sesgo de selección, también se debe indagar si esta diferencia podría afectar el resultado que se mide. De nuevo, la respuesta es sí. Los hombres de mediana edad tienen un riesgo más alto de IM que las mujeres contemporáneas. Por lo tanto, están presentes ambos elementos del sesgo de selección. Los grupos de estudio y control difieren respecto a un factor particular y tal diferencia pudiese afectar el resultado que se mide. De manera similar, los fumadores de puros pueden ser mayores que los de cigarrillos y la edad afecta en gran medida el riesgo de arteriopatía coronaria.

Variables de confusión

Incluso cuando un estudio está diseñado adecuadamente para que sea poco probable un sesgo de selección, las diferencias entre los grupos pueden ocurrir por casualidad. A esto se le llama *error aleatorio*. En consecuencia, tanto el sesgo de selección como el azar pueden producir grupos de estudio y control que difieran según determinadas características y podrían afectar los resultados de la investigación. Cuando estas diferencias en las características afectan el resultado, independientemente de por qué, se refiere a ellas como *variables de confusión*. Es importante comparar los sujetos de los grupos de estudio y control para determinar si difieren en formas que probablemente afecten el resultado de la investigación, incluso cuando no hay evidencia de un sesgo de selección. La mayoría de los artículos de investigación incluyen una tabla, a menudo la primera, en la que se identifican las características que los investigadores conocen sobre los grupos de estudio y control. Esto permite al investigador y al lector comparar los grupos para determinar si se han identificado diferencias grandes o importantes. Estas diferencias pueden ser el resultado de un sesgo o una casualidad. Independientemente de si se deben a sesgos o al azar, estas diferencias deben reconocerse y, después, tenerse en cuenta o ajustarse como parte del análisis de los resultados.[g]

A veces, las variables de confusión se pueden evitar mediante métodos conocidos, como el *emparejamiento grupal* y el *individual*, como se explica en la sección *Aprenda más 1-2*.

Aprenda más 1-2. Emparejamiento individual y grupal

Un método para sortear el problema de las variables de confusión es hacer una comparación entre individuos o grupos que son similares con respecto a las características que podrían afectar los resultados del estudio. Por ejemplo, si la edad está relacionada con la probabilidad de ser miembro del grupo de estudio o del control,

---

[g] Se debe tener en cuenta que el lector puede evaluar solo las características que identifica el investigador. Por lo tanto, el lector debe preguntarse si hay características adicionales que hubiese sido importante comparar. Los investigadores solo pueden ajustar la diferencia que identifiquen. Sin embargo, la aleatorización, especialmente cuando el tamaño de la muestra es grande, permite eliminar las diferencias que el investigador no detecta, es decir, cuando se utiliza la aleatorización; el azar por sí solo tiende a producir grupos similares cuando el tamaño de la muestra es grande. Así es como la aleatorización permite eliminar probables variables de confusión, incluso aquellas que son desconocidas para los investigadores. Se profundizará sobre esta capacidad aparentemente mágica de la aleatorización en el capítulo 4.

y si la edad también está relacionada con el resultado que se está midiendo, entonces el investigador puede querer comparar individuos o grupos que son de una edad similar.

Por ejemplo, el investigador podría querer comparar individuos de edad semejante en los grupos de estudio y control. Por cada persona de 65 años en el grupo control, los investigadores podrían elegir a una persona de 65 años para el grupo de estudio, y de manera similar, a aquellas de 30, 40 años, y así sucesivamente. Este proceso se conoce como *emparejamiento* o *ajuste individual*, lo que implica que los individuos emparejados por su edad se analizan como una unidad o un par. Si se realiza correctamente, el proceso de emparejamiento garantiza que la distribución de edades en cada grupo sea la misma.

Este proceso de comparación no se limita al emparejamiento individual. Los grupos de estudio y control pueden combinarse por una característica, como la edad. Al realizar lo que se denomina *emparejamiento de grupos*, el investigador se aseguraría de que los individuos de los grupos tuvieran aproximadamente la misma edad promedio, tal vez al vigilar la edad de aquellos en los grupos de estudio y control en desarrollo y establecer los requisitos de edad en uno o ambos.

El emparejamiento individual o el grupal pueden usarse para cualquier característica relacionada con la probabilidad de obtener el resultado en estudio. Por ejemplo, si un investigador estuviera planeando un estudio de cohortes que aborde la relación entre las píldoras anticonceptivas y el cáncer de mama, los antecedentes familiares de cáncer de mama en la premenopausia serían una característica importante por considerar para el emparejamiento.

Una desventaja del emparejamiento individual o grupal es que los investigadores no pueden estudiar el efecto que tiene la «característica de emparejamiento» en el resultado que se mide. Por ejemplo, si se emparejan o coinciden por la edad y los antecedentes familiar de cáncer de mama en la premenopausia, pierden la capacidad para estudiar cómo la edad o el historial familiar afectan el desarrollo del cáncer de mama. Además, pierden la capacidad para estudiar factores que están estrechamente asociados con el factor emparejado. Este obstáculo en el emparejamiento se ilustra en el siguiente ejemplo:

 Miniestudio 1-9   Se compararon 100 pacientes con diabetes de inicio en la edad adulta con 100 adultos no diabéticos para estudiar los factores asociados con la enfermedad. Los grupos se emparejaron para asegurar una distribución de peso similar en ambos grupos. Los autores también encontraron que el total de calorías consumidas en cada uno de los dos grupos era casi idéntico y concluyeron que el número de calorías consumidas no estaba relacionado con la probabilidad de desarrollar diabetes en la edad adulta.

Los autores del estudio, habiendo emparejado los grupos por peso, intentaron dilucidar las diferencias en las calorías consumidas. Debido a que existe una fuerte asociación entre el peso y las calorías consumidas, no es sorprendente que los autores no encontrasen diferencias en el consumo de calorías entre los dos grupos emparejados por peso. Este tipo de error se denomina *emparejamiento excesivo* o *sobreemparejamiento*.

El tipo de comparación que se usa en el ejemplo de la diabetes se llama *emparejamiento de grupos*. El emparejamiento de grupos busca el mismo promedio para una característica, como el peso, en cada uno. El emparejamiento grupal debe distinguirse del emparejamiento individual. El emparejamiento individual implica identificar a un sujeto en el grupo de estudio que se pueda comparar con uno o más del grupo control. El emparejamiento individual que utiliza una o una pequeña cantidad de características puede ser una forma muy eficaz de evitar el sesgo de selección.

El emparejamiento es una técnica útil para prevenir el sesgo de selección, pero debe usarse con moderación. Aunque, en teoría, puede ser deseable el emparejamiento de una gran cantidad de características, esto puede hacer que la identificación de un individuo control para emparejar con uno de estudio sea mucho más difícil, como se ilustra en el siguiente ejemplo:

Miniestudio 1-10 Se realizó un estudio de casos y controles sobre la relación entre el cáncer de pulmón y la exposición a un fármaco. Los investigadores intentaron emparejar los casos con controles respecto al consumo de cigarrillos por año y la exposición a factores ambientales, como el radón, la edad y el sexo, todos que se creían relacionados con las probabilidades de desarrollar cáncer de pulmón. Por desgracia, los investigadores no pudieron completar el estudio porque no identificaron controles que cumplieran con todos estos criterios.

En consecuencia, por razones prácticas, es importante limitar el emparejamiento individual a características muy importantes que no impidan la identificación de suficientes sujetos para actuar como controles.

En ocasiones, este problema puede evitarse utilizando un sujeto de estudio como su propio control, en lo que se denomina un *estudio cruzado*. En un estudio cruzado, las mismas personas se comparan consigo mismas, por ejemplo, mientras toman y no toman medicamentos. Cuando se realizan correctamente, los estudios cruzados permiten que un investigador utilice los mismos individuos en el grupo de estudio y el control, y luego empareje sus resultados, manteniendo así constantes muchos factores.[h]

Sin embargo, los estudios cruzados deben usarse con mucho cuidado o pueden producir resultados engañosos, como ilustra el siguiente estudio hipotético:

Miniestudio 1-11 Se realizó un estudio del beneficio de administrar un nuevo medicamento no opiáceo para el alivio del dolor postoperatorio a 100 pacientes en el día 1 postoperatorio, y un placebo el día 2. En cada paciente, el grado del síntoma se midió utilizando una escala de dolor bien establecida. Los investigadores no encontraron diferencias entre los grados de dolor con y sin la medicación.

Al evaluar un estudio cruzado, se debe reconocer el potencial de un efecto del tiempo y un efecto residual del tratamiento. Se espera que el dolor disminuya con el tiempo después de la intervención quirúrgica, por lo que no es exacto comparar el grado de dolor el día 1 con el correspondiente el día 2. Además, se debe tener cuidado de evaluar si puede haber un efecto residual en el que la medicación del día 1 continúe activa el día 2. Por lo tanto, la ausencia de beneficio en este estudio cruzado no implica necesariamente que la medicación para el dolor el día 1 después de la cirugía funcione mejor que un placebo el día 2.

El emparejamiento individual y el grupal son dos métodos relacionados para prevenir variables de confusión, que pueden ser técnicas útiles cuando se usan correctamente. Es importante reconocer que no son las únicas técnicas disponibles para abordar los problemas de las variables de confusión. Se puede pensar en los criterios de inclusión y exclusión como otra técnica para asegurar que los grupos de estudio y control sean similares.

Además, la corrección (ajuste) de los datos como parte del componente de resultados se puede combinar con el emparejamiento de grupos o el individual para considerar el impacto de las variables de confusión presentes. Por último, se puede pensar en la aleatorización como la mejor manera de evitar la aparición de factores de confusión, sobre todo cuando el tamaño de la muestra es grande. Se puede usar más de uno de estos métodos para afrontar la posibilidad de confusión y se hace a menudo en las investigaciones.

Ocultación

La ocultación, o cegamiento, intenta eliminar una fuente de sesgo al evitar que cada participante del estudio y los investigadores sepan si algún individuo fue asignado a un grupo de estudio o uno de control. El término *ocultación* se considera un reflejo más preciso del proceso real y el término técnicamente correcto actual, aunque el de *cegamiento* todavía es de uso común.

---

[h] El emparejamiento individual permite el uso de pruebas de significación estadística, que aumentan la probabilidad de demostrar este concepto para un grupo de estudio de tamaño particular. Las pruebas de significación estadística que se utilizan para el emparejamiento se denominan *pruebas emparejadas*; sin embargo, a menudo se denominan *pruebas ajustadas*, aunque no se pueden usar para los datos que utilizan el emparejamiento de grupos.

Cuando la ocultación se realiza con éxito como parte del proceso de asignación, se puede tener más seguridad de que el conocimiento de la asignación de grupo no influyó en los resultados que se midieron como parte del proceso de evaluación. La ocultación de los sujetos de estudio es una técnica deseable que se puede utilizar en un estudio controlado aleatorizado. Sin embargo, no suele ser factible ni en los estudios de casos y controles ni en los de cohortes. En los estudios de casos y controles, los pacientes ya han experimentado el resultado y, por lo general, están conscientes de él. En los estudios de cohortes, los pacientes ya han experimentado los factores que se investigan.

Por lo tanto, en los estudios controlados aleatorizados en los que se intenta la ocultación, se debe indagar si se logró con éxito. En los estudios de casos y controles y de cohortes, así como en los controlados aleatorizados en los que no se intentó la ocultación, es importante considerar si el conocimiento de la asignación del grupo influyó en la medición del resultado realizado como parte de la evaluación. En consecuencia, ahora se debe centrar la atención en la evaluación.

Análisis

El *análisis* es la medición de los resultados o criterios de valoración en los grupos de estudio y control. Para comprender el significado de medir los resultados, se debe recordar que, en los estudios de casos y controles, los resultados representan la presencia o ausencia de características previas o factores de riesgo, como el uso de píldoras anticonceptivas o el hábito tabáquico. En los estudios de cohortes y los controlados aleatorizados, los *resultados* se refieren a las consecuencias de factores de riesgo como la tromboflebitis o el cáncer de pulmón.[i]

Para evaluar los resultados de un estudio, los investigadores deben definir dichos resultados y el criterio de valoración que pretenden medir. La medición del resultado o criterio de valoración puede considerarse válida cuando cumple las siguientes características:

Apropiado: la medición del resultado corresponde a la pregunta del estudio.

Exacto: en promedio, tiene el mismo valor numérico que el fenómeno que se investiga. En otras palabras, está libre de errores o sesgos sistemáticos.

Preciso: produce resultados casi idénticos cuando se repite en las mismas condiciones. Tiene una variación mínima debido a los efectos del azar. Es decir, hay un error aleatorio mínimo. La precisión también puede denominarse *reproducibilidad* o *fiabilidad*.

Además, la implementación de la medición no debe introducir sesgos potenciales adicionales. La implementación debe ser como sigue:

Completa: se midieron los resultados o criterios de valoración de todos los participantes.

No afectada por el proceso: el conocimiento de los participantes o de los investigadores de la asignación respecto al grupo de estudio o control no afecta la medición del resultado, y el proceso de observación en sí no afecta el resultado.

Ahora, veamos el significado y las implicaciones de cada uno de estos criterios.[j]

---

[i] Debido a que a veces se piensa que el término «resultado» corresponde a las consecuencias de los factores de riesgo, también se usa la denominación *criterio de valoración* para indicar más claramente la medición que se está evaluando en un estudio de casos y controles. La denominación «criterio de valoración» también puede usarse en un estudio de cohortes o uno controlado aleatorizado. Por lo tanto, el proceso de evaluación puede considerarse como aquel de medir el resultado o el criterio de valoración de los grupos de estudio y control.

[j] La *validez* también se puede definir como un tipo particular de exactitud que indaga sobre qué tan bien representa la medición al fenómeno de interés. Este enfoque de la validez es particularmente útil para evaluar los resultados en los que no existe un estándar ideal, como el dolor o la calidad de vida. En estas situaciones se utilizan los siguientes tipos de validez. *De contenido:* indaga qué tan bien la evaluación cubre todos los aspectos del fenómeno en estudio. Por ejemplo, se deben incluir interrogantes sobre la calidad de vida, la función intelectual, la visión, la audición y la capacidad para realizar las actividades de la vida diaria. La denominación *validez frontal* se refiere a juicios subjetivos sobre si se logró la validez del contenido. La *validez de constructo* indaga sobre qué tan bien una evaluación parece hacer una distinción significativa compatible con la teoría. Por ejemplo, se esperaría que una escala de calidad de vida arrojara resultados muy diferentes entre una población de personas ciegas en comparación con una con la visión intacta. La *validez de criterio* indaga qué tan bien se correlaciona una evaluación con otras medidas bien aceptadas. La *validez predictiva* es de un tipo especial de criterio en el que la validez se determina por la capacidad de una medición para predecir un resultado particular. Los investigadores suelen estar interesados en la validez de criterio cuando utilizan resultados subrogados. Por lo tanto, en un estudio donde se utilizan los informes de los pacientes sobre el dolor torácico como medida de la coronariopatía, se debe establecer primero que el síntoma tiene validez de criterio para evaluarla. Estos conceptos de validez complementan los correspondientes que se utilizan al *estudiar un estudio y probar una prueba*.

Medida de resultado apropiada

Para comprender la importancia de la idoneidad de una medida de resultado, primero consideremos un ejemplo de cómo el uso de una medida de resultado inapropiada puede invalidar las conclusiones de un estudio:

 Miniestudio 1-12 Un investigador intentó estudiar si las usuarias del espermicida de marca A o de marca B tenían una menor probabilidad de desarrollar infecciones tubáricas secundarias por *Chlamydia*. El investigador identificó a 100 mujeres que usaban cada marca de espermicida, las vigiló y realizó cultivos cervicales anuales para *Chlamydia* durante 5 años. El investigador descubrió que las mujeres que usaban el espermicida de marca A tenían 1.5 veces más cultivos cervicales positivos para *Chlamydia*. El investigador concluyó que el espermicida de la marca B estaba asociado con una tasa más baja de infecciones tubáricas.

Los cultivos del cuello uterino en busca de *Chlamydia* son poco útiles para establecer la presencia o ausencia de una infección tubárica. El estudio puede ayudar a establecer una mayor frecuencia de *Chlamydia*. Sin embargo, si la intención es estudiar la frecuencia relativa de la infección tubárica, el investigador no ha elegido una medida apropiada del resultado, porque no ha evaluado directamente la infección tubárica. Con frecuencia, los investigadores se ven obligados a medir un resultado que no es exactamente el que les gustaría medir. Cuando esto ocurre, es importante establecer que el fenómeno que se mide es pertinente para la pregunta que se investiga.

Cada vez más, en los estudios se busca utilizar resultados que representen evidencias tempranas del resultado de interés, en lugar de esperar hasta que ocurran resultados claros o clínicamente importantes, meses o años después. Por ejemplo, cuando se investiga la arteriopatía coronaria como resultado, se prefiere detectar la enfermedad en la fase asintomática mediante pruebas, en lugar de esperar hasta que haya evidencias clínicas o electrocardiográficas de la afección. A pesar de la conveniencia de utilizar estos resultados tempranos o *subrogados*, es necesario confiar en que tienen relación con el resultado definitivo. Como se ve en el capítulo sobre estudios controlados aleatorizados, a veces esto no es tan fácil.

Medidas de resultados exactas y precisas

A continuación, se analiza lo que se quiere decir con medidas de resultados «exactas y precisas». Es útil pensar en la exactitud y la precisión como los dos criterios para un desempeño perfecto. Como se ilustra en la figura 1-7A-C, se puede pensar en el desempeño perfecto como dar en el blanco en cada disparo. En promedio, para ser exacto, no se necesita que cada bala dé en el blanco. Es decir, puede que sea un poco alto una vez y un poco bajo la próxima, pero si los disparos se ubican alrededor del centro, se dice que la medición es exacta, como se muestra en la figura 1-7A.

La precisión, no obstante, implica que la bala siempre cae casi en el mismo lugar, como se muestra en la figura 1-7B. Siempre en el mismo lugar, sin embargo, puede terminar estando en un lado u otro del centro. Por lo tanto, una medición ideal es exacta y precisa. Una medición exacta y precisa, por definición, determina la dimensión que pretende, acertando en el centro cada vez, como se muestra en la figura 1-7C.

La medición del resultado puede carecer de precisión, exactitud o ambas. Cuando las mediciones carecen de precisión y varían mucho de una a otra, se dice que no son reproducibles. Suponiendo que esto se deba al azar, se llama *error aleatorio*. Cuando una medición está siempre fuera del centro en la misma dirección, se llama *error sistemático* o *sesgo de evaluación*.

Se ha identificado una gran cantidad de causas del sesgo de evaluación.[k] Es útil pensar en estos sesgos de evaluación como las consecuencias de obtener datos de diferentes tipos de fuentes de información. Así, juntos han sido llamados *sesgos de información*.

---

[k] Se puede evitar la proliferación de nombres de sesgos que ocurren en un entorno específico utilizando la estructura del marco MAARIE para dividir el sesgo en dos tipos: de asignación y de análisis. El sesgo de selección es el fundamental de la asignación y el de evaluación es el fundamental del análisis. Los tipos específicos de sesgo que se describen aquí, como el de recuerdo, el de informe y el de instrumento, pueden verse como tipos específicos del sesgo de análisis, que resultan de diferentes tipos de problemas para obtener información exacta y precisa.

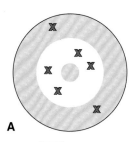
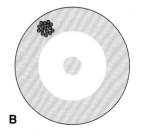
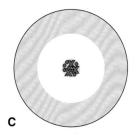

A   **B**   **C**

FIGURA `1-7` **Demostración de exactitud y precisión al intentar alcanzar el centro de una diana. A.** Se muestra exactitud. **B.** Se muestra precisión. **C.** Se muestran exactitud y precisión.

La información para medir el resultado puede provenir de tres fuentes básicas:

1. La memoria de los participantes del estudio
2. El uso de datos de sus registros anteriores
3. Las mediciones del investigador del estudio

La información obtenida de la memoria de los individuos del estudio está sujeta a dos tipos especiales de sesgos de evaluación: el de recuerdo y el de informe. El *sesgo de recuerdo* implica defectos en la memoria, específicamente en los que es más probable que un grupo recuerde sucesos que otro. El *sesgo de informe* ocurre cuando un grupo tiene más probabilidades que el otro de informar lo que realmente recuerda. Primero, considere el siguiente ejemplo de cómo puede ocurrir el *sesgo de recuerdo*:

Miniestudio 1-13 En un estudio de casos y controles de la causa de la espina bífida, se estudiaron 100 madres de bebés nacidos con la enfermedad y 100 de bebés sanos. Entre las madres de bebés con espina bífida, el 50% informó haber tenido dolor de garganta durante el embarazo, frente al 5% de las madres cuyos bebés no desarrollaron espina bífida. Los investigadores concluyeron que habían mostrado una asociación entre el dolor de garganta durante el embarazo y la espina bífida.

Antes de aceptar las conclusiones del estudio, se debe preguntar si el sesgo de recuerdo podría explicar sus hallazgos. Se puede argumentar que las madres que experimentaron el trauma de tener un bebé con espina bífida probablemente buscarán en su memoria más intensamente y recordarán sucesos que otras mujeres no suelen recordar.

Por lo tanto, es más probable que ocurra un sesgo de recuerdo cuando los sucesos posteriores son traumáticos, lo que hace que se rememoren subjetivamente y que se recuerden los que ocurren con frecuencia, que en circunstancias normales se olvidarían. No se puede estar seguro de que el sesgo de recuerdo haya afectado la evaluación de los resultados de este estudio, pero están presentes las condiciones en las que se produce el sesgo de recuerdo. En consecuencia, el resultado de este estudio de casos y controles puede atribuirse, al menos en parte, al sesgo de recuerdo. La presencia de un sesgo de recuerdo arroja dudas sobre la supuesta asociación entre el dolor de garganta y la aparición de espina bífida.

El sesgo de informe y el de recuerdo pueden afectar la exactitud de la medición del resultado, como se ilustra en el siguiente ejemplo:

Miniestudio 1-14 Se realizó un estudio de casos y controles de la relación entre la gonorrea y tener múltiples parejas sexuales. Se comparó a 100 mujeres a las que se les había diagnosticado recientemente gonorrea con 100 de la misma clínica que no la padecían. Se informó a las mujeres a las que se les diagnosticó gonorrea que las graves consecuencias de la enfermedad solo podían prevenirse localizando y tratando a sus parejas sexuales. Se preguntó a ambos grupos de mujeres sobre el número de parejas sexuales que habían tenido durante los 2 meses anteriores. El grupo de aquellas con gonorrea informó un promedio de cuatro veces más

parejas sexuales que el grupo de mujeres sanas. Los investigadores concluyeron que, en promedio, las mujeres con gonorrea tienen cuatro veces más parejas sexuales que aquellas sanas.

Las mujeres con gonorrea en este estudio pueden haber sentido una mayor obligación y, por lo tanto, menos vacilaciones de informar a sus parejas sexuales que aquellas sanas. A diferencia del sesgo de recuerdo, es más probable que se presente el sesgo de informe cuando la información que se busca es personal o delicada y un grupo está bajo mayor presión para informar.

Por lo tanto, es posible que las mujeres con gonorrea simplemente hayan sido más minuciosas al informar sobre sus parejas sexuales, en lugar de haber tenido más contactos. El sesgo de informe, como el de recuerdo, puede afectar la precisión de la evaluación, especialmente en los estudios de casos y controles, porque los participantes, por lo general, están conscientes de la aparición o ausencia de la enfermedad que se está investigando.

Cuando el investigador realiza o interpreta las mediciones, los factores humanos pueden producir inexactitudes como resultado tanto del sesgo de evaluación como del azar. Estos errores pueden ocurrir cuando dos investigadores llevan a cabo las mismas mediciones (*error interobservador*) o si el mismo individuo realiza las mediciones más de una vez (*error intraobservador*).

El sesgo de evaluación también puede ocurrir como resultado de una medición inexacta por los instrumentos de prueba en todos los tipos de estudios, como se ilustra en el siguiente ejemplo:

Miniestudio 1-15 Se evaluaron los efectos secundarios gastrointestinales (GI) de dos fármacos antiinflamatorios no esteroideos (AINE) para tratar la artritis mediante una radiografía GI superior. El investigador no encontró evidencia de que alguno de los fármacos estuviese asociado con la gastritis.

El investigador no reconoció que la radiografía del tubo digestivo superior es un método muy deficiente para valorar la gastritis. Incluso si un fármaco causa gastritis, el estudio radiográfico de tubo digestivo superior no sería adecuado para identificar su presencia. Por lo tanto, es probable que cualquier conclusión basada en este recurso resulte inexacta, incluso si mide de manera reproducible el resultado incorrecto.[1]

Siempre que haya una valoración subjetiva del resultado, existe la probabilidad de un sesgo de evaluación. Sin embargo, es posible prevenir, reconocer o tener en cuenta el sesgo de evaluación. Los seres humanos, incluidos los investigadores, ven lo que quieren o esperan ver. La prevención del sesgo se puede lograr evitando que el investigador, que mide el resultado, conozca la asignación de grupo de un individuo. La evaluación con ocultación se puede utilizar en estudios de casos y controles y de cohortes, así como en los controlados aleatorizados. No usar la evaluación con ocultación puede dar lugar al siguiente tipo de sesgo:

Miniestudio 1-16 En un estudio sobre el uso de AINE, los investigadores, que eran los médicos tratantes de los pacientes, interrogaron a todos para determinar si uno de los AINE estaba asociado con más síntomas que pudiesen indicar gastritis. Después de interrogar a todos los pacientes sobre sus síntomas, determinaron que no había diferencia en la aparición de gastritis. Informaron que los dos fármacos producían con la misma frecuencia síntomas de gastritis.

En este estudio, los investigadores que realizaron la evaluación del resultado estaban al tanto de lo que recibían los pacientes; en consecuencia, no tenían ocultación. Además, estaban evaluando

---

[1] Cuando ocurre un error grave de instrumento, como en este ejemplo, la medición del resultado también puede considerarse inapropiada.

los síntomas subjetivos de los pacientes, como náuseas, dolor de estómago o indigestión, para decidir si había gastritis. Este es el escenario en el que la ocultación es más crítico.

Incluso si los pacientes no sabían qué medicamento estaban tomando, la evaluación por los investigadores puede estar sesgada. Si la evaluación se ajustó a su propia hipótesis, sus resultados son especialmente cuestionables. Esto no implica un fraude, solo la tendencia natural del ser humano a ver lo que espera o quiere ver. Las conclusiones de los investigadores pueden ser ciertas, pero sus técnicas menos que perfectas hacen difícil o imposible aceptar su conclusión.

Por lo tanto, la ocultación en el proceso de evaluación es importante para eliminar esta fuente de sesgo de evaluación. Incluso en ausencia de sesgo, el azar puede afectar el resultado, como se analiza en la sección *Aprenda más 1-3*.

Aprenda más 1-3. Error de clasificación

Las mediciones de resultados pueden llevar a clasificar erróneamente a los pacientes con uno de dichos resultados, como la tromboflebitis, cuando no lo sufren, o como que no tienen tromboflebitis cuando realmente la presentan. Cuando resulta del azar, este tipo de clasificación errónea se conoce como *clasificación errónea no direccional*, a diferencia de una clasificación errónea o sesgo direccionales. Cuando se realiza una medición que con frecuencia clasifica erróneamente los resultados, es importante examinar las consecuencias, como se ilustra en el siguiente ejemplo:

Miniestudio 1-17 En un estudio de cohortes se evaluó la diabetes entre aquellos individuos con y sin un factor de riesgo. Se sabía que la prueba utilizada tenía poca reproducibilidad. Los investigadores encontraron que la asociación entre el factor de riesgo y el desarrollo de diabetes, si bien es congruente respecto a otras investigaciones, no era tan fuerte como se esperaba.

Los investigadores podrían haber diagnosticado diabetes cuando no estaba presente o no hacerlo cuando sí. Suponiendo que esto se aplica igualmente en ambas direcciones, tanto al grupo de estudio como al de control, se tiene un ejemplo de clasificación errónea no direccional o por azar. La consecuencia del error de clasificación errónea por azar es reducir la magnitud de la asociación por debajo de la que se encontraría en su ausencia. Así, no es de extrañar en esta investigación que la asociación fuera congruente con respecto a estudios previos, pero mucho más débil que la encontrada en otros.

Completo y no afectado por el proceso

Siempre que el seguimiento de los pacientes sea incompleto, existe la posibilidad de que los no incluidos en la evaluación final tuviesen una frecuencia del resultado diferente a la de los incluidos. El siguiente ejemplo ilustra un error resultante de una evaluación incompleta:

Miniestudio 1-18 En un estudio de cohortes de pacientes positivos al virus de la inmunodeficiencia humana (VIH) se comparó la historia natural de la enfermedad entre pacientes asintomáticos con un recuento de CD4 de 100-200 y otro con uno de 200-400. Los investigadores pudieron obtener un seguimiento del 50% de aquellos que tenían los recuentos de CD4 más bajos y del 60% de los que tenían los recuentos de CD4 más altos. Los investigadores no encontraron diferencias en los resultados entre los grupos y concluyeron que el recuento de CD4 no es un factor de riesgo para desarrollar el síndrome de inmunodeficiencia adquirida (sida).

Se puede argumentar que en esta investigación algunos de los pacientes que no pudieron ser seguidos no estaban disponibles porque habían muerto. Si este fuera el caso, los resultados del estudio podrían haber sido modificados notoriamente con un seguimiento completo. Un seguimiento incompleto puede distorsionar las conclusiones de una investigación.

El seguimiento no significa necesariamente que los pacientes sean realmente examinados o incluso que hayan seguido formando parte de una investigación. En ocasiones, el seguimiento se puede lograr mediante la búsqueda de registros públicos, como los certificados de defunción, o mediante la obtención de información de familiares o amigos sobre la base del consentimiento del participante para este tipo de seguimiento cuando ingresaron a la investigación. Usando esta connotación del seguimiento, una investigación de alta calidad debería lograr hoy un seguimiento cercano al 100%.

El seguimiento incompleto no significa necesariamente que los pacientes se perdieron durante este, como en el anterior ejemplo. Es posible que hayan sido vigilados con una intensidad desigual, como ilustra el siguiente ejemplo:

Miniestudio 1-19 Se realizó un estudio de cohortes de los efectos secundarios de las píldoras anticonceptivas, al comparar 1000 mujeres jóvenes que tomaban la píldora contra 1000 que usaban otras formas de control de la natalidad. Los datos se obtuvieron de los registros de sus médicos privados durante un período de 1 año. Las usuarias de píldoras estaban programadas para tres consultas de seguimiento durante el año; se les pidió a quienes no tomaban píldoras que regresaran si tenían problemas. Entre las usuarias de la píldora, 75 informaron sufrir dolores de cabeza, 90 presentar fatiga y 60, depresión. Entre las que no tomaban píldoras, 25 informaron tener dolores de cabeza, 30 fatiga y 20, depresión. La usuaria promedio de píldoras hizo tres consultas a su médico durante el año, en comparación con una por quienes no las tomaban. El investigador concluyó que el uso de la píldora se asocia con una mayor frecuencia de dolores de cabeza, fatiga y depresión.

El problema de la desigual intensidad de las manifestaciones de los dos grupos puede haber invalidado el análisis del resultado. El hecho de que las usuarias de píldoras, no así las que no lo eran, estuvieran programadas para consultar a su médico puede explicar los registros más frecuentes de dolores de cabeza, fatiga y depresión. Con una observación más minuciosa, es muy probable que se registren los síntomas subjetivos que ocurren con frecuencia.[m]

Incluso si el resultado o desenlace de un estudio cumple con los difíciles criterios de un análisis apropiado, exacto, preciso y completo, hay un ámbito más de preocupación. Los investigadores tienen la intención de medir los acontecimientos porque habrían ocurrido aunque nadie hubiera estado mirando. Por desgracia, el proceso mismo de realizar un estudio puede implicar la intromisión de un observador a los sucesos que se están midiendo. Por lo tanto, el evaluador debe preguntarse si el proceso de visualización alteró el resultado, como se ilustra en el siguiente ejemplo:

Miniestudio 1-20 Se realizó un estudio de cohortes de la relación entre obesidad y regularidad menstrual. Se comparó a 1000 mujeres con obesidad e irregularidades menstruales que se habían unido a un grupo de dieta y otras 1000 con el mismo patrón de irregularidades menstruales que no estaban inscritas en dicho grupo. Se las comparó para evaluar los efectos de la disminución de peso sobre las irregularidades menstruales. Aquellas en el grupo de dieta tuvieron exactamente la misma frecuencia de retorno a los ciclos menstruales regulares que las del grupo control sin dieta.

Es posible que las pacientes del grupo sin dieta disminuyeran de peso al igual que aquellas con dieta, porque estaban siendo observadas como parte del estudio. Siempre que sea posible para los sujetos cambiar de grupo o modificar su comportamiento, los efectos de la observación pueden afectar a una investigación. Es más probable que esto ocurra cuando las integrantes del grupo control están conscientes de las consecuencias adversas de su comportamiento actual y se sienten presionadas por cambiar porque se les está observando. Esto solo puede ocurrir en un estudio de cohortes prospectivo o en uno

---

[m] Cuando ocurre un error grave de instrumento, como en este ejemplo, la medición del resultado también puede considerarse inapropiada.

controlado aleatorizado, porque este tipo de investigación se inicia antes de que cualquiera de los participantes haya desarrollado el resultado.[n]

Hasta ahora se han examinado los criterios que deben cumplirse para lograr una medición ideal del resultado. En otras palabras, una evaluación debe ser apropiada, exacta y precisa, así como completa, y no verse afectada por el proceso. Se examinó el significado de cada uno de estos criterios y se analizaron los problemas que impiden que una medición cumpla con ellos. Ahora se está listo para utilizar el cuarto componente del marco MAARIE, el de *resultados*, para comparar las mediciones obtenidas en el grupo de estudio y el de control.

PREGUNTAS DE REVISIÓN

1. **Identifique el tipo de diseño de estudio ilustrado en el siguiente ejemplo:**

   Una investigadora estudia una asociación hipotética entre la hepatitis B vírica y el hepatoma. Hace el seguimiento de 500 pacientes con hepatitis B y 500 sanas durante 10 años a partir de la fecha del diagnóstico. Evalúe la frecuencia posterior de hepatoma entre aquellas con hepatitis B y las sanas.

   A. Estudio de casos y controles
   B. Estudio de cohortes
   C. Estudio controlado aleatorizado
   D. Comparación de poblaciones o estudio ecológico

2. **Identifique el tipo de diseño de estudio ilustrado en el siguiente ejemplo:**

   Un investigador identifica un grupo de japoneses de mediana edad con carcinoma nasofaríngeo y otro sano. Después, obtiene datos sobre su consumo de alcohol y cigarrillos en el pasado. Finalmente, calcula el cociente (razón) de posibilidades (*odds ratio*) para el consumo de alcohol y cigarrillos entre aquellos con carcinoma nasofaríngeo en comparación con los sanos.

   A. Estudio de casos y controles
   B. Estudio de cohortes
   C. Estudio controlado aleatorizado
   D. Comparación de poblaciones o estudio ecológico

3. **Identifique el tipo de diseño de estudio ilustrado en el siguiente ejemplo:**

   Los pacientes con arteriopatía coronaria de un solo vaso fueron asignados para someterse a una intervención quirúrgica o uno de los dos tipos de angioplastia mediante un proceso aleatorio. La mitad se asignó para operarse y el 25% para uno de los dos tipos de angioplastia, mientras el 25% restante para el otro. Los pacientes recibieron seguimiento durante 3 años para determinar su probabilidad de sufrir un IM.

   A. Estudio de casos y controles
   B. Estudio de cohortes
   C. Estudio controlado aleatorizado
   D. Comparación de poblaciones o estudio ecológico

4. **Identifique el tipo de diseño de estudio ilustrado en el siguiente ejemplo:**

   Un investigador obtuvo datos de certificados de defunción acerca de la probabilidad de muerte por coronariopatía de los hombres de 60 años de edad de ascendencia italiana en Estados Unidos. El investigador

---

[n] El impacto de la observación se denominó «efecto de Hawthorn», con base en estudios de ese autor a principios del siglo xx, que mostraron que la productividad de los trabajadores se ve influida por su observación.

comparó el número de muertes de hombres de 60 años en Italia. También obtuvo datos sobre la concentración promedio de LDL en los hombres de 60 años en los Estados Unidos e Italia.

    A. Estudio de casos y controles

    B. Estudio de cohortes

    C. Estudio controlado aleatorizado

    D. Comparación de poblaciones o estudio ecológico

5. Identifique el tipo de problema de asignación más probable en el siguiente ejemplo:

Un investigador realizó un estudio para determinar si el alta más de 7 días después de un IM se asoció con mejores resultados al año, en comparación con los dados de alta antes. El investigador identificó a los individuos del grupo de estudio que fueron dados de alta más de 7 días después de un IM y los del grupo control del mismo hospital que fueron dados de alta 7 días o menos después del infarto. Descubrió que los enviados a casa 7 días o menos después de un IM tenían un mejor resultado al año que los enviados a casa más de 7 días después del infarto.

    A. Sesgo de selección

    B. Presencia de confusión debida al azar, es decir, error aleatorio

    C. Los grupos de estudio y control son representativos de todos los individuos que podrían haber sido seleccionados, pero no hay evidencia de sesgo de selección o confusión por el azar

    D. Ninguno

6. Identifique el tipo de problema de asignación más probable en el siguiente ejemplo:

Un investigador aleatorizó cuidadosamente a 100 pacientes con IM para recibir un tratamiento nuevo o estándar. Se encontró que los participantes eran similares para todos los factores pronósticos conocidos, excepto que el grupo de estudio tenía una media de edad de 50 años, mientras que el control una de 60. La investigación encontró que el grupo control tenía el doble de probabilidad de morir. Los estudios posteriores no mostraron eficacia para el nuevo tratamiento frente al estándar.

    A. Sesgo de selección

    B. Presencia de confusión por el azar, es decir, error aleatorio

    C. Los grupos de estudio y control son representativos de todos los individuos que podrían haber sido seleccionados, pero no hay evidencia de un sesgo de selección o confusión por azar

    D. Ninguno

7. Identifique el tipo de problema de análisis más probable en el siguiente ejemplo:

Un investigador realizó un estudio controlado aleatorizado de un nuevo medicamento para la artritis reumatoide frente al tratamiento estándar. El 99% de los pacientes con el nuevo tratamiento regresaron para su seguimiento programado de 6 meses, frente al 60% de los del grupo control.

    A. Error de informe

    B. Error de recuerdo

    C. Seguimiento incompleto o su pérdida

    D. Intensidad desigual del seguimiento

    E. Resultado alterado por el proceso de observación

8. Identifique el tipo de problema de análisis más probable en el siguiente ejemplo:

Un investigador realizó un estudio para investigar un nuevo fármaco antihipertensivo frente al tratamiento estándar. Quienes tomaron el nuevo fármaco informaron de una doble probabilidad de anemia en comparación con los que tomaron el tratamiento estándar. En promedio, los que tomaron el nuevo medicamento tuvieron una consulta de seguimiento al mes y los que tomaron el tratamiento estándar cada 2 meses.

    A. Error de informe

    B. Error de recuerdo

    C. Seguimiento incompleto o su pérdida

    D. Intensidad desigual del seguimiento

    E. Resultado alterado por el proceso de observación

9. **Identifique el tipo de problema de análisis más probable en el siguiente ejemplo:**

Un investigador estudió los efectos del consumo de chocolate sobre el desarrollo del acné preguntando cómo estuvieron durante los últimos 5 años a los pacientes con y sin la afección. Aquellos con acné tenían, en promedio, un consumo doble de chocolate que aquellos sanos.

    A. Error de informe

    B. Error de recuerdo

    C. Seguimiento incompleto o su pérdida

    D. Intensidad desigual del seguimiento

    E. Resultado alterado por el proceso de observación

10. **Identifique el tipo de problema de análisis más probable en el siguiente ejemplo:**

Algunos pacientes con diabetes fueron aleatorizados para recibir un tratamiento de estudio o de control. El tratamiento del estudio fue el propio de la diabetes tres veces al día más restricciones dietéticas intensivas, así como asistencia de enfermería domiciliaria. El tratamiento control consistió en uno convencional prescrito por su médico de atención primaria. Todos los pacientes tuvieron seguimiento durante 1 año. La regulación de la glucemia, medida por las cifras de hemoglobina glucosilada en los dos grupos, fue aproximadamente igual al final del estudio de 1 año.

    A. Error de informe

    B. Error de recuerdo

    C. Seguimiento incompleto o su pérdida

    D. Intensidad desigual del seguimiento

    E. Resultado alterado por el proceso de observación

RESPUESTAS A LAS PREGUNTAS DE REVISIÓN

1. **La respuesta correcta es b.** El grupo de estudio es de pacientes con hepatitis B y el de control es de individuos sanos. Ambos grupos se identificaron antes de que ocurriera el resultado de hepatoma. Debido a que se obtienen datos sobre personas con hepatitis y hepatoma, el estudio no es una comparación de poblaciones.

    En los estudios de cohortes, como en este ejemplo, los grupos se identifican antes de evaluar el resultado. Esto distingue los estudios de cohortes de los de casos y controles. En un estudio de casos y controles, la investigación comenzaría identificando casos con hepatoma y controles similares sanos.

    En los estudios controlados aleatorizados, los individuos se asignan al azar a los grupos de estudio o control. En estudios de cohortes como este, los individuos son candidatos para los grupos de estudio y control en función de sus características o condiciones, es decir, la presencia o ausencia de hepatitis B.

2. **La respuesta correcta es A.** Los estudios de casos y controles se distinguen de los de cohortes y los controlados aleatorizados por el método que se utiliza para identificar los grupos de estudio y control. En los estudios de casos y controles, los grupos de estudio y control consisten en individuos que presentan y no el resultado, es decir, la enfermedad o evento de interés. Por lo general, los individuos del grupo de estudio, llamados *casos*, y los del control, llamados *controles* o *testigos*, ya saben que experimentaron el resultado. Los investigadores luego determinan si cada uno de los casos y controles presentaban previamente la característica o exposición de interés.

    En este estudio, los casos consisten en japoneses de mediana edad con carcinoma nasofaríngeo. El grupo control está formado por japoneses sin carcinoma nasofaríngeo. Después de identificar los casos y los controles, los investigadores evalúan su consumo previo de alcohol y cigarrillos. Por lo tanto, esta investigación corresponde a un estudio de casos y controles.

3. **La respuesta correcta es C.** La diferencia esencial entre los estudios controlados aleatorizados y los de cohortes es el proceso de asignación a los grupos de estudio y control. La distribución al azar es la característica fundamental y definitoria de los estudios controlados aleatorizados. La aleatorización implica que los individuos, una vez ingresados a una investigación, son asignados por un proceso al azar. Un proceso aleatorio implica que existe una probabilidad conocida de ser asignado a uno de los grupos, de estudio y control. En esta investigación, el 50% se asignó de forma aleatoria para la intervención quirúrgica y el 25% a cada uno de los dos grupos de angioplastia. Por lo tanto, esta investigación es un estudio controlado aleatorizado.

4. **La respuesta correcta es D.** Este tipo de investigación contiene un grupo de estudio formado por hombres de 60 años de edad de ascendencia italiana en los Estados Unidos y uno de control compuesto por hombres de 60 años en Italia. Por lo tanto, la asignación contiene un grupo de estudio y uno de control. Sin embargo, al realizar el análisis, el investigador no obtiene datos sobre las personas incluidas en los grupos de estudio y control. Más bien, el investigador obtiene la concentración promedio de LDL en la población de la que se extrajeron los grupos de estudio y control.

Debido a la forma de obtener los datos, el investigador no puede determinar si quienes murieron eran los que presentaban cifras altas de LDL. El investigador está comparando grupos sin tener datos sobre los individuos. Por lo tanto, es un estudio de comparación de poblaciones o ecológico.

5. **La respuesta correcta es A.** En esta investigación, los grupos de estudio y control se eligieron utilizando la duración de la hospitalización como criterio de selección. Esta característica se está investigando para determinar si se asocia con un mejor o peor pronóstico. Por desgracia, la duración de la hospitalización puede estar relacionada con otros factores que afectan el pronóstico. Por ejemplo, la duración de la hospitalización puede estar asociada con una enfermedad o complicaciones más graves y, por lo tanto, un peor resultado al año. En consecuencia, el factor utilizado para seleccionar el grupo puede afectar por sí mismo el resultado. Cuando los grupos de estudio y control se eligen utilizando una característica que en sí misma puede alterar el resultado que se evalúa, se dice que existe la probabilidad de un sesgo de selección.

6. **La respuesta correcta es B.** La aleatorización tiene como objetivo que los grupos de estudio y control sean similares, pero no lo garantiza. La inclusión de un gran número de participantes aumenta la probabilidad de obtener grupos similares. Sin embargo, cuando el número de participantes en el estudio es relativamente pequeño, como en este, a menudo existen diferencias entre los grupos.

Aquí, a pesar de la aleatorización, hay una diferencia sustancial de edad entre los grupos. Los participantes que recibieron el nuevo tratamiento eran considerablemente más jóvenes que los de tratamiento estándar. Debido a que los pacientes fueron asignados de manera aleatoria, se puede suponer que la diferencia de edad se debió al azar más bien que a un sesgo de selección. No obstante, es probable que estas diferencias afecten el resultado, porque los pacientes más jóvenes generalmente tienen un mejor pronóstico. Por lo tanto, este es un ejemplo de confusión debida al azar.

7. **La respuesta correcta es C.** Siempre que haya una pérdida del seguimiento en un grupo de estudio o control, la evaluación está incompleta. Aunque hubo un seguimiento del 99% en el grupo de tratamiento, este no es un seguimiento completo, porque solo hubo uno del 60% en el grupo control.

El seguimiento incompleto plantea la cuestión de si quienes perdieron el seguimiento tuvieron un resultado diferente al de los que lo continuaron. Si quienes pierden el seguimiento tienen un resultado peor o mejor en comparación con los que lo continúan, la evaluación de los resultados estará sesgada. En otras palabras, es probable que los resultados en quienes continúan sean diferentes de los obtenidos por todos los que originalmente participaron en la investigación.

8. **La respuesta correcta es D.** La intensidad desigual del seguimiento no implica que los participantes realmente lo pierdan. La intensidad desigual del seguimiento implica que los individuos de un grupo son seguidos con mayor frecuencia o con una evaluación más extensa que los de otro(s) grupo(s). En esta situación, los participantes con el nuevo fármaco antihipertensivo tuvieron más consultas de seguimiento, lo que podría conducir a un diagnóstico más frecuente de anemia.

9. La respuesta correcta es B. En esta investigación, se solicita a los casos y controles que recuerden su consumo de chocolate durante los últimos 5 años. El consumo de chocolate es un suceso que ocurre con frecuencia y que se recuerda subjetivamente. Por lo tanto, es susceptible a un sesgo de recuerdo.

El sesgo de recuerdo es especialmente probable en los estudios de casos y controles porque los integrantes de ambos grupos, por lo general, saben si han experimentado la enfermedad o afección que se está estudiando, es decir, el acné. Si los participantes en la investigación creen que puede existir una asociación, es especialmente probable que haya un sesgo de recuerdo. Esta podría ser la situación en este estudio, debido a la suposición generalizada de que el consumo de chocolate está asociado con el acné. No se puede determinar si un sesgo de recuerdo produjo los resultados observados. Sin embargo, estamos tratando con el tipo de situación en la que es probable que ocurra un sesgo de recuerdo.

10. La respuesta es E. Esta investigación fue un estudio controlado aleatorizado en el que los pacientes se asignaron al azar para recibir un tratamiento intensivo o convencional. Sin embargo, el estudio no tuvo ocultación ni cegamiento. Por lo tanto, los pacientes y sus médicos conocían el tratamiento al que estaban asignados. Además, no había nada que impidiera que los pacientes del grupo control o los médicos de atención primaria modificaran su tratamiento previo. Si los pacientes del grupo control modificaron su dieta o su tratamiento, posiblemente se parezcan más a los del grupo de estudio. En esta situación, es probable que el proceso de observación altere el resultado de la investigación.

Referencias

1. Celentano DD, Gordis SM. Epidemiology. 6th ed. Philadelphia, PA: Elsevier; 2019.
2. Hulley SB, Cummings SR, Browner WS, et al. *Designing Clinical Research*. 4th ed. Philadelphia, PA: Lippincott Williams & Wilkins; 2014.
3. Fletcher GS. *Clinical Epidemiology: The Essentials*. 6th ed. Baltimore, MD: Lippincott Williams & Wilkins; 2021.
4. Gehlbach SH. *Interpreting the Medical Literature*. 5th ed. New York, NY: McGraw-Hill; 2006.
5. Greenhalgh T. *How to Read a Paper: The Basics of Evidence-Based Medicine*. 5th ed. Malden, MA: Blackwell Publishing; 2014.
6. Grobbe DE, Hoes AW. *Clinical Epidemiology: Principles, Methods, and Applications for Clinical Research*. 2nd ed. Burlington MA: Jones and Bartlett Learning; 2015.

Estudiar un estudio: MAARIE.
Marco: resultados

El cuarto componente del marco MAARIE es la sección de resultados. Al igual que en los componentes anteriores, los resultados requieren abordar tres preguntas clave:[1-3]

- **Estimación:** ¿cuál es la magnitud o la fuerza de la asociación o relación observada en la investigación?
- **Inferencia:** ¿qué técnicas se utilizan para realizar pruebas de significación estadística?
- **Corrección:** ¿qué técnicas estadísticas se usan para tener en cuenta o controlar las diferencias entre los grupos de estudio y control que puedan afectar los resultados?

ESTIMACIÓN

Fuerza de la relación

Al medir la fuerza de una relación usando datos de muestras, se intenta utilizar esa información para estimar la fuerza de la relación dentro de un grupo más grande llamado *población*. Por lo tanto, los especialistas en bioestadística a menudo se refieren a cualquier medida de la fuerza de una relación como una *estimación* o una *estimación puntual*. Se dice que los datos de las muestras estiman el *tamaño del efecto* en la población, que es un cálculo de la magnitud de la asociación en la población más grande. Es importante reconocer que el tamaño del efecto no implica necesariamente una relación de causa y efecto.[a]

Cuando se mide la fuerza de una relación, por lo general se necesita definir lo que se quiere decir con *variable(s) independiente(s)* y *variable dependiente*. En general, una variable dependiente es el resultado primario o criterio de valoración que se desea estimar con base en una o más variables independientes. Revise cómo se puede medir la fuerza de la relación entre el uso de píldoras anticonceptivas, una variable independiente, y la tromboflebitis, una variable dependiente.[b] Primero, se verá la medida básica de la fuerza de una asociación que se usa con mayor frecuencia en los estudios de cohortes. Después, se pasa a la medida básica utilizada en los estudios de casos y controles.

---

[a] Las medidas que se usan en este capítulo son de la fuerza de una asociación. Las *asociaciones* miden la fuerza de una relación en una muestra (o población) en comparación con otra. En otras palabras, las asociaciones se expresan como cocientes de datos dicotómicos o de uno u otro. Las *diferencias*, en contraste, restan una medición continua tomada de una muestra (o población) de las de otra muestra (o población). Al describir datos continuos en una investigación, se utilizan medidas de tendencia central como la *media* o *promedio* o, como alternativa, la *mediana*. La mediana indica el punto en el que la mitad de las medidas están por encima y la otra mitad por debajo de la mediana. Las medidas de la extensión o dispersión de los datos continuos, como la *desviación estándar*, también son necesarias para describir completamente la distribución de los datos continuos con 2 desviaciones estándar a cada lado de la media, que incluye el 95% de los datos cuando se distribuyen de manera simétrica o normal.

[b] En ocasiones, solo habrá una variable dependiente y ninguna variable independiente. Este tipo de análisis estadístico se denomina *análisis univariado*. El análisis univariado se utiliza principalmente en estudios descriptivos, es decir, investigaciones sin un grupo de comparación. Por el contrario, los métodos estadísticos *bivariables* y *multivariados* se usan principalmente en estudios analíticos, es decir, cuando se emplea un grupo de control o de comparación. El análisis bivariable implica una variable dependiente y una independiente. El análisis multivariado implica una variable dependiente y más de una independiente. Además de las medidas de estimación discutidas en este capítulo, también se verá una estimación de la fuerza de la relación para la asociación entre dos variables continuas, como la presión arterial (PA) y la ingesta de sal o el índice de masa corporal y la glucosa en sangre. La medida básica de la fuerza de la relación se conoce como *coeficiente de correlación* (*R*). El coeficiente de correlación puede variar de +1 a -1. Cero indica que no hay asociación o correlación. Un coeficiente de correlación de +1 indica que, a medida que aumenta el valor de una variable, se incrementa el valor de la otra. Un coeficiente de correlación negativo indica que, a medida que aumenta el valor de una variable, el de la otra disminuye. Además, el cuadrado de *R*, o R^2, que se llama *coeficiente de determinación*, proporciona una estimación del porcentaje de variación que se explica.

Suponga que se estudia la asociación entre las píldoras anticonceptivas y la tromboflebitis. Se quiere medir la fuerza de la asociación para determinar qué tan fuertemente el uso de píldoras anticonceptivas modifica el riesgo de tromboflebitis. Antes de hacer esto, primero se debe aclarar el concepto de riesgo.

Cuando se usa cuantitativamente, el *riesgo* implica la tasa de incidencia o la probabilidad de desarrollar una afección durante un período específico. El riesgo es igual a la cantidad de personas que presentan la afección dividida por la cantidad total de personas que fueron posibles candidatos a desarrollar la afección al comienzo del período. Al evaluar el riesgo a 10 años de padecer tromboflebitis, se divide el número de mujeres que toman píldoras anticonceptivas y sufrieron tromboflebitis durante un período de 10 años entre el número total de mujeres del grupo de estudio que las tomaban.[c] Se necesita una medida para comparar la magnitud del riesgo de tromboflebitis en las mujeres que toman píldoras anticonceptivas en comparación con las que no. Una de esas medidas se conoce como *riesgo relativo*. El riesgo relativo es la probabilidad de desarrollar tromboflebitis si se usan píldoras anticonceptivas dividida entre la probabilidad cuando no se consumen. Se define de la siguiente manera:

$$\text{Riesgo relativo} = \frac{\text{Probabilidad de desarrollar tromboflebitis si se tomaron píldoras anticonceptivas}}{\text{Probabilidad de desarrollar tromboflebitis si no se tomaron píldoras anticonceptivas}}$$

En general,

$$\text{Riesgo relativo} = \frac{\text{Probabilidad del resultado si el factor de riesgo está presente}}{\text{Probabilidad del resultado si el factor de riesgo está ausente}}$$

Ahora, se ilustra cómo el riesgo y el riesgo relativo se calculan usando un ejemplo hipotético:

Miniestudio 2-1   Durante 10 años, un investigador supervisó a 1000 mujeres jóvenes que tomaban píldoras anticonceptivas y a 1000 que no. Descubrió que 30 de las que tomaban píldoras anticonceptivas desarrollaron tromboflebitis durante el período de 10 años, mientras que solo 3 de las que no las tomaban durante el mismo período lo hicieron. Presentó sus datos usando lo que se llama una *tabla de 2 × 2*:

	Con tromboflebitis	**Sin tromboflebitis**	
Con pastillas anticonceptivas	$a = 30$	$b = 970$	$a + b = 1000$
Sin pastillas anticonceptivas	$c = 3$	$d = 997$	$c + d = 1000$

El riesgo a 10 años de desarrollar tromboflebitis con el uso de píldoras anticonceptivas es igual al número de mujeres que las tomaban y desarrollaron tromboflebitis dividido entre el total de quienes las tomaban al comienzo del estudio. Por lo tanto, el riesgo de desarrollar tromboflebitis para las mujeres que toman píldoras anticonceptivas es igual a:

$$\frac{a}{a + b} = \frac{30}{1\,000} = 0.030$$

---

[c] Cuando se hace un seguimiento de las personas durante diferentes períodos, el denominador utilizado para calcular el riesgo suele incluir una medida conocida como *personas-año*. Una persona-año equivale al seguimiento de un individuo durante 1 año. Las personas-año permiten incorporar a quienes se les da seguimiento durante diferentes períodos al incluir sus datos para cada año. Las personas-año son ejemplo de un abordaje más amplio que puede incluir cualquier intervalo de tiempo, como meses, días, minutos, entre otros.

Del mismo modo, el riesgo de desarrollar tromboflebitis a 10 años para las mujeres que no toman la píldora es igual al número de quienes no la toman pero que desarrollan tromboflebitis dividido entre el total de las que no tomaban la píldora al comienzo del estudio. Por lo tanto, el riesgo de desarrollar tromboflebitis para las mujeres que no toman las píldoras es igual a:

$$\frac{c}{c+d} = \frac{3}{1\,000} = 0.0030$$

El riesgo relativo es igual al cociente de estos dos riesgos. Un riesgo relativo de 1 implica que el uso de píldoras anticonceptivas no aumenta la tromboflebitis.

$$\text{Riesgo relativo} = \frac{a\,/\,(a+b)}{c\,/\,(c+d)} = \frac{0.030}{0.003} = 10$$

Este riesgo relativo de 10 implica que, en promedio, las mujeres que toman las píldoras tienen un riesgo de desarrollar tromboflebitis 10 veces mayor que las que no.[2,4,d]

Ahora veamos cómo se mide la fuerza de asociación en los estudios de casos y controles analizando una investigación sobre la asociación entre las píldoras anticonceptivas y la tromboflebitis:

Miniestudio 2-2 Un investigador seleccionó a 100 mujeres jóvenes con tromboflebitis y 100 mujeres sanas. Obtuvo cuidadosamente el historial de uso previo de píldoras anticonceptivas. Encontró que 90 de las 100 con tromboflebitis estaban usando píldoras anticonceptivas, en comparación con 45 de las sanas. Presentó sus datos utilizando la siguiente tabla de 2 × 2:

	Con tromboflebitis	**Sin tromboflebitis**
Con pastillas anticonceptivas	$a = 90$	$b = 45$
Sin pastillas anticonceptivas	$c = 10$	$d = 55$
	$a + c = 100$	$b + d = 100$

Debe considerarse que en los estudios de casos y controles, el investigador puede seleccionar el número total de pacientes en cada grupo (aquellas con y sin tromboflebitis). Podría haber optado por seleccionar 200 pacientes con tromboflebitis y 100 sanas, o una gran cantidad de otras combinaciones.

Los números reales en cada columna vertical, los casos y los controles, pueden ser modificados a voluntad por el investigador. En otras palabras, en un estudio de casos y controles, el número de personas que sufren y no la enfermedad no refleja necesariamente la frecuencia relativa de ambos. Siempre que el investigador determina el número de casos en relación con el de controles, es incorrecto agregar las casillas en la tabla de 2 × 2 de casos y controles horizontalmente (como se hizo en el estudio de cohortes anterior) y calcular el riesgo relativo.

Por lo tanto, se necesita utilizar una medida que no se modifique por los números relativos en los grupos de estudio y control. Esta medida se conoce como *cociente* (o *razón*) *de posibilidades* (odds *ratio*).

El tamaño del cociente de posibilidades suele ser muy cercano al del riesgo relativo, es decir, el cociente de posibilidades suele ser una buena aproximación al riesgo relativo. Cuando esto ocurre, se

---

[d] Los riesgos relativos también pueden presentarse con el grupo de menor riesgo en el numerador. Estas dos formas de riesgo relativo son simplemente recíprocas. Por lo tanto, el riesgo de tromboflebitis para quienes no toman píldoras anticonceptivas dividido entre el de quienes sí sería 0.003/0.030 = 0.1 o 1/10.

puede utilizar como sustituto del riesgo relativo. Esta es la situación habitual cuando la enfermedad o condición bajo investigación ocurre con poca frecuencia relativa.

Para entender lo que se quiere decir con cociente de posibilidades, primero se debe apreciar lo que significa *posibilidades* y cómo difieren del riesgo. El *riesgo* es un cociente en el que el numerador contiene la cantidad de veces que ocurre un suceso, como la tromboflebitis, durante un período específico. El denominador contiene la cantidad de veces que el suceso podría haber ocurrido durante el mismo período. Las *posibilidades* también incluyen el número de veces que ocurrió el suceso en el numerador. Sin embargo, en el denominador, las posibilidades incluyen solo el número de veces que no ocurrió el suceso.

La diferencia entre posibilidades y riesgo puede apreciarse al pensar en la posibilidad de sacar un as de una baraja de 52 cartas. El riesgo de sacar un as es el número de veces que se puede hacer dividido entre el número total de cartas: 4 de 52 o 1 de 13. Las posibilidades, por otro lado, son el número de veces que se puede sacar un as dividido entre el número de veces que no: 4 de 48 o 1 de 12. Por lo tanto, las posibilidades son un poco mayores que el riesgo, pero cuando el suceso o la enfermedad en estudio es relativamente infrecuente, las posibilidades son una buena aproximación del riesgo.

La razón de posibilidades es la probabilidad de tener el factor de riesgo si la afección está presente dividida entre la de tenerlo si no está presente. Las posibilidades de estar tomando la píldora si hay tromboflebitis son iguales a:

$$\frac{a}{c} = \frac{90}{10} = 9$$

Del mismo modo, las posibilidades de que las mujeres que están tomando la píldora no desarrollen tromboflebitis se miden dividiendo la cantidad de las sanas que están usando la píldora entre las que no. Por lo tanto, las posibilidades de estar tomando la píldora si no hay tromboflebitis son iguales a:

$$\frac{b}{d} = \frac{45}{55} = 0.82$$

De manera similar al cálculo del riesgo relativo, se puede desarrollar una medida de las posibilidades relativas de estar tomando la píldora cuando hay tromboflebitis frente a cuando no. Esta medida de la fuerza de asociación es el cociente de posibilidades. Así:

$$\text{Cociente de posibilidades} = \frac{\text{Probabilidad de estar tomando píldoras anticonceptivas si la tromboflebitis está presente}}{\text{Probabilidad de estar tomando píldoras anticonceptivas si la tromboflebitis está ausente}}$$

$$= \frac{a/c}{b/d} = \frac{9}{0.82} = 11$$

Un cociente de posibilidades de 1, en paralelo a la interpretación del riesgo relativo, implica que las probabilidades de estar tomando la píldora son las mismas haya o no tromboflebitis. El cociente de posibilidades de 11 significa que la probabilidad de estar tomando píldoras anticonceptivas es 11 veces mayor en las mujeres con tromboflebitis.

El cociente de posibilidades es la medida básica del grado de asociación para los estudios de casos y controles. Es una medida útil de la fuerza de asociación. Además, siempre que la enfermedad (tromboflebitis) sea poco frecuente, el cociente de posibilidades es aproximadamente igual al riesgo relativo. Sin embargo, debe considerarse que el cociente de posibilidades es mayor que el riesgo relativo. Este es un principio general. Puede esperarse que el cociente de posibilidades sea mayor que el riesgo relativo. A medida que aumente la prevalencia o probabilidad de la enfermedad, aumentará la diferencia entre el cociente de posibilidades y el riesgo relativo.

Es posible mirar al cociente de posibilidades al revés, como se haría en un estudio de cohortes, y obtener el mismo resultado. Por ejemplo:

$$\text{Cociente de posibilidades} = \frac{\text{Probabilidad de desarrollar tromboflebitis si se están tomando píldoras anticonceptivas}}{\text{Probabilidad de desarrollar tromboflebitis si no se están tomando píldoras anticonceptivas}}$$

El cociente de posibilidades es igual a:

$$\frac{a/b}{c/d} = 1$$

Debe considerarse que esta es en realidad la misma fórmula para el cociente de posibilidades que la mostrada anteriormente, es decir, ambas se pueden expresar como *ad* dividido entre *bc*. Esta conveniente propiedad permite calcular un cociente de posibilidades de un estudio de cohortes o controlado aleatorizado, en lugar del riesgo relativo. Esto hace que sea más fácil comparar los resultados de un estudio de casos y controles con los de uno de cohortes o uno controlado aleatorizado. En *Aprenda más 2-1* se analiza una forma especial del cociente de posibilidades o el riesgo relativo que se puede utilizar cuando se hace el emparejamiento (apareamiento) como parte de la investigación.

Aprenda más 2-1. Emparejamiento individual y estimación de la fuerza de asociación

El riesgo relativo y el cociente de posibilidades son las medidas fundamentales que se utilizan para medir la fuerza de la asociación entre un factor de riesgo y una enfermedad. Se calcula un tipo especial de cociente de posibilidades (o riesgo relativo) cuando se utiliza el emparejamiento para realizar una investigación. El emparejamiento implica que un individuo del grupo de estudio se vincula con uno del grupo de control y se comparan los criterios de valoración en el par. Este tipo de correlación se usa para garantizar una distribución idéntica de posibles variables de confusión entre los grupos de estudio y de control. Cuando se utiliza el emparejamiento, se debe emplear un tipo especial de cociente de posibilidades para aprovechar el mayor poder estadístico al estimar la fuerza de la asociación.

Veamos el siguiente ejemplo de esta medida de la fuerza de la relación:

Miniestudio 2-3

Suponga que se realizó un estudio de casos y controles de píldoras anticonceptivas y tromboflebitis de 100 pares de pacientes con tromboflebitis y controles sanas. Los casos y controles se emparejaron para que cada integrante del par tuviese la misma edad e igual número de embarazos previos. Los resultados de un estudio de casos y controles emparejados se presentan utilizando la siguiente tabla de 2 × 2:[e]

	Controles que utilizan píldoras anticonceptivas	Controles que no usan píldoras anti-conceptivas
Pacientes (casos) que usan anticonceptivos	30	50
Pacientes (casos) que no usan anticonceptivos	5	15

El cociente de posibilidades en un estudio de casos y controles emparejados hace uso solo de los pares con exposición diferente (p. ej., uso de píldoras anticonceptivas) entre los miembros de un estudio de casos y controles. Los pares en los que los casos con tromboflebitis y los controles sin tromboflebitis difieren en el uso de píldoras anticonceptivas se conocen como *pares discordantes*.

El cociente de posibilidades se calcula usando pares discordantes de la siguiente forma:

$$\frac{\text{Número de pares con casos que usaron píldoras anticonceptivas y controles que no usaron píldoras anticonceptivas}}{\text{Número de pares con controles que usaron píldoras anticonceptivas y casos que no usaron píldoras anticonceptivas}} = \frac{50}{5} = 10$$

Este cociente de posibilidades se interpreta de la misma manera que uno calculado a partir de estudios no emparejados.[f]

---

[e] La tabla de un estudio de casos y controles emparejados informa sobre lo que le sucede a un par en lugar de lo que ocurre a cada persona. Por lo tanto, las frecuencias en esta tabla de 2 × 2 emparejadas suman 100 (el número de pares) en lugar de 200 (el número de personas en el estudio).
[f] Sin embargo, el emparejamiento tiene la ventaja de ofrecer un mayor poder estadístico. En igualdad de condiciones, la significación estadística se puede establecer al incluir un número menor de pacientes en los grupos de estudio y de control. El emparejamiento se puede utilizar en estudios de cohortes y en los controlados aleatorizados, así como en los de casos y controles.

INFERENCIA

Prueba de significación estadística[2,4,5]

La mayoría de las investigaciones se hacen solo en un subconjunto, o lo que se denomina una *muestra*, de un grupo más grande de personas que podrían haberse incluido en el estudio. Se discute el proceso de elegir u obtener una muestra de una población más grande, como se describe en *Aprenda más 2-2*.

Aprenda más 2-2. Muestreo

Una *muestra* es un subconjunto de todas las posibles medidas de una población. Cuando se intenta sacar conclusiones o hacer inferencias sobre poblaciones grandes a partir de las observaciones en una muestra, se debe asumir que esta es un subconjunto elegido al azar de una población de interés más grande. El método más simple y frecuente para obtener una muestra se llama *muestreo aleatorio simple*. Una muestra aleatoria implica que cualquier individuo de la población tiene una probabilidad conocida de ser incluido. En una muestra aleatoria simple, todos los individuos de la población tienen la misma probabilidad de ser incluidos. Entonces, solo el azar determina qué individuos realmente se incluyen.

En ocasiones, se usan métodos de muestreo más complejos para garantizar que los pequeños subgrupos de una población, como los miembros de minorías, se incluyan en las observaciones con suficiente frecuencia para sacar conclusiones fiables. Estos métodos se denominan de *muestreo aleatorio estratificado*.

Con frecuencia, los investigadores obtienen muestras con base en la facilidad para captar participantes para el estudio. Estos tipos de muestras se denominan *muestras de conveniencia*. Las muestras de conveniencia se utilizan con frecuencia en los estudios controlados aleatorizados. Sin embargo, en estos últimos, la participación es restringida por los criterios de inclusión y exclusión. Cuando se usa una muestra de conveniencia o una de conveniencia restringida por los criterios de inclusión y exclusión, y se hacen inferencias estadísticas, es importante reconocer que las conclusiones se aplican solo a una población más grande de individuos similar a la incluida en la muestra de conveniencia.

Una vez que se obtiene una muestra para el estudio, los investigadores se enfrentan con frecuencia a la pregunta de si lograrían resultados similares si se incluyese a toda la población en el estudio o si la selección al azar de los integrantes de la muestra puede haber producido resultados poco frecuentes en esa muestra particular.

Por desgracia, no se cuenta con un método directo para responder a esta pregunta. En cambio, los investigadores se ven obligados a probar sus hipótesis de estudio utilizando un método tortuoso de prueba por eliminación. Este método se conoce como la *prueba de significación (significancia) estadística* o la *prueba de hipótesis*.

La prueba de significación estadística, en su forma más habitual, cuantifica la probabilidad de obtener los datos observados (o un resultado más extremo que respalde la hipótesis del estudio) si no hay asociación en la población más grande de la que se extrajo u obtuvo la muestra. Las pruebas de significación estadística asumen que los individuos participantes en una investigación son representativos o seleccionados al azar de un grupo o población más grande.

Este uso del término *aleatorizado* es confuso, ya que las pruebas de significación estadística se utilizan en estudios en los que los individuos no se seleccionan al azar. Esta aparente contradicción puede conciliarse si se supone que la población más grande está formada por todos los individuos con las mismas características que se requieren para entrar en la investigación. Por lo tanto, las pruebas de significación estadística en realidad abordan cuestiones sobre poblaciones más grandes, compuestas por individuos muy similares a los que participan en la investigación.

Las pruebas de significación estadística tienen como objetivo sacar conclusiones o hacer inferencias sobre una población mediante el estudio de una muestra. Por lo tanto, los especialistas en bioestadística a menudo se refieren a las pruebas de significación estadística como de *inferencia*.

PROCEDIMIENTOS DE PRUEBA DE LA SIGNIFICACIÓN ESTADÍSTICA[2-4]

La prueba de significación estadística, también llamada *prueba de hipótesis*, asume que existen solo dos tipos de relaciones posibles: o hay una asociación entre las variables independientes y dependientes en la población más grande, o no. Cuando se realizan pruebas de significación estadística en una muestra obtenida en una investigación, se asume al principio que no hay asociación en la población más grande.

La función de las pruebas de significación estadística es evaluar los resultados obtenidos de la muestra para determinar si serían tan inusuales (si no hay asociación en la población más grande) que se puede concluir que hay una asociación en la población grande. Debe considerarse que el problema es si hay o no una asociación en la población más grande. Las pruebas de significación estadística en sí mismas dicen poco o nada sobre el tamaño o la importancia de la asociación potencial.

Las pruebas de significación estadística comienzan con una *hipótesis de estudio* que indica que hay una asociación en la población más grande. Al realizar las pruebas de significación estadística, se asume inicialmente que la hipótesis del estudio es falsa y se formula una *hipótesis nula*, que indica que no hay asociación en la población más grande. Después, se utilizan métodos estadísticos para calcular la probabilidad de obtener los resultados observados en la muestra de la investigación, o resultados más extremos, si realmente no hay una asociación en la población más grande.

Cuando hay solo una pequeña probabilidad de que los resultados observados se produzcan en la muestra de investigación si la hipótesis nula resultase cierta, los investigadores pueden rechazar la hipótesis nula. Al rechazar la hipótesis nula, los investigadores aceptan, por eliminación, su única otra alternativa: la existencia de una asociación entre grupos en la población más grande. Los especialistas en bioestadística a menudo se refieren a la hipótesis de estudio como *hipótesis alternativa* porque lo es de la hipótesis nula.

Los pasos específicos en las pruebas de significación estadística son los siguientes:

1. Establecer la hipótesis de estudio.
2. Formular la hipótesis nula.
3. Decidir el punto de corte de la significación estadística.
4. Recolectar datos.
5. Aplicar una prueba de significación estadística.
6. Rechazar o no la hipótesis nula.

Establecer la hipótesis de estudio

Antes de obtener los datos, los investigadores establecen una hipótesis de estudio de que hay una asociación entre un factor (variable independiente) y un resultado (variable dependiente) en la población más grande.

Formular la hipótesis nula

Después, los investigadores asumen que no hay asociación entre el factor y el resultado en la población más grande.

Decidir el punto de corte de la significación estadística

Los investigadores determinan qué nivel de probabilidad se consideraría lo suficientemente pequeño como para rechazar la hipótesis nula. En la mayoría de los estudios de investigación sanitaria, una probabilidad del 5% o menos de presentarse un suceso se considera lo suficientemente escasa como para permitir que los investigadores rechacen la hipótesis nula. Sin embargo, generalmente queda la posibilidad de que el azar por sí solo haya producido un conjunto de datos inusual. Por lo tanto, una hipótesis nula que sea de hecho verdadera se rechazará a favor de la hipótesis de estudio hasta en un 5% de las veces.[g]

---

[g]Los investigadores también deben decidir si utilizar una prueba de significación estadística de una o dos colas. Una prueba de *dos colas* implica que el investigador está dispuesto a aceptar los datos que se desvíen de la hipótesis nula en cualquier dirección. Una prueba de *una cola* implica que el investigador solo está dispuesto a aceptar datos que se desvíen en la dirección de la hipótesis de estudio. Se utiliza una prueba de dos colas, a menos que se indique lo contrario.

Recolectar datos

Los datos se pueden obtener utilizando un diseño de estudio, como uno de casos y controles, uno de cohortes o uno controlado aleatorizado.

Aplicar una prueba de significación estadística

Si se observa una asociación entre el factor y el resultado en la muestra, los investigadores determinan la probabilidad de que ocurra esta asociación si no la hay en la población más grande. Esta probabilidad se conoce como valor de *P*.

En otras palabras, calculan la probabilidad de que se produzcan los datos observados u otros más extremos si fuese cierta la hipótesis nula de no asociación. Para ello, los investigadores deben elegir entre varias pruebas de significación estadística. Debido a que cada tipo de prueba es apropiado para un tipo específico de datos, los investigadores deben tener cuidado de elegir el método estadístico adecuado, como se verá en breve.

Para comprender cómo en una prueba de significación estadística se usan valores de *P*, veamos un ejemplo de uso de números pequeños para permitir un cálculo fácil:

Miniestudio 2-4   Suponga que un investigador quiere estudiar la pregunta: «¿Hay un número igual de hombres y mujeres nacidos en los Estados Unidos?». El investigador primero plantea la hipótesis de que nacen más hombres que mujeres en los Estados Unidos; luego, se formula una hipótesis nula de que nace un número igual de hombres y mujeres en los Estados Unidos. Después, el investigador decide el punto de corte de significación estadística, que, por lo general, se establece en 5%, o *P* = 0.05. A continuación, el investigador toma muestras de cuatro certificados de nacimiento, utilizando un proceso aleatorio, y encuentra que hay cuatro hombres y cero mujeres en la muestra de nacimientos.

Calculemos ahora la probabilidad de obtener cuatro varones y cero mujeres si la hipótesis nula de igual número de ambos sexos es verdadera.

Probabilidad de un varón	0.50 o 50%
Probabilidad de dos varones seguidos	0.25 o 25%
Probabilidad de tres varones seguidos	0.125 o 12.5%
Probabilidad de cuatro varones seguidos	0.0625 o 6.25%

Por lo tanto, hay un 6.25% de posibilidades de encontrar cuatro hombres seguidos, incluso si nace un número igual de hombre y mujeres en los Estados Unidos.[h] En consecuencia, el valor de *P* es igual a 0.0625. Todos los valores de *P* nos dan la misma información básica. Nos dicen la probabilidad de obtener los datos observados, asumiendo que la hipótesis nula es verdadera. Técnicamente, se dice que miden la probabilidad de obtener los datos observados, o unos más extremos, si no hay una verdadera diferencia en los nacimientos de hombres y mujeres en la población más grande de los Estados Unidos.

Rechazar o no la hipótesis nula

Habiendo obtenido un valor de *P*, los investigadores proceden a rechazar o no la hipótesis nula. Si el valor de *P* es 0.05 o menos, es decir, la probabilidad de que los resultados ocurran al azar es igual o menor a 0.05, entonces los investigadores pueden rechazar la hipótesis nula.

---

[h] En este ejemplo, por simplicidad, se utilizó una prueba de significación estadística de una cola. Se ha supuesto que los nacimientos son independientes entre sí al calcular las probabilidades. Técnicamente, el valor de *P* incluye la probabilidad de obtener resultados más extremos que el observado. Para simplificar los cálculos, se ha elegido un ejemplo en el que no hay una probabilidad más extrema.

En esta situación, la probabilidad de que el azar por sí solo pueda producir diferencias en el resultado es pequeña si la hipótesis nula es cierta. Por eliminación, los investigadores pueden aceptar la hipótesis de estudio de que hay una verdadera diferencia entre el número de nacimientos de hombres y mujeres en la población más grande.

¿Qué pasa si la probabilidad de que ocurra por azar es mayor de 0.05, es decir, el valor de P es mayor de 0.05, como en el ejemplo anterior? Entonces, los investigadores no pueden rechazar la hipótesis nula. Esto no significa que la hipótesis nula de que no hay una verdadera diferencia en la población más grande sea cierta. Simplemente indica que la probabilidad de obtener los resultados observados es demasiado grande para rechazar la hipótesis nula y, por lo tanto, aceptar por eliminación la hipótesis de estudio. Cuando $P > 0.05$, decimos que la investigación no ha rechazado la hipótesis nula. La carga de la prueba, por lo tanto, recae en los investigadores para demostrar que los datos obtenidos en la muestra son muy improbables antes de rechazar la hipótesis nula a favor de la hipótesis de estudio. El siguiente ejemplo muestra cómo funciona en la práctica el procedimiento de prueba de significación estadística:

Miniestudio 2-5   Una investigadora quería probar la hipótesis de que hay una asociación entre el cáncer de boca y el consumo de tabaco masticable en la población general. Formuló una hipótesis nula afirmando que el cáncer de boca no ocurre con mayor frecuencia en quienes mastican tabaco que en los que no. Después decidió que rechazaría la hipótesis nula si obtenía datos que ocurrirían solo en el 5% o menos de las veces si la hipótesis nula fuera cierta. A continuación, obtuvo datos de una muestra de la población general. Usando la prueba de significación estadística adecuada, descubrió que si no había asociación entre el consumo de tabaco para mascar y el cáncer de boca en la población general, los datos tan extremos o más que los suyos se observarían por casualidad solo el 3% de las veces, es decir, con un valor de P de 0.03. Concluyó que debido a que era muy poco probable que sus datos ocurriesen si no había asociación en la población general, rechazaría la hipótesis nula. La investigadora aceptó así por eliminación la hipótesis de estudio de que hay una asociación entre el uso de tabaco para mascar y el cáncer de boca en la población general.

Cuando el *valor de P es de 0.05 o menos*, se dice que los resultados son estadísticamente significativos. Cabe recordar que se definió a una probabilidad tan pequeña como del 5% o menos de que los resultados observados hubiesen ocurrido en la muestra sin asociación presente en la población más grande.

La cifra del 5% puede ser demasiado grande si las decisiones importantes dependen de los resultados. Este 5% se basa en algunas propiedades estadísticas convenientes; sin embargo, no es mágica. Es posible definir como pequeña a una probabilidad de 1%, 0.1% o cualquier otra. Sin embargo, debe recordarse que no importa qué nivel se elija, siempre habrá alguna probabilidad de rechazar la hipótesis nula cuando no haya asociación en la población más grande. Las pruebas de significación estadística pueden medir esta probabilidad, pero no eliminarla.

En la tabla 2-1 se revisan y resumen los pasos para realizar una prueba de significación estadística.

ERRORES EN LAS PRUEBAS DE SIGNIFICACIÓN ESTADÍSTICA

Varios tipos de errores ocurren frecuentemente al usar las pruebas de significación estadística:

- No enunciar una hipótesis antes de realizar el estudio: el problema de las comparaciones múltiples.
- No sacar conclusiones correctas de los resultados de las pruebas de significación estadística al no considerar la posibilidad de un *error de tipo I*.
- No sacar conclusiones correctas de los resultados de las pruebas de significación estadística al no considerar la posibilidad de un *error de tipo II*.

Tabla 2-1 ¿Cómo funciona una prueba de significación estadística?

Se define la hipótesis de estudio	Se desarrolla la pregunta del estudio: hay una asociación en una población
Se formula la hipótesis nula	Se invierte la hipótesis: no hay asociación en la población
Decidir el punto de corte de significación estadística	Igual o menor al 5%, a menos que se indique y se justifique lo contrario
Se recolectan datos	Se obtienen datos de una muestra de la población más grande
Se aplica una prueba de significación estadística	Se determina la probabilidad de obtener los datos observados u otros más extremos si la hipótesis nula fuese cierta (se elije y aplica la prueba de significación estadística correcta)
Se rechaza o no la hipótesis nula	Se rechaza la hipótesis nula y se acepta por eliminación la hipótesis de estudio si se alcanza el límite de significación estadística (valor de $P \leq 0.05$); no se rechaza la hipótesis nula si los datos observados o los más extremos tienen más de un 5% de probabilidad de ocurrir por casualidad si no hay asociación en la población más grande (valor de $P > 0.05$)

Problema de comparaciones múltiples

El problema de comparaciones múltiples ocurre cuando un investigador intenta aclarar múltiples hipótesis en el mismo estudio o analizar los datos sin crear primero una hipótesis.

El siguiente ejemplo ilustra las consecuencias de no establecer la hipótesis antes de realizar el estudio:

Miniestudio 2-6 Un investigador seleccionó cuidadosamente a 100 personas que se sabía tenían hipertensión de larga duración y 100 de la misma edad sanas. Los comparó usando una lista de 100 características para determinar en qué se diferenciaban los dos grupos. De las 100 características estudiadas, se encontró que dos eran estadísticamente significativas en el nivel de 0.05 usando métodos estadísticos estándar: 1) los pacientes con hipertensión generalmente tienen un apellido con más letras que los sanos y 2) los primeros, por lo general, nacen durante los 3.5 días iniciales de la semana, mientras que los sanos durante los últimos 3.5. El autor concluyó que aunque estas diferencias no se habían previsto, los nombres más largos y el nacimiento durante la primera mitad de la semana son diferentes entre los grupos con y sin hipertensión.

En este ejemplo se ilustra la importancia de plantear la hipótesis de antemano. Siempre que se utilice un gran número de características para realizar muchas comparaciones, es probable que solo por casualidad algunas resulten estadísticamente significativas. Puede ser engañoso aplicar los niveles habituales de significación estadística, a menos que se haya establecido la hipótesis antes de obtener y analizar los datos. Si se buscan diferencias sin formular una hipótesis de estudio o hay múltiples hipótesis, se deben aplicar criterios más estrictos que los de la probabilidad habitual del 5%.

El problema de las comparaciones múltiples también puede ocurrir cuando los investigadores analizan los datos dos o más veces. Cuando se examinan múltiples hipótesis o se analizan varias veces los datos, una regla empírica sugerida para el lector de las publicaciones sanitarias es dividir el valor de P observado entre el número de hipótesis o comparaciones, para determinar la significación estadística o el número de veces que se analizan los datos. El valor de P resultante se puede utilizar para rechazar o no la hipótesis nula.[i]

Por ejemplo, en una investigación se examinan cinco hipótesis al mismo tiempo. Para alcanzar un valor de P con el mismo significado que $P = 0.05$ para una hipótesis, el valor de P debe ser igual a 0.01. Es decir:

$$\frac{0.05}{\text{Número de comparación}} = \frac{0.05}{5} = 0.01$$

Este valor de P de 0.01 debe interpretarse como uno de P de 0.05 si se estableció una sola hipótesis de estudio antes de comenzarlo.

Errores de tipo I

Algunos errores son inherentes al método de prueba de significación estadística. Un concepto fundamental de las pruebas de significación estadística es la posibilidad de que una hipótesis nula sea falsamente rechazada y una de estudio falsamente aceptada por eliminación. Esto se conoce como error de tipo I.

En las pruebas de significación estadística habituales, hay hasta un 5% de probabilidades de aceptar incorrectamente por eliminación una hipótesis de estudio, incluso cuando no hay asociación en la población más grande de la que se obtuvo la muestra de estudio. El error de tipo I que se incluye en el diseño de una investigación antes de realizarla se conoce como de *nivel α*. Las pruebas de significación estadística no eliminan la incertidumbre; tienen como objetivo medir la que está presente. Los lectores atentos de los estudios son, por lo tanto, capaces de apreciar el grado de duda que hay y pueden decidir por sí mismos si están dispuestos a tolerar ese grado de incertidumbre.

Veamos cómo no apreciar la posibilidad de un error de tipo I puede conducir a la mala interpretación de los resultados de estudio:

Miniestudio 2-7   El autor de un artículo de revisión evaluó 20 estudios bien realizados que examinaron la relación entre la lactancia materna y el cáncer de mama. En 19 de los estudios no se encontraron diferencias en la frecuencia de cáncer de mama entre la lactancia materna y la alimentación con biberón. En un estudio se encontró una diferencia en la que el grupo de lactancia mostró un aumento en el cáncer de mama. Los resultados de esta única investigación fueron estadísticamente significativos al nivel de 0.05. El autor del artículo de revisión concluyó que, debido a que el estudio sugirió que la lactancia materna se asocia con un mayor riesgo de cáncer de mama, se debe desalentar.

Cuando se efectúan 20 estudios bien realizados para probar una hipótesis de estudio que no es cierta en la población más grande, hay una probabilidad sustancial de que uno de los estudios muestre *un valor de P* en el nivel de 0.05 simplemente por casualidad. Debe recordarse la aceptación de la significación estadística con un valor de P de 0.05: implica que los resultados tienen una probabilidad del 5%, o de 1 en 20, de ocurrir solo por casualidad, cuando no hay asociación en la población más grande.

Por lo tanto, 1 estudio de cada 20 que muestra una diferencia no debe considerarse como prueba de una diferencia en la población más grande. Es importante tener en cuenta la posibilidad de que no haya diferencia alguna, incluso cuando se hayan mostrado resultados estadísticamente significativos. Si el

---

[i] Este método, llamado *corrección de Bonferroni*, es una aproximación útil para conjuntos pequeños de variables. A medida que el número de comparaciones aumenta mucho por encima de cinco, el valor de P requerido tiende a ser demasiado pequeño antes de poder declarar su significación estadística. Este abordaje disminuye el poder estadístico de un estudio para demostrar significación estadística para cualquier variable. También considere que cuando se emite una hipótesis antes de obtener los datos, la mayoría de las variables utilizadas en la investigación, si no todas, se recaban con el fin de ajustar las posibles variables de confusión. Por lo tanto, al analizar los datos en esta situación, no se trata de comparaciones múltiples. Se utilizan otros métodos para corregir los análisis múltiples de los datos. La corrección necesaria para múltiples análisis no es tan grande como la correspondiente para múltiples hipótesis.

único estudio que muestra una relación hubiese sido aceptado sin más cuestionamientos, podría haberse desalentado la lactancia.

Errores de tipo II

Un error de *tipo II* señala que no rechazar la hipótesis nula no necesariamente significa que no hay asociación en la población más grande. Debe recordarse que la prueba de significación estadística aborda directamente solo a la hipótesis nula. El proceso de prueba de significación estadística permite rechazar o no esa hipótesis nula. No permite probar una hipótesis nula. No rechazar una hipótesis nula simplemente implica que la prueba no es lo suficientemente fuerte como para rechazar el supuesto de que no hay asociación en la población más grande.

Un error de tipo II ocurre cuando se impide demostrar una asociación estadísticamente significativa, incluso cuando hay realmente una en la población más grande. Esto sucede cuando el azar produce un conjunto poco frecuente de datos que no muestra una asociación, aunque en realidad haya tal asociación en la población más grande. Los esfuerzos por realizar pruebas de significación estadística siempre conllevan la posibilidad de error.

Los investigadores pueden empeorar el problema utilizando muestras más pequeñas de lo recomendado con base en un diseño de estudio cuidadoso. Por lo tanto, la posibilidad de cometer un error de tipo II aumenta a medida que disminuye el tamaño de la muestra.

Hay técnicas estadísticas disponibles para estimar la probabilidad de que un estudio de un tamaño particular pueda demostrar una asociación estadísticamente significativa cuando hay realmente una de un tamaño específico en la población más grande. Estas técnicas permiten medir el *poder estadístico* del estudio. El poder estadístico de un estudio es su probabilidad de demostrar significación estadística. Por lo tanto, el poder estadístico es igual a 1 menos el error de tipo II.

En los estudios, la probabilidad puede ser bastante grande de que no se pueda mostrar una asociación estadísticamente significativa cuando la hay realmente en la población más grande. Los estudios bien diseñados suelen tener como objetivo un error de tipo II entre el 10 y 20%, es decir, un poder estadístico del 80-90%. A menudo el objetivo es un error de tipo II del 10% y el máximo tolerado es del 20%, lo cual es congruente con un buen diseño de estudio.

Sin decirlo realmente, los investigadores que utilizan muestras relativamente pequeñas pueden estar aceptando un 30%, 40% o incluso una probabilidad más alta de no poder demostrar una asociación estadísticamente significativa cuando realmente hay una en la población más grande. El tamaño del error de tipo II tolerado en el diseño de una investigación se conoce como de *nivel β*. En la tabla 2-2 se resumen y comparan los errores de los tipos I y II.

Tabla 2-2 Errores inherentes a las pruebas de significación estadística

	Error de tipo I	Error de tipo II
Definición	Se rechaza la hipótesis nula cuando no hay asociación en la población más grande	No se rechaza la hipótesis nula cuando hay una asociación en la población más grande. El poder estadístico es igual a 1 menos el error de tipo II
Fuente	Error aleatorio	Error aleatorio o tamaño de muestra demasiado pequeño para alcanzar una potencia estadística adecuada
Frecuencia de presentación	El nivel α antes de realizar la investigación indica la probabilidad de que se tolere un error de tipo I. Una vez obtenidos los resultados, el valor de *P* indica la probabilidad de un error de tipo I	El nivel β antes de realizar la investigación indica la probabilidad de que se tolere un error de tipo II. Si el tamaño de la muestra es pequeño, la probabilidad de un error de tipo II puede ser muy grande, es decir, del 50% o más

El siguiente ejemplo muestra el efecto del tamaño de la muestra sobre la capacidad de demostrar una asociación estadísticamente significativa entre grupos:

Miniestudio 2-8   Se realizó un estudio de los efectos adversos de los cigarrillos en la salud mediante el seguimiento de 100 fumadores y 100 no fumadores similares durante 20 años. Durante los 20 años, seis fumadores desarrollaron cáncer de pulmón, mientras que de los no fumadores, ninguno. Durante el mismo período, 30 fumadores y 28 no fumadores desarrollaron infarto de miocardio. Los resultados para el cáncer de pulmón fueron estadísticamente significativos, pero aquellos para el infarto de miocardio, no. Los autores concluyeron que se había demostrado una asociación entre el hábito tabáquico y el cáncer de pulmón, y se refutó una asociación entre el hábito tabáquico y el infarto de miocardio.

Cuando las asociaciones verdaderas son muy grandes, como entre el hábito tabáquico y el cáncer de pulmón, se puede requerir solo una muestra relativamente pequeña para demostrar significación estadística. Cuando hay asociaciones verdaderas pero más pequeñas, como aquellas entre el tabaquismo y la coronariopatía, se requieren números mayores para demostrar una asociación estadísticamente significativa.

Este estudio no puede refutar una asociación entre el infarto de miocardio y el fumar cigarrillos. Es muy probable que el número de individuos incluidos fuese demasiado pequeño para dar al estudio el poder suficiente para demostrar la significación estadística de la asociación. Un estudio con poder estadístico limitado para confirmar una asociación también tiene un poder limitado para refutarla.

Cuando el tamaño de una investigación es muy grande, puede surgir el problema opuesto. Puede ser posible demostrar significación estadística incluso si la magnitud de la asociación es muy pequeña. Imagine los siguientes resultados:

Miniestudio 2-9   Los investigadores dieron seguimiento a 100 000 hombres de mediana edad durante 10 años para determinar qué factores estaban asociados con la arteriopatía coronaria. De antemano plantearon la hipótesis de que el ácido úrico podría estar asociado con la coronariopatía. Los investigadores encontraron que los hombres que desarrollaron la enfermedad tenían una concentración de ácido úrico de 7.8 mg/dL, mientras que aquellos que no, una promedio de 7.7 mg/dL. La diferencia fue estadísticamente significativa con un valor de P de 0.05. Los autores concluyeron que, debido a que se había encontrado una diferencia estadísticamente significativa, los resultados serían clínicamente útiles.

Debido a que la diferencia en esta investigación es estadísticamente significativa, lo más probable es que resulte real en la población más grande. Sin embargo, es tan pequeña, es decir, no sustancial, que lo más probable es que carezca de importancia clínica. El gran número de hombres observados permitió a los investigadores obtener un resultado estadísticamente significativo para una diferencia muy pequeña entre los grupos.

El pequeño tamaño de la diferencia hace que sea poco probable que las concentraciones de ácido úrico puedan ser clínicamente útiles para predecir quién desarrollará la arteriopatía coronaria. La pequeña diferencia no ayuda al médico a diferenciar a quienes presentarán la enfermedad y los que no. De hecho, cuando la prueba se realiza en el laboratorio clínico, esta pequeña diferencia probablemente sea menor que el tamaño del error de laboratorio al medir el ácido úrico. En la tabla 2-2 se resumen y comparan los errores de los tipos I y II.

Se aprendió antes que las pruebas de significación estadística dicen muy poco sobre el tamaño de una diferencia o la fuerza de una asociación, es decir, el papel de la estimación. Por lo tanto, es importante preguntarse no solo si una asociación es estadísticamente significativa, sino también si es lo suficientemente grande o sustancial para ser útil en la clínica. El mundo está lleno de innumerables asociaciones entre individuos y entre grupos. Muchas de estas, sin embargo, no son lo suficientemente grandes como para permitir separar a los individuos en grupos con el propósito de prevenir, diagnosticar o tratar enfermedades. En otras palabras, no son importantes en la clínica. La significación estadística sustancial y la importancia clínica son dos cuestiones diferentes que deben abordarse por separado. Una forma de abordar estos dos problemas separados es utilizar los *intervalos de confianza* (IC).

INTERVALOS DE CONFIANZA[3,4]

Las pruebas de significación estadística no proporcionan información directa sobre la fuerza de una asociación observada. Es atractivo utilizar un método que proporcione una medida resumida (a menudo denominada *estimación puntual*) de la fuerza de una asociación y que también permita tener en cuenta el azar mediante una prueba de significación estadística.

El cálculo del IC es uno de tales métodos. En los IC se combina información relativa a muestras sobre la fuerza de una asociación observada con datos de los efectos del azar sobre la probabilidad de obtener los resultados observados. Es posible calcular el IC para cualquier porcentaje de confianza. Sin embargo, el IC del 95% es el más utilizado. Permite tener una confianza del 95% en que la asociación de la población más grande se encuentra dentro del IC.

A menudo, se calculan los IC para los cocientes de posibilidades y los riesgos relativos. El lector de las publicaciones puede ver una expresión de riesgo relativo como «10 (IC 95%: 8-12)» o, a veces, simplemente «10 (8-12)», que expresa el riesgo relativo observado (límites de confianza inferior y superior). La denominación *límite de confianza* se utiliza para indicar la extensión superior o inferior de un IC.

Por ejemplo, en un estudio en el que el riesgo relativo de las píldoras anticonceptivas y la tromboflebitis fuese de 10 (IC 95%: 8-12), ¿cómo se interpretaría este IC? El 10 indica el riesgo relativo observado en la muestra. El IC alrededor de este riesgo relativo nos permite decir con un 95% de confianza que el riesgo relativo correspondiente en la población más grande está entre 8 y 12. Debido a que el límite de confianza inferior es 8, mucho mayor que 1, brinda bastante seguridad de que hay un riesgo relativo sustancial no solo en la muestra, sino también en la población más grande de la que se obtuvo.[j]

Estas expresiones de límites de confianza, además de proporcionar información adicional sobre el tamaño de las estimaciones de riesgos relativos o cocientes de posibilidades, tienen otra ventaja para el lector de bibliografía sanitaria. Permiten sacar conclusiones rápidamente sobre la importancia estadística de los datos obtenidos. Al utilizar un IC del 95%, se puede concluir rápidamente si los datos obtenidos son estadísticamente significativos con un valor de $P \leq 0.05$.

Este cálculo es particularmente sencillo para el riesgo relativo y el cociente de posibilidades. Para estos, el 1 representa el punto en el que las probabilidades de que ocurra una enfermedad son las mismas, esté o no presente el factor de riesgo o la intervención. Por lo tanto, un riesgo relativo o cociente de posibilidades de 1 es en realidad una expresión de la hipótesis nula, que dice que la probabilidad de que ocurra una enfermedad es la misma, esté o no presente el factor de riesgo. Si el IC no se extiende al lado opuesto de 1, se puede concluir que es muy probable que las píldoras anticonceptivas aumenten las probabilidades de tromboflebitis, es decir, es estadísticamente significativo. Esta es una forma de pensar sobre el sentido de la significación estadística.

Por lo tanto, si el IC del 95% alrededor del riesgo relativo observado no se extiende por debajo de 1, se puede concluir que dicho riesgo es estadísticamente significativo con un valor de $P \leq 0.05$. Los mismos principios se aplican a los cocientes de posibilidades. Veamos una serie de riesgos relativos e IC del 95% para estudios sobre el uso de píldoras anticonceptivas y la tromboflebitis:

A. 6 (IC 95%: 5-8)
B. 6 (IC 95%: 1.2-10)
C. 6 (IC 95%: 0.9-12)

El número a la izquierda del paréntesis es el riesgo relativo, que se obtiene de los datos de la investigación. Los números entre paréntesis son los límites inferior y superior del IC del 95%.

---

[j] Esta interpretación de los IC es bayesiana. Una interpretación alternativa a menudo se denomina *interpretación frecuentista*. Una interpretación frecuentista indaga qué rango de valores se encontrarían en el 95% de las ocasiones si se repitiese la misma investigación un número ilimitado de veces. El abordaje frecuentista favorece la presentación de datos como valores de P, mientras que el abordaje bayesiano favorece los IC. En los últimos años, se ha llegado a un consenso y en muchas revistas se presentan ahora tanto valores de P como IC. Los IC a menudo se pueden calcular utilizando los mismos datos que se necesitan para realizar las pruebas de significación estadística. Cuando esta es la situación, los IC se denominan *IC basados en pruebas*.

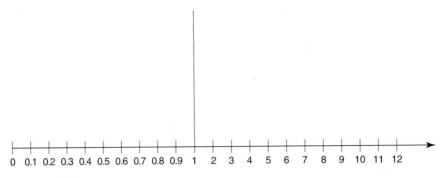

FIGURA 2-1 Gráfica utilizada para mostrar los intervalos de confianza.

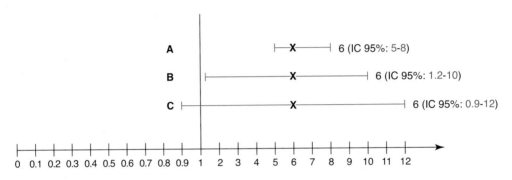

FIGURA 2-2 Intervalos de confianza para los ejemplos A, B y C.

En la figura 2-1 se incluye una gráfica que se puede utilizar para mostrar estos IC.

En la figura 2-2 se completan estos riesgos relativos y los IC del 95% obtenidos.

Los ejemplos A y B son estadísticamente significativos porque sus IC del 95% no se cruzan al otro lado de 1. Sin embargo, debe considerarse que el IC en el ejemplo A es mucho más estrecho que en el ejemplo B. Por lo tanto, en igualdad de condiciones, se puede tener más confianza en los resultados representados por el ejemplo A que por B. Por otro lado, el ejemplo C no es estadísticamente significativo porque su IC del 95% cruza al otro lado de 1.

Ahora veamos algunos riesgos relativos e IC del 95% en los que el riesgo relativo observado es < 1. Un riesgo relativo observado < 1 implica que el factor en el numerador disminuye el riesgo o la probabilidad del resultado. Cuando se investigan las intervenciones, el grupo al que se aplican a menudo se coloca en el numerador; por lo tanto, el riesgo relativo < 1 implica que la intervención del estudio se asocia con un mejor resultado.

Ahora, veamos los siguientes riesgos relativos e IC del 95% en los que el primero observado es < 1:

D. 0.5 (IC 95%: 0.3-0.65)
E. 0.5 (IC 95%: 0.2-0.9)
F. 0.5 (IC 95%: 0.1-1.5)

En la figura 2-3 se completan estos riesgos relativos y los IC del 95% obtenidos.

En los ejemplos D y E, los IC del 95% no cruzan el 1. Por lo tanto, ambos son estadísticamente significativos. Sin embargo, el IC del 95% del ejemplo D es mucho más estrecho que el del ejemplo E. En consecuencia, en igualdad de condiciones, se puede tener más

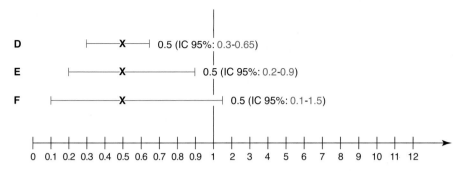

FIGURA 2-3 Intervalos de confianza para los ejemplos D, E y F.

confianza en los resultados representados por el ejemplo D. En el ejemplo F, el IC del 95% cruza el 1. De esta manera, sus resultados no son estadísticamente significativos.[k]

Como lector de la bibliografía sanitaria, usted encontrará cada vez más el valor obtenido y los límites de confianza incluidos en la sección de resultados. Esto es útil porque le permite obtener una sensación o «psicología de la forma» de los datos. Puede sacar su propia conclusión sobre la importancia clínica del tamaño o la fuerza de la estimación obtenida, como el riesgo relativo. Finalmente, si se desea realizar la conversión al formato tradicional de pruebas de significación estadística para la prueba de hipótesis, se puede determinar si los resultados son estadísticamente significativos con un valor de P de 0.05 o menos.

Por lo tanto, los IC pueden ayudar a responder las dos primeras preguntas de la estadística: la estimación de la magnitud del efecto y la inferencia o significación estadística. Ahora, veamos la tercera cuestión básica de la estadística, la corrección (o ajuste) de las variables de confusión.

CORRECCIÓN

Abordar el efecto de las variables de confusión[2-4]

Ya se describió cómo las variables de confusión pueden resultar de un error aleatorio o un sesgo. El azar puede producir un error aleatorio. A diferencia del sesgo, el efecto del azar es impredecible. Puede favorecer u oponerse a la hipótesis del estudio de una manera impredecible de antemano.

El sesgo, por otro lado, implica un efecto sistemático sobre los datos en una dirección particular que, de manera predecible, favorece o se opone a la hipótesis del estudio. El sesgo resulta de la forma en que se asignó o evaluó a los participantes. El sesgo y el azar pueden producir diferencias entre los grupos de estudio y de control, lo que da lugar a que difieran en formas que pueden afectar el resultado del estudio.

El investigador está obligado a comparar las características de los individuos del grupo de estudio con las del de control para determinar si difieren de manera conocida. Si los grupos presentan diferencias sustanciales, incluso sin ser estadísticamente significativas, el investigador debe considerar si podrían haber afectado el resultado. Las características que difieren entre los grupos y que pueden afectar el resultado del estudio son potenciales variables de confusión. Estas posibles variables de confusión tal vez sean resultado de un sesgo de selección o de diferencias entre los grupos de estudio y control producidas por un error aleatorio. Si se detecta una posible variable de confusión, el investigador está

---

[k] Por tradición, cuando el IC del 95% alcanza 1 pero no se extiende más allá, los resultados se consideran estadísticamente significativos. Por lo tanto, un valor de P de 0.05 se considera estadísticamente significativo. A menudo, los IC no son simétricos alrededor del valor observado. También se pueden calcular los IC alrededor de las diferencias. Sin embargo, al comparar los IC de una diferencia entre dos grupos, es importante reconocer que la significación estadística se aborda preguntando si los IC de cada grupo se superponen con el valor observado en el otro. Un error frecuente sostiene que los IC en sí mismos no pueden superponerse y aún así tener un resultado estadísticamente significativo.

obligado a considerarla en el análisis de los resultados mediante un proceso que se llama *corrección de datos* utilizando uno de una serie de métodos denominado *análisis de regresión*.[1]

En la forma más sencilla de corrección, conocida como *estratificación*, el investigador puede separar en grupos a aquellos que poseían niveles específicos de la variable de confusión. Los miembros de los grupos de estudio y control con el mismo nivel de variable de confusión luego se comparan para ver si hay una asociación entre la exposición y la enfermedad. Por ejemplo, si el sexo es una posible variable de confusión, el investigador podría subdividir los grupos de estudio y control en hombres y mujeres, y luego comparar a los de hombres y mujeres correspondientes para determinar si los resultados difieren cuando se comparan los del mismo sexo. En la sección *Aprenda más 2-3* se muestra el proceso básico de corrección para una posible variable de confusión utilizando un proceso de estratificación con un ejemplo.

Aprenda más 2-3. El proceso de corrección mediante la estratificación[2,5]

Se verá un ejemplo de cómo se puede realizar la corrección de una variable de confusión utilizando el proceso conocido como *estratificación*, que implica que una variable de confusión puede tomarse en cuenta o regularse comparando grupos con el mismo nivel de una posible variable de confusión. Si el sexo es una variable de confusión potencial, entonces los hombres pueden compararse con los hombres y las mujeres con las mujeres. Puede ocurrir un proceso similar para otras posibles variables de confusión, como la edad, la raza o la gravedad de la enfermedad:

Miniestudio 2-10

Se realizó una investigación sobre una posible asociación entre la calvicie masculina y los accidentes cerebrovasculares (ACV). Los investigadores encontraron los siguientes datos:

	Accidente cerebrovascular		
	Sí	No	Total
Con calvicie	7 750	92 250	100 000
Sin calvicie	1 900	98 100	100 000
Total	9 650	190 350	200 000

Adaptado de Young Epidemiology Scholars Baumgarten M. Confounding in Epidemiology. http://yes-competition.org/yes/teaching-units/confounding-epidemiology.html. Consultado en junio de 2019.

Riesgo relativo = (7 750/100 000) / (1900/100 000) = 4.08

---

[1] Es tentador, pero engañoso, comparar el impacto de los factores o variables en un análisis de regresión al cotejar el tamaño del *coeficiente de regresión*. Los coeficientes de regresión son los números que aparecen antes de cada variable independiente en una ecuación de regresión. Los coeficientes de regresión en una ecuación de regresión plantean la pregunta de cuál es el impacto en la variable dependiente por cada cambio unitario en una variable independiente. El tamaño de un cambio unitario en una variable independiente difiere del de otra. Por ejemplo, no se puede comparar el impacto de un cambio de un paquete por día a dos de cigarrillos con el de una presión arterial sistólica de 120 frente a 121. Los cocientes de posibilidades y los riesgos relativos evitan este problema, porque son razones que usan las mismas unidades de medida en el numerador y el denominador.

[m] Los métodos estadísticos que permiten la corrección pueden incorporar múltiples variables independientes. Por lo general, no pueden abordar más de una variable dependiente. Estos métodos de variables múltiples a menudo se denominan *métodos multivariados*. Técnicamente, los métodos multivariados se refieren a técnicas especiales que pueden abordar múltiples variables dependientes. Cuando hay más de una variable dependiente o más de una hipótesis, el abordaje habitual es realizar análisis separados, uno para cada variable dependiente. Sin embargo, cuando la variable dependiente consiste en una variable nominal con más de dos categorías, se puede utilizar un método de Chi al cuadrado, que representa verdaderos procedimientos multivariados.

Estos datos parecen demostrar que la calvicie está asociada con el ACV. Sin embargo, si la edad es una variable de confusión relacionada con la calvicie y la arteriopatía coronaria, sería importante ajustar la edad. La estratificación se puede utilizar como un método simple de corrección al dividir a los hombres en dos categorías de edad o estratos, que se llamarán hombres jóvenes y mayores. Imagine que la estratificación por edad produjera los siguientes resultados:

Accidente cerebrovascular en los hombres mayores

	Accidente cerebrovascular		
	Sí	No	Total
Con calvicie	7 500	67 500	75 000
Sin calvicie	1000	9000	10 000
Total	8 500	76 500	85 000

Riesgo relativo de los hombres mayores = (7 500/75 000) / (1000/10 000) = 1

Accidente cerebrovascular en los hombres jóvenes

	Accidente cerebrovascular		
	Sí	No	Total
Con calvicie	250	24 750	25 000
Sin calvicie	900	89 100	90 000
Total	1150	113 850	115 000

Riesgo relativo de hombres jóvenes = (250/25 000) / (900/90 000) = 1

Debe considerarse que en cada estrato, de hombres mayores y jóvenes, el riesgo relativo de la calvicie respecto del ACV es de 1, es decir, no hay asociación. Por lo tanto, al tomar en cuenta la edad, se eliminó el impacto de la calvicie masculina.

Aprenda más 2-4. El significado de confusión

No reconocer y ajustar una variable de confusión puede tener como consecuencia errores graves, como se ilustra en el siguiente ejemplo:

Miniestudio 2-11   Un investigador estudió la relación entre el consumo de café y el cáncer de pulmón mediante el seguimiento de 500 bebedores empedernidos de café y 500 que no lo eran, durante 10 años. En este estudio de cohortes, el riesgo de cáncer de pulmón en los bebedores empedernidos de café fue del doble que el de los no bebedores. El autor concluyó que el café, junto con los cigarrillos, eran factores de riesgo establecidos para el desarrollo de cáncer de pulmón.

El consumo de café puede parecer relacionado con el cáncer de pulmón, pero tal asociación probablemente sea resultado del hecho de que dicho hábito esté relacionado con el hábito tabáquico. Suponga que fumar cigarrillos no solo es una causa que contribuye al cáncer de pulmón, sino que también está asociado con el consumo de café. Así, cuando se intenta investigar la relación entre el consumo de café y el cáncer de pulmón, el hábito tabáquico es una variable de confusión, es decir, el tabaquismo está asociado tanto con el consumo de café como con el cáncer de pulmón y debe tenerse en cuenta en el proceso conocido como *corrección*.

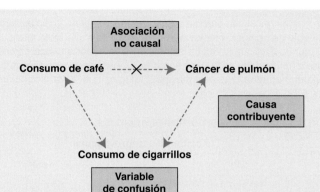

FIGURA **2-4** Relación entre consumo de café, consumo de cigarrillos y cáncer de pulmón.

En la figura 2-4 se incluye la relación entre el consumo de café, el hábito tabáquico y el cáncer de pulmón. Al corregir el consumo de cigarrillos, el investigador podría dividir a los bebedores de café en fumadores y no, y hacer lo mismo con los que no lo beben. A continuación, el investigador compararía a los bebedores de café que no fumaban con los abstemios de café no fumadores, para determinar si la relación entre el consumo de café y el cáncer de pulmón seguía siendo cierta. Solo después de determinar que la eliminación del impacto del consumo de cigarrillos no desaparece la relación entre el consumo de café y el cáncer de pulmón, el autor pudo concluir que el consumo de café está asociado con el desarrollo de cáncer de pulmón.

El proceso de realizar las correcciones de posibles variables de confusión se ha vuelto cada vez más sencillo en los últimos años debido a que se dispone de grandes cantidades de datos y la computación de alta velocidad lo ha facilitado mucho. Cada vez más, los investigadores deben estar consciente del potencial de sobrecorrección. A continuación, un ejemplo de posible sobrecorrección:

Miniestudio 2-12 Unos investigadores estaban estudiando la relación entre la obesidad y la enfermedad renal. Los investigadores sabían que la diabetes se vincula tanto con la obesidad como con los ACV. Por lo tanto, asumieron que la diabetes era una variable de confusión y se hizo la corrección correspondiente. Descubrieron que después de la corrección para la diabetes, la relación entre la obesidad y la enfermedad renal casi desapareció.

En la figura 2-5 se muestra la relación entre obesidad, diabetes y enfermedad renal.

Obesidad ⟶ Diabetes ⟶ Enfermedad renal

FIGURA **2-5** Relación entre obesidad, diabetes y enfermedad renal.

En este ejemplo, los investigadores no reconocieron que la obesidad puede provocar diabetes y que esta puede causar enfermedad renal, es decir, la diabetes está en la cadena de causalidad entre la obesidad y la enfermedad renal. Al ajustar para la diabetes, eliminaron gran parte de, si no toda, la relación entre la obesidad y la enfermedad renal. Se dice que se *sobrecorrigió* o se *sobreajustó*.

En general, la corrección debe realizarse cuando:

- Hay una asociación entre un factor y la variable independiente, y
- También la hay entre el factor y la variable dependiente, pero
- El factor no está en la cadena de causalidad entre las variables dependiente e independiente.

Decidir cuándo llevar a cabo un procedimiento de corrección puede no ser tan sencillo como se sugiere en el ejemplo de la calvicie y el ACV masculino. En la sección *Aprenda más 2-4* se analiza más a fondo lo que se entiende por confusión. No reconocer y ajustar una variable de confusión puede conducir a errores graves, como se ilustra en el siguiente ejemplo:

Las técnicas estadísticas conocidas como *métodos multivariados o de variables múltiples* se encuentran disponibles para corregir más de una variable a la vez.[m] En la bibliografía de investigación sanitaria se utilizan a menudo dos métodos multivariados: la *regresión logística* y la *regresión de riesgo proporcional de Cox*. Ambos métodos permiten la corrección de múltiples variables independientes cuando la variable dependiente es dicotómica, como muerto/vivo o curado/no curado.

La regresión de riesgos proporcionales de Cox, a diferencia de la regresión logística, permite múltiples mediciones de la variable dependiente. Esto es importante cuando la variable dependiente o de resultado se ve afectada por la duración de las observaciones, es decir, cuando la variable dependiente es *dependiente del tiempo*. Las variables dependientes del tiempo o del resultado a menudo están presentes en los estudios de cohortes, así como en los controlados aleatorizados cuando se realiza un seguimiento de grupos de personas durante períodos prolongados. La regresión de riesgos proporcionales de Cox produce una estimación de la fuerza de la relación conocida como *cociente de riesgos instantáneos (hazard ratio)*. Puede pensarse en un cociente de riesgos instantáneos como un riesgo relativo ajustado para variables.[n]

Como hemos visto, existen varios métodos para abordar las posibles variables de confusión. Estos incluyen la prevención de la confusión como parte del diseño de una investigación y el reconocimiento del potencial de confusión y el tratamiento de tal posibilidad como parte del análisis de los resultados. En la tabla 2-3 se resumen estas opciones.

A menudo, es posible utilizar más de uno de estos métodos. Por ejemplo, el emparejamiento de grupos se puede combinar con restricciones de elegibilidad mediante criterios de inclusión y exclusión. Los métodos de regresión múltiple también pueden ser útiles como parte del análisis de los resultados.

Hasta ahora se dio un vistazo a las cuestiones básicas de la estadística (estimación, inferencia y corrección) y se examinaron los métodos estadísticos más frecuentemente utilizados para abordar estas cuestiones. Sin embargo, como lector de investigaciones sanitarias, se encuentra una gran cantidad de métodos estadísticos cuyo uso depende de los tipos de datos incluidos en las variables independiente y dependiente. Por lo tanto, se verá cómo se pueden clasificar los datos y cómo los métodos empleados para abordar las preguntas estadísticas básicas se ven afectados por el tipo de datos incluidos en la investigación.

SELECCIÓN DE MÉTODOS ESTADÍSTICOS[1-3]

Los métodos estadísticos pueden servir varios propósitos en la investigación sanitaria. A menudo, se utilizan inicialmente para resumir los datos encontrados en una investigación.[o]

Cuando se trata de estudios analíticos, pueden usarse los métodos estadísticos para abordar las tres cuestiones básicas de la estadística, es decir, estimación, inferencia y corrección.

---

[n] El cociente de riesgos instantáneos difiere del riesgo relativo en que el primero, no el último, tiene en cuenta el momento del resultado medido por la variable dependiente. Al seleccionar variables para su inclusión en cualquier análisis multivariado, es importante evitar incluir las asociadas con otras variables independientes contempladas en el análisis. La inclusión de variables independientes que están estrechamente asociadas entre sí produce lo que se llama *colinealidad*, que disminuye la fuerza aparente de la relación para ambas variables independientes.

[o] Los datos de una investigación a menudo se pueden resumir usando una o dos mediciones de resumen básicas. Cuando se trata de datos como cáncer o su ausencia, los datos se pueden resumir utilizando una medida de resumen, como la proporción con la enfermedad, el cociente de posibilidades o el riesgo relativo. Cuando los datos tienen una gran cantidad de categorías potenciales, generalmente se necesitan dos medidas para resumirlos. Uno se refiere a lo que se llama *tendencia central* y un segundo a la extensión o *dispersión de los datos*. Por ejemplo, para describir completamente una *distribución* en forma de campana o *gaussiana*, se necesitan dos medidas resumidas: la *media o promedio* y la *desviación estándar*. La desviación estándar mide la dispersión o extensión de los datos de la muestra calculando qué tan lejos de la media ocurren las mediciones individuales. La desviación estándar (σ) es la raíz cuadrada de la varianza (σ^2). La varianza es igual al cuadrado de la media de la desviación de los datos (χi) con respecto a la media (μ). La media no es la única medida de tendencia central. Otras medidas incluyen la *mediana*, el punto en el que la mitad de los valores son mayores y en la otra menores, y la *moda* o ubicación del mayor número de valores. Para una distribución gaussiana, pero no para otros tipos de distribuciones, la media, la mediana y la moda son iguales.

Tabla 2-3 Métodos para afrontar posibles variables de confusión

Método	Significado	Ventajas y desventajas
Criterios de inclusión y exclusión	Definen los criterios para los candidatos a participar en el estudio y asegurar un grupo uniforme	● Ayudan a asegurar que los grupos de estudio y control sean similares ● Disminuyen el rango de los individuos incluidos, es decir, restringen la extrapolación o generalización de los resultados
Emparejamiento (coincidencia o ajuste) de grupo	Limita a quienes ingresan en un estudio para garantizar que los grupos de estudio y de control sean similares para criterios clave, como la edad o el sexo	● Garantiza la similitud de los grupos, pero requiere la exclusión de algunos participantes del estudio, que de otro modo serían candidatos ● No aprovecha técnicas estadísticas especiales para el emparejamiento, que tienen mayor poder estadístico ● Limita los problemas que se pueden abordar si la variable de interés está estrechamente asociada con la variable utilizada para el emparejamiento
Emparejamiento individual	Vinculación de un individuo en un grupo de estudio con uno o más similares en un grupo de control para garantizar que ambos conjuntos sean semejantes	● Asegura la similitud de los individuos de estudio y controles y permite el uso de técnicas especiales con mayor poder estadístico ● Necesita limitar el uso del emparejamiento a una pequeña cantidad de variables importantes o no podrá identificar pares ● Limita los problemas que se pueden abordar si la variable de interés está estrechamente asociada con la utilizada para el emparejamiento
Aleatorización	Asignación de individuos a grupos de estudio y control mediante un proceso al azar	● Si los números son grandes, casi garantiza que los grupos de estudio y control serán similares para las variables de confusión conocidas y desconocidas ● A menudo, no es ético ni práctico a nivel individual; puede no ser práctico a nivel comunitario o grupal
Corrección: estratificación	Método estadístico para conformar o tener en cuenta (regular) las posibles variables de confusión después de la recopilación de los datos. Separación de los datos en estratos o categorías y luego su comparación entre los grupos	● Aclara qué se está comparando y el impacto de la corrección. Puede usarse como esfuerzo inicial para identificar las variables más importantes para la posterior corrección multivariada ● Limitada a una pequeña cantidad de correcciones, especialmente cuando el tamaño de la muestra no es grande
Corrección: ajuste de múltiples variables	Métodos estadísticos de conformación que permiten tener en cuenta múltiples variables de confusión al mismo tiempo	● Considera múltiples variables al mismo tiempo y puede abordar simultáneamente cuestiones de estimación, inferencia y corrección ● Necesidad de elegir cuidadosamente qué variables incluir y evitar aquellas estrechamente relacionadas entre sí (colinealidad)

Para identificar los métodos estadísticos apropiados para abordar estas cuestiones básicas de estadística, primero se debe identificar el tipo de datos representados por cada una de las variables independientes y dependientes.

Tipos de datos

Para clasificar los tipos de datos, la primera distinción que se hace es entre los *continuos* y los *discretos*. Los datos discretos implican la capacidad de colocarlos en categorías. Los datos discretos se pueden subdividir en *ordinales* y *nominales*. Los datos nominales pueden tener dos categorías, en cuyo caso también se denominan *dicotómicos*, o más de dos.

Los datos *continuos* se definen como los que brindan la posibilidad de observar cualquiera de un número infinito de valores numéricos igualmente espaciados entre dos puntos cualesquiera su rango de medición. Los ejemplos de datos continuos incluyen la presión arterial (PA), el colesterol sérico, la edad y el peso. Para cada una de estas variables, se pueden elegir dos valores numéricos cualesquiera e imaginar medidas intermedias adicionales, que serían, al menos teóricamente, de probable observación entre esos valores.

Se podría, por ejemplo, considerar las edades de 35 y 36 años. Se podría pensar en diferentes edades entre 35 y 36 que se distingan por el número de días desde que una persona cumple los 35, o el número de horas o minutos a partir de ese cumpleaños. Teóricamente, no hay límite para la precisión con la que se puede imaginar que se mide el tiempo. Sin embargo, debe considerarse que los datos continuos no necesitan tener un rango infinito de posibles valores, sino un número infinito de posibles valores dentro de su rango. Ese rango puede tener, y generalmente tiene, límites superior e inferior. La edad es un buen ejemplo. El límite inferior es cero y es difícil imaginar a individuos mucho mayores de 120 años.

Los datos discretos, por otro lado, pueden tener solo un número limitado de valores en su rango de medición. Los ejemplos de datos discretos incluyen el número de embarazos y la etapa de la enfermedad. Para cada una de estas variables, generalmente pueden seleccionarse dos valores entre los que no es posible imaginar otros. Por ejemplo, no hay ningún número de embarazos entre dos y tres.

En la práctica, la distinción entre datos continuos y discretos puede resultar un poco confusa. Por ejemplo, la cantidad de pelos en la piel cabelluda corresponde a datos discretos: no se puede imaginar un valor entre 9 999 y 10 000 cabellos. Aun así, el número de posibles valores numéricos dentro del rango completo del número de cabellos está igualmente espaciado y es muy grande. ¿Podemos considerar que tal variable está compuesta de datos continuos? Sí, para la mayoría de los propósitos eso sería completamente apropiado.

A diferencia de los datos continuos, algunos tipos de mediciones de datos discretos se realizan en *escalas ordinales* que no requieren un intervalo uniforme entre las mediciones consecutivas. Los datos en una escala ordinal tienen una clasificación u orden específico, al igual que los continuos, pero el intervalo entre las mediciones consecutivas de datos ordinales puede no conocerse y no ser constante. Un tipo frecuente de variable medida en una escala ordinal es el orden de la etapa de la enfermedad. Se sabe, por ejemplo, que la etapa 2 está más avanzada que la etapa 1, pero no se puede afirmar que la diferencia entre estas sea la misma que entre las etapas 3 y 2.

Si no se puede aplicar orden alguno a los datos discretos, entonces se dice que se midieron en una *escala nominal*. Son ejemplos de características compuestas por datos discretos de escala nominal el sexo, la etnia y el color de ojos. Un tipo especial de datos nominales llamados *dicotómicos* incluye solo dos categorías, que pueden ordenarse como muertos y vivos y curados o no curados.[p]

---

[p] Considere que la denominación «variable nominal» puede resultar confusa. En su uso habitual, una variable nominal es una característica, como el sexo o la etnia, que tiene dos o más categorías posibles. Sin embargo, desde un punto de vista estadístico, una variable nominal se limita a solo dos categorías. Por lo tanto, la etnia o el color de ojos deben considerarse datos nominales que requieren más de una variable nominal para su inclusión en los métodos estadísticos. El número de variables nominales requeridas es igual al número de categorías de los datos nominales menos uno. Por lo tanto, si se tienen datos sobre el sexo con dos sexos, solo se requiere una variable nominal, pero si se tienen datos de etnias con cinco diferentes, se requieren cuatro variables nominales.

Por lo tanto, para los propósitos de seleccionar un procedimiento estadístico o interpretar su resultado, es importante distinguir entre tres categorías de variables:

1. Variables continuas: incluyen datos continuos, como la edad, y datos discretos, que contienen una gran cantidad de valores posibles, como el número de cabellos.

2. Variables ordinales: incluyen datos discretos que se pueden ordenar uno más alto que el siguiente y con al menos tres, y, como máximo, un número limitado de valores posibles, como las etapas del cáncer.

3. Variables nominales: incluyen datos discretos que no se pueden ordenar, como la etnia, y datos dicotómicos, que solo pueden asumir dos posibles valores ordenados, como vivo o muerto.

El orden en el que se enumeran esas categorías indica la cantidad relativa de información contenida en cada tipo de variable, es decir, las variables continuas contienen más información que las variables ordinales y estas últimas contienen más información que las nominales. Así, se considera que las variables continuas se encuentran en un nivel más alto que las ordinales o nominales.

Las mediciones con un nivel particular de información se pueden descender a un nivel inferior. Por ejemplo, la edad (medida en años) puede considerarse una variable inherentemente continua. Se podría legítimamente cambiar la escala de la edad para que sea una variable ordinal definiendo a las personas como niños (de 0 a 18 años), adultos jóvenes (de 19 a 30 años), adultos (de 31 a 45 años), adultos maduros (de 46 a 65 años), adultos mayores tempranos (de 65 a 80 años) y adultos mayores tardíos (de 80 años o más). Podría cambiarse la escala de la edad para que sea una variable nominal. Por ejemplo, puede simplemente dividirse a las personas en dos categorías: adultos jóvenes y mayores, o niños y adultos. Sin embargo, no se puede cambiar la escala de las variables a un nivel superior al que realmente se midieron.

Cuando se cambia la escala de las medidas a un nivel inferior, se pierde información, es decir, se tienen menos detalles sobre una característica si se mide en una escala nominal que en una ordinal o continua. Por ejemplo, se sabe menos sobre una mujer cuando se la etiqueta como *adulta madura* que cuando se dice que tiene 54 años. Si una persona tiene 54 años y se mide su edad en una escala continua, se podría distinguir su edad de la de otra persona que tiene 64 años. Sin embargo, si se registró la edad en la escala ordinal anterior, no se podría reconocer una diferencia de edad entre esos individuos.

La pérdida de información, cuando se utilizan medidas con cambio de escala en los métodos estadísticos, tiene el efecto constante, en igualdad de condiciones, de aumentar la tasa de errores de tipo II. En otras palabras, cambiar la escala a un nivel inferior disminuye la potencia estadística y dificulta así el establecimiento de significación estadística y, por lo tanto, el rechazo de una hipótesis nula falsa. Lo que se obtiene al cambiar la escala a un nivel más bajo es la capacidad para eludir ciertas suposiciones sobre los datos, como intervalos uniformes, y otras sobre su extensión o distribución que se requieren para realizar ciertas pruebas estadísticas.

Hasta ahora se revisaron los pasos clave que deben ocurrir en la selección de un procedimiento estadístico. Estos pasos son los siguientes:

1. Identificar una variable dependiente y todas las variables independientes, si están presentes, con base en la pregunta del estudio.

2. Determinar para cada variable si consta de datos continuos, ordinales o nominales.

En la tabla 2-4 se organizan muchas de las pruebas estadísticas más utilizadas con base en las respuestas a estas preguntas[1] y se proporcionan los nombres de métodos estadísticos que pueden ser apropiados para usarse en circunstancias específicas.[q]

---

[q] Es importante reconocer que muchas pruebas estadísticas requieren que los datos de una investigación cumplan con supuestos específicos que necesitan examinarse con la ayuda de bioestadísticos. En ocasiones, se pueden utilizar pruebas estadísticas a pesar de que los datos no cumplan por completo estos supuestos. En esta situación, se dice que las pruebas estadísticas son *sólidas*. En muchas pruebas de significación estadística se asume que existe una distribución de variables gaussiana o en forma de campana, o que se puede utilizar una *transformación* para producir una distribución gaussiana. Las pruebas que incluyen una variable dependiente continua pueden asumir una varianza igual de la variable continua para cada valor de las variables independientes. Esto se conoce como *homocedasticidad*. Se puede utilizar una serie de pruebas exactas, no incluidas en esta tabla, cuando la frecuencia esperada del resultado predicho por la hipótesis nula es pequeña. Por ejemplo, se puede usar la prueba exacta de Fisher en lugar de la prueba de Chi al cuadrado cuando cualquiera de las frecuencias esperadas de los resultados bajo la hipótesis nula es < 5. Las pruebas diseñadas para datos emparejados, como la prueba de McNemar para una variable dependiente y una independiente nominales, no se incluyen en esta tabla.

Tabla 2-4 Selección de pruebas estadísticas[a]

Variables independientes	Variable dependiente nominal	Variable dependiente ordinal	Variable dependiente continua
Una variable independiente nominal	Chi al cuadrado	Prueba de Mann-Whitney	Prueba de t
Una variable independiente ordinal	Convertir la variable ordinal en variables nominales	Prueba de Spearman: convertir la variable independiente ordinal en variables nominales	Convertir a variable dependiente nominal
Una variable independiente continua	Prueba de Chi al cuadrado para la tendencia	Convertir la variable ordinal en variables nominales	Correlación de Pearson o regresión lineal
Más de una variable independiente nominal	Mantel-Haenszel (de rango logarítmico)	Convertir la variable ordinal en variables nominales	Análisis de varianza
Variables independientes nominales y continuas	Regresión logística o de riesgo proporcional de Cox para la variable independiente *que depende del tiempo*	Convertir la variable ordinal en variables nominales	Análisis de covarianza

[a] Por lo general, estos métodos estadísticos están destinados a analizar una variable dependiente.

La sección de resultados del marco MAARIE aborda las cuestiones de estimación, inferencia y corrección, es decir, se pregunta si una asociación observada es sustancial (estimación), con probable presencia en la población más grande (inferencia) y quizás debida a variables de confusión (corrección). Aunque es importante la existencia de una asociación sustancial y estadísticamente significativa que permanezca después de la corrección, constituye solo el primer criterio para determinar la causa o la eficacia contribuyentes. Para poder obtener conclusiones sobre la causa contribuyente o la eficacia, se necesita continuar y explorar el componente de *interpretación* del marco MAARIE en el capítulo 3.

PREGUNTAS DE REVISIÓN

1. **Identifique el tipo de error más probable en el siguiente ejemplo:**

   Un investigador descubrió que su estudio amplio y bien realizado mostró una asociación sustancial y estadísticamente significativa entre el uso de la vitamina B_6 y la disminución de las infecciones víricas de las vías respiratorias superiores. En una serie de estudios posteriores casi idénticos no se pudieron repetir sus hallazgos estadísticamente significativos.
   - A. Error de tipo I
   - B. Error de tipo II
   - C. No distinguir entre significación estadística e importancia sustancial o clínica
   - D. Ninguno de ellos

2. **Identifique el tipo de error más probable en el siguiente ejemplo:**

   En un estudio se administró una nueva vacuna para la prevención de la varicela a 10 personas y un placebo a 10 controles, todos con riesgo. Un individuo desarrolló varicela entre los pacientes vacunados y dos entre los que no lo fueron. El estudio no mostró una diferencia estadísticamente significativa alguna en la tasa de desarrollo de varicela. Sin embargo, en estudios posteriores se mostró de manera convincente la eficacia de la vacuna para prevenir la varicela.

    A. Error de tipo I

    B. Error de tipo II

    C. No distinguir entre significación estadística e importancia sustancial o clínica

    D. Ninguno de ellos

3. **Identifique el tipo de error más probable ilustrado en el siguiente ejemplo:**

Una investigación de 5 000 corredores frente a 5 000 individuos sedentarios reveló un aumento del 1% en la concentración de hemoglobina de los corredores. Los resultados fueron estadísticamente significativos. Los autores concluyeron que trotar tiene un efecto importante en el valor de hemoglobina.

    A. Error de tipo I

    B. Error de tipo II

    C. No distinguir entre significación estadística e importancia sustancial o clínica

    D. Ninguno de ellos

4. **Un riesgo relativo de 4 con límites inferior y superior del intervalo de confianza del 95% de 3 y 5.5, implica todo lo siguiente, EXCEPTO:**

    A. El riesgo relativo observado es de 4 con un intervalo de confianza del 95% que se extiende de 3 a 5.5

    B. El riesgo relativo observado es estadísticamente significativo con un valor de $P < 0.05$

    C. El cociente de posibilidades es < 4

    D. El cociente de posibilidades es igual o > 4

5. **¿Cuál de los siguientes tipos de datos se ilustra mejor en el siguiente ejemplo?**

Lipoproteínas de baja densidad.

    A. Datos continuos

    B. Datos ordinales

    C. Datos ordinales que pueden tratarse como dicotómicos

    D. Datos dicotómicos

6. **¿Cuál de los siguientes tipos de datos se ilustra mejor en el siguiente ejemplo?**

Cuatro estadios del cáncer.

    A. Datos continuos

    B. Datos ordinales

    C. Datos ordinales que pueden tratarse como dicotómicos

    D. Datos dicotómicos

7. **Identifique el método principal utilizado para tomar en cuenta las posibles variables de confusión en el siguiente ejemplo:**

Los pacientes objeto de tratamientos quirúrgicos para los cálculos biliares son más jóvenes y pesan menos que los que reciben tratamientos médicos. Estas diferencias se tuvieron en cuenta o se controlaron como parte del análisis.

    A. Emparejamiento de grupo

    B. Emparejamiento

    C. Uso de criterios de inclusión y exclusión

    D. Corrección

    E. Aleatorización

8. **Identifique el método principal utilizado para tomar en cuenta las posibles variables de confusión en el siguiente ejemplo:**

Un investigador estudió la eficacia del tratamiento con láser de la retinopatía diabética asignando al azar a los pacientes para intervenir su ojo izquierdo o derecho y midiendo la mejoría de la visión en cada uno.

    A. Emparejamiento de grupo
    B. Emparejamiento
    C. Uso de criterios de inclusión y exclusión
    D. Corrección

9. **Identifique el método principal utilizado para tomar en cuenta las posibles variables de confusión en el siguiente ejemplo:**

Un investigador estudió los resultados del tratamiento médico frente al tratamiento quirúrgico de los fibromas uterinos. El investigador comparó los resultados de los dos procedimientos entre mujeres candidatas de 35-45 años de edad, todas con un hematócrito menor de 30 por la hemorragia debida a sus fibromas. Además, ninguna de las mujeres pudo recibir tratamiento previo para los fibromas. A un grupo le habían recetado medicamentos y al otro le recomendaron una intervención quirúrgica sus médicos.

    A. Emparejamiento de grupo
    B. Emparejamiento
    C. Uso de criterios de inclusión y exclusión
    D. Corrección
    E. Aleatorización

10. **¿Cuál de las siguientes opciones describe mejor la conclusión a la que se puede llegar en el siguiente ejemplo?**

Un investigador planteó la hipótesis de cinco asociaciones entre el cáncer de páncreas y los posibles factores de riesgo. Luego llevó a cabo una investigación de casos y controles observando el cociente de posibilidades y comparando la presencia del factor de riesgo con la aparición de cáncer de páncreas. Con el uso de métodos estadísticos estándar, encontró que el valor de P para uno de los factores de riesgo era 0.04 y, por lo tanto, estadísticamente significativo.

    A. Los resultados son estadísticamente significativos porque el valor de $P < 0.05$
    B. Al probar múltiples hipótesis, el valor de P necesario para declarar la significación estadística debe disminuirse para tener en cuenta el problema de la comparación múltiple
    C. Ocurrió un error de tipo I
    D. Ocurrió un error de tipo II

RESPUESTAS A LAS PREGUNTAS DE REVISIÓN

1. **La respuesta es A.** Inherente a las estadísticas, hay una pequeña probabilidad de observar una asociación estadísticamente significativa en las muestras, incluso cuando no hay una asociación verdadera en la población más grande. La probabilidad de que ocurra una asociación en la muestra de la investigación solo por casualidad, si no existe una asociación verdadera en la población más grande, se mide mediante el valor de P. Obtener un resultado estadísticamente significativo en una investigación cuando no existe una verdadera asociación en la población más grande se conoce como *error de tipo I*.

2. **La respuesta es B.** Una investigación puede no demostrar significación estadística incluso cuando hay una verdadera diferencia en la población más grande. Esto es especialmente probable que ocurra cuando el tamaño de la muestra es pequeño o cuando la diferencia verdadera es pequeña. Cuando el tamaño de la muestra es demasiado pequeño, a menudo se observará una diferencia entre los grupos de estudio y de control, como en esta investigación, aunque el resultado no sea estadísticamente significativo.

Se dice que hay un error de tipo II cuando no se puede demostrar significación estadística en una muestra, a pesar de que hay una diferencia real en la población más grande de la que se extrajo. Cuando los resultados no son estadísticamente significativos, es importante analizar el tamaño de las muestras para apreciar mejor si el poder estadístico fue demasiado bajo para esperar que pudiera demostrar resultados estadísticamente significativos.

3. **La respuesta es C.** La observación de significación estadística implica que existe una diferencia real en la población más grande. Sin embargo, la presencia de una diferencia estadísticamente significativa no implica necesariamente que la diferencia sea sustancial o importante en la clínica.

Cuando se incluye un gran número de individuos en los grupos de estudio y de control, es probable que una investigación demuestre significación estadística, incluso cuando la verdadera diferencia en la población más grande sea pequeña y tenga poca o ninguna importancia biológica o clínica. Para hacer esta distinción, es importante observar no solo si los resultados son estadísticamente significativos, sino también la magnitud de la diferencia. En este ejemplo, hay una muestra grande, pero solo se observa una diferencia del 1% en las cifras de hemoglobina. Por lo tanto, incluso si los resultados son reales, no sugieren que la diferencia sea sustancial o importante en la clínica. Por lo tanto, este es un ejemplo de falta de distinción entre significación estadística e importancia clínica.

4. **La respuesta es C.** Un riesgo relativo de 4 con límites del intervalo de confianza del 95% inferior y superior de 3 y 5.5 implica que el riesgo relativo calculado a partir de los datos observados es de 4 con un intervalo de confianza del 95% correspondiente que se extiende de 3 a 5.5. Dado que el límite de confianza inferior del 95% es > 1, se puede concluir que los resultados son estadísticamente significativos con un valor de $P < 0.05$.

El cociente de posibilidades siempre es igual o mayor que el riesgo relativo. Por lo tanto, el cociente de posibilidades no puede ser < 4.

5. **La respuesta es A.** Las lipoproteínas de baja densidad tienen un número ilimitado de categorías igualmente espaciadas. Por lo tanto, cumplen todos los criterios de los datos continuos.

6. **La respuesta es B.** El cáncer a menudo se puede dividir en estadios de gravedad creciente. Solo hay un número limitado de estadios y la distancia entre ellos puede no ser la misma. Por lo tanto, los estadios del cáncer pueden considerarse datos ordinales. Tratar los estadios del cáncer como datos dicotómicos conduciría a una pérdida innecesaria de información. Hay muy pocos estadios para tratar las etapas del cáncer como datos continuos.

7. **La respuesta es D.** La aleatorización, el emparejamiento de grupos y de individuos y el uso de criterios de inclusión y exclusión son métodos que tienen como objetivo prevenir la aparición de variables de confusión. Tener en cuenta o controlar las posibles variables de confusión una vez que ocurren, como parte del análisis, se conoce como *corrección* o *ajuste*, la cual es un recurso importante del análisis estadístico.

8. **La respuesta es B.** En esta investigación, el resultado que se compara es una visión mejorada en un ojo con respecto a la del otro ojo del individuo. Esta es la forma más pura de emparejamiento, porque se hizo en los ojos derecho e izquierdo del mismo individuo en la investigación. En esta situación se puede asumir que todo lo demás es igual porque se trata del mismo individuo.

El emparejamiento no requiere que un individuo sea su propio control. Por lo general, cada individuo del grupo de estudio se empareja con uno (o más) del grupo de control, que comparten una característica en común, como la gravedad de la enfermedad o el antecedente de consumo de cigarrillos.

El emparejamiento (coincidencia/ajuste de grupos), a diferencia del de individuos, tiene como objetivo crear un grupo de estudio y uno de control que, en promedio, sean similares para una característica; por ejemplo, la misma gravedad promedio de la enfermedad o el mismo grado promedio de tabaquismo.

9. **La respuesta es C.** En este estudio, los investigadores limitan las características de quienes son candidatos a intervenir al establecer criterios que permiten incluir y excluir a los participantes. Para ser

candidatas, las mujeres deben tener un útero con fibromas, entre 35 y 45 años de edad y un hematócrito < 30. Estos se denominan *criterios de inclusión*, porque definen los criterios necesarios para ser aceptadas en la investigación. El investigador también agrega criterios de exclusión, como el requisito de que las participantes no hayan recibido tratamiento previo.

10. **La respuesta es B.** Cuando se investiga más de una posible asociación al mismo tiempo, es importante tener en cuenta el problema de la comparación múltiple que requiere que el valor de *P* necesario para declarar la significación estadística sea menor que el 0.05 habitual. Cuando se investigan cinco hipótesis, en las correcciones de Bonferroni, se recomienda que se utilice un valor de *P* de 0.01 como límite para la significación estadística.

En el valor de *P* obtenido correctamente proporciona una medida del error de tipo I. Siempre es posible, pero no probable, que se haya producido un error de tipo I. Cuando se encuentra una diferencia estadísticamente significativa, no puede ocurrir un error de tipo II, porque este estima la probabilidad de no mostrar significación estadística cuando hay una diferencia real en la población más grande.

Referencias

1. Sullivan LM. *Essentials of Biostatistics in Public Health*. 3rd ed. Burlington, MA: Jones and Bartlett Learning; 2018.
2. Hirsch RP, Riegelman RK. *Statistical First Aid: Interpretation of Health Research Data*. Boston, MA : Blackwell Scientific Publications; 1992.
3. Dawson B, Trapp RG. *Basic and Clinical Biostatistics*. 4th ed. New York, NY: McGraw-Hill Companies, Inc; 2004.
4. Motulsky H. *Intuitive Biostatistics: A Nonmathematical Guide to Statistical Thinking*. 4th ed. New York, NY: Oxford University Press; 2018.
5. Young Epidemiology Scholars, Baumgarten M. Confounding in epidemiology. http://yes-competition. org/media.collegeboard.com/digitalServices/pdf/yes/4297_MODULE_10.pdf. Consultado el 12 de mayo de 2020.

Estudiar un estudio: MAARIE. Marco: interpretación y extrapolación

INTERPRETACIÓN

La *interpretación* implica contestar preguntas sobre el significado de los resultados de la investigación para aquellos que han participado en ella. Hay tres tipos de preguntas que pueden abordarse mediante la interpretación:

- **Causa contribuyente o eficacia**: ¿el factor que se investiga altera la probabilidad de que ocurra la enfermedad (causa contribuyente) o actúa para disminuir la probabilidad de un resultado no deseado (eficacia)?
- **Daños**: ¿se identifican los eventos adversos que afectan el significado de los resultados?
- **Subgrupos e interacciones**: ¿difieren los resultados en los subgrupos y hay interacciones entre los factores que afectan el resultado?

Las preguntas sobre la causa contribuyente o la eficacia son las primeras y en ocasiones pueden ser las únicas, y se abordan mediante la interpretación. Las preguntas sobre resultados adversos y sobre subgrupos pueden ser importantes solo cuando hay evidencia de una causa contribuyente o eficacia. Por lo tanto, se analizarán de cerca los problemas de la causa contribuyente y la eficacia y luego se describirán los conceptos clave para comprender los subgrupos y los resultados adversos.

Causa contribuyente o eficacia[1,2]

En el capítulo 1 se presentó una definición de causa y efecto denominada *causa contribuyente*. Esa misma definición se utiliza para establecer la eficacia. Para establecer definitivamente que hay una causa contribuyente o eficacia, se deben cumplir los tres criterios siguientes:

1. **Asociación:** ¿establece la investigación una asociación sustancial y estadísticamente significativa que proporcione evidencia convincente de que las personas con la «causa» también tienen una mayor probabilidad de experimentar el «efecto»?
2. **Asociación previa:** ¿establece la investigación que la «causa» precede al «efecto»?
3. **Modificar la causa altera el efecto:** ¿establece la investigación que alterar o modificar la frecuencia o gravedad de la «causa» altera la frecuencia o gravedad de la enfermedad u otro «efecto»?

En la figura 3-1 se muestra el marco general para utilizar tipos específicos de investigaciones para establecer estos criterios.

Asociación

Establecer el primer criterio de causa contribuyente, la asociación a nivel individual, requiere examinar la magnitud y la significación estadística de la relación establecida en el análisis de los resultados. Para establecer que hay una asociación importante, se espera una relación sustancial y estadísticamente significativa.

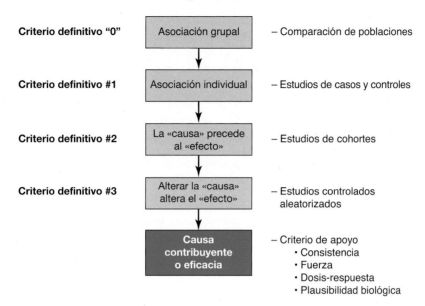

Criterio definitivo "0"	Asociación grupal	– Comparación de poblaciones
Criterio definitivo #1	Asociación individual	– Estudios de casos y controles
Criterio definitivo #2	La «causa» precede al «efecto»	– Estudios de cohortes
Criterio definitivo #3	Alterar la «causa» altera el «efecto»	– Estudios controlados aleatorizados
	Causa contribuyente o eficacia	– Criterio de apoyo • Consistencia • Fuerza • Dosis-respuesta • Plausibilidad biológica

FIGURA 3-1 Utilización de múltiples tipos de estudios para establecer criterios de causa contribuyente y de eficacia.

Debe recordarse que las pruebas de significación estadística están diseñadas para ayudar a evaluar el papel del azar cuando se observa una asociación en cualquiera de las formas de investigación examinadas. Por lo tanto, la evidencia proporcionada en la sección de resultados es la base para determinar que hay una asociación entre quienes tienen el factor y quienes presentan el resultado bajo investigación.

La «causa» precede al «efecto»

Para establecer el segundo y tercer criterio, se debe basar en algo más que un análisis estadístico. Puede parecer sencillo establecer que una causa precede a una enfermedad, pero a continuación veamos dos estudios hipotéticos en los que los autores tal vez fueron engañados al creer que habían establecido que la causa precedió al efecto:

 Miniestudio 3-1 Dos investigadores realizaron un estudio de casos y controles para determinar si los pacientes con infarto de miocardio (IM) estaban tomando antiácidos la semana anterior al padecimiento. Buscaban las causas de la afección. Se comparó a los pacientes con IM con aquellos ingresados para una intervención quirúrgica electiva. Los autores encontraron que los pacientes con IM tenían diez veces más probabilidades de haber tomado un antiácido que los controles durante la semana anterior a su ingreso. Los autores concluyeron que tomar antiácidos se asocia con IM posteriores.

Los autores creyeron que habían establecido no solo el primer criterio de causalidad (una asociación a nivel individual), sino también el segundo (que la causa precede al efecto).

Sin embargo, ¿lo hicieron? Si las personas presentan angina antes de un infarto de miocardio, pueden malinterpretar el dolor y tratar de aliviarlo automedicándose con antiácidos. Por lo tanto, el medicamento se toma para tratar la enfermedad y no la precede realmente. En este estudio no se logró establecer que la causa precede al efecto, porque no aclaró si la enfermedad llevó a los pacientes a la medicación o si esta llevó a la enfermedad.

En este ejemplo se ilustra lo que se llama *causalidad inversa*. Se muestra la posible dificultad que se encuentra al separar causa y efecto en los estudios de casos y controles. No obstante, en ocasiones estos estudios pueden proporcionar evidencia convincente de que la causa precede al efecto. Esto ocurre cuando hay buena documentación de las características previas que no se ven afectadas por el conocimiento de la aparición de la enfermedad. Como alternativa, se puede creer que la característica de un individuo probablemente no cambie con el tiempo, como la presencia de un gen.

Los estudios de cohortes a menudo tienen la ventaja de establecer que la posible causa ocurrió antes que el efecto. Sin embargo, en el siguiente ejemplo se ilustra que incluso en los estudios de cohortes se puede encontrar una causalidad inversa:

Miniestudio 3-2   Se comparó un grupo de 1000 pacientes que habían dejado de fumar cigarrillos en el último mes, con 1000 fumadores actuales de cigarrillos emparejados por hábito de paquetes-año totales. Los dos grupos tuvieron seguimiento durante 6 meses para determinar con qué frecuencia desarrollaban cáncer de pulmón. El estudio mostró que al 5% del grupo de estudio que había dejado de fumar cigarrillos se le diagnosticó cáncer de pulmón, en comparación con solo el 0.1% de los controles que fumaban actualmente. Los autores concluyeron que dejar de fumar cigarrillos se asociaba con el desarrollo posterior de cáncer de pulmón. Por lo tanto, recomendaron a los fumadores actuales que continuaran fumando.

El cese del hábito tabáquico parece ocurrir antes del desarrollo del cáncer de pulmón, pero ¿qué pasa si los fumadores dejan de fumar debido a los síntomas producidos por ese cáncer? Si esto fuera cierto, entonces el cáncer de pulmón evita el consumo de cigarrillos, no al revés. Por lo tanto, se debe tener cuidado al aceptar que la causa hipotética precede al efecto. La capacidad de los estudios de cohortes para establecer que la causa precede al efecto aumenta cuando el lapso entre la «causa» y el «efecto» en relación con la historia natural de la enfermedad es más prolongado que en este ejemplo. Los intervalos breves entre la «causa» y el «efecto» todavía dejan abierta la posibilidad de una causalidad inversa.

Modificar la «causa» altera el «efecto»

Incluso si se ha establecido firmemente que la posible causa precede al efecto, para cumplir por completo los criterios de causa contribuyente, es necesario establecer que modificar la causa altera la probabilidad del efecto. Este criterio se puede establecer mediante la realización de un estudio de intervención en el que el investigador modifica la causa y determina si esto contribuye después a alterar la probabilidad de que se presente el efecto. Idealmente, este criterio se cumple mediante la realización de un estudio controlado aleatorizado. Como se verá en el capítulo 4, los estudios controlados aleatorizados pueden no ser éticos o prácticos y, por lo tanto, se deben examinar otras formas de establecer los criterios definitivos, incluida la modificación de la causa que altera el efecto.[a]

Cuando la causa contribuyente no puede establecerse de manera definitiva, es posible que se deban hacer los mejores juicios sobre si hay una relación de causa y efecto. Para esta situación, se puede utilizar una serie de lo que se han llamado *criterios complementarios*, *accesorios* o de *apoyo* para la causa contribuyente. Estos incluyen los siguientes:

1. **Fuerza de asociación:** una fuerte asociación entre el factor de riesgo y la enfermedad se mide, por ejemplo, con un gran riesgo relativo.

2. **Consistencia de la asociación:** hay *consistencia* cuando las investigaciones realizadas en diferentes entornos y tipos de pacientes producen resultados similares.

---

[a] Es importante reconocer que la de *causa contribuyente* es una definición empírica. No requiere una comprensión del mecanismo intermedio por el cual la causa contribuyente desencadena el efecto. Históricamente, han ocurrido numerosos casos en los que las acciones basadas en la demostración de una causa contribuyente disminuyeron la enfermedad a pesar de la ausencia de una comprensión científica de cómo ocurrió realmente el resultado. La fiebre puerperal se eliminó potencialmente mediante el lavado de manos, antes de que se reconocieran las bacterias. El paludismo se limitó mediante la limpieza de los pantanos, antes de que se reconociera su transmisión por medio de mosquitos. Los cítricos prevenían el escorbuto antes de que los británicos hubieran oído hablar de la vitamina C. Una vez que se comprende más sobre los mecanismos directos que producen la enfermedad, se puede distinguir entre las causas contribuyentes indirectas y directas. Lo que llamamos *causa directa de enfermedad* depende del estado actual del conocimiento y la comprensión de su mecanismo. Por lo tanto, con el tiempo, muchas causas directas pueden llegar a considerarse indirectas. Además, es importante distinguir estos términos del concepto legal de causa próxima. La *causa próxima* se refiere al momento de las acciones que podrían prevenir un resultado en particular y no debe confundirse con la definición de causalidad aquí utilizada.

3. **Plausibilidad biológica:** la plausibilidad biológica implica que un mecanismo biológico conocido permite explicar la relación entre la causa y el efecto.[b]

4. **Relación de dosis-respuesta:** una relación dosis-respuesta implica que los cambios en los niveles de exposición al factor de riesgo están asociados con los de la frecuencia de la enfermedad en una dirección constante.

Los datos que respaldan cada uno de estos cuatro criterios ayudan a reforzar el argumento de que un factor es en realidad una causa contribuyente. Cuando se cumplen estos criterios, disminuye la probabilidad de que la asociación observada se deba al azar o a un sesgo. Sin embargo, estos criterios no establecen definitivamente la existencia de una causa contribuyente.

Además, ninguno de estos cuatro criterios de causa contribuyente es esencial. Un factor de riesgo con una asociación pequeña pero real puede, de hecho, ser una de una serie de causas que contribuyen a una enfermedad. La consistencia no es esencial porque es posible que un factor de riesgo actúe en una comunidad pero no en otra. Esto puede ocurrir debido a que en una comunidad hay otras condiciones previas. La plausibilidad biológica supone que se comprenden los procesos biológicos relevantes.

Finalmente, puede ser difícil demostrar una relación de dosis-respuesta ante las reacciones de hipersensibilidad, que resultan de la exposición incluso a una pequeña cantidad de una sustancia. Es posible que exposiciones mayores no produzcan reacciones más intensas. Incluso cuando hay una relación dosis-respuesta, por lo general es solo dentro de un rango limitado de valores. En el caso de los cigarrillos y el cáncer de pulmón, es posible que uno o dos cigarrillos al día no aumenten de manera apreciable la probabilidad de padecerlo, y la diferencia entre tres y cuatro cajetillas por día puede ser indetectable. Las relaciones de dosis-respuesta pueden ser confusas, como se ilustra en el siguiente ejemplo:

Miniestudio 3-3 Un investigador realizó un estudio de cohortes de la asociación entre la radiación y el cáncer de tiroides. Encontró que la radiación de dosis baja tenía un riesgo relativo de 5 de relacionarse con el cáncer de tiroides. Constató que a niveles moderados de radiación, el riesgo relativo era de 10, pero a niveles altos, de 1. El investigador concluyó que la radiación no podía causar cáncer de tiroides porque no se demostró una relación de dosis-respuesta consistente de una mayor enfermedad a mayor radiación.

El riesgo relativo de 10 es una asociación impresionante entre la radiación y el cáncer de tiroides. Esto no debe soslayarse simplemente porque el riesgo relativo disminuya con las dosis más altas. Es posible que la radiación de dosis baja y moderada contribuya al cáncer de tiroides, mientras que las grandes en realidad maten a las células y, por lo tanto, no contribuyan a la enfermedad.

Para muchas relaciones biológicas, una exposición pequeña puede tener un efecto poco mensurable. A dosis más altas, el efecto puede incrementarse rápidamente. Con dosis aún más altas, puede haber un pequeño aumento en el efecto. Por lo tanto, la presencia de una relación dosis-respuesta puede depender de qué parte de la curva se esté estudiando.[c]

Estos criterios complementarios, accesorios o de apoyo para juzgar la causa contribuyente son solo eso: no resuelven el problema por sí mismos. Cuando están presentes, pueden ayudar a respaldar

---

[b] La plausibilidad biológica de la relación se evalúa sobre la base de principios y conocimientos clínicos o científicos básicos. Por ejemplo, la hipertensión es una causa contribuyente biológicamente plausible de accidentes cerebrovasculares, arteriopatía coronaria y enfermedad renal, porque se conoce el mecanismo del daño y su tipo es consistente con ese mecanismo. Sin embargo, los datos que sugieren una relación entre la hipertensión y el cáncer no serían biológicamente plausibles, al menos sobre la base de los conocimientos actuales. La plausibilidad biológica también implica que el momento y la magnitud de la causa son compatibles con la aparición del efecto. Por ejemplo, asumimos que es más probable que la hipertensión grave y de larga duración sea una causa contribuyente de insuficiencia cardíaca congestiva o enfermedad renal que la hipertensión leve de corta duración. La denominación *plausibilidad biológica* se utiliza en esta obra para incluir relaciones en las que existen factores sociales presentes que hacen plausible la relación entre causa y efecto.

[c] Se han desarrollado y utilizado otros criterios complementarios. Aunque no es de aceptación universal, su presencia puede aumentar la probabilidad de que haya una causa contribuyente. Estos criterios incluyen la especificidad (una «causa» produce un «efecto») y la analogía (hay otros ejemplos bien establecidos de relaciones similares). Al igual que con los otros criterios complementarios, estos no son necesarios para establecer una causa contribuyente.[1]

el argumento de causa contribuyente. Estos criterios ayudan a comprender los problemas que surgen en una controversia y las limitaciones de los datos.

Otros conceptos de causalidad

El enfoque que se ha utilizando para establecer la causa contribuyente ha sido muy útil para estudiar la causa de las enfermedades, especialmente las no transmisibles. El enfoque tradicional para estable-cer la causa de las enfermedades transmisibles ha sido bastante diferente. En el siglo xix, Robert Koch desarrolló una serie de condiciones que deben cumplirse antes de que una bacteria se pueda considerar la causa de una enfermedad. La serie de condiciones se conoce como *postulados de Koch*. En la sección *Aprenda más 3-1* se revisan los postulados de Koch y lo que se ha llamado *postulados modernos de Koch*.

Aprenda más 3-1. Postulados de Koch originales y modernos[2,3]

La causalidad en las enfermedades transmisibles ha sido un problema desde el siglo xix, cuando se propuso por primera vez la teoría de los microbios en las enfermedades transmisibles. Los críticos desafiaron la teoría argumentando que las bacterias son resultado de una enfermedad y no su causa. Robert Koch trató de establecer criterios definitivos para la causalidad de las enfermedades transmisibles, lo que entonces significaba enfermedades bacterianas. Los postulados de Koch requerían que se cumplieran los siguientes cuatro criterios:

- La bacteria debe estar presente en todos los casos de enfermedad.
- La bacteria debe aislarse del enfermo y proliferar en un cultivo puro.
- La enfermedad específica debe reproducirse cuando se inocula un cultivo puro de la bacteria a un sujeto sano susceptible.
- Las bacterias deben poder recuperarse del hospedero infectado experimentalmente.

Los postulados de Koch han sido difíciles de cumplir para la mayoría de las enfermedades bacterianas y aún más para las víricas. Los postulados de Koch pueden verse como el equivalente de la causalidad necesaria y suficiente, quizás un estándar ideal, pero impráctico para la mayoría de los esfuerzos clínicos y de salud pública.

En los últimos años, se ha utilizado un conjunto revisado de criterios para las causas de las enfermedades transmisibles, los postulados modernos de Koch. Estos postulados modernos juntos semejan los tres criterios definitivos ya descritos:

- **Asociación:** la enfermedad transmisible se asocia con el microbio patógeno con más frecuencia de lo esperado por casualidad, es decir, se asocia a nivel individual.
- **Aislamiento:** el microbio patógeno se puede aislar de muchos, si no de todos, los enfermos.
- **Transmisión:** el microbio patógeno se puede transferir a otros individuos y produce la misma enfermedad.

Estos criterios en conjunto semejan las expectativas de asociación a nivel individual: la «causa» precede al «efecto» y la modificación de la «causa» altera el «efecto». No requieren que se establezca una causa necesaria o suficiente, pero reconocen que no todas las personas expuestas a una enfermedad desarrollarán evidencia clínica de esta y que algunos síndromes clínicos pueden ser producidos por más de un microorganismo.

Los criterios, propuestos originalmente para abordar la controversia en torno a la etiología del síndrome de inmunodeficiencia adquirida (sida), fueron útiles para establecer a los coronavirus como la causa del síndrome respiratorio agudo grave (SARS) y, más recientemente, de la COVID-19. Estos criterios ayudan a conjuntar los abordajes utilizados en las enfermedades, sean transmisibles o no transmisibles, para establecer la causalidad. La línea entre estos abordajes se ha reducido considerablemente o incluso ha desaparecido en los últimos años, ya que se ha demostrado que las enfermedades como las úlceras duodenales son causadas por *Helicobacter pylori* y se ha establecido que los virus del papiloma son una causa contribuyente del cáncer de cuello uterino.

Los postulados de Koch se estructuraron sobre un sistema de lógica formal que requiere lo que se llama *causalidad necesaria y suficiente*. La causa necesaria va más allá de los requisitos esbozados para establecer una causa contribuyente. Históricamente, esto fue muy útil en el estudio de las enfermedades transmisibles, cuando un solo microbio era la causa de una sola enfermedad. Sin embargo, si el concepto de causa necesaria se aplica al estudio de las enfermedades no transmisibles, es casi imposible probar una relación causal. Por ejemplo, aunque se ha establecido que los cigarrillos contribuyen al cáncer de pulmón, fumarlos no es una condición necesaria para desarrollarlo; no todas las personas que lo padecen los han fumado.

Bajo las reglas de la lógica estricta, la causalidad también requiere una segunda condición conocida como *causa suficiente*. Esta condición expresa que si la causa está presente, la enfermedad también lo estará. En el ejemplo de cigarrillos y cáncer de pulmón, una causa suficiente implicaría que si hay consumo de cigarrillos, siempre le seguirá el cáncer de pulmón.

Incluso en el ámbito de las enfermedades transmisibles, la causa y el efecto pueden no ser sencillos; por ejemplo, la mononucleosis infecciosa es una enfermedad clínica bien establecida para la cual se demostró que el virus de Epstein-Barr es una causa contribuyente. Sin embargo, también se ha demostrado que otros patógenos, como los citomegalovirus, causan un síndrome de mononucleosis. Además, la evidencia puede señalar que los virus de Epstein-Barr han estado presentes en un paciente sin causar nunca mononucleosis, o se manifestaron como una causa contribuyente de otras enfermedades, como el linfoma de Burkitt u otros cánceres. Por lo tanto, a pesar de que se ha establecido que los virus de Epstein-Barr constituyen una causa contribuyente de la mononucleosis, no son una causa necesaria ni suficiente de este síndrome.

Si se requiriera una causa necesaria y suficiente antes de concluir que hay una relación de causa y efecto, se podrían documentar muy pocas relaciones de causa y efecto, si acaso, en la medicina clínica o la salud pública. El siguiente ejemplo ilustra las consecuencias de aplicar estrictamente la causa necesaria a los estudios sanitarios:

Miniestudio 3-4   En un estudio sobre los factores de riesgo de la arteriopatía coronaria, los investigadores identificaron a 100 sujetos de una población de 10 000 pacientes con IM que lo experimentaron a pesar de tener una presión arterial, lipoproteínas de baja densidad (LDL, *low-density lipoproteins*) y alta densidad (HDL, *high-density lipoproteins*) normales, hacer ejercicio de forma regular, no fumar y carecer de antecedentes familiares del padecimiento. Los autores concluyeron que habían demostrado que la hipertensión, las LDL altas y HDL bajas, la falta de ejercicio, el hábito tabáquico y los antecedentes familiares no eran las causas de la arteriopatía coronaria, porque no todos los pacientes con IM presentaban un factor de riesgo.

Los autores de este estudio estaban utilizando el concepto de causa necesaria como concepto de causalidad. Sin embargo, en lugar de la causa necesaria, supongamos que se ha demostrado que todos estos factores cumplen los criterios de causa contribuyente de la arteriopatía coronaria. La causa contribuyente, a diferencia de la causa necesaria, no requiere que todos los que están libres de ella lo estén del efecto. El hecho de que las causas contribuyentes conocidas no estén presentes en todos los pacientes con la enfermedad enfatiza las limitaciones del conocimiento actual sobre todas las causas de coronariopatía y alienta a hacer más investigaciones sobre factores de riesgo adicionales. Ilustra las limitaciones del estado actual del conocimiento, porque si se conociera la totalidad de las causas contribuyentes, todas las personas afectadas contarían con al menos uno de esos factores. Así, aun cuando se haya establecido una causa contribuyente, no necesariamente estará presente en todos y cada uno de los pacientes.

Como se vio, el concepto de *causa contribuyente* es muy útil porque está directamente relacionado con el uso de estudios de casos y controles, de cohortes y controlados aleatorizados. Estos tres tipos básicos de estudios se pueden usar juntos para demostrar los tres criterios definitivos de causa contribuyente. Los estudios de casos y controles pueden establecer asociaciones individuales; los de cohortes pueden también establecer de manera definitiva que la «causa» precede al «efecto»; y los controlados aleatorizados también permiten establecer de forma definitiva que modificar la «causa» altera el «efecto».

La causa contribuyente no requiere que todas las personas libres de ella lo estén del efecto. Además, no requiere que todas las personas que cuentan con la causa contribuyente desarrollen el efecto.

En otras palabras, una causa contribuyente puede no ser necesaria ni suficiente, pero sí contribuyente. Su presencia debe aumentar la probabilidad de aparición de la enfermedad y su disminución debe aminorarla. Puede haber más de una causa contribuyente. Se puede demostrar que múltiples factores son causas contribuyentes y múltiples intervenciones pueden modificar la causa y, por lo tanto, alterar el efecto.

Daños

La interpretación completa de los resultados requiere que se mire más allá de la causa contribuyente o la eficacia para examinar no solo los beneficios, sino también los daños potenciales de una intervención. El abordaje utilizado para juzgar la importancia de los daños potenciales es diferente del que se emplea para los beneficios posibles o la eficacia. Como se vio, las investigaciones a menudo se diseñan específicamente con el objetivo de demostrar resultados estadísticamente significativos para el criterio de valoración primario. El daño o la seguridad rara vez es el foco principal de los tipos básicos de investigación. A menos que el daño o los eventos adversos constituyan en sí mismos el principal criterio de valoración, la mayoría de las investigaciones no tendrán un gran poder estadístico para demostrar la significación estadística de los eventos adversos observados. La importancia de comprender este principio se ilustra en el siguiente ejemplo:[d]

Miniestudio 3-5 En una investigación se encontró que un nuevo tratamiento para la tromboflebitis tenía eficacia para resolver los coágulos más rápido que el manejo convencional. Sin embargo, se produjo una hemorragia potencialmente mortal en el 1% de quienes recibieron el nuevo tratamiento, en comparación con el 0.05% entre los tratados de la manera convencional. Los investigadores concluyeron que este evento adverso careció de importancia, porque los resultados no fueron estadísticamente significativos.

A pesar del pequeño número y la ausencia de significación estadística, este hallazgo puede ser importante en la clínica. No se puede ignorar el aumento de los eventos adversos tan solo porque no sean estadísticamente significativos. La mayoría de las investigaciones no tienen el poder estadístico que permita usar pruebas de significación estadística para los eventos adversos. La investigación de los daños es mucho más compleja que la de la eficacia o los beneficios. Se dedica el capítulo 6 a analizar los daños y la seguridad.

Subgrupos e interacciones[4,5]

Además de sacar conclusiones sobre la causa contribuyente o la eficacia y los daños, los investigadores a menudo examinan el significado del estudio para subgrupos de personas con características especiales.

El examen de subgrupos, o lo que se denomina *análisis de subgrupos*, es un componente importante y proclive a errores de la interpretación. Idealmente, se desearía examinar subgrupos, en especial cuando se demostró que una intervención tiene eficacia. Por ejemplo, se desearía saber si un tratamiento con eficacia funciona mejor para enfermedades leves frente a graves, jóvenes frente a ancianos, hombres frente a mujeres, entre otros. Conocer los resultados para cada uno de estos subgrupos y muchos otros ayudaría a aplicar los resultados en la práctica.

A pesar de la utilidad potencial del análisis de subgrupos, este debe realizarse con cuidado porque hay muchos subgrupos posibles. Si se analizan todos los subgrupos potenciales, se enfrenta lo que se ha llamado el *problema de la comparación múltiple*: si se analizan suficientes grupos, algunos de manera inevitable resultarán estadísticamente significativos si se usan los métodos estadísticos estándar.

Un abordaje para el análisis de subgrupos sostiene que antes de que comience la investigación, se debe identificar un número limitado de hipótesis de subgrupos sobre los resultados en aquellos clínicamente importantes para un análisis posterior. Se dice que estas hipótesis de subgrupos se identifican *antes del suceso* (*pre hoc*) en contraste con *después del suceso* (*post hoc*), en las que no se presentan hipótesis antes de obtener los datos. Las hipótesis de subgrupos después del suceso pueden incluir lo siguiente: se espera

---

[d]La denominación *eventos adversos* se usa cada vez más en oposición a la de *efectos adversos* o *efectos colaterales* porque *los eventos adversos* no implican que haya una relación de causa y efecto.

que aquellos con una enfermedad más grave tengan peores respuestas al tratamiento o que aquellos que reciben uno más intensivo tengan mejores respuestas que el promedio. Después, el investigador podría examinar estos subgrupos de manera independiente de los resultados de la investigación general. Otro abordaje sostiene que no debería hacerse el análisis de subgrupos, a menos que los resultados obtenidos con el uso de todos los datos del estudio hayan mostrado significación estadística. En este abordaje, si se obtiene un resultado estadísticamente significativo con base en la hipótesis principal utilizando toda la población de estudio, se pueden examinar algunos subgrupos grandes, idealmente definidos de forma previa al suceso. Independientemente del abordaje aplicado, el investigador debe limitar el número de subgrupos examinados, informar todos los análisis de subgrupos realizados y tener en cuenta el número de los subgrupos examinados al sacar conclusiones.[e]

Es en especial importante tener cuidado al sacar conclusiones de los análisis de subgrupos que se realizaron en ausencia de un resultado general estadísticamente significativo mediante el análisis después del suceso. Las consecuencias de este tipo de abordaje se ilustran en el siguiente ejemplo:

 Miniestudio 3-6 En la investigación de un nuevo tratamiento para el cáncer de pulmón no se encontraron diferencias estadísticamente significativas entre este y el convencional. Sin embargo, después de examinar un gran número de subgrupos después del suceso, los investigadores encontraron que aquellos que presentaban lesiones primarias en el lado izquierdo tenían una mejoría estadísticamente significativa en la longevidad.

Como ocurre con las comparaciones múltiples en general, cuando se ponderan muchos subgrupos, con frecuencia se encontrará uno o más estadísticamente significativos, en especial cuando no se presenta hipótesis alguna previa al suceso, es decir, antes de la investigación. Sin un hallazgo general de significación estadística y sin una hipótesis inicial de que las lesiones primarias del lado izquierdo responderán mejor, se debe ser muy cauteloso al interpretar estos resultados.

Interacciones

Como parte de la investigación de subgrupos, es posible que se pueda aprender sobre las interacciones entre los factores que producen mejores o peores resultados. Las interacciones entre factores pueden operar para producir una enfermedad o afectar su evolución.

A pesar de la importancia de las interacciones, los métodos estadísticos para identificarlas e integrarlas en el análisis de datos son limitados. Los métodos estadísticos formales, por lo general, requieren significación estadística antes de etiquetar la relación entre dos factores como interacción. Debido al bajo poder estadístico para identificar la interacción estadística, su ausencia no debe equipararse con la correspondiente de interacción biológica.[f]

En algunas ocasiones, el impacto de las interacciones resulta tan grande que se puede demostrar que son estadísticamente significativas. En estas situaciones, se agregan como un factor o variable adicional junto con las variables de confusión. Cuando se determina que las interacciones son estadísticamente significativas, es importante centrarse en su interpretación, como se ilustra en el siguiente ejemplo:

---

[e] Muchos especialistas en bioestadística recomiendan que se lleve a cabo una evaluación inicial del resultado del tratamiento a través de los valores de cada una de las características iniciales para ponderar la consistencia de su efecto. Este análisis debe distinguirse del análisis de subgrupos específico, idealmente previo al suceso.[5,6]

[f] Se ha argumentado que el uso de un valor de P de 0.05 no resulta apropiado para las pruebas de significación estadística de interacción, debido a su baja potencia. Además, existe el argumento de que la interacción no debe estar sujeta en absoluto a las pruebas de significación estadística. Debe considerarse que no se somete a las variables de confusión a pruebas de significación estadística. Sin embargo, las interacciones son muy frecuentes, y si se introduce una gran cantidad de términos de interacción en un análisis de regresión, se reduce su poder para demostrar la significación estadística de la relación primaria. Posiblemente esta sea el razón por la que hay una gran resistencia a elevar el valor de P aceptable para definir la interacción o para eliminar el uso de pruebas de significación estadística para esta. Cuando no se incluye un término de interacción en un análisis, en la interpretación se asume que el impacto de incluirlo en los factores de análisis es aditivo.

Miniestudio 3-7 Se encontró que fumar cigarrillos tiene un riesgo relativo de 10 para cáncer de pulmón en promedio. La exposición a factores ambientales, como el radón en dosis altas, conlleva en promedio un riesgo relativo de 5 para cáncer de pulmón. La interacción fue estadísticamente significativa. Cuando hubo tanto la exposición a cigarrillos como a dosis altas de radón, se encontró que el riesgo relativo promedio era de aproximadamente 50.

Este es un tipo de interacción conocida como *interacción multiplicativa*. La interacción multiplicativa implica que los riesgos se multiplican en lugar de sumarse. En otras palabras, si tanto el hábito tabáquico como la exposición a altas dosis de radón están presentes, el riesgo para quienes cuentan con ambos factores, en comparación con quienes no, es de 50 en lugar de 15. Este es un hallazgo importante porque sugiere que abordar cualquiera de los factores tendrá un impacto mucho mayor de lo esperado en las probabilidades de desarrollar cáncer de pulmón.

Hemos explorado el significado de los resultados para los participantes en la investigación. Sin embargo, el trabajo aún no está terminado. Cuando se lee una investigación, interesa el significado no solo para quienes participaron en la investigación, sino también para aquellos que se encontrarán en la práctica. Estos pueden ser pacientes individuales, grupos de riesgo o poblaciones o comunidades. Así, el último componente de la extrapolación del marco MAARIE pide que se saquen conclusiones sobre quienes no están incluidos en la investigación.

EXTRAPOLACIÓN

El proceso de *extrapolación* requiere preguntarse qué dicen los resultados de la investigación sobre las personas no incluidas en el estudio y para las situaciones que este no aborda directamente.[g] Al realizar la extrapolación, el lector debe preguntar cómo los investigadores aplicaron los resultados en:

- Individuos, grupos o poblaciones que son similares al participante promedio de la investigación
- Situaciones que van más allá del alcance de los datos de la investigación
- Poblaciones o entornos que difieren de los de la investigación

La extrapolación no es solo trabajo de los investigadores. De hecho, no están en la mejor posición para realizarla. Los investigadores a menudo quieren que las conclusiones de su estudio tengan las implicaciones más amplias posibles. Sin embargo, no pueden conocer las características de los individuos, instituciones o comunidades a quienes el lector desea aplicar la evidencia del estudio. Por lo tanto, el lector debe ser un experto en extrapolación.

Debe comenzarse por ver cómo se pueden usar los datos de un estudio para extrapolarlos a individuos, grupos en riesgo y poblaciones o comunidades similares. Después se explorará la extrapolación más allá de los datos y a diferentes poblaciones y entornos.

Extrapolación a individuos, grupos o poblaciones similares[6,7]

La forma de extrapolación más cautelosa le pide al investigador que extienda las conclusiones a individuos, grupos en riesgo y poblaciones similares a los incluidos en la investigación. En este proceso, por lo general, se puede continuar utilizando un abordaje cuantitativo, con un número limitado de suposiciones adicionales por parte del investigador.

---

[g] La extrapolación también se denomina *validez externa* y *generalización*. Aquí se utiliza el término *extrapolación* porque es el más general. La de *validez interna*, en oposición a la *validez externa*, es una denominación que se utiliza para abordar cuestiones de evaluación del resultado, así como la interpretación de los datos para quienes se incluyeron en la investigación. En la literatura de las ciencias sociales y del comportamiento, la validez interna a menudo incluye la del contenido: qué tan bien la evaluación cubre todos los aspectos del fenómeno en estudio; la validez de constructo: qué tan bien la evaluación parece hacer una distinción significativa congruente con la teoría; y la validez de criterio: qué tan bien se correlacionó la evaluación con otras medidas bien aceptadas.

En esta forma de extrapolación, es posible que interese extrapolar los resultados del estudio para evaluar su significado general para un individuo que es similar al promedio incluido en la investigación. Al hacer esto, se asume que los hallazgos del estudio son aplicables tanto a otras personas muy similares que poseen el factor que se está estudiando como a las que realmente fueron incluidas en la investigación.

En muchos estudios de casos y controles y de cohortes se estima el cociente (razón) de posibilidades (*odds ratio*) o el riesgo relativo asociados con el desarrollo de la enfermedad si está presente un factor, en comparación con cuando no. El cociente de posibilidades y el riesgo relativo expresan la fuerza de la relación entre el factor y la enfermedad. Un riesgo relativo de 10 significa que el individuo promedio tiene diez veces la probabilidad de desarrollar la enfermedad u otro resultado durante un período específico si el factor está presente (frente a si no).

Sin embargo, el riesgo relativo no indica la magnitud absoluta del riesgo de desarrollar el resultado si el factor está presente en comparación con cuando no. Un riesgo relativo de 10 puede indicar un aumento en la probabilidad de 1 por 1 000 000 para aquellos sin el factor a 1 por 100 000 para aquellos con él. Por otro lado, un riesgo relativo de 10 puede indicar un aumento en la probabilidad de 1 por 100 para quienes no tienen el factor a 1 por 10 entre quienes lo tienen. Por lo tanto, a pesar del mismo riesgo relativo, el *riesgo absoluto* para las personas en estos dos ejemplos es muy diferente. El riesgo absoluto refiere la probabilidad o tasa de presentación del suceso cuando el factor de riesgo está presente y también cuando no. Conocer estos dos riesgos absolutos expresa más que conocer su cociente (el riesgo relativo).

No comprender el concepto de riesgo absoluto puede dar lugar al siguiente tipo de error de extrapolación:

Miniestudio 3-8   Una paciente leyó que el riesgo relativo de muerte resultante de la leucemia aguda aumenta cuatro veces con el uso de una nueva quimioterapia para el cáncer de mama en estadio III. El riesgo relativo de que las pacientes mueran de cáncer de mama en estadio III durante el mismo período sin quimioterapia es de 3. Por lo tanto, sostiene que debido al mayor riesgo relativo de leucemia aguda, el beneficio de la quimioterapia no compensa el daño potencial.

Sin embargo, el riesgo absoluto de muerte por cáncer de mama en estadio III es mucho mayor que el correspondiente por la leucemia aguda futura. La aparición poco frecuente y tardía de la leucemia aguda significa que, incluso en presencia de un factor de riesgo que lo aumenta cuatro veces, el riesgo absoluto de morir de leucemia sigue siendo muy pequeño en comparación con el muy alto riesgo de hacerlo por cáncer de mama. Por lo tanto, el riesgo absoluto favorece fuertemente a los beneficios del tratamiento, a pesar de la pequeña probabilidad de daño. La paciente de este ejemplo no ha comprendido la importante diferencia entre riesgo relativo y absoluto. Es deseable tener información tanto sobre el riesgo relativo como sobre el riesgo absoluto al extrapolar los resultados de un estudio a un individuo en particular o al comparar un riesgo con el otro.[h]

Extrapolación a grupos similares en riesgo

Los riesgos relativo y absoluto se utilizan a menudo para hacer estimaciones sobre el impacto en pacientes individuales. A veces, sin embargo, interesa más el impacto promedio que un factor, un factor de riesgo o una intervención, puede tener en grupos de individuos con el factor o en una comunidad o población con y sin este.

---

[h] Debe considerarse que si se conocen ambos riesgos absolutos, el riesgo relativo se puede calcular como su cociente. Al extrapolar a individuos, es importante apreciar que los datos de una investigación aborden cuestiones de promedios. Imagine que se encuentra que una intervención tiene eficacia en una investigación que incluye participantes con presión arterial diastólica que varía entre 90 y 120 mm Hg, con un promedio de 100. La extrapolación a individuos similares debería abordar inicialmente las implicaciones para aquellos semejantes al promedio en el estudio, es decir, aquellos con una presión arterial diastólica de 100 mm Hg. Aquellos con una presión arterial diastólica entre 90 y 100 mm Hg podrían considerarse un subgrupo. Lo más probable es que solo haya un pequeño número de participantes en el estudio con una presión arterial diastólica cercana a 90 mm Hg. Extrapolar los resultados a las personas con una presión arterial diastólica de 90 mm Hg puede aumentar drásticamente el número de aquellas a las que se aplican los resultados, incluso si no hay evidencia de que se obtengan beneficios al tratar a quienes tienen una presión arterial diastólica de 90 mm Hg.

Al evaluar el impacto de un factor en un grupo de personas, se utiliza un concepto conocido como *porcentaje de riesgo atribuible*. El cálculo del porcentaje de riesgo atribuible no requiere que haya una relación de causa y efecto. Sin embargo, cuando hay una causa contribuyente, el porcentaje de riesgo atribuible refleja el porcentaje de una enfermedad que podría potencialmente eliminarse de las personas que tienen el factor de riesgo si su impacto puede eliminarse de manera completa e inmediata. Cuando ya se estableció la eficacia, el porcentaje de riesgo atribuible puede denominarse *eficacia porcentual*.[i]

El porcentaje de riesgo atribuible se define como sigue:

$$\frac{\text{Probabilidad de enfermedad si el factor de riesgo está presente} - \text{Probabilidad de enfermedad si el factor de riesgo está ausente}}{\text{Probabilidad de enfermedad si existe un factor de riesgo}} \times 100$$

El porcentaje de riesgo atribuible se puede calcular fácilmente a partir del riesgo relativo utilizando la siguiente fórmula cuando este es mayor que 1:

$$\text{Porcentaje de riesgo atribuible} = \frac{\text{Riesgo relativo - 1}}{\text{Riesgo relativo}} \times 100\%$$

En la siguiente tabla se utiliza esta fórmula para convertir el riesgo relativo en porcentaje de riesgo atribuible:

Riesgo relativo	Porcentaje de riesgo atribuible (%)
1	0
2	50
4	75
10	90
20	95

Debe tenerse en cuenta que incluso un riesgo relativo de 2 puede producir una disminución de hasta un 50% de la enfermedad en aquellos participantes con el factor de riesgo.[j]

No comprender el impacto potencial de incluso pequeños aumentos en el riesgo relativo, si son reales, puede conducir al siguiente error de extrapolación:

Miniestudio 3-9   Se realizó un estudio de cohortes grande y bien diseñado en hombres que hacían ejercicio con regularidad frente a otros, emparejados por factores de riesgo de arteriopatía coronaria, que no lo hacían. En el estudio se encontró que aquellos que no hacían ejercicio regularmente tenían un riesgo relativo de 1.5 de desarrollar la coronariopatía. Los investigadores concluyeron que incluso si esto fuese cierto, el riesgo relativo era demasiado pequeño para tener alguna importancia práctica.

[i] El porcentaje de riesgo atribuible también se ha denominado *fracción atribuible* (expuesta), *fracción etiológica* (expuesta), *proporción atribuible* (expuesta) y *porcentaje de reducción del riesgo*.
[j] Cuando el riesgo relativo se expresa con el grupo de menor riesgo en el numerador, el porcentaje de riesgo atribuible se puede calcular fácilmente como (1 − riesgo relativo) × 100%. Un riesgo relativo < 1 implica que el grupo de menor riesgo está en el numerador. Un riesgo relativo < 1 se puede convertir y expresar como un riesgo relativo > 1 utilizando el recíproco, es decir, un riesgo relativo de 0.5 también se puede expresar como de 2, lo que implica que el grupo de mayor riesgo está ahora en el numerador. Puede resultar confuso comparar los riesgos relativos > 1 con los riesgos relativos < 1 porque los primeros no tienen un límite superior, y los últimos no pueden ser < 0. Por lo tanto, existen ventajas de expresar todos los riesgos relativos como > 1. Sin embargo, es frecuente ver los riesgos relativos expresados como < 1, especialmente cuando se trata de intervenciones como un tratamiento o la prevención.

A pesar de que el riesgo relativo es solo de 1.5, observe que se convierte en un riesgo atribuible del 33.3%:

$$\text{Porcentaje de riesgo atribuible} = \frac{1.5 - 1}{1.5} \times 100\% = 33.3\%$$

Esto significa que, entre los hombres que no hacen ejercicio con regularidad, un tercio de su riesgo de arteriopatía coronaria potencialmente podría eliminarse si el impacto de su falta de ejercicio pudiese eliminarse de forma inmediata y completa. En este ejemplo, la falta de ejercicio puede afectar a un gran número de personas porque la arteriopatía coronaria ocurre con frecuencia y la falta de ejercicio regular es un factor de riesgo habitual.

Una forma alternativa de expresar la magnitud de la asociación para un grupo de riesgo, que es aplicable a los estudios de cohortes y a los controlados aleatorizados, se conoce como el *número necesario a tratar*. En el número necesario a tratar se calcula cuántos pacientes similares al participante promedio del estudio deben ser tratados, como lo fue él, para obtener un resultado menos malo o uno mejor. Como los porcentajes de riesgo atribuible, asume la reversibilidad completa e inmediata del riesgo. Se calcula de la siguiente manera:

$$\text{Número necesario a tratar} = \frac{1}{\begin{array}{c}\text{Probabilidad del resultado adverso} \\ \text{en el grupo de control}\end{array} - \begin{array}{c}\text{Probabilidad del resultado adverso} \\ \text{en el grupo de estudio}\end{array}}$$

Por ejemplo, en una investigación se demostró una disminución de la arteriopatía coronaria durante 5 años de 20 por cada 1000 en el grupo de control a 10 por cada 1000 en el de estudio. El número necesario a tratar durante 5 años para producir un caso menos de arteriopatía coronaria se calcularía de la siguiente manera:

$$\text{Número necesario a tratar} = \frac{1}{20/1\,000 - 10/1\,000} = \frac{1}{10/1\,000} = 100$$

El número necesario a tratar de 100 indica que 100 personas, como el participante promedio en el estudio, deben tratarse durante 5 años para producir un caso menos de arteriopatía coronaria.[k]

Extrapolación a poblaciones similares

Al extrapolar los resultados de un estudio a una comunidad o población de individuos con y sin un factor de riesgo, se necesita utilizar otra medida de riesgo conocida como *porcentaje de riesgo atribuible a la población (PAR%)*.[l]

Si existe una relación de causa y efecto, el PAR% estima el porcentaje de riesgo en una población que potencialmente puede eliminarse. Para calcular el PAR%, se debe saber más que el riesgo relativo (expresado como > 1). Requiere que se conozca o tenga la capacidad de estimar la proporción

---

[k]El cálculo del número necesario a tratar puede resultar confuso, porque es diferente para un factor de riesgo y un tratamiento o una intervención. Para un factor de riesgo, un número necesario a tratar positivo expresa la cantidad de personas que necesitan que se prevenga o revierta el factor de riesgo para disminuir en 1 la cantidad de malos resultados. Por definición, un factor de riesgo aumenta el propio riesgo, por lo que el número necesario a tratar debe ser superior a 1. Un tratamiento o una intervención, a diferencia de un factor de riesgo, puede mejorar el resultado o empeorarlo. Para un tratamiento o intervención, el número necesario a tratar debe calcularse de modo que, para una intervención exitosa, un número positivo estime la cantidad de pacientes que necesitan recibir el tratamiento para producir un resultado menos malo. Entonces, un número negativo necesario a tratar para una intervención debería estimar el número de pacientes que necesitan tratarse para producir un mal resultado adicional.

[l]El PAR% también se llamó *fracción atribuible*, *proporción atribuible* y *fracción etiológica* (de la población).

de individuos de la población que poseen el factor de riesgo (rango de 0 a 1), es decir, se necesita conocer la prevalencia del factor de riesgo.[m]

Si se puede estimar el riesgo relativo (expresado como > 1) y estimar la proporción de individuos con el factor de riesgo en la población, se puede calcular el PAR% usando la siguiente fórmula:

$$\text{Porcentaje de riesgo atribuible a la población} = \frac{(\text{Proporción con factor de riesgo}) (\text{Riesgo relativo} - 1)}{(\text{Proporción con factor de riesgo}) (\text{Riesgo relativo} - 1) + 1}$$

La fórmula nos permite relacionar el riesgo relativo, la proporción de la población con el factor de riesgo y el PAR% de la siguiente manera:

Riesgo relativo	Proporción con el factor de riesgo	PAR% (aproximado)
2	0.01	1
4	0.01	3
10	0.01	8
20	0.01	16
2	0.10	9
4	0.10	23
10	0.10	46
20	0.10	65
2	0.50	33
4	0.50	60
10	0.50	82
20	0.50	90
2	1.00	50
4	1.00	75
10	1.00	90
20	1.00	95

Debe considerarse que si el factor de riesgo es poco frecuente en la población (p. ej., 1% o en proporción con el factor de riesgo = 0.01), el riesgo relativo debe ser sustancial antes de que el PAR% se vuelva muy notorio. Sin embargo, si el factor de riesgo es frecuente (p. ej., 50% o en proporción con el factor de riesgo = 0.50), incluso un riesgo relativo pequeño significa que puede ser sustancial su impacto potencial en la comunidad o la población. Cuando la prevalencia del factor de riesgo es 1, o 100% (cuando todos tienen el factor de riesgo), debe observar que el PAR% es igual al porcentaje de riesgo atribuible. Esto se espera porque el porcentaje de riesgo atribuible hace uso de un grupo de estudio de individuos que tienen el factor de riesgo.

---

[m] Cuando el cociente de posibilidades es una buena aproximación del riesgo relativo, se puede utilizar para calcular el PAR%. Esta interpretación del PAR% como porcentaje de riesgo atribuible requiere que haya una relación de causa-efecto y que las consecuencias de la causa sean de manera inmediata y completa reversibles. Los porcentajes de riesgo atribuible de dos o más causas contribuyentes pueden sumar > 100%. Esta es también la situación del PAR%.

No comprender el concepto de PAR% puede dar lugar al siguiente error de extrapolación:

Miniestudio 3-10   Los investigadores informan que una forma hereditaria de LDL altas ocurre en 1 de cada 100 000 estadounidenses. También informan que las personas con esta forma de hiperlipidemia tienen un riesgo relativo de 20 de desarrollar arteriopatía coronaria. Los autores concluyeron que una cura para esta forma de hiperlipidemia tendría un impacto sustancial en el problema nacional de coronariopatía.

Con el uso de los datos y la fórmula para el PAR%, se encontrará que la eliminación de la arteriopatía coronaria secundaria a esta forma de hiperlipidemia produce un PAR% de aproximadamente 0.02% o una quincuagésima parte del 1%. Por lo tanto, el hecho de que este tipo de hiperlipidemia sea un factor de riesgo tan escaso para una enfermedad común significa que no se puede esperar que la eliminación de su impacto tenga una influencia sustancial en la frecuencia general de coronariopatía.

Este ejemplo ilustra el importante principio de que la eliminación de un factor con un gran riesgo relativo puede tener solo un pequeño impacto en una población cuando la prevalencia del factor de riesgo es muy baja. Compare esto con el miniestudio 3-9, donde la falta de ejercicio tiene un riesgo relativo de 1.5. Aquí el impacto poblacional puede ser sustancial, aunque el riesgo relativo sea pequeño, porque el factor de riesgo tiene una alta prevalencia y la enfermedad una alta incidencia. Por lo tanto, la magnitud del riesgo relativo no expresa todo lo que se necesita saber para evaluar si el impacto es sustancial, particularmente a nivel de población.

Una última medida útil del impacto de una causa contribuyente en una población viene dada por lo que se puede llamar *número prevenido en la población* (*NPP*), con el cual se indaga sobre el impacto numérico de una intervención en una población. Puede expresarse como el impacto potencial en 100 000 personas o en una población de cualquier tamaño. Con el NPP se cuestiona cuántos casos de la enfermedad se pueden prevenir potencialmente en esta población durante un período específico, como 1 año. El cálculo del NPP requiere una estimación de la incidencia de la enfermedad, así como el PAR% expresado como proporción. La fórmula del NPP es la siguiente:

(Riesgo atribuible a la población) × (Incidencia de la enfermedad por cada 100 000 por año) × (pob. de 100 000 habitantes)

Por lo tanto, si el porcentaje de riesgo atribuible es del 60% o 0.60 y la incidencia por cada 100 000 por año es de 1000, entonces el NPP potencial al eliminar el impacto del factor es el siguiente:

$$(0.60) \times (1000/100\,000 \text{ por año}) \times (100\,000) = 600 \text{ por año}$$

El número prevenido en la población puede ser muy importante para los responsables políticos que están especialmente interesados en el impacto de una intervención sobre un gran número de personas o en la población general. Es importante reconocer que el NPP, como el porcentaje de riesgo atribuible y el PAR%, es una estimación del posible impacto de una intervención, asumiendo que hay una causa y efecto o una causa contribuyente y que el impacto del factor puede ser eliminado de inmediato y por completo.

En la sección *Aprenda más 3-2* se demuestra cómo se puede calcular cada una de estas medidas con base en un solo conjunto de datos que refleja la presentación de sucesos en una población.

Es imposible ser un médico sin una capacidad para extrapolar la investigación. Para utilizar la investigación en la práctica, suele ser necesario ir más allá de situaciones similares a las incluidas en el estudio. La extrapolación puede extenderse más allá de la dosis o la duración de la exposición observada en una investigación o en individuos, grupos o poblaciones que no son objetivos de la investigación. A pesar de la necesidad de extrapolación de los datos de la investigación, es importante reconocer los tipos de errores que pueden ocurrir si no se realiza con cuidado.

La extrapolación es difícil porque el investigador y los evaluadores, por lo general, no pueden abordar adecuadamente los temas de interés para un lector en particular. La extrapolación depende

Aprenda más 3-2. Cálculo de las medidas de la fuerza de una asociación

Cuando el resultado de una investigación se expresa como datos de la variable dependiente e independiente, a menudo se presentan estos utilizando una tabla de 2 × 2. Con la tabla de 2 × 2 es posible calcular los cocientes de probabilidades y, en ocasiones, el riesgo relativo, como ya se comentó. Además, los datos de las tablas de 2 × 2 se pueden usar para calcular una serie de otras medidas resumidas de asociación, que pueden proporcionar información útil sobre individuos, grupos o poblaciones.[6,7]

Se describieron seis medidas básicas que se utilizan para estimar la magnitud de una asociación cuando los datos se expresan como tales, como fumador o no de cigarrillos y cáncer de pulmón o no. Estas medidas de la fuerza de la asociación son las siguientes:[n]

- **Riesgo absoluto:** la probabilidad o tasa de cáncer de pulmón entre quienes fuman (y entre quienes no).
- **Riesgo relativo o cociente de posibilidades:** el riesgo o las probabilidades de tener cáncer de pulmón entre quienes fuman en comparación con quienes no.
- **Porcentaje de riesgo atribuible:** el porcentaje de riesgo o probabilidad de tener cáncer de pulmón que potencialmente se puede prevenir mediante la eliminación del consumo de cigarrillos entre los fumadores actuales.
- **Número necesario a tratar:** número de personas que necesitan dejar de fumar para disminuir en uno el número de casos de cáncer de pulmón.
- **Porcentaje de riesgo poblacional:** el porcentaje de cáncer de pulmón en la población que potencialmente se puede prevenir mediante la eliminación del consumo de cigarrillos entre los fumadores actuales.
- **Número prevenido en la población:** el número de casos de cáncer de pulmón que se puede prevenir en una población de 100 000 mediante la eliminación del consumo de cigarrillos entre los fumadores actuales.

Veamos un ejemplo hipotético de una población de 100 000 para visualizar cómo se pueden calcular todas estas medidas a partir de una tabla de 2 × 2. Para permitir hacer esto, se debe suponer que los datos son representativos de la prevalencia del consumo de cigarrillos en la población y la incidencia de cáncer de pulmón, y reflejan un período de seguimiento definido, como el de 20 años. Al realizar estos cálculos, se utilizan los siguientes datos hipotéticos:

CÁNCER DE PULMÓN Y CONSUMO DE CIGARRILLOS DURANTE 20 AÑOS			
	Con cáncer de pulmón	**Sin cáncer de pulmón**	
Fumador de cigarrillos habitual	$A = 3000$	$B = 27000$	$A + B = 30000$
No fumador de cigarrillos habitual	$C = 700$	$D = 69300$	$C + D = 70000$

En la siguiente tabla se muestra cómo utilizar estos datos para calcular cada una de las seis medidas de la fuerza de una asociación.

---

[n] Las interpretaciones del significado de estas medidas asumen que se ha establecido una causa contribuyente y que el impacto de la causa (fumar cigarrillos) puede eliminarse de forma completa e inmediata. Los datos reflejan un período de seguimiento definido, que aquí es de 20 años.

Aprenda más 3-2. Cálculo de las medidas de la fuerza de una asociación (*continuación*)

FÓRMULAS PARA ESTIMAR EL IMPACTO POTENCIAL DE UNA INTERVENCIÓN EN UNA POBLACIÓN DURANTE 20 AÑOS

Medición	Fórmula	Ejemplo para cáncer de pulmón y cigarrillos
Riesgo absoluto	Con el factor de riesgo = $A / (A + B)$	10%
Riesgo relativo	$$\dfrac{A / (A + B)}{C / (C + D)}$$	10
Porcentaje de riesgo atribuible	$$\dfrac{(A / [A + B]) - (C / [C + D])}{A / (A + B)} \times 100\%$$ $$\dfrac{\text{Riesgo relativo} - 1}{\text{Riesgo relativo}} \times 100\%$$	90%
Número necesario a tratar	$$\dfrac{1}{(A / [A + B]) - (C / [C + D])}$$	~11
Porcentaje de riesgo atribuible a la población (PAR%)	$$\dfrac{(\text{Prev. factor riesgo}) (RR - 1)}{(\text{Prev. factor riesgo}) (RR - 1) + 1} \times 100\%$$	~73%
Número prevenido en la población (NPP)	(Número en la población) (tasa de incidencia de la enfermedad) (PAR%)	2 700 en una población de 100 000 durante un período de 20 años

del lector. El investigador no conoce a su comunidad, su institución o sus pacientes. Veamos los tipos de errores que pueden ocurrir al extrapolar más allá de los datos y luego a diferentes poblaciones o entornos.

Extrapolación más allá del rango de los datos

A menudo, se debe ir más allá de los datos sobre la base de suposiciones razonables. Si no se está dispuesto a hacer extrapolación alguna más allá de los datos, entonces se limita la aplicación de los resultados de la investigación a individuos que son casi idénticos al participante promedio.

En los estudios de investigación, las personas generalmente están expuestas a los factores que se cree están asociados con el resultado solo durante un período definido en un rango limitado de exposiciones. Los investigadores pueden estar estudiando un factor, como la hipertensión, que provoca un accidente cerebrovascular, o un producto terapéutico, como un antibiótico, que tiene eficacia para tratar una infección. En cualquier caso, la interpretación debe limitarse al rango y la duración de la hipertensión experimentada por los sujetos, o la dosis y duración del antibiótico utilizado en el estudio.

Cuando los investigadores sacan conclusiones donde se extrapola más allá de la dosis o la duración de la exposición experimentada por los sujetos del estudio, con frecuencia están formulando suposiciones injustificadas. Pueden asumir que una exposición más prolongada continúa produciendo el mismo efecto experimentado por los sujetos del estudio. Esta es la llamada extrapolación *lineal* o *extrapolación de línea recta*. El siguiente ejemplo ilustra un error potencial resultante de la extrapolación lineal más allá del rango de los datos:

Miniestudio 3-11 Se probó un nuevo fármaco antihipertensivo en 100 pacientes con hipertensión difícil de controlar. En 100 pacientes con hipertensión difícil de regular, el fármaco disminuyó la presión arterial diastólica de 120 a 110 mm Hg en dosis de1 mg/kg, y de 110 a 100 mm Hg en dosis de 2 mg/kg. Los autores concluyeron que este fármaco podría disminuir la presión arterial diastólica de 100 a 90 mm Hg en dosis de 3 mg/kg.

Es posible que la evidencia clínica documente la eficacia del nuevo fármaco con 3 mg/kg. Sin embargo, tal documentación espera evidencia empírica. Se ha demostrado que muchos fármacos antihipertensivos alcanzan la máxima eficacia con una determinada dosis y no la aumentan con dosis más altas. Concluir que las dosis más altas producen mayores efectos sin evidencia experimental es hacer una extrapolación lineal más allá del rango de los datos.

Otro tipo de error asociado con la extrapolación más allá del rango de los datos se refiere a los posibles eventos adversos o efectos secundarios que se experimentan con una mayor duración, como se ilustra en el siguiente ejemplo hipotético:

Miniestudio 3-12 En un estudio de 1 año sobre los efectos de la administración diaria de estrógenos a 100 mujeres en la menopausia se encontró que aliviaban los bochornos (sofocos) y reducían la tasa de osteoporosis en comparación con aquellas que recibieron placebo y no mostraron mejoría de los síntomas. Los autores no encontraron efectos adversos de los estrógenos y concluyeron que son seguros y eficaces. Por lo tanto, recomendaron que se administraran estrógenos a largo plazo a las mujeres, comenzando al inicio de la menopausia.

Los autores han extrapolado los datos sobre el uso de estrógenos desde un período de seguimiento de 1 año hasta su administración a largo plazo. No hay evidencia que demuestre que si 1 año de administración de estrógenos no causa daño, tampoco la administración continua a largo plazo. No es probable que aparezcan eventos adversos a largo plazo en un estudio de 1 año. Por lo tanto, los autores han realizado extrapolaciones potencialmente peligrosas al ir más allá del rango de sus datos.

Puede requerirse la extrapolación lineal en la práctica clínica y de salud pública, pero se debe reconocer que se ha hecho una para poder considerar nuevos datos que puedan socavar los supuestos y así desafiar las conclusiones obtenidas por dicha extrapolación.

Extrapolación a diferentes poblaciones o entornos

Al extrapolar a una nueva población, es importante considerar en qué se diferencia esa población de la muestra utilizada en la investigación. En el siguiente escenario se ilustra cómo las diferencias entre países, por ejemplo, pueden complicar la extrapolación de uno a otro:

Miniestudio 3-13 En un estudio que involucró a Japón y los Estados Unidos, se encontró que el 20% de los participantes japoneses tenían hipertensión y el 60% fumaban cigarrillos, ambas causas conocidas que contribuían a la arteriopatía coronaria en los Estados Unidos. Entre los participantes estadounidenses, el 10% tenían hipertensión y el 30% fumaban cigarrillos. Los estudios en Japón no demostraron una asociación entre la hipertensión o los cigarrillos y la arteriopatía coronaria, mientras que otros similares en los Estados Unidos demostraron una asociación sustancial y estadísticamente significativa. Los autores concluyeron que la hipertensión y el tabaquismo deben proteger a los japoneses de los IM.

Los autores han extrapolado de una cultura a otra muy diferente. Hay otras posibles explicaciones para los datos observados. Si los participantes estadounidenses poseen con frecuencia otro factor de riesgo, como las LDL altas, que hasta hace poco era raro en Japón, este factor puede anular el hábito tabáquico y la hipertensión y ayudar a producir la alta tasa de infartos de miocardio en la población estadounidense.

La extrapolación dentro de los países también puede ser difícil cuando hay diferencias entre el grupo que se investigó y la nueva población a la que se quieren aplicar los hallazgos, como se ilustra en el siguiente ejemplo:

Miniestudio 3-14 Se realizó un estudio sobre el efecto preventivo del tratamiento ante las pruebas cutáneas de tuberculosis (TB) limítrofes (6-10 mm) con un año de isoniazida entre los nativos estadounidenses de Alaska. La población tenía una frecuencia de pruebas cutáneas limítrofes de 2 por cada 1000. El estudio se realizó administrando isoniazida a 200 nativos de Alaska con pruebas cutáneas limítrofes y un placebo a otras 200 con las mismas. Se presentaron 20 casos de tuberculosis activa entre los pacientes que recibieron placebo y solo uno de los que recibieron isoniazida. Los resultados fueron estadísticamente significativos al nivel de 0.01. Un funcionario de salud del estado de Virginia, donde hay pruebas cutáneas limítrofes en 300 por cada 1000 realizadas, quedó impresionado con estos resultados. Abogó por que todos los pacientes en aquel estado que se sometieron a pruebas cutáneas con resultados dudosos fuesen tratados con isoniazida durante 1 año.

Al extrapolar a la población de Virginia, el funcionario de salud asumió que las pruebas cutáneas limítrofes significan lo mismo para los nativos de Alaska que para los habitantes de Virginia. Sin embargo, otros datos sugieren que muchas pruebas cutáneas limítrofes en Virginia no son causadas por la exposición a la tuberculosis, sino más bien por una forma atípica de micobacteria que a menudo se encuentra en el suelo de la región del Atlántico medio de los Estados Unidos. La infección por la micobacteria atípica tiene un pronóstico mucho más benigno y no responde de manera confiable a la isoniazida. Al no apreciar el significado diferente de una prueba cutánea limítrofe en los residentes de Virginia, el funcionario de salud puede estar sometiendo a muchas personas a un tratamiento inútil y potencialmente dañino.

La extrapolación de los resultados del estudio es siempre una parte difícil, pero extremadamente importante, de la lectura de la literatura de investigación en salud. La extrapolación implica primero preguntar qué significan los resultados para individuos similares al promedio que participó en la investigación. Por lo tanto, se debe comenzar observando de cerca los tipos de participantes y de entornos en los que se llevó a cabo la investigación. Esto permite al lector considerar qué significan los resultados para personas y grupos de riesgo similares.

Al extrapolar a dosis, duraciones de exposición o poblaciones o entornos diferentes, a menudo se comienza asumiendo que los resultados serán los mismos. Es necesario reconocer estos supuestos. Reconocer las suposiciones que se hacen en la extrapolación obliga a estar alerta a la nueva información que las desafíe y potencialmente invalide las conclusiones.

Se ha completado la descripción sobre el abordaje básico de la lectura de los trabajos de investigación usando el marco MAARIE. Para comprender mejor cómo adaptar este abordaje a diferentes tipos de investigaciones, ahora se verá la aplicación del marco MAARIE a tipos específicos de estas, comenzando con los estudios controlados aleatorizados en el capítulo 4.

Preguntas por formular: estudiar un estudio

Las siguientes preguntas por formular son aplicables a los tipos de investigación que se describieron en los primeros tres capítulos. Se pueden usar como una lista de verificación a medida que se leen las investigaciones analíticas.

Método: el propósito, la población y la muestra de estudio para la investigación.

1. **Hipótesis de estudio:** ¿cuál es la pregunta de estudio que se investiga?
2. **Población de estudio:** ¿qué población se investiga incluyendo los criterios de inclusión y exclusión de los sujetos de la investigación?
3. **Tamaño de la muestra y poder estadístico:** ¿cuántas personas se incluyen en los grupos de estudio y de control?, ¿son los números adecuados para demostrar significación estadística si la hipótesis del estudio es cierta?

Asignación: designación de los participantes a los grupos de estudio y de control.

1. **Proceso:** ¿qué método se utiliza para identificar y asignar individuos o poblaciones a los grupos de estudio y control?
2. **Variables de confusión:** ¿existen diferencias entre los grupos de estudio y control, además del factor que se investiga, que puedan afectar el resultado de la investigación?
3. **Ocultación o cegamiento:** ¿están los participantes y los investigadores al tanto de la asignación de los participantes a un grupo de estudio o de control en particular?

Análisis: medición de resultados o criterios de valoración en los grupos de estudio y de control.

1. **Apropiado:** ¿la medición de los resultados aborda la pregunta del estudio?
2. **Exacto y preciso:** ¿la medición de los resultados es una medida exacta y precisa del fenómeno que los investigadores buscan evaluar?
3. **Completo y no afectado por la observación:** ¿está casi completa en un 100% la medición de los resultados y se ve afectada por el conocimiento de los participantes o de los investigadores de la asignación de los grupos de estudio o de control?

Resultados: comparación de resultados en los grupos de estudio y de control.

1. **Estimación:** ¿cuál es la magnitud o la fuerza de la relación observada en la investigación?
2. **Inferencia:** ¿qué técnicas estadísticas se utilizan para realizar pruebas de significación estadística?
3. **Corrección:** ¿qué técnicas estadísticas se usan para tener en cuenta o moderar las diferencias entre el grupo de estudio y el de control que puedan afectar los resultados?

Interpretación: significado de los resultados para los participantes en la investigación.

1. **Causa contribuyente o eficacia:** ¿el factor que se está investigando altera la probabilidad de que ocurra la enfermedad (causa contribuyente) o actúa para disminuir la probabilidad de resultados indeseables (eficacia)?
2. **Daños:** ¿se identifican los eventos adversos que afectan el significado de los resultados?
3. **Subgrupos e interacciones:** ¿difieren los resultados en los subgrupos y hay interacciones entre los factores que afecten el resultado?

Extrapolación: significado de los resultados para quienes no participaron en la investigación.

1. **A personas, grupos o poblaciones similares:** ¿los investigadores extrapolan o extienden las conclusiones a individuos, grupos o poblaciones similares a los que participaron en el estudio los investigadores?
2. **Más allá de los datos:** ¿los investigadores extrapolan las conclusiones más allá de la dosis, la duración u otras características del estudio?
3. **A otras poblaciones:** ¿los investigadores extrapolan las conclusiones a poblaciones o entornos que son bastante diferentes de los del estudio?

PREGUNTAS DE REVISIÓN

1. **Identifique la mejor interpretación con respecto a causa y efecto en el siguiente ejemplo:**

   Los países con los niveles más altos de consumo de frutas tienen una frecuencia más baja de arteriopatía coronaria que los de niveles más bajos. Los resultados son estadísticamente significativos.

       A. Asociación (individual)
       B. Asociación previa
       C. Causa contribuyente o eficacia
       D. Causa necesaria y suficiente
       E. Asociación de grupo

2. **Identifique la mejor interpretación con respecto a causa y efecto en el siguiente ejemplo:**

   En dos estudios controlados aleatorizados bien diseñados y realizados sobre la calvicie se investigó si un nuevo tratamiento daba como resultado un mayor crecimiento del cabello. En el grupo del nuevo tratamiento, en el 80% de los hombres había aumentado el crecimiento del cabello, en comparación con el 20% de quienes recibieron el convencional. Los resultados fueron estadísticamente significativos.

       A. Asociación (individual)
       B. Asociación previa
       C. Causa contribuyente o eficacia
       D. Causa necesaria y suficiente
       E. Asociación de grupo

3. **Identifique la mejor interpretación con respecto a causa y efecto en el siguiente ejemplo:**

   Se comparó un grupo de estudio de individuos con una presión arterial diastólica superior a 100 mm Hg con uno de control con una presión de 80 mm Hg o menos. En el seguimiento posterior, el grupo de estudio tuvo una frecuencia cinco veces mayor de accidentes cerebrovasculares. Los resultados fueron estadísticamente significativos.

       A. Asociación (individual)
       B. Asociación previa
       C. Causa contribuyente o eficacia
       D. Causa necesaria y suficiente
       E. Asociación de grupo

4. **Identifique la mejor interpretación con respecto a causa y efecto en el siguiente ejemplo:**

   Hay un nuevo virus en todos los pacientes con una nueva enfermedad y todos aquellos con el virus eventualmente la desarrollan.

       A. Asociación (individual)
       B. Asociación previa
       C. Causa contribuyente o eficacia
       D. Causa necesaria y suficiente
       E. Asociación de grupo

5. **Identifique los criterios complementarios o de apoyo para la causa contribuyente mejor ilustrados en el siguiente ejemplo:**

   Se encuentra que el riesgo relativo de la asociación entre el tabaquismo y el cáncer de pulmón es de 20.

       A. Consistencia
       B. Fuerza de la asociación
       C. Plausibilidad biológica
       D. Relación de dosis-respuesta
       E. Ninguno de los anteriores

6. **Identifique los criterios complementarios o de apoyo para la causa contribuyente mejor ilustrados en el siguiente ejemplo:**

Se descubrió que los corredores que promediaban 3 km por día tenían la mitad del riesgo de arteriopatía coronaria en comparación con los no corredores. Se encontró que los corredores con un promedio de 8 km por día presentaban un quinto *menos* de riesgo de arteriopatía coronaria en comparación con los no corredores.

   A. Consistencia
   B. Fuerza de la asociación
   C. Plausibilidad biológica
   D. Relación de dosis-respuesta
   E. Ninguno de los anteriores

7. **Indique qué problema de extrapolación se ilustra mejor en el siguiente ejemplo:**

En una investigación se encontró que, en las naciones europeas donde se consume un 50% más de fibra por individuo que en los Estados Unidos, la tasa de cálculos biliares es un 50% menor. Los autores concluyeron que la ingesta de fibra de un individuo se asocia con una disminución en su riesgo de cálculos biliares.

   A. Extrapolación más allá de la duración o dosis de la exposición observada
   B. Extrapolación a una población que se diferencia de manera importante de la de estudio
   C. Extrapolación de datos poblacionales a conclusiones sobre individuos (falacia ecológica o poblacional)
   D. Ninguno de los anteriores

8. **Indique qué problema de extrapolación se ilustra mejor en el siguiente ejemplo:**

Un investigador descubrió que un nuevo fármaco disminuía las concentraciones de LDL en un 10% con dosis de 5 mg/kg y en un 20% con dosis de 10 mg/kg. Concluyó que si se pudieran tolerar dosis adecuadas de 25 mg/kg, se podrían obtener disminuciones de las concentraciones de LDL de un 50%.

   A. Extrapolación más allá de la duración o dosis de la exposición observada
   B. Extrapolación a una población que se diferencia de manera importante de la de estudio
   C. Extrapolación de datos poblacionales a conclusiones sobre individuos (falacia ecológica o poblacional)
   D. Ninguno de los anteriores

9. **Indique qué problema de extrapolación se ilustra mejor en el siguiente ejemplo:**

En un estudio controlado aleatorizado de pacientes con cardiopatía reumática se revela que su forma recurrente se puede prevenir mediante el autotratamiento inmediato con antibióticos para las faringitis. Los autores recomiendan el autotratamiento inmediato con antibióticos de todos los pacientes con faringitis.

   A. Extrapolación más allá de la duración o dosis de la exposición observada
   B. Extrapolación a una población que se diferencia de manera importante de la de estudio
   C. Extrapolación de datos poblacionales a conclusiones sobre individuos (falacia ecológica o poblacional)
   D. Ninguno de los anteriores

10. **Indique qué problema de extrapolación se ilustra mejor en el siguiente ejemplo:**

Se demostró que el riesgo relativo de tromboflebitis en las mujeres con el antecedente de uso de píldoras anticonceptivas es de 5. Los resultados fueron estadísticamente significativos. Los investigadores concluyeron que entre mujeres similares a las incluidas en la investigación, el 80% de las tromboflebitis se asocian con el uso de píldoras anticonceptivas.

   A. Extrapolación más allá de la duración o dosis de la exposición observada
   B. Extrapolación a una población que se diferencia de manera importante de la de estudio
   C. Extrapolación de datos poblacionales a conclusiones sobre individuos (falacia ecológica o poblacional)
   D. Ninguno de los anteriores

RESPUESTAS A LAS PREGUNTAS DE REVISIÓN

1. **La respuesta es E.** Una investigación donde se comparan los resultados en grupos de individuos o poblaciones sin examinar los de cada individuo permite establecer solo una asociación a nivel de grupo. En este tipo de investigación no se sabe si los individuos con el factor investigado son los que desarrollan (o están protegidos de) la enfermedad.

2. **La respuesta es C.** Los estudios controlados aleatorizados bien diseñados y realizados permiten por sí mismos establecer los tres criterios para la causa contribuyente. Cuando se evalúan tratamientos u otras intervenciones, se utiliza el término *eficacia* en lugar de *causa contribuyente*. La eficacia implica que el tratamiento funciona para los participantes en la investigación.

    Los estudios controlados aleatorizados establecen la causa contribuyente o la eficacia porque cumplen los tres criterios de dicha causa. Primero, el tratamiento se asocia con un mejor resultado a nivel individual (criterio 1). En segundo lugar, el tratamiento se produce antes de la mejoría del resultado (criterio 2). En tercer lugar, la modificación de la causa mediante la asignación aleatoria del tratamiento solo al o los grupos de estudio permite evaluar si cambia el efecto entre los que reciben el tratamiento (criterio 3) en comparación con el grupo de control similar.

3. **La respuesta es B.** Este es un estudio de cohortes. Los estudios de cohortes bien realizados permiten demostrar la asociación a nivel individual (criterio 1) y la asociación previa (criterio 2). Permiten lograr esto porque comienzan identificando a aquellos sujetos con y sin la «causa» antes de percatarse del resultado o «efecto».

    Los estudios de cohortes no permiten establecer de manera definitiva el tercer criterio de causa contribuyente o eficacia, es decir, no permiten demostrar de forma definitiva que modificar la causa altera el efecto. Debido a que el investigador observa los efectos del tratamiento (o de una característica específica) más que intervenir y asignar al azar a los pacientes a los grupos de tratamiento y de control, no se puede estar por completo seguro de que fue el tratamiento (o la característica) en sí lo que modificó la frecuencia del resultado bajo investigación.

4. **La respuesta es D.** Esta situación cumple con los requisitos de causa necesaria y suficiente. La causa necesaria implica que si no hay «causa», tampoco enfermedad. La causa suficiente implica que si hay «causa», eventualmente también habrá enfermedad.

    Las causas necesarias y suficientes son muy poco frecuentes en las enfermedades humanas. La mayoría de las causas de enfermedad pueden estar presentes, sin garantizar que se desarrolle. Por lo general, una causa de enfermedad aumenta la probabilidad de que se presente. La causa contribuyente o los postulados modernos de Koch para las enfermedades transmisibles constituyen un concepto más práctico de causa y efecto, porque muchas más condiciones cumplen estos criterios.

5. **La respuesta es B.** Un riesgo relativo de 20 indica una fuerte asociación e implica que aquellos sujetos expuestos al factor de riesgo tienen en promedio 20 veces más probabilidad del resultado investigado en comparación con los que no. Debe recordarse que una asociación solo implica que el factor de riesgo y el resultado ocurren juntos. Una asociación, incluso cuando es fuerte, no implica una causa contribuyente. Sin embargo, una asociación fuerte puede respaldar la existencia de una causa contribuyente.

6. **La respuesta es D.** Una relación de dosis-respuesta implica que hay una mayor (o menor) probabilidad de enfermedad ante niveles crecientes (o decrecientes) de exposición a un factor. En este ejemplo, la probabilidad de arteriopatía coronaria disminuye al correr más.

7. **La respuesta es C.** Este tipo de investigación se centra únicamente en grupos; no obtiene datos sobre individuos. Se le ha denominado *comparación de poblaciones* o *estudio ecológico*. Las comparaciones de poblaciones pueden ser muy útiles, pero se debe tener cuidado al extrapolar los resultados a individuos. No se puede estar seguro de que las personas que experimentan cálculos biliares sean las mismas que consumen más fibra. Por lo tanto, puede ocurrir una falacia ecológica o poblacional.

8. **La respuesta es A.** Este investigador evaluó el uso del nuevo fármaco en dosis de 5 y 10 mg/kg. A partir de esto, extrapoló los datos asumiendo que el aumento de la dosis continuaría produciendo reducciones adicionales y proporcionales de LDL. Este tipo de extrapolación se conoce como *extrapolación lineal* o *en línea recta*.

   La extrapolación lineal o en línea recta es una forma de hacer una extrapolación más allá de la duración o la dosis de tratamiento observadas en una investigación. Sin embargo, es un método muy riesgoso porque la extrapolación lineal supone que las dosis más altas o las exposiciones más prolongadas continuarán aumentando su impacto al mismo ritmo que las dosis más bajas o las duraciones más breves.

9. **La respuesta es B.** Los autores de esta investigación incluyeron pacientes con cardiopatía reumática como población de estudio. Sin embargo, intentaron extrapolar sus resultados a todos los pacientes con faringitis. Por lo tanto, extrapolaron a una población que puede ser diferente a la investigada de manera importante.

10. **La respuesta es D.** Este tipo de extrapolación es la forma menos riesgosa porque de manera explícita se hace a individuos similares a los de la investigación. Hace pocas suposiciones y saca conclusiones sobre una asociación en lugar de una relación de causa y efecto.

Referencias

1. Bradford-Hill A. The environment and disease: association or causation? *Proc R Soc Med*. 1965;58:295–300.
2. Thagard P. *How Scientists Explain Disease*. Princeton, NJ: Princeton University Press;2000.
3. Harvard University Library Open Collection Program. Robert Koch 1843–1910. https://curiosity.lib.harvard.edu/contagion/catalog/36-990065024100203941. Consultado el 12 de mayo de 2020.
4. Wang R, Lagakos SW, Ware JH, et al. Statistics in medicine: reporting of subgroup analyses in clinical trials. *N Engl J Med*. 2007;357:2189–2194.
5. Evans S, Ting N. *Fundamental Concepts for New Clinical Trialist*. 1st ed. Boca Ratón, FL: CRC Press;2016.
6. Heller R. *Evidence for Population Health*. Oxford, UK: Oxford University Press;2005.
7. Szklo M, Nieto FJ. *Epidemiology Beyond the Basics*. 4th ed. Burlington, MA: Jones and Bartlett Learning; 2019.

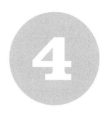

4 Estudios controlados aleatorizados

Los estudios (o ensayos) controlados aleatorizados (ECA) hoy en día se consideran ampliamente el estándar de referencia por el cual se juzga la eficacia. En los Estados Unidos, la Food and Drug Administration (FDA) los requiere para la aprobación de medicamentos;[a] los National Institutes of Health (NIH) los financian con fondos; las revistas científicas los alientan mediante su publicación; y, cada vez más, los profesionales los leen y aplican sus resultados. Cuando es factible y ético, los ECA son una parte habitual de la investigación en salud. Por lo tanto, es de vital importancia apreciar lo que estos estudios pueden expresar, lo que puede salir mal y las preguntas que pueden y no abordar.

En los últimos años se han desarrollado nuevos tipos de ECA y se usan cada vez más. El ECA tradicional ahora se denomina *ECA de superioridad*, para distinguirlo de dos tipos más nuevos: el de ausencia de inferioridad o equivalencia y el pragmático o de efectividad. Se iniciará la descripción de los ECA de superioridad y luego se presentarán los de ausencia de inferioridad o equivalencia y los pragmáticos o de efectividad.

Los ECA, por lo general, se llevan a cabo utilizando un elaborado conjunto de reglas y procedimientos. Estos se aplican no solo a los medicamentos y las vacunas, sino cada vez más a una amplia variedad de *intervenciones*, desde la prevención hasta la paliación. Mucho de lo que se aborda en los primeros tres capítulos se aplica a los ECA. En este capítulo, se enfatizan los abordajes y temas que son únicos o especialmente importantes para los ECA.

Por lo general, la presentación de informes de ECA en revistas científicas de alta calidad sigue las recomendaciones de lo que se conoce como *declaración CONSORT* (*CONsolidated Standards Of Reporting Trials*).[1] Esta declaración es una de una serie de documentos que describen las expectativas de los artículos de investigación que suelen requerirse para su publicación en las revistas científicas de alta calidad.

Los detalles para realizar un ECA deben definirse en lo que se denomina *protocolo de investigación*. Antes de comenzar un ECA, el protocolo debe ser aprobado por un Comité de Revisión Institucional (IRB, *Institutional Review Board*) para evaluar la calidad del diseño del estudio, la ética de su realización y las garantías proporcionadas a los pacientes, incluida una revisión de la declaración de consentimiento informado que se pedirá que comprendan y firmen los posibles participantes. El IRB aborda si es ético que se pida a un posible participante su anuencia. Los IRB han asumido actividades cada vez más importantes en la realización de la investigación, especialmente, pero no de manera exclusiva, de los ECA. En la sección *Aprenda más 4-1* se revisan la actividades de los IRB.

Aprenda más 4-1. Comités de revisión institucional[2,3]

Antes de comenzar una investigación en humanos, un investigador debe conseguir el permiso para su protocolo de estudio de un IRB.[b] Posteriormente, debe obtener el consentimiento informado de todos aquellos a los que se les pida participar. Veamos lo que implica este proceso.

Los IRB cumplen con regulaciones federales estadounidenses. Estas regulaciones derivan del Informe Belmont de 1978, que resultó en gran parte del estudio de Tuskegee. En el estudio de Tuskegee se hizo seguimiento a aproximadamente 600 hombres de raza negra, pobres, con sífilis a partir de 1932. Se siguieron sin ser tratados durante 40 años,

---

[a] La Food and Drug Administration de los Estados Unidos, por lo general, requiere resultados convincentes de dos ECA bien diseñados y realizados de forma independiente para la aprobación de un nuevo medicamento. Estas investigaciones pueden realizarse en los Estados Unidos o en el extranjero.

[b] El protocolo de investigación es un documento que describe los antecedentes, la justificación, los objetivos, el diseño, la metodología, las consideraciones estadísticas y la organización de un proyecto de estudio clínico. En el pasado, los investigadores a menudo tenían que obtener la aprobación de varios IRB para su protocolo de estudio en sitios múltiples. Los NIH exigen cada vez más que el proceso para realizar una investigación en varios sitios se consolide en un solo IRB.

a pesar de que el tratamiento eficaz con penicilina estaba disponible más desde dos décadas antes.[c]

El **Informe Belmont** incluyó los siguientes principios:

- El respeto a las personas implica el reconocimiento de la dignidad personal y la autonomía de los individuos, y una protección especial para aquellos con menoscabo de su autonomía.
- La beneficencia implica la obligación de proteger a las personas del daño al maximizar los beneficios anticipados y reducir al mínimo la posibilidad de daño.
- La justicia requiere que los beneficios y las cargas de la investigación se distribuyan de manera equitativa.

El papel fundamental del IRB es establecer que los beneficios para el individuo y la sociedad merecen el riesgo. *Riesgo* en este contexto significa el daño potencial para el participante individual del estudio. Para lograr este objetivo, en el IRB se debe tener seguridad de la calidad del diseño del estudio, porque sin ello se puede esperar poco o ningún beneficio.

También se espera que un investigador establezca que es necesario realizar un ECA. Esto incluye establecer lo que se llama *equilibrio clínico*. El equilibrio clínico implica que existe suficiente controversia dentro de la comunidad de expertos en salud sobre el tratamiento preferido para justificar un ECA. Debe considerarse que el equilibrio clínico no implica que el investigador sea neutral en cuanto al mejor tratamiento. A menudo, el investigador tendrá una opinión firme sobre el mejor tratamiento. Es responsabilidad del IRB verificar que existan salvaguardas para garantizar que la opinión del investigador no influya en su conducta como tal.

Las pautas federales describen las actividades específicas del IRB, que incluyen lo siguiente:

1. Identificar los riesgos asociados con la investigación, a diferencia de los riesgos del tratamiento que los sujetos correrían, incluso si no participasen en la investigación.
2. Determinar que los riesgos se reducirán al mínimo en la medida de lo posible.
3. Identificar los probables beneficios que se derivarán de la investigación.
4. Determinar que los riesgos son razonables en relación con los beneficios para los sujetos, si los hay, y la importancia del conocimiento que se va a adquirir.
5. Verificar que los posibles sujetos reciban una descripción precisa y justa de los riesgos o molestias y los beneficios anticipados.
6. Determinar los intervalos de revisión periódica y, cuando sea apropiado, que hay recursos adecuados para vigilar los datos obtenidos.
7. Determinar la idoneidad de las disposiciones para proteger la privacidad de los sujetos y para mantener la confidencialidad de los datos.

Si en la investigación se incluyen poblaciones vulnerables, como niños o prisioneros, se requieren protecciones adicionales. La compensación financiera se limita a una módica cantidad por el tiempo y esfuerzo y no está diseñada como un incentivo para participar. Una vez que el IRB ha aprobado un estudio, el investigador puede buscar personas que cumplan con los criterios de inclusión y exclusión, y solicitar del participante o su representante legal, el consentimiento informado para entrar en la investigación.

El contenido y el proceso del consentimiento informado también se rigen por las regulaciones y pautas federales. El consentimiento informado es un proceso y no solo un documento para firmar. El proceso de obtención del consentimiento informado debe

---

[c] Debe considerarse que el estudio de Tuskegee fue de cohortes. Las reglas del IRB no se limitan a los ECA; incluyen a todos los estudios que implican «investigación con sujetos humanos», aunque existen excepciones y revisiones aceleradas de los que implican un riesgo mínimo para los participantes del estudio. Las pautas federales definen el *riesgo mínimo* como «... la probabilidad y la magnitud del daño o malestar anticipados en la investigación propuesta no son mayores, en y por sí mismos, que los que se encuentran generalmente en la vida diaria o durante la realización de pruebas o exploraciones físicas o psicológicas sistemáticas...».[2] Por ejemplo, el riesgo de extraer una pequeña cantidad de sangre a una persona sana con fines de investigación no se considera mayor que el de hacerlo como parte de una exploración física sistemática.

brindar a los posibles participantes el tiempo suficiente para hacer preguntas y deliberar sobre su decisión. Se debe evitar la «coerción o influencia indebida». Las situaciones en las que puede producirse una influencia indebida incluyen aquellas en las que los posibles participantes del estudio se encuentran en posiciones de subordinación. En este caso, se requieren procedimientos especiales. Por ejemplo, puede ocurrir una influencia indebida cuando un investigador está implicado en la atención médica de un participante potencial, cuando un cuerpo docente solicita el consentimiento informado de un estudiante o un patrón alienta a un empleado a participar. La información del consentimiento informado debe proporcionarse de forma clara y en un lenguaje que el posible participante del estudio pueda comprender.

Las pautas federales también describen el contenido mínimo de una declaración de consentimiento informado. El contenido del consentimiento informado debe incluir lo siguiente:

- Una declaración de que el estudio implica una investigación, la explicación de sus propósitos y la duración esperada de la participación del sujeto, una descripción de los procedimientos a seguir y la identificación de cualquier procedimiento experimental.
- Una descripción de cualquier riesgo o molestia razonablemente previsible para el sujeto.
- Una descripción de cualquier beneficio para el sujeto o para otros, que sea de esperar razonablemente de la investigación.
- Una divulgación de los procedimientos o ciclos de tratamiento alternativos apropiados, si los hubiera, que pudieran ser ventajosos para el sujeto.
- Una declaración que describa en qué medida, si corresponde, se mantendrá la confidencialidad de los registros que identifican al sujeto.
- Para las investigaciones que implican un riesgo más que mínimo, una explicación respecto de si se proporciona alguna compensación por los eventos adversos.
- Una declaración de que la participación es voluntaria, a la que puede negarse o interrumpir en cualquier momento, sin penalización o pérdida de los beneficios a los que tiene derecho.

La aprobación por parte del IRB y la obtención del consentimiento informado de un participante del estudio es indispensable para el proceso de reclutamiento. Una vez aprobado por el IRB, debe informarse a aquellos a quienes se les pide que participen en el estudio y entonces pueden dar su consentimiento informado. También se requiere una revisión adicional bajo las regulaciones de la Ley de Portabilidad y Responsabilidad de los Seguros de Salud (HIPAA,*Health Insurance Portability and Accountability Act*) para garantizar la confidencialidad de los datos del estudio.

La declaración CONSORT espera que un artículo de revista científica que informe sobre un ECA incluya un diagrama de flujo que muestre el paso de los participantes por el estudio.

La figura 4-1 corresponde a la plantilla recomendada para informar los datos de los ECA. Los términos utilizados son similares a los primeros cuatro componentes del marco MAARIE.

- Reclutamiento = Método
- Asignación = Asignación
- Seguimiento = Análisis
- Análisis = Resultados

Ahora que se ha analizado la planificación y preparación que se requieren antes de comenzar un ECA, se usará el marco MAARIE para examinar las características únicas del diseño de este estudio.

MÉTODO[4-5]

Los ECA generalmente se utilizan para establecer la eficacia de las intervenciones, desde la prevención hasta la curación y la paliación. En consecuencia, por lo general su hipótesis indica que, en promedio, los sujetos en el grupo de estudio tendrán un mejor resultado que los del de control bajo las condiciones de

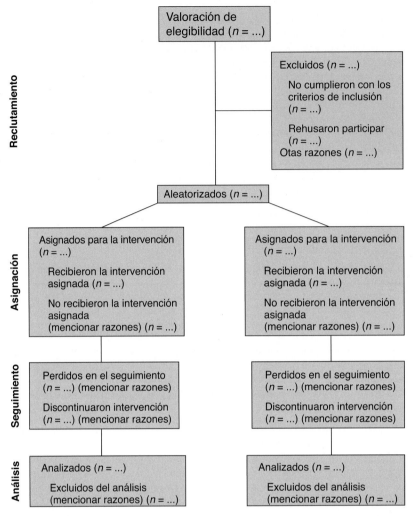

FIGURA **4-1** **Plantilla del diagrama CONSORT que muestra el flujo de participantes en cada etapa de un estudio aleatorizado** (adaptado de Consort Statement. www.consort-statement.org. Consultado el 20 de julio de 2011).

la investigación. Este tipo de ECA se llama *estudio de superioridad*. Los ECA pueden incluir más de dos grupos que permitan comparaciones de más de una dosis de un tratamiento o múltiples intervenciones dirigidas a la misma enfermedad.[d]

Los ECA pueden demostrar los tres criterios de la causa contribuyente. Cuando se aplica a un tratamiento u otro tipo de intervención, como la prevención, se utiliza el término *eficacia* en lugar del de *causa contribuyente*. *Eficacia* significa que, en el grupo de estudio que se investiga, la intervención condujo a un aumento en la probabilidad de un resultado deseable. Sin embargo, es necesario distinguir la eficacia de la eficiencia. La *eficiencia* implica que el tratamiento funciona en las condiciones habituales de la práctica clínica, en contraposición a las condiciones estrictas de una investigación.

---

[d]Además, un tipo de ECA llamado *diseño factorial* puede permitir que un ECA aborde más de una hipótesis. Los diseños factoriales son un método que se utiliza cada vez más en los ECA para examinar más de un factor o intervención a la vez. Por lo general, se investigan dos intervenciones de tratamiento, cada una con dos niveles. El uso de dos intervenciones con dos niveles requiere de cuatro grupos diferentes. El uso de cuatro grupos permite a los investigadores estudiar dos hipótesis utilizando el mismo tamaño de población que se requeriría para estudiar una. Si bien el diseño factorial es atractivo por el tamaño del estudio y el costo resultante, tiene una serie de limitaciones potenciales. Si los impactos de los dos tratamientos interactúan, es decir, afectan los resultados de cada uno, los cuatro grupos deben analizarse por separado. Además, se pierden los beneficios de un mayor poder estadístico y se requieren técnicas estadísticas especiales.[4]

Los ECA de superioridad generalmente tienen una hipótesis de estudio muy específica, porque buscan determinar si la intervención funciona cuando se administra de acuerdo con un programa de dosificación, por una vía de administración y para un tipo de paciente definidos.

Por lo tanto, se espera que los ECA tengan un protocolo de investigación detallado, que incluya criterios específicos de inclusión y exclusión. Estos criterios de inclusión y exclusión definen a la población que se investiga. Se espera que todos los participantes cumplan con estos criterios.

Se puede evaluar a muchas personas para determinar si cumplen con los criterios de inclusión y exclusión. Un número limitado de personas evaluadas para determinar su elegibilidad termina participando en la investigación. Por ejemplo, pueden no cumplir con los criterios de inclusión o exclusión o negarse a participar a pesar de ser candidatos. Por lo tanto, el diagrama de flujo de la declaración CONSORT comienza identificando el número evaluado para la elegibilidad, luego indica el número de aquellos que fueron excluidos y los motivos.

Los ECA de superioridad no son adecuados para llevar a cabo la investigación inicial de un nuevo tratamiento, debido a la necesidad de establecer evidencia preliminar de los beneficios y los daños. Cuando se utilizan como parte del proceso de aprobación de medicamentos o vacunas, os ECA de superioridad se denominan *estudios de fase III*. La FDA tradicionalmente ha exigido que se realicen dos ECA de forma independiente para la misma indicación, antes de revisar un medicamento para su aprobación. *Indicación* se refiere a una enfermedad, afección o manifestación patológica para la que se pretende utilizar un tratamiento. Idealmente, se debe efectuar un ECA o estudio de fase III antes de que el fármaco se utilice ampliamente para la indicación que se señala. Se examinan las fases de revisión de la FDA con mayor profundidad en el capítulo 6, cuando se analizan los daños y la seguridad.

Para los medicamentos nuevos que no cuentan con la aprobación de mercadeo, la identificación de voluntarios puede ser relativamente fácil. Sin embargo, para los procedimientos y fármacos comercializados previamente y utilizados para otras indicaciones, puede producirse un uso generalizado en la práctica clínica antes de que se puedan implementar ECA para abordar una cuestión específica. Esto es un problema, porque una vez que el tratamiento se ha utilizado ampliamente, los médicos y los pacientes quizás desarrollaron ideas firmes sobre su valor. En esta situación, es posible que los médicos no crean que sea ético participar en un ECA o continuar participando si descubren que el paciente ha sido asignado al grupo de control.

La siguiente pregunta es si es factible realizar un ECA. Para responder a esto, el investigador debe definir la pregunta y determinar el tamaño de muestra requerido para responderla.

Los ECA de superioridad tienen como objetivo determinar si el tratamiento nuevo o experimental produce un resultado mejor que el placebo o el tratamiento estándar. Para determinar si un estudio es factible, los investigadores deben estimar el tamaño de muestra necesario. Deben calcular cuántos pacientes se requieren para tener una probabilidad razonable de demostrar una diferencia estadísticamente significativa entre el nuevo tratamiento y el placebo o el tratamiento estándar. El tamaño de muestra requerido que se calcula antes de realizar la investigación depende de los siguientes factores:[e]

1. **Tamaño del error de tipo I que tolerarán los investigadores.** Es la probabilidad de demostrar una diferencia estadísticamente significativa en las muestras cuando no existe una diferencia verdadera entre los tratamientos en la población más grande. El error de tipo I generalmente se establece en 5%.

2. **Tamaño del error de tipo II que tolerarán los investigadores.** Es la probabilidad de no demostrar una diferencia estadísticamente significativa en las muestras del estudio cuando hay una diferencia verdadera de una magnitud seleccionada entre las intervenciones en la población más grande. Como se describió antes, los investigadores deben aspirar a un error de tipo II del 10% y aceptar uno de no más del 20%. Un error de tipo II del 20% indica una potencia estadística del 80%, porque suman 100%. Esto implica una

---

[e] El tamaño de la muestra es toda la información que se requiere para una u otra, es decir, una variable dicotómica. Al calcular el tamaño de la muestra para variables con múltiples resultados posibles, como los datos continuos, también se debe estimar la desviación estándar de la variable.

probabilidad del 80% de poder demostrar una diferencia estadísticamente significativa entre las muestras si realmente existe una diferencia real en la población más grande.[f]

3. **Porcentaje de individuos en el grupo de control que se espera experimenten el resultado adverso (muerte u otro resultado no deseado) bajo estudio.** A menudo, esto se puede estimar a partir de estudios anteriores.

4. **Mejoría en el resultado del grupo de estudio en comparación con el de control que los investigadores buscan demostrar como estadísticamente significativa.** A pesar del deseo de demostrar significación estadística para pequeñas diferencias, los investigadores deben decidir la diferencia mínima que se consideraría importante en la clínica. Esto se llama *diferencia mínima importante en la clínica*. Cuanto menor sea la diferencia esperada entre los grupos de estudio y de control, mayor será el tamaño de muestra requerido.[g]

Veamos la forma en la que estos factores afectan el tamaño de muestra requerido. En la tabla 4-1 se incluyen las pautas generales para determinar el tamaño de la muestra.

En la tabla 4-1 se asume un error de tipo I del 5%; también se incluyen un grupo de estudio y uno de control de igual tamaño. Finalmente, se asume que los investigadores están interesados en si los resultados

Tabla 4-1 Requisito del tamaño de muestra para estudios clínicos controlados[a]

Resultado adverso en el grupo de control	Error de tipo II (%)	Probabilidad de resultado adverso en el grupo de estudio			
		1%	5%	10%	20%
2%	10	3 696			
	20	2 511			
	50	1 327			
10%	10	154	619		
	20	120	473		
	50	69	251		
20%	10	62	112	285	
	20	49	87	218	
	50	29	49	117	
40%	10	25	33	48	117
	20	20	26	37	90
	50	12	16	22	49

[a]Todos los tamaños de muestra obtenidos de esta tabla asumen un error de tipo I del 5% y una prueba de significación estadística de dos colas.

[f]Los términos error α y error β se utilizan en el diseño de una investigación para indicar las probabilidades esperadas de un error de tipos I y II, respectivamente, cuando concluye.

[g]La frecuencia del resultado bajo investigación puede estimarse a partir de estudios anteriores, especialmente para el grupo de control. A menudo, es más difícil estimar la frecuencia esperada en el grupo de estudio, aunque, como se describirá, los estudios de fase II pueden ayudar a hacer estas estimaciones. Las estimaciones demasiado optimistas de los resultados para el grupo de estudio darán lugar a estimaciones del tamaño de la muestra que son demasiado pequeñas para demostrar significación estadística. El tratamiento utilizado en el grupo de control puede influir en la frecuencia estimada del resultado en el grupo control. El uso de un placebo puede tener ventajas desde la perspectiva del tamaño de la muestra, porque quizás origine una tasa más baja de resultados deseados en el grupo de control y, por lo tanto, disminuya el número de los participantes necesarios. Como se describirá más adelante en este capítulo, los estándares para un estudio ético requieren que no se use un placebo si se dispone de otros tratamientos que tienen mayor eficacia. Una de las consecuencias de esta política es aumentar el tamaño de la muestra necesario para los ECA.

se encuentran en dirección de la intervención que se investiga o en la opuesta. Las *pruebas de dos colas* se refieren a las de significación estadística que consideran los datos a favor de desviaciones de la hipótesis nula en cualquier dirección. Veamos el significado de estos números para diferentes tipos de estudios:

Miniestudio 4-1

Un investigador desea llevar a cabo un ECA sobre un tratamiento diseñado para disminuir el riesgo de muerte a un año por adenocarcinoma de ovario. Suponga que el riesgo de muerte a 1 año con el tratamiento estándar es del 40%. El investigador esperaba poder reducir el riesgo de muerte a 1 año al 20% con un nuevo tratamiento. Sin embargo, cree que el tratamiento pudiese aumentar el riesgo de muerte en lugar de disminuirlo. Si está dispuesto a tolerar un 20% de probabilidad de no obtener resultados estadísticamente significativos, incluso si hay una verdadera diferencia de esta magnitud en las poblaciones más grandes, ¿cuántas pacientes se requieren en el grupo de estudio y el de control?

Para responder a esta pregunta, se puede usar la tabla 4-1, como sigue:

Debe ubicarse el 20% de probabilidad de un resultado adverso (muerte) en el grupo de estudio en el eje horizontal.

A continuación, se ubica el 40% de probabilidad de un resultado adverso en el grupo de control en el eje vertical. Estos se cruzan en 117, 90 y 49. El número correcto es el que se alinea con el error de tipo II del 20%. La respuesta es de al menos 90 en cada grupo.

Por lo tanto, se necesitan 90 mujeres con adenocarcinoma avanzado en el grupo de estudio y 90 en el de control para tener un error de tipo II del 20% si el riesgo real de muerte a 1 año es del 40% con el tratamiento estándar y del 20% con el nuevo. Debe considerarse que el tamaño de muestra requerido para un error de tipo II del 10% es de 117. Por lo tanto, un tamaño inicial que permite que algunas pacientes abandonen la investigación de aproximadamente 100 en cada grupo sería razonable para este estudio.

También debe observarse que la tabla incluye los números requeridos para un 50% de error tipo II, que no debe tolerarse. En este caso, 49 (alrededor de 50 participantes) en cada grupo producirían un error de tipo II del 50%, que es demasiado grande que una investigación resulte de alta calidad.

Por lo tanto, un tamaño de muestra de 100 es una estimación aproximada del número de individuos necesarios en cada grupo cuando la probabilidad de un resultado adverso es sustancial en el grupo de control, y los investigadores esperan poder reducirlo a la mitad con el nuevo tratamiento, manteniendo el tamaño del error de tipo II por debajo del 20%.

Ahora es necesario comparar esta situación con una en la que la probabilidad de un resultado adverso es mucho menor, incluso sin una nueva intervención:

Miniestudio 4-2

Un investigador desea estudiar el efecto de un nuevo tratamiento sobre la probabilidad de septicemia neonatal secundaria a la rotura prematura de membranas. Se supone que la probabilidad de septicemia neonatal con el tratamiento estándar es del 10%, y el tratamiento nuevo del grupo de estudio tiene como objetivo reducirla al 5%, aunque puede aumentar el riesgo de muerte.

Usando el gráfico como antes, se ubican 619, 473 y 251. Por lo tanto, se ve que se necesitan 619 individuos tanto para el grupo de estudio como para el de control para limitar el error de tipo II al 10%. Si se estuviera dispuesto a tolerar un error de tipo II del 20%, se requerirían 473 individuos en cada grupo. Por lo tanto, se requieren aproximadamente 500 personas en los grupos de estudio y control para demostrar significación estadística, cuando la verdadera diferencia entre los resultados adversos en la población más grande es del 10% frente al 5%.

El ejemplo de la septicemia neonatal es típico de los problemas que se investigan en la práctica clínica. Demuestra por qué se requieren tamaños de muestra relativamente grandes en la mayoría de los ECA, antes de que sea probable que demuestren significación estadística. Por lo tanto, a menudo no es factible investigar pequeñas mejorías con el tratamiento mediante un ECA.

Al avanzar un paso más se ve qué sucede con el tamaño de muestra requerido cuando se realiza un ECA sobre una intervención preventiva en la que el resultado adverso es poco frecuente incluso en ausencia de prevención:

Miniestudio 4-3 Se espera que un nuevo medicamento para evitar resultados adversos del embarazo en mujeres con hipertensión disminuya la probabilidad de resultados negativos del 2% al 1%, aunque el nuevo tratamiento posiblemente pudiese aumentar el riesgo de resultados adversos.

A partir de la tabla 4-1, se puede ver que se requieren al menos 2 511 individuos en cada grupo, incluso si el investigador está dispuesto a tolerar un error de tipo II del 20%. Estos grandes números señalan la dificultad de realizar ECA cuando se desea aplicar intervenciones preventivas, especialmente cuando el riesgo de resultados adversos ya es bastante bajo.[h]

En resumen, el componente de método de un ECA de superioridad de alta calidad plantea la hipótesis de la eficacia de una intervención, tiene criterios de inclusión y exclusión muy específicos y se calcula su tamaño de muestra para proporcionar al menos un 80% de poder estadístico para demostrar significación estadística.

ASIGNACIÓN

Los participantes en un ECA, por lo general, no se seleccionan al azar de una población más grande. Suele tratarse de voluntarios que cumplen con una serie de criterios de inclusión y exclusión definidos por los investigadores, como se comenta en el componente Método. Los individuos que participan en ECA de superioridad suelen ser un grupo relativamente homogéneo, porque comparten criterios de inclusión y exclusión. En general, no son representativos de todos los que padecen la enfermedad coronaria o de todos aquellos a quienes está destinado el tratamiento (la población objetivo).

Además, los participantes en un ECA, por lo general, no presentan el tipo de factores de complicación que se encuentran en la práctica, es decir, no suelen tener múltiples enfermedades y no se someten a tratamientos simultáneos y, en general, no tienen una capacidad comprometida para el metabolismo de los fármacos debido a una enfermedad renal o hepática. Por lo tanto, es importante distinguir entre la población de estudio y la población objetivo en la que se utilizará la intervención en la práctica clínica.

Una vez que las personas dan su consentimiento informado para participar en la investigación, es posible que no se sometan de inmediato a la aleatorización. Los investigadores pueden hacer un seguimiento de los pacientes antes de asignarlos al azar a un grupo de estudio o de control, a fin de determinar si es probable que sigan el tratamiento, regresen para el seguimiento o de alguna otra manera se adhieran al protocolo de investigación. Los investigadores pueden usar el llamado *período de preinclusión* para excluir a los pacientes que no cumplen con estos criterios. Es importante reconocer que los ECA que utilizan un período de preinclusión a menudo terminan con una población de estudio que es especialmente probable que se adhiera al tratamiento y, por lo tanto, puede tener un pronóstico especialmente favorable.

Antes de la aleatorización, un investigador a menudo debe seguir una serie de pasos que incluyen:

1. Obtener la aprobación del IRB.
2. Identificar a las personas que cumplen con los criterios de inclusión y exclusión.
3. Obtener el consentimiento informado.
4. Completar un período de preinclusión.

---

[h] Estos tamaños de muestra están diseñados para el *criterio de valoración primario*, que debería ser uno que se espera que ocurra con relativa frecuencia. Sin embargo, puede que no sea el criterio de valoración o resultado de interés más importante. Por ejemplo, en un estudio de la arteriopatía coronaria, un infarto de miocardio puede ser un criterio de valoración primario. Otros criterios de valoración que tienen aún más importancia clínica, pero que ocurren con menos frecuencia, como la discapacidad o la muerte, a menudo se miden como *criterios de valoración secundarios*. En general, se utilizan los criterios de valoración primarios, pero no secundarios, para calcular el tamaño de la muestra. Los diseños de estudios adaptativos permiten cada vez más a los investigadores realizar cambios en el protocolo del estudio durante el curso de la investigación usando revisiones preliminares predefinidas de los datos. Los cambios pueden incluir el número asignado al azar a los grupos de estudio y de control.

La aleatorización de los pacientes en los grupos de estudio y control es el sello distintivo de todos los tipos de ECA. Una característica importante de la asignación al azar se llama *ocultamiento de la asignación*. El ocultamiento de la asignación implica que quienes asignan participantes a los grupos no saben a qué grupo se dirigirá el siguiente participante hasta el momento de la asignación, es decir, la aleatorización implica imprevisibilidad. El proceso de ocultamiento de la asignación tiene como objetivo preservar la imprevisibilidad. Esto evita que la persona que realiza la asignación influya consciente o inconscientemente en el proceso de asignación. En otras palabras, la aleatorización evita el sesgo de selección. La aleatorización es una característica esencial de un ECA y lo distingue de un estudio de cohortes.

La aleatorización también implica que cualquier individuo tiene una probabilidad predeterminada de ser asignado a un grupo en particular. Esto puede significar una probabilidad igual de ser asignado a un grupo de estudio o de control o diferentes probabilidades de ser asignado a cada uno de dos o más grupos de estudio y control. La proporción de participantes destinada a cada grupo de estudio y de control se denomina *proporción de la asignación*.

La aleatorización es una herramienta poderosa para eliminar el sesgo de selección en la asignación de individuos a los grupos de estudio y de control. En los estudios grandes, reduce en gran medida la probabilidad de que los efectos del tratamiento se deban al tipo de individuos que reciben los tratamientos de estudio y de control. Es importante distinguir entre la aleatorización, que es una parte esencial de un ECA, y *el muestreo* aleatorio o la selección aleatoria, que generalmente no forma parte de un ECA. El muestreo aleatorio implica que los individuos seleccionados para un estudio se asignan al azar de un grupo o población más grande. Así, el muestreo aleatorio es un método destinado a obtener una muestra representativa, que, en promedio, refleje las características de un grupo o población mayor.

La aleatorización, por otro lado, no dice nada sobre las características de una población más grande de la que se extraen los individuos en la investigación. Se refiere al mecanismo por el cual los individuos son asignados a grupos de estudio y de control una vez que se convierten en participantes de la investigación. El siguiente estudio hipotético ilustra la diferencia entre muestreo aleatorio y aleatorización.

Miniestudio 4-4   Un investigador desea evaluar la eficacia de un nuevo fármaco conocido como Surf-ez. Surf-ez está diseñado para ayudar a mejorar la capacidad de surfeo. Para evaluar el valor de Surf-ez, el investigador realiza un ECA en un grupo de surfistas voluntarios en un campeonato en Hawái. Después de aleatorizar a la mitad del grupo para recibir Surf-ez y a la mitad del grupo para tomar un placebo, los investigadores miden la capacidad de surfeo de todos utilizando un sistema de puntuación estándar. Los anotadores no saben si un surfista usó Surf-fez o placebo. Los que tomaron Surf-ez muestran una mejoría sustancial y estadísticamente significativa en comparación con el grupo de placebo. Con base en los resultados de la investigación, los autores recomiendan Surf-ez como un auxiliar de aprendizaje para todos los surfistas.

En este ejemplo, se utilizó la aleatorización pero no la selección aleatoria, porque los surfistas de campeonato no se seleccionaron como representativos de todos los surfistas. Usando la aleatorización, este ECA demostró la eficacia de Surf-ez entre estos surfistas de campeonato. Sin embargo, debido a que sus grupos de estudio y de control no eran una muestra aleatoria de surfistas, se debe tener mucho cuidado al sacar conclusiones o extrapolar los efectos de Surf-ez como auxiliar de aprendizaje para todos los surfistas.[i]

La aleatorización no elimina la posibilidad de que los grupos de estudio y control difieran según los factores que pueden afectar el pronóstico (posibles variables de confusión). Los factores pronósticos conocidos aún deben medirse y pueden ser diferentes en los grupos de estudio y de control debido al azar solo, especialmente en los estudios pequeños. Si hay diferencias sustanciales entre los grupos, estas deben tenerse en cuenta a través de un proceso de corrección como parte del análisis.[j]

Sin embargo, se desconocen muchas características que afectan el pronóstico. En los estudios más grandes, la aleatorización tiende a equilibrar la multitud de características que posiblemente podrían

---

[i] Como se indicó anteriormente, se debe tener cuidado incluso al extrapolar a los surfistas de campeonato. Esta limitación se aplica a la mayoría de los ECA que seleccionan a sus participantes para un hospital o centro clínico en particular.

[j] Muchos especialistas en bioestadística recomendarían el uso de una técnica de análisis multivariado, como la regresión logística o la regresión de riesgo proporcional de Cox, incluso cuando las diferencias entre los grupos no sean sustanciales. El análisis multivariado también permite la corrección por interacción. La interacción ocurre, por ejemplo, cuando ambos grupos contienen una distribución idéntica por edad y sexo, pero uno tiene predominio de mujeres jóvenes y en el otro predominan los hombres jóvenes. El análisis multivariado permite entonces separar los efectos interactivos de la edad y el sexo.

afectar el resultado, incluso aquellas que el investigador desconoce. Sin la aleatorización, el investigador debería tener en cuenta todas las diferencias conocidas y potenciales entre los grupos. Debido a que es difícil, si no imposible, considerar todo, la aleatorización ayuda a equilibrar los grupos, especialmente para los estudios grandes. La gran ventaja de la aleatorización es su capacidad para ayudar a garantizar que los factores desconocidos y los conocidos que afectan el pronóstico estén equilibrados entre los grupos.[k]

La aleatorización de individuos para grupos de estudio o de control no es la única forma en la que se lleva a cabo. En la sección *Aprenda más 4-2* se examina el método de uso cada vez más frecuente de aleatorización de grupos o conjuntos.

Aprenda más 4-2. Estudios aleatorizados grupales o de conjuntos[5]

Los *estudios aleatorizados grupales* o *de conjuntos* son un tipo especial de ECA en el que la unidad de aleatorización es a partir de grupos, como hospitales, escuelas o comunidades, en lugar de individuos. También se han denominado *ECA grupales* y *ECA comunitarios*, porque a menudo investigan cuestiones que pueden ser abordadas por grupos o poblaciones en lugar de por pacientes o médicos individuales.

Veamos los tipos de situaciones en las que se utilizan estudios aleatorizados grupales o por conjuntos, como se ilustra en el siguiente escenario:

Miniestudio 4-5

Unos investigadores estaban interesados en realizar un estudio sobre la eficacia de un programa educativo en el aula de séptimo grado para la prevención del consumo de cigarrillos. La aleatorización de estudiantes individuales no fue factible porque interrumpiría la rutina del aula. Además, las comunicaciones entre los estudiantes fuera de la clase eran motivo de preocupación porque podrían diluir cualquier efecto del programa educativo. Los investigadores decidieron asignar al azar pares de escuelas similares al grupo de estudio en el que se implementó el programa educativo para todos los estudiantes de séptimo grado o al grupo de control, en el que no se implementó el programa.

Este uso de estudios aleatorizados grupales ilustra cómo se pueden abordar los problemas asociados con las intervenciones diseñadas para grupos como los de séptimo grado. Las intervenciones a nivel institucional son cada vez más frecuentes, desde programas hospitalarios, como los esfuerzos para regular la resistencia a los antibióticos, hasta programas en restaurantes, como el etiquetado de alimentos, y programas comunitarios, como las campañas en los medios para aumentar el uso de vacunas. Además, algunas intervenciones requieren cambios en la legislación o las políticas que deben aplicarse de manera uniforme a todas las jurisdicciones gubernamentales, como restricciones al consumo de alcohol, limitaciones al uso de teléfonos celulares o cambios en los sistemas de respuesta a las urgencias.

Es deseable en este tipo de estudios que la unidad de aleatorización sea grupal, porque es en conjuntos donde se llevará a cabo la implementación si se determina que la intervención tiene eficacia. Por lo tanto, la aleatorización grupal es la característica definitoria de estos estudios.

Los estudios aleatorizados grupales son el estándar de referencia para alcanzar la eficacia de las intervenciones que requieren implementación en conjuntos. Sin embargo, debido al menor número de unidades aleatorizadas, los estudios aleatorizados grupales tienen menor poder estadístico que aquellos en los que la aleatorización se produce a nivel individual. El emparejamiento de los grupos de estudio y de control, como en el ejemplo mencionado antes, es a menudo un método importante para aumentar el poder estadístico

---

[k] La aleatorización, tal como la define la declaración CONSORT, puede dividirse en simple y restringida. La aleatorización *simple* implica que cada participante tiene una probabilidad conocida de recibir cada tratamiento antes de que se le asigne uno. La aleatorización *restringida* describe cualquier procedimiento que tenga como objetivo lograr el equilibrio entre los grupos, ya sea en términos de tamaño o características. Por ejemplo, la *aleatorización por bloque* implica que se logra utilizando conjuntos de individuos que incluyen un número determinado que dio su consentimiento para participar y que luego se aleatorizó para los grupos de estudio o de control en una proporción de asignación predefinida. La aleatorización por bloque se puede utilizar para garantizar que haya un equilibrio entre los asignados a los grupos de estudio y de control en cada uno de una investigación de múltiples sitios. Se están utilizando métodos más nuevos llamados *diseños adaptativos,* que permiten que la proporción de asignación para la aleatorización cambie durante la investigación, para dar cuenta de los resultados iniciales en los grupos de estudio y de control.

en los estudios aleatorizados grupales. Los métodos estadísticos que se ajustan a los factores de confusión también son cruciales, pues el tamaño pequeño de la muestra suele significar que la aleatorización no logra su objetivo de producir grupos de estudio y de control casi idénticos.

Hay métodos específicos de análisis estadístico disponibles para los estudios aleatorizados grupales. En estos métodos se considera el hecho de que los individuos dentro de instituciones, tales como centros de salud, escuelas e incluso dentro de las comunidades, no constituyen muestras aleatorias de todos los posibles individuos, sino que a menudo comparten características comunes únicas para su entorno. Los hospitales pueden hacerse especializados para pacientes con enfermedades más graves, las escuelas pueden depender de distintos grupos socioeconómicos y las comunidades pueden reflejar la cultura de un grupo étnico.

Los estudios aleatorizados grupales son un tipo de ECA cada vez más importante porque los investigadores centran sus intervenciones no solo en un individuo a la vez, sino en intervenciones que solo pueden implementarse a nivel de grupo o población.[5]

La aleatorización es un requisito para todos los ECA. La ocultación o cegamiento de los sujetos del estudio y los investigadores, por otro lado, es una característica muy deseable, pero no un requisito de un ECA. Como se verá pronto, el impacto de la falta de ocultación se hace evidente en el tercer componente del marco MAARIE, el proceso de análisis.

ANÁLISIS

El análisis en los ECA, como en otros tipos de investigaciones, requiere examinar cuidadosamente las medidas de resultados que se utilizan. Pueden producirse errores en la evaluación del resultado o criterio de valoración de un ECA cuando el paciente o la persona que la realiza sabe qué tratamiento se está administrando. Esto es especialmente probable cuando el resultado o el criterio de valoración que se mide es subjetivo o puede estar influido por el conocimiento del grupo de tratamiento, como se ilustra en el siguiente estudio hipotético:

 Miniestudio 4-6 En un ECA de una nueva intervención quirúrgica para el cáncer de mama se comparó el grado de edema y la fuerza del brazo entre las pacientes que fueron objeto del nuevo procedimiento frente al usual. Los pacientes sabían a qué procedimiento se les sometió. El edema y la fuerza del brazo fueron los de valoración empleados por las pacientes y los cirujanos. En el estudio se encontró que quienes se sometieron al nuevo procedimiento tenían menos edema y más fuerza en el brazo que las que fueron objeto de la mastectomía usual.

En este estudio, las pacientes y los cirujanos que realizaron el procedimiento evaluaron el resultado y sabían quiénes se sometieron al nuevo procedimiento. Esto puede haber afectado la objetividad de la forma en que se midieron e informaron la fuerza y el edema. Este efecto puede haberse limitado, pero no eliminado, si la fuerza y el edema del brazo se evaluasen utilizando una tecnología que no pudiera ser influida por los investigadores.

Incluso un sistema de evaluación con ocultación y puntuación objetiva no eliminaría por completo el impacto de que los pacientes y los cirujanos supiesen qué operación se realizó. Aún es posible que los pacientes que se sometieron al nuevo procedimiento trabajasen más duro y, de hecho, aumentaran su fuerza y redujeran su edema. Esto podría ocurrir, por ejemplo, si el cirujano que realiza la nueva operación hace hincapié en los ejercicios postoperatorios o indica más fisioterapia a sus pacientes.

En la práctica, la ocultación a menudo resulta impráctica o no tiene éxito. Los ECA que carecen ocultación se denominan *sin ocultación* o *abiertos*. No es fácil realizar el proceso de ocultación de los tratamientos quirúrgicos. Además, el sabor o los efectos adversos de los medicamentos suelen ser un indicio para el paciente o el médico. La necesidad de ajustar una dosis para lograr un efecto deseado dificulta con frecuencia ocultar al médico y, en algunos casos, al paciente. El cumplimiento estricto de la ocultación ayuda a garantizar la objetividad del proceso de evaluación y a eliminar la probabilidad de que las diferencias en el cumplimiento, el seguimiento y la evaluación del resultado se vean afectadas por el conocimiento del tratamiento recibido.

Incluso cuando se puede garantizar una evaluación objetiva, un excelente cumplimiento y un seguimiento completo, la ocultación sigue siendo deseable, porque ayuda a limitar el *efecto placebo*. El efecto placebo es un poderoso proceso biológico que puede producir una amplia variedad de efectos biológicos objetivos y subjetivos. El efecto placebo se extiende mucho más allá del alivio del dolor y no se limita a situaciones en las que se usa un placebo físico. Un porcentaje sustancial de pacientes que creen que están recibiendo un tratamiento eficaz obtienen beneficios terapéuticos objetivos. Cuando la ocultación exitosa no es parte de un ECA, deja abierta la posibilidad de que el beneficio observado en el sujeto de estudio sea resultado del efecto placebo.

Por lo tanto, cuando la ocultación no es viable, por lo general, persisten las dudas sobre la precisión de las medidas de resultado. Esta incertidumbre se puede reducir, pero no eliminar, mediante el uso de medidas objetivas de los criterios de valoración, una regulación cuidadosa del cumplimiento y un seguimiento completo de los participantes.

Además de intentar la ocultación, la declaración CONSORT espera que los investigadores hagan un esfuerzo para determinar si la ocultación fue realmente exitosa. Esto se puede hacer preguntando a los participantes qué tratamiento creen que recibieron y comparando su respuesta con el tratamiento real.

Como se vio, la evaluación de las medidas de resultado requiere criterios de valoración que sean apropiados, precisos y exactos, completos y que no se vean afectados por el proceso de observación. Estos requisitos son tan importantes en un ECA como en otros tipos de investigaciones.

Hay algunos problemas de evaluación que se aplican especialmente a los ECA. Los investigadores a menudo desean utilizar medidas de resultado o criterios de valoración que ocurren en un período breve, en lugar de esperar resultados de mayor importancia clínica, como la muerte o la ceguera. Cada vez más, los cambios en los resultados de las pruebas sustituyen a los resultados clínicamente importantes. Se llama a estos *resultados indirectos* o criterios de valoración indirectos. Los resultados indirectos pueden ser muy útiles si la prueba es un índice temprano de un resultado posterior. Sin embargo, si esa no es la situación, el resultado indirecto puede resultar una medida inapropiada, como se sugiere en el siguiente escenario:

Miniestudio 4-7 Los investigadores señalan que las personas con arteriopatía coronaria grave a menudo tienen múltiples contracciones ventriculares prematuras y experimentan muerte súbita, que a menudo se cree que es causada por arritmias. Señalan que un nuevo fármaco puede disminuir las contracciones ventriculares prematuras. Por lo tanto, realizaron un ECA de superioridad que demuestra que el nuevo fármaco tiene eficacia para disminuir la frecuencia de las contracciones ventriculares prematuras en los pacientes con arteriopatía coronaria grave. La evidencia posterior indica que, a pesar de la disminución de las arritmias, las personas con arteriopatía coronaria grave que toman el medicamento tienen una mayor frecuencia de muerte, en comparación con pacientes similares no tratados.

El investigador asumió que la disminución de la frecuencia de la contracción ventricular prematura a corto plazo está fuertemente asociada con un mejor resultado a largo plazo. Puede que esta no sea siempre la situación, como se ha ilustrado en este escenario. El tratamiento de las contracciones ventriculares prematuras parecía un método lógico para disminuir las muertes causadas por arritmias. Esto puede haber permitido a los investigadores aceptar un criterio de valoración indirecto. Suponían sin evidencia que una disminución de las arritmias estaría fuertemente asociada con el criterio de valoración de interés, que era la muerte en este caso.

Puede ocurrir un problema adicional cuando las personas se pierden durante el seguimiento, antes de que se complete el estudio. Incluso una pérdida moderada durante el seguimiento puede ser desastrosa para un estudio. Aquellos que se pierden pueden mudarse a un clima más agradable debido a problemas de salud, abandonar debido a la toxicidad de los medicamentos o no regresar debido a la carga de cumplir con los protocolos de tratamiento.

En los estudios bien realizados se toman precauciones elaboradas para reducir al mínimo las pérdidas durante el seguimiento. En algunos casos, el seguimiento se puede completar por teléfono o mediante un cuestionario enviado por correo. Se debe realizar una búsqueda en los registros de defunciones para encontrar participantes que no puedan ser localizados. Cuando no se pueden obtener datos de los resultados a pesar de los mejores esfuerzos, es importante determinar tanto como sea posible acerca de las características iniciales de los pacientes que posteriormente se pierden durante el seguimiento. Esto se hace en un intento por establecer si es probable que los participantes perdidos sean diferentes de los que se quedan. Si los que se perdieron durante el seguimiento tienen un pronóstico especialmente precario, poco se puede ganar analizando los datos que pertenecen solo a los que se quedan, como sugiere el siguiente estudio hipotético:

Miniestudio 4-8 En un estudio de los efectos de un nuevo programa de tratamiento del alcoholismo, 100 pacientes fueron asignados al grupo de estudio y 100 al tratamiento convencional, al azar. Los investigadores visitaron los hogares de todos los pacientes a las 9 p.m. de un sábado y obtuvieron sangre de todos aquellos disponibles para medir la alcoholemia. Del grupo de tratamiento nuevo, 30 pacientes estaban en casa y un tercio de ellos tenía alcohol en la sangre. Entre los pacientes tratados de forma convencional, 33 estaban en casa y dos tercios tenían alcohol en la sangre. Los resultados fueron estadísticamente significativos y los investigadores concluyeron que el nuevo tratamiento redujo el consumo de alcohol.

Siempre que ocurran pérdidas durante el seguimiento, es importante preguntar qué sucedió con esos participantes. En este estudio, si los que se perdieron durante el seguimiento estuvieran bebiendo, los resultados basados en los del hogar serían especialmente engañosos. Esto es importante incluso si las pérdidas durante el seguimiento ocurren por igual en los grupos de estudio y de control.[1]

Un método para afrontar las pérdidas durante el seguimiento es asumir lo peor con respecto a los participantes perdidos. Por ejemplo, el investigador podría suponer que los participantes que no estaban en casa estaban bebiendo alcohol. Entonces es posible rehacer el análisis y comparar el resultado en los grupos de estudio y de control para determinar si las diferencias siguen siendo estadísticamente significativas. Cuando hay una pérdida importante durante el seguimiento, este procedimiento generalmente produce resultados que sugieren que no hay diferencias sustanciales o estadísticamente significativas entre los grupos de estudio y de control. Sin embargo, para pérdidas menores durante el seguimiento, aún puede persistir una diferencia estadísticamente significativa. Cuando persisten diferencias estadísticamente significativas entre los grupos después de asumir el peor de los casos para los que se perdieron durante el seguimiento, el lector puede estar bastante seguro de que dicha pérdida no explica las diferencias observadas.

En un ECA ideal, todos los individuos serían tratados de acuerdo con el protocolo del estudio con seguimiento a lo largo del tiempo. Su resultado se evaluaría desde el momento de su ingreso hasta el final del estudio. En realidad, el análisis rara vez es tan perfecto o completo. Los pacientes a menudo reciben un tratamiento que se desvía del protocolo predefinido. Con frecuencia, los investigadores etiquetan a estos individuos como *con desvío del protocolo*. Desviarse del protocolo, a diferencia de las pérdidas durante el seguimiento, implica que se obtuvieron datos sobre los resultados posteriores. La presencia de desviaciones del protocolo puede afectar en gran medida los resultados de la investigación y debe tenerse en cuenta como parte del análisis de resultados, como se verá en la siguiente sección.

---

[1] Las pérdidas durante el seguimiento deben distinguirse del seguimiento que se produce a pesar de que los participantes se retiren de la investigación. A diferencia de la pérdida durante el seguimiento, la denominación de datos *censurados* o suprimidos implica que el suceso de interés no había ocurrido en el último momento de observación, pero no hay información disponible sobre si ocurrió (o podría haber ocurrido en el caso de muerte por otra causa) después de la última sesión de seguimiento. Los datos pueden ser censurados debido a pérdidas durante el seguimiento, muerte por otra causa o terminación de la investigación.

RESULTADOS[6,7]

En un ECA, es importante considerar qué hacer con los resultados de los desvíos del protocolo. Para comprender mejor este problema, veamos el siguiente estudio hipotético:

 Miniestudio 4-9 En un ECA de cirugía frente a angioplastia para tratar la arteriopatía coronaria de un solo vaso, 100 pacientes se asignaron al azar a la operación y 100 a angioplastia. Antes de la angioplastia, 30 pacientes se desviaron del protocolo y se sometieron a la intervención quirúrgica. Los investigadores decidieron retirar del análisis de resultados a quienes se desviaron del protocolo.

Es probable que muchos de los pacientes que se desviaron del protocolo y se sometieron a la cirugía fueran los que se encontraran mal. Si esa es la situación, entonces eliminar a aquellos que se desviaron del protocolo dejaría un grupo de personas que evolucionan especialmente bien.

Debido al sesgo potencial, por lo general, se recomienda que los desviados del protocolo del estudio permanezcan en la investigación y se analicen como si hubiesen permanecido en el grupo al que fueron asignados originalmente al azar. Esto se conoce como análisis por *intención de tratar*. Al retener a quienes se desviaron del protocolo, la pregunta del estudio cambia ligeramente, pero los resultados son más aplicables a la práctica clínica. En el estudio ahora se pregunta si prescribir el tratamiento del estudio produjo un mejor resultado que el estándar, reconociendo que es posible que los pacientes en realidad no cumplan con los tratamientos asignados o prescritos. Esto permite al investigador abordar mejor la eficacia del tratamiento tal como se utiliza realmente en la práctica clínica.

Los investigadores pueden realizar análisis adicionales excluyendo a quienes se desvíen del protocolo. Estos se denominan *análisis de pacientes ya tratados* o *análisis por protocolo*.[m] Aunque estos análisis pueden ser útiles, especialmente si aquel por intención de tratar es estadísticamente significativo, no se considera una metodología adecuada utilizar solo un análisis de pacientes ya tratados o por protocolo. Las desviaciones del protocolo son relativamente frecuentes en los ECA porque se considera poco ético prevenirlas por cualquier motivo. Se puede producir una desviación del protocolo cuando el médico a cargo cree que la afección del paciente contraindica el cumplimiento continuo, o si el paciente ya no desea seguir el protocolo recomendado. Por lo tanto, al evaluar un ECA, el lector debe comprender el grado de cumplimiento del protocolo y determinar cómo los investigadores manejaron los datos con respecto a quienes se desviaron.

Otras dos preguntas de análisis que enfrenta el investigador en un ECA son: ¿cuándo y cómo analizar los datos?

La cuestión aparentemente simple de cuándo analizar los datos de un ECA provocó una considerable controversia metodológica y ética. Debido al problema de la comparación múltiple, cuantas más veces se miran los datos, es más probable encontrar un punto en el que el valor de P alcance el nivel de 0.05 de significación estadística usando técnicas estándar.

Cuándo analizar es un problema ético porque se desearía establecer que hay una verdadera diferencia en el momento más temprano posible. Esto es deseable para evitar someter a los pacientes a un tratamiento que brinde menos beneficios. Además, es deseable que otros pacientes reciban un tratamiento beneficioso lo antes posible.

Se han desarrollado varios métodos estadísticos denominados *métodos de análisis secuencial* para intentar abordar estos problemas. Cuando se planea tener múltiples momentos para el análisis de datos, se dispone de estas técnicas estadísticas secuenciales para considerar los análisis múltiples.

---

[m] Técnicamente, el análisis de pacientes ya tratados implica que el grupo de estudio incluye a todos aquellos que continuaron con el tratamiento asignado, incluso si no cumplieron plenamente las expectativas del protocolo de la investigación. Por el contrario, el análisis por protocolo incluye en el grupo de estudio solo a aquellos cuyo tratamiento cumplió completamente con el protocolo. Estas denominaciones a menudo se usan de manera indistinta. También debe considerarse que los análisis por intención de tratar pueden no incluir a todos los participantes asignados al azar a un tratamiento. Por ejemplo, cuando se descubre después de la aleatorización que un participante ha sido diagnosticado incorrectamente, puede ser excluido de un análisis por intención de tratar. En esta situación, el análisis debe denominarse *análisis por intención de tratar modificado*.

Análisis de supervivencia

Un tema importante que surge en los ECA es el método para presentar los datos. Las *tablas de mortalidad* o *de mortalidad longitudinales* son el método más utilizado para analizar datos en los ECA. Los datos de la tabla de mortalidad a menudo se muestran mediante lo que se denomina *análisis de supervivencia*.[n]

Primero veamos por qué el análisis de supervivencia a menudo es necesario en los ECA. Luego, hablaremos acerca de las suposiciones subyacentes a su uso y se demostrará cómo deben interpretarse.

En la mayoría de los ECA, los individuos ingresan al estudio y se asignan al azar durante un período a medida que se presentan para recibir atención. Debido al ingreso tardío o la pérdida durante el seguimiento, los individuos son vigilados durante diferentes períodos después del ingreso. Por lo tanto, a muchos de los incluidos en un estudio no se les da seguimiento el período completo. Además, la probabilidad de tener un resultado suele depender de la duración del seguimiento; se dice que la probabilidad del resultado es *dependiente del tiempo*. El análisis de supervivencia ofrece un método para utilizar los datos de las personas que se incluyeron en un estudio solo durante una parte de su duración. Por lo tanto, el análisis de supervivencia permite al investigador usar todos los datos que ha obtenido con tanto esmero.[o]

El análisis de supervivencia se muestra como *curvas de supervivencia*, también llamadas *gráficas de supervivencia* o *curva de tiempo hasta el suceso*. Las curvas de supervivencia se estructuran con base en el supuesto importante de que aquellos que estuvieron en la investigación durante períodos más cortos habrían tenido la misma experiencia posterior que aquellos a los que realmente se les dio seguimiento durante períodos más largos. En otras palabras, los participantes «a corto plazo» tendrían los mismos resultados que aquellos «a largo plazo» si se les hiciera un seguimiento a largo plazo.

Este supuesto crítico puede no ser cierto si aquellos «de corto plazo» son sujetos con pronóstico mejor o peor que los «de largo plazo». Esto puede ocurrir si los requisitos de ingreso se relajan durante el curso de un estudio. Veamos cómo podría ocurrir esto al observar el siguiente estudio hipotético:

Miniestudio 4-10 Un nuevo tratamiento hormonal diseñado para tratar la infecundidad secundaria a la endometriosis grave se comparó con el tratamiento estándar en un ECA. Después de la dificultad inicial para reclutar pacientes y los fracasos iniciales para embarazarse entre las mujeres del estudio, una del grupo de estudio lo logró. Su parto se convirtió en noticia de primera plana. Se encontró que las pacientes subsiguientes reclutadas para el estudio tenían endometriosis mucho menos grave, pero los investigadores las aceptaron de buen agrado y combinaron sus datos con los de su grupo original.

Como sugiere este estudio, es necesario mantener los mismos criterios de elegibilidad durante toda la investigación. Es tentador relajar los criterios de inclusión y exclusión si al principio solo se ingresa en una investigación a pacientes gravemente enfermos. A medida que el tratamiento se vuelve más conocido en la comunidad, en una institución en particular o en la literatura médica, puede ocurrir una tendencia de los médicos a derivar (o de los pacientes a autoderivarse) a los enfermos menos graves.

En este caso, es probable que los sujetos del estudio a corto plazo tengan una enfermedad menos grave y, por lo tanto, obtengan mejores resultados que los «de largo plazo». Este problema puede limitarse si los investigadores definen claramente y cumplen de forma cuidadosa un protocolo que establezca el tipo de pacientes candidatos para el estudio según criterios de inclusión y exclusión asociados con el pronóstico.

La pérdida durante el seguimiento también puede dar lugar a diferencias entre los sujetos «de corto plazo» y «de largo plazo». Esto es probable si la pérdida durante el seguimiento ocurre de forma preferente entre aquellos que no están bien o que tienen reacciones adversas al tratamiento. Ya se comentó sobre la importancia de las pérdidas del seguimiento y se enfatizó la necesidad de evaluar si los participantes perdidos son similares a los que se quedan.

---

[n] La denominación *análisis de supervivencia* se puede utilizar para referirse a este proceso general. El análisis de supervivencia o el del tiempo transcurrido hasta el suceso también se pueden utilizar en estudios de cohortes. En esta descripción, el efecto adverso en estudio se conoce como *muerte*. Sin embargo, el análisis de supervivencia se puede utilizar para otros resultados, como la pérdida de la visión o un embarazo después del tratamiento de la infecundidad, etcétera.

[o] No todos los resultados dependen del tiempo. Si solo hay un resultado posible, como una intervención quirúrgica de supervivencia o no, no es necesario realizar un análisis de supervivencia. Debe considerarse que el análisis de supervivencia asume que el criterio de valoración o el resultado pueden ocurrir solo una vez.

Los datos de resultado en un ECA a menudo se presentan con una curva de supervivencia, aunque el resultado puede no ser la muerte. Una *curva de supervivencia* es un gráfico en el que el resultado porcentual se representa en el eje vertical, desde el 100% en la parte superior hasta el 0% en la parte inferior. Por lo tanto, al comienzo de la investigación, los grupos de estudio y de control comienzan en la marca de supervivencia del 100% en la parte superior del eje vertical. Cuando el resultado representa algo diferente a la muerte, como ceguera, o un resultado deseado, como el embarazo, la curva de tiempo hasta el suceso puede comenzar en el punto de 0% en la parte inferior del eje vertical.

El eje horizontal representa el tiempo de seguimiento. El tiempo se cuenta para cada individuo a partir de su ingreso al estudio. Así, el tiempo cero no es el momento en que se inició la investigación, sino el momento en que comenzó el seguimiento de cada individuo.

Las curvas de tiempo hasta el suceso o curvas de supervivencia también deben incluir el número de participantes que tienen datos de seguimiento para cada intervalo temporal. Esto debe presentarse por separado para los grupos de estudio y de control. Por lo tanto, una curva de supervivencia típica que compara los datos de supervivencia a 5 años en los grupos de estudio y de control podría presentarse gráficamente como en la figura 4-2. La fila superior de números representa el número de participantes del grupo de estudio con datos de seguimiento durante el período correspondiente desde su entrada, y la fila inferior representa lo mismo para los participantes del grupo de control.

La curva de supervivencia se puede utilizar directamente para estimar el porcentaje de supervivencia, por ejemplo, a los 5 años; esta probabilidad de supervivencia se conoce como *supervivencia actuarial* a 5 años. Por ejemplo, en la figura 4-2, la supervivencia actuarial a 5 años leída directamente del gráfico es de alrededor del 60% para el grupo de estudio y del 40% para el grupo de control.

Los datos del análisis de supervivencia a menudo se muestran en lo que se denomina una *curva de Kaplan-Meier*. Las curvas de Kaplan-Meier, por lo general, se prueban para determinar la significación estadística mediante la prueba del orden logarítmico o de significación estadística de Mantel-Haenszel. Para esta prueba de significación estadística, la hipótesis nula establece que no hay diferencia entre los datos de seguimiento generales para los grupos de estudio y de control. Debe considerarse que las pruebas de significación estadística no abordan la cuestión de qué tratamiento logra mejores resultados a los 5 años.

Al realizar esta prueba de significación estadística, los datos se combinan de cada intervalo de seguimiento, tomando en cuenta el número de personas que se observan durante este. Por lo tanto, este método combina datos de diferentes intervalos para producir una prueba de significación estadística general. La combinación de datos de múltiples intervalos significa que la prueba de significación estadística

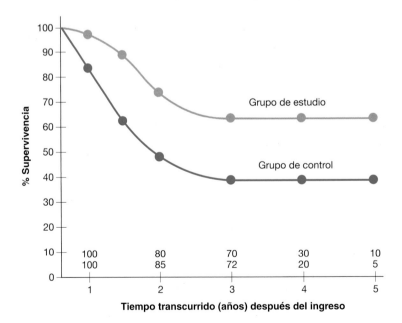

FIGURA 4-2 Curva de supervivencia típica que muestra un efecto de meseta, que suele ocurrir en el extremo derecho de la curva.

plantea esta pregunta: si no hay una verdadera diferencia entre los efectos generales de los tratamientos de los grupos de estudio y de control, ¿cuál es la probabilidad de obtener los resultados observados o más extremos?

En otras palabras, si se ha demostrado una mejoría estadísticamente significativa en un grupo de estudio sobre la base de los datos de supervivencia, es muy probable que un grupo similar de personas que reciba el tratamiento experimente al menos alguna mejora en comparación con el tratamiento del grupo de control.

Como se vio, los datos de supervivencia se pueden utilizar directamente para obtener estimaciones de la magnitud de la diferencia del resultado entre tratamientos. La inferencia se puede realizar mediante una prueba de significación estadística que aborde las diferencias generales. Además, la corrección por posibles variables de confusión se puede incorporar al análisis mediante la *regresión de Cox* o la *regresión de riesgos proporcionales*. Por lo tanto, el análisis de supervivencia puede abordar las tres cuestiones básicas de la estadística: estimación, inferencia y corrección.

Al examinar los datos de supervivencia, es importante centrarse en la cantidad de individuos que se vigilan en cada intervalo en los grupos de estudio y de control. Por lo general, solo se vigila a un pequeño número de sujetos durante la duración completa de un estudio. Por ejemplo, en la figura 4-2 solo 10 individuos en el grupo de estudio y 5 en el grupo de control se vigilaron durante 5 años. Lo anterior no es de extrañar, porque a menudo se requiere un tiempo considerable para iniciar un estudio, además de que las personas vigiladas durante más tiempo, por lo general, se reclutaron durante el primer año.

Se puede calcular una probabilidad de supervivencia a 5 años incluso cuando solo se ha observado a un paciente durante un lustro. Por lo tanto, no se debe depender demasiado de la probabilidad específica de supervivencia a 1 año, 5 años o cualquier otra probabilidad observada, a menos que se trate realmente de un número sustancial de individuos durante todo el estudio.

Es importante comprender que los datos de las curvas de supervivencia son propensos a una serie de malas interpretaciones, como las limitaciones en la confiabilidad de las estimaciones obtenidas. No reconocer esta incertidumbre puede dar lugar al siguiente tipo de mala interpretación:

Miniestudio 4-11 Un médico, tras observar las curvas de supervivencia en la figura 4-2, concluyó que la supervivencia a 5 años con el tratamiento del estudio fue del 60% frente al 40% para el grupo de control. Después de un uso extenso del mismo tratamiento en pacientes similares, se sorprendió de que en los pacientes del grupo de estudio en realidad produjera una supervivencia a 5 años del 55% frente a una del 50% en el grupo de control.

Si el médico hubiera reconocido que las curvas de supervivencia no predicen de forma fiable la supervivencia exacta a los 5 años, no se habría sorprendido de su experiencia.

El conocimiento de los procedimientos y supuestos subyacentes a las tablas de mortalidad también ayuda a comprender su interpretación. Muchas curvas de supervivencia o de tiempo hasta el suceso tienen una fase plana o de meseta durante largos períodos en el extremo derecho del gráfico. Estas pueden malinterpretarse como indicativas de una cura, una vez que un individuo alcanza el área plana o meseta de la curva.

En realidad, esta fase de meseta suele ser el resultado de que se vigile a pocas personas durante toda la duración del estudio. Entre los individuos que se mantienen en observación durante períodos más prolongados, es probable que las muertes u otros resultados sean menores y estén más espaciados. Debido a que la curva del tiempo hasta el suceso se desplaza solo cuando ocurre un resultado, como la muerte, hay buenas probabilidades de que se estabilice cuando sean posibles menos decesos. Por lo tanto, comprender este *efecto meseta* es importante para interpretar una curva de supervivencia. No se debe interpretar que la meseta demuestra una cura, a menos que se haya observado a un gran número de pacientes durante largos períodos.

Además de los peligros de depender demasiado de la probabilidad de supervivencia a 5 años y de malinterpretar la meseta, es importante apreciar por completo la interpretación de una diferencia estadísticamente significativa entre las gráficas de supervivencia, como se ilustra en el siguiente ejemplo:

Miniestudio 4-12 En el estudio representado en la figura 4-2 se produjo una diferencia estadísticamente significativa en el resultado entre los grupos de estudio y de control con base en el seguimiento a 5 años. Posteriormente, el estudio se extendió por un año más, lo que dio lugar a la curva de supervivencia que se muestra en la figura 4-3, donde la supervivencia actuarial a los 6 años fue idéntica en los grupos de estudio y de control. Con base en los datos de 6 años, los autores declararon que el estudio actuarial de 5 años se equivocó al sacar la conclusión de que el tratamiento de estudio prolongaba la supervivencia.

Debe recordarse que una diferencia estadísticamente significativa en la supervivencia implica que los pacientes que reciben un tratamiento obtienen mejores resultados que los que reciben otro manejo, cuando se tiene en cuenta la experiencia completa de cada grupo. Los pacientes de un grupo pueden mejorar solo al principio del curso, a la mitad o al final. Los pacientes que recibieron el mejor tratamiento general, en realidad pueden empeorar al principio debido a complicaciones quirúrgicas, o en un momento posterior a medida que se desarrollan complicaciones secundarias entre quienes sobreviven.[p]

Interpretación

Los ECA de superioridad son el estándar de referencia para la eficacia. En otras palabras, tienen el potencial de establecer los tres criterios de eficacia o causa contribuyente. A continuación se describe cómo un ECA puede cumplir con cada uno de los tres criterios:

1. Usando la aleatorización, los investigadores pueden producir grupos de estudio y de control que son comparables, excepto por el impacto de la intervención. Así, cuando ocurren diferencias sustanciales y estadísticamente significativas en el resultado, el investigador, por

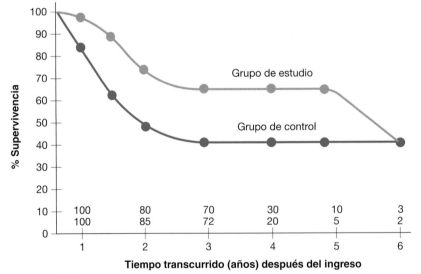

FIGURA 4-3 Se espera que las curvas de supervivencia se unan en algún momento en el futuro. Sin embargo, los resultados aún pueden ser estadísticamente significativos.

[p] Al realizar un estudio, es importante saber lo suficiente sobre la historia natural de una enfermedad y la esperanza de vida de las personas en la investigación, para elegir un período significativo para el seguimiento. Es poco probable que haya diferencias en los resultados si el período es demasiado corto, como cuando finaliza antes de que se complete un período prolongado de tratamiento. De manera similar, los períodos de seguimiento que son demasiado largos pueden no permitir que el estudio demuestre diferencias estadísticamente significativas si los riesgos de otras enfermedades superan los beneficios a corto plazo. Por ejemplo, en un estudio donde se evalúa solo el resultado a 20 años entre personas de 65 años que reciben un tratamiento para la arteriopatía coronaria podría haber poca diferencia a los 20 años, incluso si ocurre alguna diferencia a los 5 y 10 años.

lo general, puede concluir que estas diferencias están asociadas con la intervención, estableciendo así el primer criterio de eficacia.

2. Al aleatorizar a los individuos a los grupos de estudio y de control al inicio del estudio, los investigadores pueden aportar una fuerte evidencia de que la intervención precede al efecto y es, por lo tanto, una asociación previa, que cumple así el segundo criterio de eficacia.

3. La aleatorización crea grupos similares, pero solo el de estudio recibe la intervención diseñada para modificar el resultado, es decir, el «efecto». Al comparar los grupos de estudio y de control, el investigador puede determinar si la intervención modifica el resultado, cumpliendo así el tercer criterio de eficacia.

Por lo tanto, los ECA pueden establecer la existencia de una asociación entre una intervención y un resultado, y la presencia de una asociación previa, y también demostrar que modificar la «causa» cambia el resultado o el «efecto». Estos son los tres criterios necesarios para establecer definitivamente la eficacia, en otras palabras, que la nueva intervención es la causa del mejor resultado.

Sin embargo, incluso después de establecer que una intervención tiene eficacia, se debe preguntar qué tiene la intervención que está funcionando. La eficacia puede no resultar de la intervención que el investigador pretendía estudiar, como se sugiere en el siguiente estudio:

Miniestudio 4-13 Se realizó un ECA de un nuevo programa de recuperación para la atención postoperatoria mediante la asignación al azar de 100 mujeres a una sala estándar y 100 a una de cuidados especiales equipada con camas experimentales, equipos de ejercicio y con personal de enfermería adicional. Las mujeres en la sala de cuidados especiales fueron dadas de alta con una estancia promedio de solo 7 días, en comparación con los 12 días para las asignadas al azar a la sala regular. Los resultados fueron estadísticamente significativos. Los investigadores concluyeron que las camas experimentales y un programa de ejercicios postoperatorios dieron lugar a una estancia hospitalaria sustancialmente menor.

En esta investigación se estableció que la intervención tuvo eficacia: funcionó para producir una recuperación más rápida y una menor duración de la estancia hospitalaria. Sin embargo, todavía no está claro qué funcionó realmente. Antes de concluir que las camas experimentales y el ejercicio postoperatorio marcaron la diferencia, no debe olvidarse que también se asignaron enfermeras adicionales. La disponibilidad de personal de enfermería adicional puede haber sido la causa del alta temprana, en lugar de las camas y el ejercicio. En un estudio sin ocultación o abierto como este, es posible que el efecto de la observación en sí ayudó a obtener el efecto observado.

Junto con su énfasis en la eficacia, los ECA desempeñan un papel en la interpretación de los datos de seguridad sobre eventos adversos, efectos secundarios o daños. En el capítulo 6 se describe cómo los ECA encajan en la interpretación de la seguridad.

Con los ECA, al igual que con otros tipos de investigaciones, las preguntas de los subgrupos suelen ser de gran interés, porque ayudan a los profesionales a aplicar los resultados de una investigación a las personas. Las precauciones sobre el análisis de subgrupos que se describieron en el capítulo 3 deben tenerse en cuenta al interpretar el significado de la investigación.

En los ECA, se pueden realizar pruebas de interacción que permiten indagar si hay evidencia de que el efecto del tratamiento difiere de un subgrupo a otro. Cuando hay interacción, el examen detenido de los subgrupos puede proporcionar información importante, como se ilustra en el siguiente ejemplo:

Miniestudio 4-14 En un ECA de un nuevo tratamiento contra el cáncer de mama en estadios III o IV se encontró una mejoría leve, pero estadísticamente significativa, en el resultado. Una prueba estadística señaló que la interacción entre esos estadios y el tratamiento era estadísticamente significativa. Después, el investigador examinó los datos para los estadios III y IV por separado y encontró una mejoría sustancial para quienes recibieron el tratamiento durante el estadio III y un resultado promedio peor para las que recibieron el tratamiento en el IV.

Por lo tanto, en ocasiones, la interacción y el examen minucioso de los subgrupos pueden agregar información clínica importante a la interpretación de los ECA.[q]

EXTRAPOLACIÓN

El esfuerzo por extrapolar los resultados de una investigación debe comenzar por reexaminar las características de la población de estudio. Los estrictos criterios de inclusión y exclusión establecidos en el protocolo aseguran que los participantes en un ECA sean bastante similares u homogéneos. Esta similitud a menudo se convierte en una limitación cuando se extrapola a los sujetos no incluidos en la investigación.

Los individuos incluidos en muchos ECA a menudo se eligen porque son el tipo de pacientes con más probabilidades de responder al tratamiento. Además, las consideraciones de tiempo, geografía, conveniencia del investigador y cumplimiento del paciente, suelen ser de suma importancia al seleccionar un grupo particular de pacientes para una investigación. Las embarazadas, los ancianos, los muy jóvenes y los que padecen una enfermedad leve no suelen incluirse en los ECA, a menos que la intervención esté diseñada específicamente para su uso.

Además de los criterios de inclusión y exclusión que están bajo el control del investigador, otros factores pueden llevar a un grupo único de pacientes a convertirse en participantes en un ECA. Cada población de un centro médico tiene sus propios patrones de derivación, ubicación y patrones socioeconómicos. Una población de pacientes remitida a la Clínica Mayo puede ser bastante diferente de la que recibe un hospital local del condado. Los pacientes ambulatorios de atención primaria de práctica privada pueden ser muy diferentes de los correspondientes de clínicas de subespecialidades de hospitales universitarios. Estas características, que pueden estar fuera del control del investigador, pueden modificar los tipos de pacientes incluidos de una manera que afecte los resultados del estudio.

Los pacientes incluidos en los ECA a menudo son diferentes de la población objetivo, es decir, los que es probable que los médicos traten con el nuevo recurso terapéutico en la práctica. Esto a menudo crea dificultades para extrapolar las conclusiones. Si los individuos de la investigación no son representativos de la población objetivo, la extrapolación requiere suposiciones adicionales. Esto no invalida el resultado de un ECA; sin embargo, significa que el médico debe tener precaución y juicio clínico al adaptar los resultados a la práctica clínica.

A pesar del poder y la importancia de los ECA, el proceso de extrapolación sigue siendo en gran parte especulativo. El lector debe examinar la naturaleza de las instituciones y los pacientes del estudio antes de aplicar los resultados. Los médicos deben determinar si su propio entorno y sus pacientes son comparables a los del estudio. Si no es así, las diferencias pueden limitar la capacidad de extrapolación del estudio.

Los pacientes y los centros de estudio que participan en una investigación pueden diferir del entorno clínico habitual en muchos aspectos. Por ejemplo:

- Es probable que los pacientes en una investigación sean vigilados cuidadosamente y sean muy cumplidos con el tratamiento. La adherencia y el seguimiento cercano pueden ser fundamentales para el éxito del tratamiento.
- Los pacientes en la investigación pueden tener peores pronósticos que los que se suelen atender en la práctica clínica. Por esta razón, los efectos adversos del tratamiento pueden valer el riesgo en los pacientes del estudio, pero lo mismo quizás no sea cierto para los atendidos en otro contexto clínico.
- Los centros de estudio pueden tener destrezas, equipo o experiencia especiales que maximicen el éxito del nuevo tratamiento. Esto puede no ser cierto cuando el tratamiento es utilizado por médicos sin experiencia con esas técnicas.

A pesar de la demostración clara de un tratamiento exitoso utilizando un ECA, los médicos deben tener cuidado de tomar en cuenta este tipo de diferencias al extrapolar a los pacientes en sus propias

---

[q]Por desgracia, el tamaño de la mayoría de los ECA proporciona un bajo poder estadístico para demostrar interacciones.

prácticas. Los ECA pueden establecer la eficacia del tratamiento realizado en un grupo cuidadosamente seleccionado de pacientes bajo las condiciones ideales de un estudio experimental. Debe tenerse cuidado al intentar evaluar la eficacia del tratamiento en la atención clínica. Por lo tanto, los médicos bien motivados y conscientes que brindan la atención habitual en las instalaciones habituales no siempre pueden igualar los resultados obtenidos en los ECA.

Los ECA, en el mejor de los casos, solo permiten establecer el beneficio del tratamiento en las condiciones actuales. Ocasionalmente, la introducción de un nuevo tratamiento puede alterar por sí misma las condiciones actuales y producir efectos secundarios o dinámicos. Los ECA tienen una capacidad limitada para permitir evaluar los efectos secundarios del tratamiento. Esto es especialmente cierto para aquellos efectos que tienen más probabilidades de ocurrir cuando el tratamiento se aplica ampliamente en la práctica clínica. Veamos el siguiente estudio hipotético:

Miniestudio 4-15 Un nuevo fármaco llamado *Herp-Ex* demostró ser eficaz en un ECA. Se demostró que reduce la frecuencia de los brotes cuando se usa en pacientes con herpes genital recurrente grave. Sin embargo, no curó la infección. Los investigadores quedaron impresionados con los resultados del estudio y recomendaron el uso de Herp-Ex para todas las personas con herpes genital.

Si se aprueba Herp-Ex para uso clínico, pueden ocurrir varios efectos que tal vez no se hubiesen esperado sobre la base de un ECA. En primer lugar, lo más probable es que el fármaco se utilice ampliamente, con extensión de su uso más allá de las indicaciones del estudio original. Es muy probable que los pacientes con brotes leves o que presenten primeros episodios también reciban el tratamiento. Esto ocurre a menudo porque, una vez que se aprueba un fármaco, los médicos tienen derecho a recetarlo para otras indicaciones. La eficacia demostrada para los brotes graves recurrentes de herpes genital puede no traducirse en efectividad para usos que se extienden más allá de las indicaciones originales.

En segundo lugar, el uso generalizado de Herp-Ex puede dar lugar a cepas de virus del herpes resistentes al fármaco. Por lo tanto, la eficacia a largo plazo puede no coincidir con los resultados a corto plazo. Finalmente, el uso generalizado de Herp-Ex y su éxito a corto plazo pueden reducir las precauciones sexuales que toman las personas con herpes genital recurrente. Así, con el tiempo, el número de casos de herpes genital puede aumentar a pesar de la eficacia a corto plazo de Herp-Ex o debido a ella.

Debido al papel clave que desempeñan los ECA en el establecimiento de la eficacia de las intervenciones, se ha prestado una atención considerable a su calidad. Un componente importante de la calidad son las reglas éticas bajo las cuales se llevan a cabo los ECA. En la sección *Aprenda más 4-3* se examinan muchos de los procedimientos actuales ahora integrados en los ECA para abordar cuestiones de ética.

Aprenda más 4-3. Aspectos éticos y ECA[3,7]

Las cuestiones éticas son una parte inherente de la realización de los ECA. Están integradas en el proceso de aprobación y consentimiento informado del IRB. Además, las consideraciones éticas específicas forman parte del diseño de los ECA e influyen en cada uno de los componentes del marco MAARIE.

Antes de comenzar un ECA, se espera que el investigador registre el estudio, lo que significa que los datos estarán disponibles para futuros investigadores independientemente de los resultados. El registro antes de comenzar un ECA es necesario para la publicación en revistas científicas de calidad y debe buscarse el número de registro, por lo general, al final del resumen, como parte de la revisión de métodos.

El proceso de asignación en un ECA de superioridad requiere que el investigador considere el tipo de intervención que debe recibir el grupo de control. El uso de un placebo ahora se limita a aquellas situaciones en las que no se proporciona un tratamiento activo como atención estándar o de vanguardia. El siguiente ejemplo ilustra algunas de las implicaciones de los estándares actuales para el uso de placebos.

Miniestudio 4-16 Se propuso un ECA de superioridad para comparar un nuevo tratamiento con un placebo. El IRB concluyó que el uso de un placebo no era ético porque hay un tratamiento activo que es parte del estándar actual de atención. La investigación tuvo que modificarse para incluir un mayor número de participantes en los grupos de estudio y de control.

El uso de controles con placebo reduce el tamaño de muestra requerido para un ECA, porque se espera una diferencia mayor entre los grupos de estudio y de control cuando se usa un placebo para los controles. Al comparar el grupo de estudio con uno de control estándar de atención, el estándar se efectúa con algún grado de eficacia. Por lo tanto, se requiere un mayor número de participantes en cada grupo cuando se utiliza un grupo de control de atención estándar.

La integridad de la evaluación en los ECA puede verse limitada por el principio ético de que los participantes pueden abandonar la investigación en cualquier momento y por cualquier motivo. Los investigadores a menudo intentan abordar este problema obteniendo permiso de los participantes, al comienzo de la investigación, para adquirir información de seguimiento utilizando otras fuentes, como el contacto con familiares.

El hecho de que los participantes puedan abandonar las investigaciones en cualquier momento y por cualquier motivo también influye en el proceso de análisis. El análisis por intención de tratar es necesario en parte porque las personas que deciden abandonar el estudio suelen ser las que tienen un peor resultado o pronóstico, en comparación con las que se quedan.

Los estándares éticos actuales requieren que se detenga una investigación tan pronto como se haya establecido la eficacia o se crea que los daños superan los beneficios. Además, si es poco probable que se establezca la eficacia en función de los resultados de un *análisis preliminar,* se interrumpirá el ECA. Estas *reglas de detención* son una parte importante de los ECA. Las reglas de detención requieren que el investigador defina el momento y el tipo de análisis preliminares que se realizarán y las condiciones bajo las cuales se detendrá una investigación.

La interpretación y extrapolación de los ECA pueden verse afectadas cuando una investigación se detiene antes de tiempo en lugar de llevarse a cabo durante todo el período previsto en el protocolo. El siguiente ejemplo ilustra cómo la interrupción temprana puede influir en la interpretación y extrapolación de los resultados del estudio.

Miniestudio 4-17 Un investigador realizó un estudio de un nuevo fármaco para las cefaleas. La investigación se detuvo después del segundo análisis de datos preliminar. El comité de seguimiento independiente, requerido por el IRB, encontró que el medicamento estaba asociado con un número inesperadamente grande de accidentes cerebrovasculares entre los integrantes del grupo de estudio. Además, la eficacia del fármaco no fue mayor que la del tratamiento estándar utilizado en el grupo de control, por lo que es poco probable que se establezca la eficacia si se continúa la investigación.

La interrupción anticipada de una investigación puede limitar la conclusión a que se puede llegar sobre la seguridad y eficacia a largo plazo. Es posible que los daños por el fármaco se limiten a un pequeño subgrupo y el uso clínico podría tomar esto en cuenta. ¿Es posible que con su uso a más largo plazo mejoren los beneficios del medicamento? En consecuencia, tanto la extrapolación como la interpretación pueden verse afectadas por el requisito ético de detener una investigación lo antes posible.

Las protecciones de los participantes del estudio en los ECA han seguido ampliándose en los últimos años. Se puede esperar que los estándares éticos que se aplican a los ECA continúen evolucionando a medida que se desarrollen nuevos conflictos éticos y nuevos tipos de intervenciones en los próximos años.

Los ECA de superioridad son una herramienta fundamental para evaluar la eficacia de las intervenciones y, como se describe en el capítulo 6, también son útiles para evaluar la seguridad. La aprobación de fármacos y vacunas se basa en gran medida en los resultados de los ECA de superioridad. En los últimos años, ha sido frecuente que la FDA apruebe múltiples medicamentos y otras intervenciones para una indicación particular, como la diabetes tipo 2 o la hipertensión.

Cuando hay dos o más intervenciones aprobadas por la FDA para una indicación en particular, es importante determinar si una intervención tiene mayor eficacia y seguridad que otra. En ausencia de una diferencia clínicamente importante entre las intervenciones en términos de eficacia y seguridad, otras cuestiones, como la conveniencia, la tasa de cumplimiento o el precio, pueden ser clave para decidir cuál es mejor. Este tipo de investigación se ha denominado *investigación de efectividad comparativa*.[r]

Un *ECA de ausencia de inferioridad* (o *no inferioridad*) es un tipo modificado de ECA que se utiliza para comparar los beneficios y los daños relativos de las intervenciones alternativas para una indicación particular. Los ECA de superioridad se utilizan para establecer la eficacia y obtener la aprobación de la FDA para un nuevo fármaco. Los estudios de ausencia de inferioridad se utilizan para comparar dos o más tratamientos previamente aprobados por la FDA.[s]

Los ECA de ausencia de inferioridad son un tipo de estudio cada vez más importante para comparar dos o más intervenciones.[8] Los ECA de superioridad y de ausencia de inferioridad comparten muchas características y ambos son, por definición, necesarios para realizar asignaciones aleatorias. Sin embargo, hay algunas diferencias clave que se deben examinar.

Como se vio, los ECA de superioridad comienzan con la hipótesis de que el tratamiento de estudio es superior a las intervenciones de control. Los estudios de ausencia de inferioridad comienzan con una hipótesis que establece que no hay una diferencia clínicamente importante entre las intervenciones. Por lo tanto, es clave definir lo que se entiende por diferencia clínica importante, técnicamente denominada *diferencia mínima clínicamente importante* o *margen clínico importante*. En general, esta diferencia tiene en cuenta tanto los beneficios como los daños de la intervención. Establecer el tamaño de la diferencia mínima clínicamente importante puede ser difícil y controvertido. Los datos históricos, como los resultados de un grupo con placebo en un ECA de superioridad anterior y la evidencia de pequeños estudios realizados como parte de la aprobación del fármaco, pueden ser útiles para estimar la diferencia mínima clínicamente importante.[t]

Veamos un ECA hipotético de ausencia de inferioridad para ilustrar algunas de las diferencias entre los ECA de ausencia de inferioridad y los ECA de superioridad:

Miniestudio 4-18 En un ECA de ausencia de inferioridad se examina el impacto de un nuevo método para tratar un tipo específico de infarto de miocardio que se ha demostrado tiene una tasa de mortalidad del 6% a 1 año con el tratamiento convencional. Se encontró que un nuevo tratamiento tuvo mayor aceptación por parte de los pacientes y resultó más económico. En la investigación se define la diferencia mínima clínicamente importante entre el 5 y 7% de mortalidad. El ECA de ausencia de inferioridad incluye 20 000 pacientes en el grupo de estudio o de tratamiento convencional y 20 000 en el de control o de tratamiento nuevo. El IRB examina cuidadosamente las medidas de evaluación y requiere un seguimiento cuidadoso del estudio. La investigación se juzga mediante un análisis del tratamiento y un método por intención de tratar. Los resultados se comunican con un intervalo de confianza del 95% alrededor del tratamiento del grupo de estudio para determinar si la diferencia en la mortalidad está fuera de la diferencia mínima clínicamente importante predefinida. El intervalo de confianza del 95% no se extendió más allá de la diferencia mínima clínicamente importante. Por lo tanto, los investigadores concluyeron que el nuevo tratamiento no era inferior al tratamiento convencional. La interpretación de la ausencia de inferioridad permite considerar la aceptación del paciente y el costo al hacer recomendaciones.

---

[r] Se puede argumentar que la denominación *investigación de efectividad comparativa* no es exacta. Este tipo de investigación generalmente aborda el impacto de una intervención en condiciones de investigación, no lo que se ve en la práctica clínica. Por lo tanto, el término *efectividad* no es técnicamente exacto. Además, también puede considerarse la seguridad en este tipo de investigación. La denominación *investigación de beneficios netos*, es decir, beneficios menos daños, teniendo en cuenta la importancia relativa de los diversos resultados deseables e indeseables, sería una descripción más precisa de este tipo de investigación.

[s] Los estudios de ausencia de inferioridad también se han denominado *estudios de equivalencia*. Los estudios de ausencia de inferioridad no prueban una hipótesis nula de equivalencia. Por lo tanto, la denominación más exacta, como se usa aquí, es *ausencia de inferioridad*.

[t] Un método que se ha utilizado es establecer la diferencia mínima clínicamente importante como la mitad de aquella entre la intervención activa y un placebo en un ECA de superioridad anterior.[8] Debe considerarse que cuanto mayor sea la diferencia mínima clínicamente importante permitida, menor será el tamaño de muestra necesario. Por lo tanto, puede haber un incentivo para establecer la diferencia mínima clínicamente importante más grande de lo que realmente tiene sentido en la clínica. Es responsabilidad del IRB tratar de evitar que esto suceda. No obstante, en última instancia, es responsabilidad de los lectores identificar y examinar la diferencia mínima clínicamente importante que se utiliza en una investigación y preguntar si tiene sentido clínico.

En primer lugar, debe observarse que el tamaño de muestra requerido es mucho mayor de lo que cabría esperar del ECA de superioridad habitual. Se está tratando con una diferencia hipotética muy pequeña entre los resultados del grupo de estudio y el de control, y esto a menudo produce un tamaño de muestra muy grande. De hecho, el tamaño de muestra requerido está literalmente fuera de la tabla que se usó anteriormente para estimar el tamaño de muestra necesario para los ECA de superioridad.

En segundo lugar, se debe prestar especial atención a la realización de ECA de ausencia de inferioridad, porque la clasificación errónea o el sesgo en la asignación o el componente de evaluación a menudo favorecen una diferencia observada menor entre el tratamiento actual y el nuevo. Por lo tanto, con los estudios de ausencia de inferioridad, un diseño o una implementación deficientes pueden producir resultados que apoyen una conclusión de ausencia de inferioridad. Por lo tanto, los IRB deben prestar especial atención al elemento del diseño y la implementación del estudio, lo que a menudo requiere un seguimiento adicional de la investigación.

En tercer lugar, en estos estudios con frecuencia se recomienda el uso inicial del análisis del tratamiento en lugar de aquel por intención de tratar. El análisis por intención de tratar resulta a menudo en diferencias más pequeñas entre los grupos de tratamiento, lo que en esta situación favorecería la conclusión de ausencia de inferioridad. El uso del análisis del tratamiento hace que sea más difícil establecer la ausencia de inferioridad.

Finalmente, los resultados de un análisis de ausencia de inferioridad se comunican de manera algo diferente a los de un análisis de superioridad. Los resultados de ausencia de inferioridad se informan como el estudio observado y los resultados del grupo de control más el intervalo de confianza del 95% alrededor del resultado del grupo de estudio. Si el intervalo de confianza del 95% alrededor del resultado del grupo de estudio cae dentro de la diferencia mínima clínicamente importante predefinida, en este caso una tasa de mortalidad del 5-7%, entonces el tratamiento de control se considera no inferior al de estudio.

Los ECA de superioridad y los de ausencia de inferioridad no abordan qué tan bien funciona realmente una intervención en la práctica clínica. Un tipo de ECA nuevo y en evolución intenta juzgar la efectividad en la práctica. Más exactamente, intenta juzgar la efectividad menos los daños observados en un entorno clínico realista o la efectividad neta. Estos estudios se denominan *ECA pragmáticos* o *de efectividad*.

ECA pragmáticos o de efectividad[9]

Los estudios pragmáticos son una forma cada vez más importante de ECA. El objetivo de un estudio pragmático es investigar dos o más intervenciones alternativas en las condiciones reales de la práctica clínica. Por lo tanto, los ECA pragmáticos también pueden denominarse *ECA de efectividad*, porque se realizan idealmente en un entorno de práctica típico. Un ECA pragmático se diferencia tanto de los ECA de superioridad como de los de ausencia de inferioridad en que no se realizan bajo las condiciones estrictas de los ECA tradicionales, sino que apuntan a reflejar las condiciones de la práctica clínica o de salud pública.[u]

Veamos el siguiente ECA pragmático simulado para examinar en qué se diferencia de otros tipos de ECA descritos.

 Miniestudio 4-19 Se reclutó a niños de 6-12 años de edad con antecedentes de asma para participar en un ECA pragmático realizado en un gran plan de salud. No se utilizaron otros criterios de inclusión o exclusión. Cada niño fue asignado al azar para comenzar el tratamiento con uno de los dos abordajes más utilizados. Se informó a los padres de cada niño sobre la asignación de tratamiento. El seguimiento quedó a discreción de los médicos y las familias. Los resultados se midieron durante un período de 5 años e incluyeron la satisfacción del paciente, los eventos adversos y las medidas de costos, así como medidas objetivas de la función pulmonar, el crecimiento y los niveles de actividad física.

Observe que este ECA pragmático utiliza la aleatorización, pero difiere en varios aspectos de otros tipos de ECA.

---

[u] El término *ECA pragmático* se utiliza cada vez más cuando se incorporan elementos de la práctica clínica a los ECA. Por ejemplo, los resultados pueden evaluarse con base en expedientes médicos o registros de facturación electrónicos. Cada vez se utiliza más la combinación de los tres tipos de ECA aquí descritos.

- Los criterios de ingreso son muy amplios. Esto permite que el estudio pragmático sea lo más representativo posible de los tipos de pacientes atendidos en la práctica clínica.
- No hay ocultación o cegamiento. Dado que la ocultación no es parte de la práctica clínica, su eliminación hace que el ECA pragmático refleje mejor la práctica clínica, pero también introduce sesgos potenciales al evaluar las medidas del resultado.
- El seguimiento ocurre a discreción del médico y la familia. Esto hace que el estudio refleje más la práctica clínica, pero nuevamente plantea la posibilidad de sesgo en la evaluación.
- Las medidas de resultado son a mayor plazo y más diversas. Además de las medidas tradicionales de eficacia a corto plazo, se miden los beneficios y daños a largo plazo, así como los costos. Por lo tanto, los ECA pragmáticos pueden abordar cuestiones de efectividad y seguridad a mayor plazo, así como cuestiones de costos. Así, los resultados de los ECA pragmáticos pueden ser útiles para abordar cuestiones clínicas y políticas a largo plazo.

Los ECA son fundamentales para el sistema actual de evaluación de la eficacia de fármacos y vacunas y se utilizan cada vez más para valorar otros tipos de intervenciones preventivas, curativas, de rehabilitación y paliativas. Representan un gran avance. Sin embargo, los lectores de la literatura médica deben comprender sus fortalezas y limitaciones. Deben estar preparados para sacar sus propias conclusiones sobre la aplicación de los resultados a sus pacientes, institución o comunidad. También deben reconocer que los ECA solo pueden proporcionar datos limitados sobre la efectividad y la seguridad en la práctica.

PREGUNTAS DE REVISIÓN

1. **Identifique el tipo de resultado que se ilustra mejor en el siguiente ejemplo:**

   Un investigador diseñó un ECA para que fuera lo suficientemente grande como para demostrar significación estadística entre probabilidades de curación del 20% en el grupo de estudio y del 10% en el de control. ¿Qué tipo de criterio de valoración es la cura?
   - A. Resultado o criterio de valoración primario
   - B. Resultado o criterio de valoración secundario
   - C. Resultado o criterio de valoración indirecto
   - D. Ninguno de los anteriores

2. **Dos ECA de superioridad demuestran que un nuevo tratamiento mejora más el resultado que el tratamiento estándar. ¿Cuál de los siguientes conceptos establece esto?**
   - A. Eficacia
   - B. Efectividad
   - C. Seguridad
   - D. Todas las anteriores

3. **¿Cuál de las siguientes opciones describe con mayor precisión las condiciones que deben cumplirse antes de realizar un ECA?**
   - A. Los ECA deben obtener la aprobación del IRB
   - B. Los ECA deben obtener la aprobación del IRB y el consentimiento informado
   - C. Los ECA deben obtener la aprobación del IRB, el consentimiento informado e incluir un período de prueba
   - D. Ninguno de los anteriores

4. **El consentimiento informado implica que los participantes potenciales deben estar enterados y comprender todo lo siguiente, EXCEPTO:**
   - A. Los posibles beneficios de la intervención
   - B. Los daños conocidos de la intervención
   - C. El proceso de seguimiento
   - D. Su asignación a un grupo de estudio o de control

5. **Indique qué problema del análisis de supervivencia se ilustra mejor en el siguiente ejemplo:**

Se realizó un ECA en el que se comparó un nuevo tratamiento con el estándar para el cáncer de testículo en etapas 3 y 4. Durante los primeros 2 años del estudio, la mayoría de los pacientes que ingresaron tenían cáncer en etapa 4. Durante los siguientes 2 años, muchos de los pacientes que ingresaron al estudio tenían cáncer en etapa 3.

    A. El análisis de supervivencia no es necesario porque se realiza un seguimiento de la totalidad de los participantes durante toda la investigación

    B. Se violenta el supuesto subyacente del análisis de supervivencia, es decir, los participantes seguidos por períodos cortos tendrían el mismo resultado que aquellos seguidos por períodos más largos, si así se hubieran seguido

    C. Una meseta de la curva de supervivencia indica que quedan pocos, en lugar de curarse

    D. Se ha malinterpretado la importancia estadística del resultado de una curva de supervivencia

6. **Indique qué problema del análisis de supervivencia se ilustra mejor en el siguiente ejemplo:**

En un ECA, los investigadores asignaron al azar a 100 pacientes para un nuevo tratamiento y a 100 a uno estándar. Se siguió a seis pacientes de cada grupo durante los 5 años completos. La curva de supervivencia para los años 4 y 5 fue plana. Los investigadores concluyeron que los pacientes que sobrevivieron durante 3 años están curados.

    A. El análisis de supervivencia no es necesario porque se realiza un seguimiento de la totalidad de los participantes durante toda la investigación

    B. Se violenta el supuesto subyacente del análisis de supervivencia, es decir, los participantes seguidos por períodos cortos tendrían el mismo resultado que aquellos seguidos por períodos más largos, si así se hubieran seguido

    C. Una meseta de la curva de supervivencia indica que quedan pocos, en lugar de curarse

    D. Se ha malinterpretado la importancia estadística de un resultado de tabla de mortalidad

7. **Indique qué problema del análisis de supervivencia se ilustra mejor en el siguiente ejemplo:**

En un ECA se utilizó una curva de supervivencia a 5 años para demostrar que había una ventaja estadísticamente significativa del tratamiento A sobre el B. Los investigadores concluyeron que habían demostrado, en promedio, que los resultados del tratamiento a los 5 años serían mejores con el nuevo tratamiento en comparación con el estándar.

    A. El análisis de supervivencia no es necesario porque se realiza un seguimiento de la totalidad de los participantes durante toda la investigación

    B. Se violenta el supuesto subyacente del análisis de supervivencia, es decir, los participantes seguidos por períodos cortos tendrían el mismo resultado que aquellos seguidos por períodos más largos, si así se hubieran seguido

    C. Una meseta de la curva de supervivencia indica que quedan pocos, en lugar de curarse

    D. Se ha malinterpretado la importancia estadística de un resultado de tabla de mortalidad

8. **¿Cuál de los siguientes es el objetivo principal de la aleatorización?**

    A. Evitar que los participantes sepan si han sido asignados a un grupo de estudio o de control

    B. Eliminar la capacidad para realizar correcciones

    C. Eliminar la necesidad de criterios de inclusión y exclusión

    D. Crear grupos de estudio y de control que sean similares para posibles variables de confusión

9. **Un ECA de ausencia de inferioridad difiere de un ECA de superioridad en todos los aspectos, excepto en:**

    A. La hipótesis de la investigación

    B. Los requisitos para la aleatorización

    C. El tamaño de la investigación

    D. La ausencia de inferioridad requiere un mayor seguimiento

10. **¿Cuál de los siguientes tipos de análisis debe usarse inicialmente para un ECA de ausencia de inferioridad o equivalencia?**

    A. Intención de tratar

    B. Participantes ya tratados

    C. Ambos

    D. Ninguno

RESPUESTAS A LAS PREGUNTAS DE REVISIÓN

1. La respuesta es A. Un *resultado* es la medición que se evalúa en una investigación. El resultado principal es el que se utiliza para calcular el tamaño de la muestra. Por lo tanto, en esta investigación, la curación es el resultado principal.

Idealmente, el resultado principal o primario debería ser uno que ocurra con frecuencia; que se produzca en un período relativamente breve, y sea de importancia clínica o biológica. En esta investigación, la cura probablemente cumpla estos criterios.

2. La respuesta es A. Los ECA de superioridad son el estándar de referencia para la eficacia. La eficacia indica que la intervención del estudio mejora más el resultado que la intervención de comparación en investigaciones cuidadosamente controladas, idealmente, ECA. La efectividad se relaciona con el impacto sobre el resultado en las condiciones de la práctica. Los ECA proporcionan datos importantes sobre la seguridad, pero no constituyen el estándar de referencia para la seguridad.

3. La respuesta es B. Antes de realizar un ECA, los investigadores deben obtener la aprobación del IRB. También necesitan obtener el consentimiento informado de cada uno de los participantes. Se puede incluir un período de prueba, pero no es componente obligatorio de un ECA.

4. La respuesta es D. El consentimiento informado implica que los posibles participantes deben estar informados y comprender los beneficios potenciales y los daños conocidos de una intervención. Además, deben estar informados y comprender los procedimientos que se llevarán a cabo para implementar la intervención y el seguimiento para determinar el resultado.

El consentimiento informado no requiere que los participantes sean informados de su asignación a un grupo de estudio o de control. Idealmente, la ocultación es un componente de un ECA y los participantes no saben si han sido asignados a un grupo de estudio o de control.

5. La respuesta es B. Para realizar un análisis de supervivencia y utilizar todos los datos obtenidos en un estudio, los investigadores deben hacer una suposición importante. Deben asumir que los participantes seguidos por períodos cortos tendrían el mismo resultado que los seguidos por períodos más largos, si así hubiera sido.

Esta suposición puede violentarse si los pacientes con enfermedades más graves se ingresan en una investigación durante los primeros años y aquellos con las menos graves se ingresan en un momento posterior. Si esto ocurre, es probable que los primeros participantes, a los que se les puede dar seguimiento durante períodos más prolongados, no obtengan un resultado tan bueno como los que ingresan más tarde y solo se les puede dar seguimiento durante períodos más cortos.

Es probable que esta sea la situación aquí, porque se puede esperar que los pacientes con cáncer en etapa 3 tengan mejores resultados que aquellos con el de etapa 4, en igualdad de condiciones.

6. La respuesta es C. Las filas de números que generalmente se incluyen en la parte inferior de una curva de supervivencia indican la cantidad de individuos que fueron seguidos durante cada intervalo. Es frecuente encontrar que el número de personas a las que se les dio seguimiento durante toda la investigación es bastante pequeño. Esto refleja la realidad práctica de que los pacientes se inscriben durante un período, de modo que solo se puede realizar un seguimiento de los sujetos iniciales durante el período completo que se muestra en la curva de supervivencia.

Cuando solo se realiza un seguimiento de unas pocas personas durante los intervalos más largos, es posible que no haya muchas muertes u otros resultados negativos. Esta puede ser la situación solo porque no hay un gran número de personas que aún estén siendo objeto de seguimiento. Por lo tanto, es común encontrar que la curva de supervivencia es plana en el extremo derecho. Un extremo plano a la derecha de la gráfica de supervivencia de la tabla de vida se ha denominado *meseta* o *fase de meseta*. Es posible que una meseta indique curación. Sin embargo, es muy probable que una fase de meseta refleje con mayor precisión el pequeño número de pacientes que quedan en las investigaciones como esta.

7. **La respuesta es D.** El hallazgo de que los resultados de un análisis de supervivencia son estadísticamente significativos implica que, dados todos los datos incluidos en la curva de supervivencia, se puede rechazar la hipótesis nula de que no hay diferencia entre los tratamientos. Por lo tanto, se puede aceptar, por eliminación, la hipótesis de estudio (o alternativa) de que un tratamiento es mejor que el otro.

   Por lo tanto, un hallazgo de significación estadística implica que un tratamiento es mejor dependiendo de todos los datos. Este hallazgo no implica que el mejor tratamiento sea superior en un momento determinado. Específicamente, una curva de supervivencia a 5 años que sea estadísticamente significativa no implica que un tratamiento sea mejor que otro pasado un lustro.

8. **La respuesta es D.** La aleatorización se basa en un proceso al azar para crear grupos que sean similares para posibles variables de confusión. La corrección aún puede realizarse después de la aleatorización, cuando este proceso al azar no ha eliminado las posibles variables de confusión. Los criterios de inclusión y exclusión se relacionan con la elegibilidad para una investigación, no con la aleatorización.

   La aleatorización debe distinguirse de la ocultación o cegamiento, que, a diferencia de ella, tiene como objetivo evitar que los participantes y los investigadores sepan si han sido asignadas a un grupo de estudio o de control.

9. **La respuesta es B.** Los ECA de superioridad y de ausencia de inferioridad requieren una aleatorización exitosa. En un ECA de superioridad, la hipótesis establece que la intervención del grupo de estudio funciona mejor que la del de control. En un ECA de ausencia de inferioridad, la hipótesis es que el grupo de estudio y el de control no difieren en una cantidad clínicamente importante. Los estudios de ausencia de inferioridad suelen ser más grandes que los de superioridad.

   El error en la asignación y la evaluación favorece una conclusión de ausencia de inferioridad; por lo tanto, los estudios de ausencia de inferioridad requieren un seguimiento cuidadoso para asegurar la asignación y evaluación óptimas.

10. **La respuesta es B.** En los ECA de ausencia de inferioridad a menudo se recomienda el uso inicial del análisis de los pacientes ya tratados en lugar de aquel por intención de tratar. El análisis por intención de tratar a menudo da lugar a diferencias más pequeñas entre los grupos de tratamiento, lo que, en esta situación, favorecería la conclusión de ausencia de inferioridad. El uso del análisis de pacientes tratados hace que sea más difícil establecer la ausencia de inferioridad, que se considera deseable.

Referencias

1. Consort. The Consort Statement. http://www.consort-statement.org/. Consultado el 12 de mayo de 2020.
2. National Institutes of Health. Human subjects research.https://grants.nih.gov/policy/humansubjects .htm. Consultado el 12 de mayo de 2020.
3. Institutional Review Board (IRB). Written procedures:guidance for institutions and IRBs.https://www. hh.gov/ohrp/regulations-and-policy/guidance/institutional-issues/institutional-review-board-written-procedures/index.html. Consultado el 12 de mayo de 2020.
4. Hulley SB, Cummings SR, Browner WS, et al. *Designing Clinical Research.* 3rd ed. Philadelphia, PA: Lippincott Williams and Wilkins;2007.
5. Murry D. *Design and Analysis of Group Randomized Trials.* New York, NY: Oxford University Press;1998.
6. Szklo M, Nieto FJ. *Epidemiology Beyond the Basics.* 4th ed. Burlington, MA: Jones y Bartlett Learning;2019.
7. Friedman LM, Furberg CD. *Fundamentals of Clinical Trials.* 4th ed. New York, NY: Springer;2010.
8. Evans S, Ting N. *Fundamental Concepts for New Clinical Trialist.* 1st ed. Boca Ratón, FL: CRC Press;2016.
9. Zwarenstein M, Treweek S, Gagnier JJ, et al. Improving the reporting of pragmatic trials: an extension of the CONSORT statement. *BMJ* 2008;337:a2390.doi:10.1136/bmj.a2390.

Estudios observacionales

Los estudios controlados aleatorizados son el estándar de referencia para la eficacia, pero no lo son para la efectividad o la seguridad. Además, los estudios controlados aleatorizados pueden no ser factibles o éticos. Casi siempre son muy costosos y consumen mucho tiempo. Por lo tanto, hay una gran necesidad de otros tipos de estudios analíticos para complementar y preparar los estudios controlados aleatorizados.

Los estudios de este tipo a menudo se denominan *estudios observacionales* porque los investigadores examinan atentamente la asignación de los grupos de estudio y de control en lugar de intervenir para crearlos. La importancia de los estudios observacionales se ha enfatizado en los últimos años, y su informe se ha vuelto más estandarizado con la publicación de la declaración STROBE (*STrengthening the Reporting of Observational studies in Epidemiology* o Fortalecimiento del informe de estudios observacionales en epidemiología), que es paralela a la declaración CONSORT para los estudios controlados aleatorizados.[1]

Los estudios de comparaciones de población, los de casos y controles y los de cohortes son los tres tipos básicos de estudios observacionales que se utilizan como parte del esfuerzo para establecer la causa contribuyente y la eficacia. Como se verá, los estudios observacionales también son muy útiles para investigar la efectividad y seguridad en la práctica. Veamos cada uno de estos tipos de investigación y exploremos las relaciones entre ellos.

COMPARACIÓN DE POBLACIONES[2,3]

Las comparaciones de poblaciones de las tasas de enfermedad u otros resultados se pueden utilizar con varios propósitos, incluyendo los siguientes:

- Los estudios de etiología a menudo comienzan con una hipótesis derivada de la observación de una diferencia o cambio en las tasas de enfermedad. Por ejemplo:

 Miniestudio 5-1 Un investigador planteó la hipótesis de que los países con un alto consumo de aceite de oliva tienen una menor tasa de muerte por arteriopatía coronaria, en comparación con los de un consumo bajo. Con base en los resultados de la investigación, recomendó un estudio para determinar si hay una asociación a nivel individual entre el consumo de aceite de oliva y una menor probabilidad de muerte por arteriopatía coronaria.

- Las pruebas de detección precoz y diagnóstico se basan en comparar tasas para estimar la probabilidad previa a los síntomas del paciente. Por ejemplo:

 Miniestudio 5-2 Un investigador descubrió que la tasa de desarrollo de la arteriopatía coronaria aumenta con la edad en hombres y mujeres, y la de las mujeres está por detrás de la de los hombres por aproximadamente 10 años. Utilizó esto como punto de partida para estimar el riesgo de arteriopatía coronaria en un hombre de 65 años y una mujer de 23 años de edad.

● La eficacia puede evaluarse utilizando su tasa una vez que se determina mediante estudios controlados aleatorizados. Por ejemplo:

Miniestudio 5-3   Recientemente se aprobó una vacuna para una enfermedad infantil frecuente en los Estados Unidos después de que dos estudios controlados aleatorizados bien realizados demostraron su eficacia. Su efectividad se evaluó mediante la obtención de datos sobre el número de casos de la enfermedad antes y después de la aprobación y el uso generalizado de la vacuna. Los investigadores informaron de una disminución notoria en las tasas de nuevos casos de la enfermedad.

Todos estos ejemplos tienen en común el hecho de que los investigadores están analizando las tasas de enfermedad o las de sus resultados en una población comparada con otra. Por lo tanto, para comprender las comparaciones de poblaciones, se debe analizar qué se entiende por tasas (o índices) y cómo se usan, como se explica en la sección *Aprenda más 5-1*.

Aprenda más 5-1. Tasas y sus usos

Tasa es un término genérico que incorpora una variedad de medidas de la frecuencia de aparición de una enfermedad o sus resultados. Al clasificar las tasas, una distinción importante es entre proporciones y tasas reales. Una *proporción* es una fracción en la que el numerador se deriva del denominador, es decir, el numerador es un subconjunto del denominador, como se ilustra en el siguiente ejemplo:

Miniestudio 5-4   Un investigador midió el número de casos de lupus eritematoso en una comunidad de 1 000 000 personas y se encontraron 1000 casos. Calculó el número de casos de lupus por cada 100 000 personas y concluyó que hay 100 por cada 100 000.

Esta proporción se conoce como *prevalencia*. La prevalencia mide la probabilidad de que una enfermedad esté presente en un momento determinado. En otras palabras, una prevalencia de 100 por cada 100 000 representa una probabilidad de 1 por 1000, 0.001 o 0.1%.

Otra proporción importante que también es una probabilidad se conoce como *letalidad*. La letalidad es una medida del pronóstico o la probabilidad de resultados adversos una vez que se ha diagnosticado una enfermedad. La letalidad indica la probabilidad de morir a causa de la enfermedad una vez que se realiza el diagnóstico. Así, el numerador contiene el número de muertes, mientras que el denominador contiene el número de casos diagnosticados. La letalidad no es relevante para las condiciones que no causan la muerte. En esta situación, otros resultados adversos, como ceguera o parálisis, pueden sustituir a la mortalidad y utilizarse como medida de pronóstico.

Estrictamente hablando, una tasa, o lo que se llama una *tasa real*, no solo satisface las condiciones de una proporción sino que también incluye un período. Así, en una tasa real, el numerador es un subconjunto del denominador y también mide la presentación de sucesos durante un período, a menudo de 1 año, como se ilustra en el siguiente ejemplo:

Miniestudio 5-5   El investigador del lupus eritematoso ahora identifica todos los casos nuevos que se desarrollaron en la comunidad durante 2020. Encuentra 20 casos nuevos por cada 100 000 personas en 2020 y concluye que la tasa es de 20 por cada 100 000 por año.

Esta medida se conoce como *tasa de incidencia*. Mide la probabilidad de que ocurra un suceso, como el diagnóstico de lupus, durante el período de un año. Al igual que la prevalencia, la tasa de incidencia tiene un numerador que proviene del denominador. A diferencia de la prevalencia, que mide la situación en un momento determinado, las tasas de incidencia miden la presentación de eventos con el transcurso del tiempo. Otra medida importante que es una tasa real se conoce como *tasa de mortalidad*, que es un tipo importante de tasa de incidencia que mide la de muerte durante un año por cada 100 000 personas vivas en una población al comienzo de dicho año.

Las *tasas de incidencia*, *prevalencia* y *letalidad* tienen como objetivo describir tres puntos distintos en el curso de una enfermedad. Juntas, proporcionan una descripción del curso clínico de una enfermedad u otra afección, de la siguiente manera:

- La tasa de incidencia corresponde a la tasa real de desarrollo de la enfermedad durante un período de 1 año.
- La prevalencia mide la probabilidad de sufrir la enfermedad en un momento determinado.
- La letalidad mide la probabilidad de morir o tener otro resultado adverso una vez que se ha diagnosticado la enfermedad.

Cuando se utilizan tasas para comparar dos o más poblaciones o una sola población a lo largo del tiempo, es importante aclarar qué tipo se está utilizando.[a]

Las comparaciones de poblaciones son de dos o más poblaciones o en la misma a lo largo del tiempo sin poder relacionar directamente los datos que se obtienen de los individuos. Por lo tanto, se dice que pretenden establecer relaciones grupales, es decir, asociaciones o diferencias de grupos.

Los resultados de las comparaciones de poblaciones se presentan a menudo como una razón de las tasas o un *cociente de tasas*. Los cocientes de tasas pueden parecer riesgos relativos o cocientes de posibilidades (*odds ratio*), pero debido a que se derivan de comparaciones de poblaciones, no garantizan que haya una asociación a nivel individual.

Cambios o diferencias reales frente a artefactos

Las comparaciones de poblaciones pueden examinar cambios en la misma población a lo largo del tiempo o diferencias entre poblaciones. Independientemente de los usos de las comparaciones de poblaciones o de si se tiene interés en los cambios o diferencias en las tasas, es importante intentar determinar si son reales o por artefactos. Los cambios o las diferencias artificiales también se pueden denominar *cambios* o *diferencias artificiales* o *falsos*.

Los cambios o diferencias en las tasas pueden ser el resultado de cambios reales en la incidencia, prevalencia o letalidad. Alternativamente, los cambios o diferencias pueden reflejar cambios en el método por que se evalúa la enfermedad en particular. Los cambios o diferencias artificiales implican que, a pesar de que se observan, no reflejan modificaciones en la enfermedad, sino simplemente en la forma en que se mide, busca o define.

Los cambios o diferencias artificiales resultan de las siguientes tres fuentes básicas:

1. Cambios o diferencias en la capacidad para reconocer la enfermedad, que representan cambios en su medición.

2. Cambios o diferencias en los esfuerzos para informar de la enfermedad o detectarla, y representar aquellos para reconocerla en una etapa más temprana, cambios o diferencias en los requisitos de su notificación, o nuevos incentivos para buscarla.

3. Cambios o diferencias en la definición de la enfermedad, que representan los correspondientes en los criterios utilizados para definirla.

---

[a] Las tasas pueden utilizar diversos períodos de seguimiento para diferentes personas. Si se hace un seguimiento de las personas durante períodos diferentes, a menudo se usa una medida conocida como *persona-año*. Una *persona-año* corresponde a un individuo seguido durante 1 año. A veces, el término *tasa* se usa como genérico para indicar cualquier fracción o cociente con un numerador y un denominador. Un *cociente* puede consistir en un numerador que mide un fenómeno y un denominador que mide uno diferente. Por ejemplo, en las tasas de mortalidad perinatal, el numerador consiste en el número de mortinatos en una población y el denominador es el número de nacidos vivos durante el mismo período. Este tipo especial de cociente puede resultar confuso porque el numerador no está relacionado con el denominador. Este tipo de relación no tiene límites predefinidos. En otras palabras, en teoría, puede variar de cero al infinito, porque el numerador y el denominador no dependen uno del otro.

El siguiente ejemplo ilustra el primer tipo de cambio artificial, el efecto de un cambio o diferencia en la capacidad de reconocer una enfermedad:

Miniestudio 5-6 Debido a una mejora en la tecnología, se realizó un estudio de la prevalencia del prolapso de la válvula mitral. En una encuesta completa de los expedientes clínicos de una importante clínica universitaria de cardiología se encontró que en 1980 solo 1 de cada 1000 pacientes tenía el diagnóstico de prolapso de la válvula mitral, mientras que en 2020, 60 de cada 1000 lo tenían incluido. Los autores concluyeron que la prevalencia de la enfermedad estaba aumentando rápidamente.

Entre 1980 y 2020, el uso de la ecocardiografía aumentó en gran medida la capacidad de documentar el prolapso de la válvula mitral. Además, el creciente reconocimiento de la frecuencia de esta afección llevó a una mejor comprensión de cómo detectarla mediante la exploración física. No es sorprendente, entonces, que se supiera que una proporción mucho mayor de pacientes de clínicas de cardiología tenía el prolapso en 2020, en comparación con 1980. Es posible que si en 1980 se hubiera contado con igual comprensión y tecnología, la prevalencia habría sido casi idéntica. Este ejemplo demuestra que los cambios artificiales pueden explicar grandes diferencias en la prevalencia de una enfermedad.

Pueden ocurrir cambios en los esfuerzos por reconocer una enfermedad cuando mejora el tratamiento disponible, como se ilustra en el siguiente ejemplo:

Miniestudio 5-7 Un nuevo tratamiento para la migraña tiene aprobación de uso y se publicita ampliamente en las revistas médicas y en los principales periódicos. El número de pacientes que se presentan con migraña para su atención se duplica en el año posterior a la aprobación del nuevo fármaco. Estos pacientes cumplen todos los criterios para un diagnóstico de migraña.

La aparente duplicación de la prevalencia de migraña se debe probablemente al aumento de la proporción de personas con ese tipo de dolor de cabeza que se presentan para recibir atención después de conocer el nuevo tratamiento. Una alta proporción de personas con muchas enfermedades de remisión espontánea o no progresivas no busca atención médica. Los cambios en los tipos de pacientes que buscan atención sanitaria pueden producir modificaciones notorias, pero artificiales, en las tasas observadas. Es importante reconocer que, en ocasiones, la mayor capacidad para diagnosticar una enfermedad, como el prolapso de la válvula mitral o el mayor interés en su diagnóstico, como las migrañas, pueden conducir a cambios reales o mejoras en los resultados de la enfermedad.

Por último, los cambios o las diferencias artificiales en las tasas pueden resultar simplemente de modificaciones en la definición utilizada para la enfermedad. En el siguiente ejemplo se ilustra cómo la definición de una enfermedad puede cambiar con el tiempo y, por lo tanto, producir una diferencia artificial en la tasa aparente:

Miniestudio 5-8 La tasa de incidencia del síndrome de inmunodeficiencia adquirida (sida) aumentó cada año entre 1981 y 1990. En un año a principios de la década de 1990, hubo un aumento repentino y notorio en la tasa informada. Un investigador interpretó este aumento repentino como una señal de que la epidemia había entrado repentinamente en una nueva fase. Más tarde se reconoció que no se había producido ningún cambio repentino.

El aumento notorio puede deberse a un cambio en la definición del sida de los Centers for Disease Control and Prevention, lo que significó que más personas con infección por el virus de la inmunodeficiencia humana entraban dentro de esa definición. Cuando ocurren cambios repentinos en la tasa de incidencia de una enfermedad, se deben sospechar diferencias artificiales, como las modificaciones en su definición. En este caso, se sospecha que un cambio artificial se superpuso a los cambios reales a largo plazo. Los cambios a largo plazo en las tasas se conocen como una tendencia *temporal* o *secular*.

Incluso si se llega a la conclusión de que los cambios o diferencias en las tasas son reales, debe tenerse en cuenta que las diferentes poblaciones pueden tener características demográficas diversas, que pueden modificar el resultado que se investiga. Para las poblaciones, la característica demográfica más habitual de la que se dispone de datos es la edad. La edad es un fuerte factor pronóstico de muchas enfermedades, por lo que es importante reconocer y abordar las diferencias en la distribución por edades de las poblaciones que se comparan. El problema de la distribución por edades en una población también puede ocurrir cuando se compara la misma población, especialmente durante períodos prolongados. Los cambios demográficos pueden producir un aumento sustancial en la edad promedio de una población durante un período de algunas décadas. Veamos el siguiente escenario, que ilustra la importancia de reconocer las diferencias en la distribución por edades de las poblaciones que se comparan:

Miniestudio 5-9 Se comparó la tasa de incidencia de cáncer de páncreas por cada 100 000 habitantes en los Estados Unidos con la correspondiente en México. Se encontró que la tasa en los Estados Unidos era tres veces más alta que la de México, por 100 000 habitantes por año. Los autores concluyeron que los residentes estadounidenses tienen un riesgo de cáncer de páncreas tres veces mayor que los mexicanos.

El riesgo de cáncer de páncreas puede ser mayor o no en los Estados Unidos. El cáncer de páncreas es una enfermedad que aumenta en frecuencia con la edad. Por lo tanto, la mayor tasa de incidencia puede deberse al hecho de que en los Estados Unidos se tiene una distribución por edades más avanzada que en México. Por lo tanto, una comparación del cáncer de páncreas en México y Estados Unidos requiere tener en cuenta la distribución por edades de las dos poblaciones. Esto se puede hacer calculando la tasa de incidencia por 100 000 habitantes que habría ocurrido en México si tuviera la misma distribución por edades de la población que los Estados Unidos.[b]

Uso de datos de población para generar hipótesis

Cuando se utilizan datos de población o de grupo, los investigadores suelen tener poca información sobre los individuos. Por lo tanto, al comparar tasas para desarrollar una hipótesis para un estudio adicional, los investigadores deben tener cuidado de no implicar una asociación entre individuos cuando solo se ha establecido una asociación grupal. Este tipo de error, conocido como *falacia ecológica* o *falacia de población*,[c] se ilustra en el siguiente ejemplo:

Miniestudio 5-10 Un estudio demostró que la tasa de ahogamientos en Florida es cuatro veces mayor que en Illinois. Los datos del estudio también demostraron que, en Florida, el helado se consume a un ritmo cuatro veces mayor que en Illinois. Los autores concluyeron que las personas que comen helado tienen un mayor riesgo de ahogarse.

---

[b] O, alternativamente, la tasa de incidencia para los Estados Unidos podría haberse calculado suponiendo que tuviese la misma distribución por edades que la de México. Esto se conoce como el *método directo* de estandarización por edades. Hay dos formas básicas de corrección o estandarización por edad conocidas como *directa* e *indirecta*. La corrección por edad directa utiliza las tasas específicas por edad de una población (población A) y las aplica al número de individuos en el grupo de edad correspondiente en la población de comparación (población B). Esto le permite hacer la pregunta: ¿cuántas muertes habrían ocurrido en la población B si tuviera la misma distribución de edad que la población A? La estandarización directa por edad permite una comparación del número de muertes que ocurrieron en la población B con el número que se hubiera esperado que ocurriera si la población B tuviera la misma distribución de edad que la población A.

La estandarización indirecta, a diferencia de la directa, no requiere el conocimiento de las tasas de mortalidad en cada grupo de edad de la población de interés. La estandarización indirecta utiliza una población externa, como la población de los Estados Unidos en el 2000, de la que se conocen las tasas de mortalidad específicas por edad. Las tasas de mortalidad específicas por edad en la población de aquel país en el 2000 se aplican luego al número de individuos de cada edad en la población de interés. Esto permite calcular un número esperado de muertes.

El número observado o real de muertes en la población de interés se puede comparar con el esperado. Esta relación entre el número de muertes observadas y las esperadas se denomina *cociente de mortalidad estandarizada*. La estandarización puede ser engañosa cuando las tasas para un grupo de edad aumentan mientras que aquellas para otro disminuyen. Además, la elección de la población estándar puede afectar los resultados, especialmente si la distribución de la población está cambiando.

[c] La denominación *falacia poblacional* se usa porque el término *ecológica* se utiliza cada vez más para indicar la interacción de factores. Además, *ecológica* es un término que puede no transmitir un significado claro.

Para establecer una asociación a nivel individual, los autores primero deben demostrar que quienes comen helado son las mismas personas que tienen más probabilidades de ahogarse. Basarse únicamente en cifras grupales no proporciona ninguna información sobre la existencia de una asociación a nivel individual. Puede que no sean las personas que comen helado las que se ahogan. El mayor consumo de helado puede simplemente reflejar el clima más cálido en Florida, en comparación con Illinois, lo que aumenta tanto el consumo de helado como el ahogamiento. Estos autores cometieron una falacia poblacional. Ellos llegaron a una conclusión individual con base en una asociación grupal sin establecer una asociación a nivel individual entre comer helado y ahogarse.

Cuando se usan tasas grupales para desarrollar hipótesis, se debe reconocer que dicha utilización establece una asociación grupal y no una individual. No apreciar la distinción entre asociación grupal e individual puede conducir a una falacia poblacional o ecológica. Aunque, por lo general, es importante hacer un seguimiento de las comparaciones de poblaciones estableciendo la existencia de relaciones a nivel individual, en ocasiones las primeras detectarán relaciones importantes que no se pueden identificar a nivel individual, como se analiza en la sección *Aprenda más 5-2.*

Aprenda más 5-2. Ventajas y desventajas de las comparaciones de poblaciones

A pesar de las limitaciones de las comparaciones de poblaciones para identificar las relaciones que hay a nivel individual, a veces pueden descubrir relaciones importantes que no pueden detectarse a nivel individual. Esto puede ocurrir por varias razones.

Primero, las comparaciones de poblaciones pueden cotejar dos o más poblaciones bastante diferentes que exhiben mucha más variación en su nivel de factor de riesgo que la que hay dentro de los grupos incluidos en otros tipos de estudios, como se ilustra en el siguiente ejemplo:

Miniestudio 5-11
Se realizó un estudio de la cantidad de cadmio en sangre y los defectos neurológicos en recién nacidos. Al comparar los valores relativamente bajos de cadmio en los Estados Unidos con los más altos en algunos países recientemente industrializados, hubo una asociación entre tipos específicos de defectos al nacimiento y la concentración promedio de cadmio en las embarazadas. Cuando se estudió el cadmio en sangre en los Estados Unidos en embarazadas con descendientes, con y sin un defecto congénito específico, no se vio relación a nivel individual.

Cuando se encuentran asociaciones grupales que no pueden demostrarse a nivel individual, una posible razón es la mayor variedad de niveles que pueden estudiarse al comparar poblaciones. Quizá la explicación de la asociación en la población en ausencia de una asociación individual sea el mayor rango de concentraciones de cadmio en sangre visto en las embarazadas en las sociedades recientemente industrializadas, en comparación con los Estados Unidos.

A veces, las comparaciones de poblaciones son la única forma de investigar una relación, porque la característica que se mide solo existe a nivel de población o grupal. Veamos el siguiente ejemplo:

Miniestudio 5-12
Se observó una asociación entre países con gobiernos elegidos democráticamente y el porcentaje del producto interno bruto (PIB) dedicado a los cuidados paliativos terminales y los países sin gobiernos democráticos.

Este tipo de relación se detecta utilizando lo que se ha denominado *medidas globales*, que solo pueden investigarse a nivel poblacional o grupal. Esta es la situación en el ejemplo antes mencionado, porque tanto la medida de la democracia como la del porcentaje del PIB dedicado a cuidados paliativos terminales solo se pueden tomar a nivel de población; no tienen un significado correspondiente a nivel individual.

Además, las asociaciones de población o ecológicas pueden revelar intervenciones importantes que solo se pueden lograr a nivel de población. El impacto de los impuestos a los cigarrillos sobre los niveles de su consumo o los efectos de los contaminantes ambientales en toda la población, por ejemplo, solo puede detectarse mediante comparaciones de poblaciones. Por lo tanto, incluso si una asociación solo puede demostrarse a nivel de población o grupal, se debe preguntar si sugiere intervenciones importantes que solo se pueden implementar a ese nivel.[d]

Además de las comparaciones de poblaciones, los estudios de casos y controles y de cohortes son otros dos tipos importantes de estudios observacionales. En los últimos años se han desarrollado varios tipos especiales de estudios de casos y controles y de cohortes, y la distinción entre los dos se ha vuelto poco clara. Veamos más de cerca a los estudios de casos y controles y luego a los de cohortes para comprender mejor estos temas.

ESTUDIOS DE CASOS Y CONTROLES[4,5]

Los estudios de casos y controles son el tipo de estudio observacional que a menudo se utiliza inicialmente para establecer la existencia de una asociación a nivel individual, porque son más rápidos y económicos que los de cohortes, especialmente los prospectivos. Cuando se utiliza un estudio de casos y controles para establecer la existencia de una asociación a nivel individual, un objetivo importante es evitar el problema del sesgo de selección. El sesgo de selección puede ocurrir siempre que los casos y los controles no sean representativos de la misma población. En otras palabras, ocurre el sesgo de selección cuando los casos y los controles son diversos de una manera que marca una diferencia en el resultado que se mide.

Hay tres tipos básicos de estudios de casos y controles con diferentes capacidades para evitar el sesgo de selección, a saber: 1) *basados en casos,* 2) *basados en la población* y 3) *anidados.* Todos estos tipos de estudios de casos y controles obtienen sus casos, aquellos con la enfermedad, como casos nuevos o de incidencia. Por el contrario, los estudios transversales identifican casos que están presentes en un momento determinado, es decir, los prevalentes. En la sección *Aprenda más 5-3* se analizan estos estudios observacionales conocidos como *estudios transversales.*

Aprenda más 5-3. Estudios transversales

En un estudio transversal, la asignación y la evaluación se llevan a cabo en el mismo momento. Por lo tanto, es posible pensar en un estudio transversal como un tipo especial de estudio de casos y controles o, a su vez, como un tipo especial de estudio de cohortes. En un estudio transversal, el investigador determina si cada individuo presenta actualmente el factor de riesgo, es decir, la afección y el factor de riesgo se miden en el mismo momento. Los estudios transversales pueden ser muy útiles para investigar condiciones como una relación genética, donde se puede estar bastante seguro de que un gen que está presente en la actualidad también estuvo presente en el pasado.

Los estudios transversales suelen realizarse a partir de datos de encuestas que identifican a las personas con y sin una enfermedad y, al mismo tiempo, determinan la

[d]Un motivo adicional por el que las asociaciones individuales pueden no detectar las asociaciones identificadas a nivel individual son las interacciones que ocurren a nivel individual y al de población. Estas son especialmente comunes en las enfermedades transmisibles. Por ejemplo, los estudios de la fiebre del dengue en pueblos de México detectaron una asociación entre las comunidades con altos niveles de exposición a las larvas de mosquitos y la concentración de anticuerpos contra la enfermedad. Esta asociación no se detectó cuando se investigó a nivel individual en comunidades específicas. El motivo puede haber sido que una vez que la fiebre del dengue se propaga dentro de la comunidad, su aparición no depende del nivel de exposición a las larvas de ningún individuo.

presencia o ausencia de factores de riesgo potenciales. A menudo, los datos se obtienen de encuestas realizadas con otros fines.[e]

Por lo tanto, los estudios transversales a menudo se consideran una forma económica y rápida para realizar un estudio observacional comparando a quienes padecen una enfermedad u otra condición con aquellos que no. A pesar de la ventaja práctica de este estudio observacional fácil de realizar, tiene algunas limitaciones importantes.

En un estudio transversal, la frecuencia de las personas con la enfermedad refleja la prevalencia de la enfermedad. En otras palabras, la frecuencia de la enfermedad no representa la probabilidad de desarrollarla, sino más bien la probabilidad de padecerla en un momento determinado, es decir, aquel en el que se realiza la investigación. El uso de la prevalencia de la enfermedad representa un problema para los estudios observacionales de etiología. La prevalencia refleja la incidencia multiplicada por la duración media de la enfermedad. Por lo tanto, un estudio transversal tiende a detectar los casos de mayor duración porque es menos probable que los de menor duración estén presentes actualmente en la población. El siguiente ejemplo indica por qué el uso de casos de enfermedad prevalentes en lugar de incidentes puede producir resultados engañosos:

Miniestudio 5-13 Se sabe que fumar cigarrillos es una causa que contribuye al enfisema pulmonar; sin embargo, quienes lo desarrollan tienen una mayor probabilidad de dejar de fumar, lo que aumenta su longevidad. En un estudio transversal del enfisema y el hábito tabáquico se encontró una asociación sorprendentemente débil entre ambos, en comparación con la encontrada en los estudios de casos y controles que incluyeron solo los de enfisema recientemente desarrollado.

El hecho de que fumar cigarrillos no solo influya en el desarrollo del enfisema pulmonar, sino que dejar de fumar también aumenta la duración del enfisema, es la razón subyacente por la que este estudio transversal produjo resultados engañosos. Quienes viven durante períodos prolongados con enfisema pulmonar suelen ser aquellos que dejaron de fumar. El uso de la incidencia o de los casos recién diagnosticados no habría llevado a esta conclusión. Este tipo de error se ha denominado *sesgo de incidencia-prevalencia*.

En segundo lugar, los estudios transversales son incluso más limitados que los de casos y controles en cuanto a su capacidad para determinar qué ocurrió primero, porque la enfermedad y el factor de riesgo se miden en el mismo momento. En un estudio transversal, por lo general, no se intenta determinar el comportamiento o la exposición pasados. Sin embargo, si se repiten, los estudios transversales pueden ser útiles para establecer el cambio en la prevalencia a lo largo del tiempo. Por lo tanto, los estudios transversales deben distinguirse de los de casos y controles y de cohortes, aunque sus métodos de análisis a menudo utilizan muchas de las mismas técnicas estadísticas.

Ahora revise cada uno de los tres tipos básicos de estudios de casos y controles:

- Estudios de casos y controles basados en casos
- Estudios de casos y controles basados en la población
- Estudios de casos y controles anidados

Independientemente del tipo de estudio de casos y controles, el objetivo es incluir casos y controles que sean representativos de todos los de la población de la que se obtuvieron, es decir, para evitar el sesgo de selección, los casos y los controles deben ser representativos de lo que se denomina la *población de origen* o la población de máximo interés.

---

[e] Las encuestas representan un método de obtención de datos, no un tipo de investigación. Se pueden realizar encuestas para establecer la frecuencia de factores o enfermedades. Por otro lado, pueden realizarse para comparar los datos actuales con los del pasado o para intentar predecir los futuros. Los datos de encuestas como la *National Health and Nutrition Examination Survey* (Encuesta Examen Nacional de Salud y Nutrición), que se realiza en los Estados Unidos, tienen la ventaja de que incluyen una muestra representativa de una población más grande. Si los datos de la encuesta son representativos de la población, los estudios transversales pueden disminuir la probabilidad de un sesgo de selección y permitir comparaciones de la misma población a lo largo del tiempo.

Los tres tipos básicos de estudios de casos y controles los obtienen de tres formas diferentes, que modifican su capacidad para evitar el sesgo de selección. Estos estudios obtienen sus casos a partir de los nuevos o de incidencia que se desarrollan, o, más exactamente, se diagnostican en uno o más sitios, a menudo hospitales. A continuación, los controles se eligen entre otros pacientes ingresados al mismo hospital.

Este abordaje tradicional de los estudios de casos y controles tiene varias ventajas, porque los controles a menudo son fácilmente accesibles y pueden tener tiempo disponible para participar, y sus expedientes médicos pueden estar fácilmente disponibles para obtener datos adicionales. Por desgracia, los estudios de casos y controles suelen dar origen a un sesgo de selección cuando la elección de controles está relacionada con el factor que se investiga, como se demuestra en el siguiente escenario:[f]

Miniestudio 5-14 Se identificaron las pacientes con cáncer de útero en la posmenopausia en el momento del diagnóstico en un gran hospital comunitario, para investigar la relación entre este y la cantidad de estrógenos en la sangre. Los controles son mujeres de la misma edad que ingresaron al servicio ginecológico por otras afecciones quirúrgicas. Los investigadores no encontraron relación entre el cáncer de útero y los estrógenos en sangre. Los revisores del artículo cuestionaron el uso de mujeres de control en los servicios ginecológicos porque muchas de ellas tenían afecciones para las que a menudo se prescriben estrógenos.

Este estudio de casos y controles adolece de un sesgo de selección porque los controles se eligen por su ingreso en un servicio ginecológico y, por lo tanto, no son representativos de todas las mujeres en la posmenopausia de la misma población de origen que aquellas con cáncer de útero. Para evitar este problema con los estudios de casos y controles basados en casos, los investigadores realizan cada vez más estudios en la comunidad de donde se obtienen los casos, en un esfuerzo por asegurar que los casos y los controles provengan de la misma población de origen. Estas investigaciones se denominan *estudios de casos y controles basados en la población*. Este proceso requiere un mayor esfuerzo y costo, pero, si se hace de manera adecuada, puede evitar el problema del sesgo de selección. Sin embargo, el sesgo de selección sigue siendo posible si el factor investigado afecta la probabilidad de participación en el estudio o la probabilidad de ser diagnosticado con la enfermedad, como se ilustra en el siguiente escenario:

Miniestudio 5-15 Se realizó un estudio de casos y controles basado en la población mediante la identificación de mujeres con diagnóstico reciente de cáncer de útero en la posmenopausia y controles de la misma edad. Todas las mujeres vivían en la zona del mismo código postal. Un alto porcentaje de mujeres del grupo de control no estaba en casa en el momento de la visita del estudio y no participaron en él. En el estudio se encontró una asociación muy fuerte entre las concentraciones de estrógenos en sangre y el cáncer de útero en la posmenopausia. Más tarde se reconoció que esta asociación se magnificó por el hecho de que las mujeres de control que estaban en casa eran menos activas social y profesionalmente y tenían una probabilidad especialmente baja de usar estrógenos, en comparación con la población general de mujeres en la posmenopausia.

Por lo tanto, los estudios de casos y controles basados en la población tienen menos probabilidades que los de casos y controles de dar lugar a un sesgo de selección. Sin embargo, el sesgo de selección puede ocurrir aún, debido a diferentes niveles de participación u otros factores asociados con la probabilidad del diagnóstico.

Los estudios de casos y controles basados en la población tienen otras ventajas. Si los casos seleccionados son representativos de todos y se conoce el tamaño de la población, se puede calcular la incidencia de la enfermedad. Además, si los controles son representativos de toda la población, incluidos los participantes con la enfermedad, entonces la frecuencia del factor de riesgo entre los controles ofrece una estimación de su prevalencia en la población. Poder estimar la prevalencia del factor de riesgo permite al investigador calcular el porcentaje de riesgo atribuible a la población. Ser capaz de estimar también la incidencia de la enfermedad permite al investigador calcular el número de personas prevenidas en la población.

---

[f] Este tipo de sesgo de selección resultante del método para escoger los controles hospitalarios también se ha denominado *sesgo de Berkson*.

El tercer tipo básico de estudio de casos y controles, conocido como *estudio de casos y controles anidado*, es el que tiene menos probabilidades de producir una base de selección. Los estudios de casos y controles anidados implican que los casos se obtienen de un estudio de cohortes o de uno controlado aleatorizado con participantes que son representativos de la población de interés, es decir, la de origen. Cuando esta es la situación, los controles se pueden obtener mediante un muestreo aleatorio del resto de aquellos de la investigación más amplia.

Si se utilizan todos los casos encontrados en la investigación más amplia, se puede suponer que son representativos de todos los de la población de interés. Si los controles se obtienen mediante muestreo aleatorio de los que no tienen la enfermedad en la investigación, entonces se puede suponer que son representativos de todos los que no tienen la enfermedad en la población de interés. Así, tanto los casos como los controles serán representativos de la misma población, es decir, su población de origen. Observe cómo se podría realizar un estudio de casos y controles anidado en el siguiente escenario:[g]

Miniestudio 5-16 En un estudio de cohortes se inscribió a 10 000 mujeres en la posmenopausia elegidas para ser representativas de todas las de un gran estado de los Estados Unidos y se almacenó una muestra de su sangre. Se hizo su seguimiento durante más de una década para determinar si desarrollaban cáncer de útero. Durante este período, 100 mujeres lo desarrollaron. Los investigadores identificaron a estas mujeres como casos y seleccionaron al azar 100 controles de entre las otras 9 900 mujeres en la investigación. El investigador analizó la muestra de sangre inicial de los casos y controles para las concentraciones de estrógenos y encontró una asociación entre el uso de estrógenos y el cáncer de útero. Sin embargo, la relación no fue tan fuerte como la que se encontró en el estudio de casos y controles basado en la población.

Este tipo de estudio de casos y controles requiere la realización de un estudio de cohortes bien diseñado o un estudio controlado aleatorizado. Sin embargo, el estudio de casos y controles solo requiere analizar la sangre de quienes desarrollan la enfermedad y una pequeña muestra de quienes no la desarrollan. Cuando la disponibilidad de las muestras de sangre es limitada o las pruebas son costosas, la necesidad de una pequeña cantidad de pruebas puede ser una ventaja importante.

Se considera al estudio de casos y controles anidado el estándar de referencia para evitar el sesgo de selección en la obtención de casos y controles que son representativos de la población de origen. Un estudio de casos y controles anidado se considera de un mejor diseño que uno de casos y controles basado en casos o en una población. Los tres tipos de estudios de casos y controles se utilizan actualmente y pueden producir resultados precisos si se toman precauciones para disminuir o eliminar el sesgo de selección.

Aprenda más 5-4. Estudios de casos y controles y tamaño de la muestra[6]

Una ventaja importante de los estudios de casos y controles es su capacidad para abordar las asociaciones incluyendo un número mucho menor de individuos del grupo de estudio y control que el que se requeriría en un estudio controlado aleatorizado o uno de cohortes. Para tener una idea del número necesario de participantes para realizar un estudio de casos y controles, veamos el ejemplo original de la posible relación entre las píldoras anticonceptivas y el infarto de miocardio en las mujeres jóvenes. Debido a que la incidencia de infarto de miocardio en las mujeres jóvenes es muy baja, en un estudio de cohortes o uno controlado aleatorizado se necesitaría inscribir a muchos miles de mujeres jóvenes en los grupos de estudio y de control para detectar un número sustancial de aquellas que lo experimentan. Observe la cantidad de participantes que serían necesarios para realizar este tipo de estudio de casos y controles:

---

[g]Un tipo especial de estudio de casos y controles anidado también se ha denominado *estudio de casos y cohortes.* Un estudio de casos y cohortes implica que los controles se obtuvieron como una muestra de toda la cohorte, incluyendo aquellos con la enfermedad. Existe controversia sobre qué método proporciona un mejor medio para asegurar que tanto los casos como los controles provengan de la misma población de origen.

Miniestudio 5-17 Todos los estudios de casos y controles comparten una ventaja sobre los de cohortes en el sentido de que requieren un tamaño de muestra mucho menor. En la sección *Aprenda más 5-4* se exploran los requisitos de tamaño de muestra para los estudios de casos y controles. Por ejemplo, en estudios previos se sugiere que las píldoras anticonceptivas en dosis altas dan lugar a un riesgo relativo (o cociente de posibilidades) de 2 para la relación entre las píldoras anticonceptivas y el infarto de miocardio. Entonces, para tener un 80% de probabilidad de demostrar significación estadística (un error de tipo II del 20%), se necesitarían aproximadamente 200 casos y 200 controles para realizar un estudio de casos y controles.

Si el verdadero cociente de posibilidades fuese realmente de 2.5, el mismo estudio podría realizarse con tan solo 100 personas en cada grupo. Por otro lado, si se quisiera poder demostrar la significación estadística para un cociente de posibilidades tan pequeño como 1.5, se necesitarían aproximadamente 700 casos y 700 controles. Los estudios de casos y controles pueden aumentar de dimensiones rápidamente a medida que el investigador intenta demostrar significación estadística para cocientes de posibilidades cada vez más pequeños. Por lo tanto, los investigadores suelen utilizar otras técnicas para aumentar el poder estadístico. A menudo, es mucho más fácil identificar e incluir controles sin enfermedad en lugar de casos con una enfermedad rara en una investigación. Aumentar la proporción de controles por casos a dos, tres o incluso cinco, puede incrementar el poder estadístico de una investigación.

Miniestudio 5-18 Sin embargo, los rendimientos disminuyen rápidamente a medida que el investigador aumenta la proporción de controles por casos. Se logra un impacto sustancial en el poder estadístico al tener dos casos por control, y hasta cuatro o cinco casos por control pueden ser útiles. Por lo general, no vale la pena aumentar el número de controles por caso por encima de cuatro o cinco. Una ventaja adicional de aumentar el número de controles es la capacidad de utilizar más de un tipo de control. El mejor tipo de individuos para incluir como controles, especialmente en un estudio de casos y controles basado en casos, a menudo no es evidente. Cuando esta es la situación, incluir diferentes tipos de controles puede permitir al investigador comparar los casos con cada tipo de grupo de control y determinar si se encuentran diferencias entre los tipos de grupo de control utilizados, como se ilustra en el siguiente ejemplo: en un estudio de casos y controles de la relación entre la pirosis y el adenocarcinoma de esófago se incluyeron 200 pacientes con adenocarcinoma de esófago como casos. Los controles consistieron en individuos de la misma población general, incluidos 200 de la misma edad sin cáncer, 200 con carcinoma de células escamosas del esófago y 200 con adenocarcinoma del cardias gástrico. Los investigadores encontraron una fuerte asociación con el adenocarcinoma de esófago; una asociación más débil, pero estadísticamente significativa, con el adenocarcinoma del cardias gástrico; y ninguna asociación con el carcinoma de células escamosas del esófago.

Esta investigación proporciona información importante que aprovecha los tres diferentes grupos de control. Por lo tanto, los estudios de casos y controles requieren que el investigador incluya a muchas menos personas. No obstante, el número de personas requeridas puede llegar a ser relativamente grande y los investigadores a menudo necesitan identificar más controles que casos para proporcionar el poder estadístico adecuado para realizar la investigación.

Los estudios de casos y controles y los de cohortes se consideran tradicionalmente como dos tipos de investigaciones bastante diferentes. Sin embargo, en los últimos años, se han enfatizado las similitudes entre estos dos tipos básicos de estudios observacionales. El estudio de casos y controles anidado ilustra la similitud de los dos tipos diferentes de estudios. Además, el estudio de cohortes prospectivo tradicional, con seguimiento de las personas conforme avanza el tiempo, está siendo reemplazado cada

---

[h]Estos cálculos asumen un uso del 10% de píldoras anticonceptivas en dosis altas en la población general de mujeres en edad fecunda, un poder del 80% y un error de tipo I bilateral del 5%. Uno de los motivos por los que los estudios de casos y controles son tradicionalmente pequeños en comparación con otros tipos de investigaciones es que los sesgos inherentes a los estudios de casos y controles limitan su utilidad para pequeños aumentos en el cociente de posibilidades. Por lo tanto, los investigadores generalmente no intentan utilizar estudios de casos y controles para demostrar la significación estadística para cocientes de posibilidades pequeños, como de 1.2. Si se tuviese interés en detectar un cociente de posibilidades de 1.2 en esta situación, se necesitarían cerca de 4 000 casos y 4 000 controles.

vez más por estudios de cohortes retrospectivos que, como los estudios de casos y controles, pueden realizarse utilizando bases de datos existentes.

A continuación se verán los tipos de estudios de cohortes que se están utilizando y se distinguirán entre ellos y los estudios de casos y controles. También se verá cómo los nuevos tipos de estudios de cohortes aportan datos que complementan y, en ocasiones, sustituyen a los estudios controlados aleatorizados.

ESTUDIOS DE COHORTES[7,8]

El inmenso crecimiento de la capacidad informática y la rápida aceleración de la recopilación de datos en el sistema de atención sanitaria en los últimos años han ampliado los posibles métodos para la investigación en salud. Las bases de datos a largo plazo obtenidas para la investigación u otros fines, como la facturación, están potencialmente disponibles para la investigación. Además, ahora los investigadores pueden utilizar bases de datos obtenidas a través de expedientes médicos electrónicos con el objetivo principal de la atención clínica continua.[i]

Los datos que se obtienen como bases de datos de investigación a largo plazo o durante el curso de la atención médica se pueden utilizar para realizar estudios de casos y controles. A menudo, se usan para realizar estudios de cohortes. El tipo de estudio de cohortes realizado empleando una base de datos existente se denomina *estudio de cohortes retrospectivo*. A veces, este tipo de investigación recibe el nombre genérico de *investigación de resultados* porque a menudo sirve para evaluar la eficacia y la seguridad de las intervenciones.

Debe recordarse que un estudio de cohortes comienza identificando los grupos de estudio y de control antes de determinar el resultado de la investigación. Por el contrario, en los estudios de casos y controles, la investigación empieza identificando los casos con la enfermedad o afección y los controles sanos antes de determinar la exposición previa o el criterio de valoración. Esta es la diferencia clave entre un estudio de casos y controles y uno de cohortes.

En los capítulos anteriores se analizaron los estudios de cohortes, en los que se observa a los individuos con el transcurso del tiempo para determinar sus resultados. A esto se le llama un *estudio de cohortes prospectivo*, porque los individuos son seguidos durante el transcurso del tiempo. En los estudios de cohortes prospectivos, el tratamiento que recibió un individuo, o su asignación observada, se identifica idealmente en el momento en que lo recibe por primera vez. Por ejemplo, podría observarse a un grupo de pacientes que se sometieron a una intervención quirúrgica, el grupo de estudio, y otro grupo de los que recibieron tratamiento médico, el grupo de control, en el 2015. Después, los grupos de estudio y de control se observarían durante el transcurso del tiempo para determinar sus resultados. Los pacientes quirúrgicos y médicos podrían ser seguidos para evaluar su resultado desde inmediatamente después de su identificación hasta el 2020.

Con la disponibilidad de bases de datos informáticas sobre pacientes registrados durante el curso de su atención médica, cada vez resulta más factible llevar a cabo un segundo tipo de estudio de cohortes, el retrospectivo o no concurrente. En este tipo de estudio de cohortes no es necesario identificar el tratamiento que recibieron los individuos en un momento determinado y después seguirlos durante el transcurso del tiempo para determinar sus resultados posteriores. En los estudios de cohortes retrospectivos, la información sobre qué tratamiento recibió un individuo en el 2015 se puede obtener a partir de una base de datos en el 2020. Para el momento en que se realiza una investigación en el 2020, la información de los resultados ya estará registrada en la base de datos informática. En las figuras 5-1 y 5-2 se ilustra la diferencia básica entre un estudio de cohortes prospectivo y uno retrospectivo.

---

[i] Las regulaciones de la Ley de portabilidad y contabilidad de seguros sanitarios (HIPAA, *Health Insurance Portability and Accountability Act*) han restringido el uso de datos que se pueden rastrear hasta el individuo, lo que puede dificultar el uso de los que no fueron desarrollados con fines de investigación. No obstante, con atención a la privacidad y seguridad de los datos, se están utilizando los datos de este tipo.

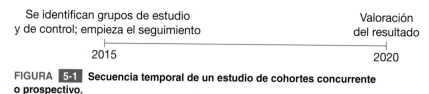

Se identifican grupos de estudio
y de control; empieza el seguimiento

Valoración
del resultado

|———|

2015

2020

FIGURA 5-1 **Secuencia temporal de un estudio de cohortes concurrente**
o prospectivo.

Se identificaron los grupos de estudio y de control
por las características de la base de datos del 2015;
se valoró el resultado en el 2020

|———|

2015

2020

FIGURA 5-2 **Secuencia temporal de un estudio de cohortes no concurrente**
o retrospectivo.

Para realizar un estudio de cohortes retrospectivo, los investigadores podrían proceder de la siguiente manera:

Miniestudio 5-19 En 2020, los investigadores comienzan un estudio. Primero buscan en la base de datos a todos los pacientes que se sometieron a cirugía y a los que recibieron tratamiento médico para la otitis media recurrente en el 2015. Los que se sometieron a intervención quirúrgica se convierten en el grupo de estudio y los que recibieron medicación, en el grupo de control. Después de realizar esta asignación observada, los investigadores buscan en la base de datos para determinar los resultados desde el momento de la asignación a los grupos de estudio y de control hasta el 2020.

Un estudio de cohortes retrospectivo sigue siendo de cohortes porque los grupos de estudio y de control se asignan antes de que los investigadores se den cuenta de los resultados individuales. No es legítimo que los investigadores busquen los resultados en la base de datos hasta que hayan completado el proceso de asignación, a pesar de que ya se produjeron cuando se inicia la investigación en el 2020.

Se pueden usar estudios de cohortes prospectivos y retrospectivos para investigar la causa de la enfermedad o los beneficios y daños del tratamiento. Sin embargo, cada vez se emplean más estudios de cohortes retrospectivos para estudiar el resultado de los tratamientos, incluyendo su efectividad y seguridad en la práctica. Cuando los datos provienen de la clínica real, a menudo pueden complementar la información obtenida de los estudios controlados aleatorizados, es decir, la información de estos últimos y la basada en la obtención de datos durante el curso de la práctica clínica se pueden usar juntas para ofrecer un panorama más completo que el que se puede obtener de cualquiera de ellos por separado.

Los estudios de cohortes retrospectivos realizados con el uso de datos clínicos en curso tienen varias ventajas importantes sobre los estudios controlados aleatorizados. En primer lugar, pueden incluir una gran cantidad de individuos con la enfermedad o afección y, a menudo, un número aún mayor de controles sanos. En segundo lugar, hay muchas menos restricciones éticas, porque no se pide a los individuos que acepten ser asignados al azar a un grupo de estudio o de control. En tercer lugar, cuando los datos provienen de la atención clínica continua, la población de pacientes a menudo representa los tipos de individuos en los que se utiliza la intervención en la práctica clínica. Finalmente, el bajo costo y la rápida realización de los estudios de cohortes retrospectivos es una ventaja sobre los correspondientes prospectivos y los estudios controlados aleatorizados.

Hay varios usos potenciales de los estudios de cohortes retrospectivos que se exploran en este capítulo y los futuros. Estos incluyen lo siguiente:

- Investigar mejoras potenciales en los resultados que se espera sean demasiado pequeños para justificar un estudio controlado aleatorizado.
- Proporcionar evidencia para «modificar la causa altera el efecto», el tercer criterio de la causa contribuyente, cuando los estudios controlados aleatorizados no son éticos o prácticos.

- Investigar el impacto de un tratamiento en un entorno de práctica para establecer la efectividad después de que se estableció la eficacia mediante estudios controlados aleatorizados.
- Investigar cuestiones de seguridad en la práctica, incluida aquella a largo plazo, después de que se haya aprobado un nuevo tratamiento para su uso clínico sobre la base de estudios controlados aleatorizados a corto plazo o relativamente pequeños.

Ahora, veamos cómo los estudios de cohortes retrospectivos difieren de los estudios controlados aleatorizados en términos de cada uno de los componentes del marco MAARIE. Se usa el marco MAARIE para observar cómo la información que proporcionan los estudios de cohortes retrospectivos puede complementar, y en ocasiones sustituir, la obtenida de los estudios controlados aleatorizados. También se examinan las limitaciones de este tipo de investigaciones.

MÉTODO

Cuando se investiga una intervención, los estudios de cohortes retrospectivos difieren de los estudios controlados aleatorizados en las tres preguntas de métodos. En cuanto a la pregunta o la hipótesis del estudio, los estudios de cohortes retrospectivos suelen abordar cuestiones de eficacia y seguridad. La pregunta principal del estudio para los estudios controlados aleatorizados, por otro lado, suele ser la eficacia. Por lo tanto, la pregunta y la hipótesis para estos dos tipos de estudios serán bastante diferentes y, a menudo, complementarias.

La población de estudio incluida para los estudios de cohortes retrospectivos a menudo comprende grupos de estudio y de control que son representativos de aquellos que reciben la intervención en la práctica clínica. En los estudios controlados aleatorizados, la población de estudio se define mediante criterios de inclusión y exclusión diseñados para producir una población que tiene una alta probabilidad de demostrar eficacia.[j]

En términos del tamaño de la muestra, en los estudios de cohortes retrospectivos hay un gran número de sujetos potencialmente elegibles para el grupo de estudio y uno aún mayor para el grupo de control. En los estudios controlados aleatorizados, el tamaño de los grupos de estudio y de control a menudo se limita al número más pequeño compatible con el poder estadístico adecuado para demostrar la eficacia.

En el siguiente escenario se muestran los diferentes abordajes de los estudios controlados aleatorizados y los de cohortes:

Miniestudio 5-20 Un estudio controlado aleatorizado en el que se incluyeron 200 pacientes en el grupo de estudio y 200 en el de control demostró la eficacia de la intervención quirúrgica de los pólipos nasales en personas con sinusitis recurrente, alergia al ácido acetilsalicílico y asma. Se realizó un estudio de cohortes retrospectivo de la efectividad y seguridad de la cirugía con uso de una base de datos de la atención clínica en curso. Utilizando la base de datos, los investigadores identificaron a 20 000 pacientes que se habían sometido al mismo tipo de intervención quirúrgica de los pólipos nasales y uno de control comparable que no se había operado. El estudio de cohortes retrospectivo no demostró efectividad. Los revisores de estos estudios se basaron en el estudio controlado aleatorizado exclusivamente debido a su diseño inherentemente superior.

El estudio controlado aleatorizado y el de cohortes retrospectivo abordan diferentes preguntas e investigan diferentes poblaciones. Los primeros son el estándar de referencia para determinar la eficacia para una indicación específica. La eficacia para una indicación de tratamiento clara y estrictamente definida, como el paciente con sinusitis recurrente, alergia al ácido acetilsalicílico y asma, puede decir muy poco sobre los resultados que produce cuando se aplica a una población objetivo más amplia en la práctica clínica. Los resultados de un tratamiento cuando se usa en la práctica clínica definen su efectividad. La eficacia, por otro lado, se define por los resultados de los estudios controlados aleatorizados.

---

[j] Los criterios de inclusión y exclusión para un estudio controlado aleatorizado también están diseñados para producir una población de estudio con una baja probabilidad de experimentar eventos adversos.

Por lo tanto, los resultados de un estudio de cohortes retrospectivo, en igualdad de condiciones, pueden agregar o complementar el de un estudio controlado aleatorizado al proporcionar información sobre la efectividad, reflejo de la forma en que una intervención se utiliza realmente en la práctica clínica. Las bases de datos de la práctica clínica pueden ser especialmente útiles para investigar problemas de seguridad. Se analiza más de cerca el tema de la seguridad en el capítulo 6.

En los estudios controlados aleatorizados, los tamaños de muestra elegidos a menudo están diseñados para ser el número más pequeño que ofrezca un poder estadístico aceptable (el error de tipo II aceptable más grande, generalmente del 10-20%) al abordar la eficacia utilizando lo que se llama el *criterio de valoración primario*. Como se describió en el capítulo 4 sobre estudios controlados aleatorizados, estos números suelen variar de menos de 100 en el grupo de estudio y el de control, a varios miles en cada uno.

El tamaño de la muestra en los estudios de cohortes retrospectivos, por el contrario, está limitado principalmente por la disponibilidad de información de pacientes en la base de datos. Pueden incluirse miles o incluso millones de pacientes. Por lo tanto, el tamaño de la muestra potencial para los estudios de cohortes retrospectivos puede empequeñecer al de la mayoría de los estudios controlados aleatorizados. Esta diferencia en el tamaño de la muestra puede tener importantes implicaciones, como se ilustra en el siguiente ejemplo:

Miniestudio 5-21 Se realizó un estudio controlado aleatorizado de comparación entre la extirpación de pólipos de colon y la observación. Los grupos de estudio y de control incluyeron cada uno a 500 pacientes. La investigación demostró una reducción pequeña, pero no estadísticamente significativa, en la tasa subsiguiente de cáncer de colon. Un estudio de cohortes retrospectivo en el que se incluyeron 10 000 pacientes a los que se les extirpó un pólipo y 10 000 a los que solo se mantuvo bajo observación también demuestra una pequeña diferencia en la tasa posterior de cáncer de colon, pero el valor de *P* fue de 0.00001 y los límites de confianza resultaron muy estrechos.

Se espera este tipo de discrepancia entre los resultados de un estudio controlado aleatorizado y los de uno de cohortes retrospectivo. Si el estudio de cohortes retrospectivo es capaz de evitar los sesgos a los que es susceptible, se esperaría que tuviese un poder estadístico mucho mayor. En otras palabras, tendría muchas más probabilidades de demostrar significación estadística si hay una verdadera diferencia en la población muestreada.

ASIGNACIÓN

Al hablar de estudios de cohortes retrospectivos y compararlos con los controlados aleatorizados, se utilizó repetidamente la frase «todo lo demás en igualdad de condiciones». «Todo lo demás» no suele ser igual cuando se comparan estos dos tipos de estudios porque los de cohortes retrospectivos son susceptibles a una variedad de posibles sesgos. Estos sesgos potenciales son más notorios en el área de asignación.

Los estudios controlados aleatorizados, por definición, usan el azar para su proceso de asignación. La asignación al azar es el sello distintivo del estudio controlado aleatorizado. Debe recordarse que el proceso de aleatorización está diseñado para considerar no solo los factores que se sabe afectan el resultado, sino también aquellos que tienen un efecto sobre el resultado que no se anticipan o ni siquiera se entienden.

En los estudios de cohortes retrospectivos, la asignación de pacientes a los grupos de estudio y de control se basa a menudo en el tratamiento de los pacientes por parte de los médicos. Los médicos intentan adaptar el tratamiento al paciente. Cuando los médicos tienen éxito en adaptar el tratamiento a las personas, se crean sesgos de selección.

El sesgo de selección se produce, por ejemplo, cuando los médicos asignan pacientes con diferentes pronósticos a tratamientos diversos. De hecho, se puede considerar el trabajo de la atención clínica como uno de crear sesgos al adaptar el tratamiento al paciente. El trabajo del médico, entonces, es crear sesgos de selección, y el del investigador, desenredar estos sesgos de selección. El sesgo de selección producido en la investigación de bases de datos se ha denominado *sesgo de mezcla de casos*. Observe cómo este tipo de sesgo de selección puede influir en los resultados:

Miniestudio 5-22 Un estudio controlado aleatorizado de un fármaco para dejar de fumar demostró una disminución pequeña, pero estadísticamente significativa, del consumo de cigarrillos entre los asignados al azar para recibirlo. En un gran estudio de cohortes retrospectivo se identificó a las personas a las que se les recetó el fármaco y se comparó el éxito de dejar de fumar de los fumadores a los que se les recetó el fármaco con aquellos a los que no. El estudio de cohortes retrospectivo demostró una disminución mucho mayor del hábito tabáquico entre las personas a las que se les recetó el fármaco.

Los pacientes a los que se prescribió el fármaco en el estudio de cohortes retrospectivo pueden haber sido los que estaban especialmente motivados para dejar de fumar. Los médicos pueden haber adaptado su tratamiento dando uno más intensivo a los pacientes que pensaban que se beneficiarían más. Esta es una tendencia natural y a menudo deseable en la atención clínica. Sin embargo, desde la perspectiva del investigador, la selección de pacientes motivados para recibir el tratamiento da como resultado el tipo de problema de asignación que se llama *sesgo de selección* o, específicamente en este contexto, *sesgo de mezcla de casos*. Esta es la situación porque los individuos que reciben el tratamiento son los mismos que tienen mayor probabilidad de dejar de fumar, incluso sin el medicamento. Es importante reconocer el potencial de las variables de confusión creadas por el proceso de atención clínica para que se puedan tener en cuenta en el análisis.[k]

Los estudios controlados aleatorizados a menudo se ven impedidos por cuestiones éticas y prácticas. Una vez que se sospecha que un tratamiento beneficia a los pacientes, ellos y los médicos a menudo no estarán dispuestos a aleatorizarlos para recibir o no el tratamiento. Por lo tanto, un estudio de cohortes retrospectivo puede ser el de mejor diseño disponible incluso cuando, en teoría, sería preferible uno controlado aleatorizado.

Además de la asignación al azar, un estudio controlado aleatorizado ideal también tiene doble ocultación o cegado, es decir, ni el paciente ni el investigador tienen conocimiento del tratamiento que se está recibiendo. Sin embargo, como se vio, en los estudios controlados aleatorizados, los de ocultación doble (doble ciego) son a menudo poco éticos, poco prácticos o infructuosos.

La ocultación del paciente no es posible en un estudio de cohortes retrospectivo de una base de datos de la atención clínica en curso. Además, el médico que prescribe el tratamiento no está ocultado. En consecuencia, tanto para los estudios controlados aleatorizados como para los de cohortes retrospectivos, a menudo es necesario preguntar cuáles son las implicaciones de la falta de ocultación. Para hacer esto, generalmente se requiere examinar cómo el método de asignación afecta los resultados del proceso de análisis.

ANÁLISIS

El proceso de seguimiento y análisis en los estudios controlados aleatorizados bien realizados y los de cohortes retrospectivos es muy diferente. En un estudio controlado aleatorizado, los pacientes de los grupos de estudio y de control reciben un seguimiento a intervalos predeterminados sobre la base de un protocolo de investigación, que es el mismo para ambos grupos. Lo ideal es que se recopilen los mismos datos sobre los individuos de cada grupo en los intervalos de seguimiento predeterminados.

El objetivo central de los estudios controlados aleatorizados es investigar la eficacia. La duración del seguimiento suele ser la mínima necesaria para establecer la eficacia. Por lo tanto, los estudios controlados aleatorizados suelen ser breves, diseñados para determinar la eficacia a corto plazo. Es posible que la eficacia y la efectividad a largo plazo no estén bien estudiadas en los estudios controlados aleatorizados. Además, los eventos adversos que tardan más en desarrollarse pueden pasarse por alto por completo en los estudios controlados aleatorizados, pero detectarse mediante los de cohortes retrospectivos.

El proceso de seguimiento y evaluación en un estudio de cohortes retrospectivo es muy diferente, pues ocurre como parte del curso de la atención médica. Los datos se obtienen cuando el paciente

---

[k] Por desgracia, las bases de datos obtenidas de la atención clínica pueden carecer de los datos necesarios para medir algunas variables de confusión importantes que sería ideal tener en cuenta en el análisis.

regresa para recibir atención. Esta nueva consulta puede ser iniciada por el médico o el paciente. En consecuencia, es probable que la frecuencia de la obtención, el tipo e incluso la precisión de los datos sean bastante diferentes en los estudios controlados aleatorizados, así como en los de cohortes prospectivos, en comparación con los de cohortes retrospectivos. Estas diferencias en el seguimiento pueden dificultar la detección de ciertos tipos de eventos adversos relacionados con el tratamiento en los estudios de cohortes retrospectivos, como se ilustra en el siguiente ejemplo:

Miniestudio 5-23 Un ensayo controlado aleatorizado que comparó la cirugía con la medicación para la hipertrofia prostática benigna encontró que la cirugía produce mucha más eyaculación retrógrada e impotencia que la medicación. En un estudio de cohortes retrospectivo donde se utilizaron expedientes de la atención médica en curso, no se encontraron diferencias en estos eventos adversos, como se registra en las historias clínicas de los pacientes.

A menos que se les pregunte o analice específicamente a los pacientes para detectar estos eventos adversos, es posible que no los reconozcan o los comuniquen a los médicos. Por lo tanto, en los estudios de cohortes retrospectivos, el tipo de medidas de resultados que se pueden usar de manera confiable tal vez sea mucho más limitado que en uno controlado aleatorizado o en los de cohortes prospectivos. En los estudios controlados aleatorizados y los de cohortes prospectivos, los posibles eventos adversos se pueden evaluar de la misma manera para cada grupo con iguales intervalos.

RESULTADOS

En los estudios controlados aleatorizados, el análisis se realiza utilizando el principio de intención de tratar. Los datos de los individuos se analizan de acuerdo con su grupo de asignación, incluso si se desviaron del protocolo y nunca recibieron el tratamiento. Debe recordarse que esto se hace para que los individuos con buen pronóstico no estén desproporcionadamente representados entre los que se quedan en la investigación después de que muchos con peor pronóstico la abandonan.

En un estudio de cohortes retrospectivo, un proceso paralelo al análisis por el método de intención de tratar puede no ser factible, porque los únicos pacientes que aparecen en la base de datos tal vez sean los que realmente toman el tratamiento y obtienen seguimiento, como se ilustra en el siguiente ejemplo:

Miniestudio 5-24 La radioterapia para un tipo específico de cáncer cerebral metastásico se investigó mediante un estudio de cohortes retrospectivo. La radiación requería premedicación y solo podía iniciarse después de un mes de pretratamiento. En la base de datos se registraron solo los pacientes que recibieron el tratamiento y los que no. Entre los que recibieron radioterapia, la supervivencia fue de 2 meses más en promedio. Los resultados fueron estadísticamente significativos. Los investigadores concluyeron que el estudio de cohortes retrospectivo había demostrado la eficacia a corto plazo de la radioterapia.

El hecho de que la radioterapia no se haya podido realizar durante al menos un mes después de su prescripción puede significar que las personas con el peor pronóstico ya habían fallecido o estaban demasiado enfermas para recibirla. Por lo tanto, el estudio de cohortes retrospectivo puede haber examinado a un grupo de estudio con un mejor pronóstico que el de control, lo que indica que es posible que los grupos no se hayan analizado realmente utilizando un método análogo a aquel por intención de tratar.

En los estudios controlados aleatorizados, la corrección se utiliza como una forma de explicar los factores pronósticos conocidos que, a pesar de la aleatorización, difieren entre los grupos de estudio y de control. La aleatorización en sí suele dar lugar a que los factores pronósticos conocidos sean similares en los grupos de estudio y de control. Además, la aleatorización tiene como objetivo lograr similitudes incluso para factores pronósticos desconocidos. La corrección estadística todavía se utiliza en un estudio controlado aleatorizado; sin embargo, su función es solo tomar en cuenta las diferencias que ocurren a pesar de la aleatorización.

En un estudio de cohortes retrospectivo, la corrección tiene un papel mucho más importante. Intenta reconocer y tener en cuenta todas las diferencias conocidas entre los grupos de estudio y de control, que pueden afectar el resultado que se mide. La corrección adecuada en un estudio de cohortes retrospectivo tiene el difícil objetivo de lograr de reconocer y medir todas las variables de confusión potencialmente importantes y tenerlas en cuenta en el proceso de corrección.

INTERPRETACIÓN

Como uno de los tipos de estudio de cohortes, el retrospectivo está mejor diseñado para demostrar que el tratamiento se asocia con un mejor resultado y que lo precede. Sin embargo, incluso cuando esto tiene éxito, a menudo quedan algunas dudas en cuanto al tercer criterio de causa contribuyente, o eficacia, del tratamiento: modificar la «causa» altera el «efecto».

Sin embargo, un tipo especial de estudio de cohortes retrospectivo puede ayudar a establecer que modificar la causa altera el efecto. Este tipo de investigación reconoce que se ha producido un cambio en un grupo durante un período, pero no en otro grupo comparable. Después, se calcula la probabilidad de un resultado particular antes y después del cambio en cada grupo para determinar si se alteró en el grupo que lo experimentó. A este tipo de investigación se le ha llamado *experimento natural* porque se observan cambios que ocurren en el curso natural de los sucesos, no debido a la intervención de un investigador. Veamos cómo un experimento natural puede permitir sacar la conclusión de que modificar la causa altera el efecto:

Miniestudio 5-25 Los médicos y abogados de sexo masculino fumaban cigarrillos con casi la misma frecuencia en la década de 1960, y tenían una probabilidad similar de desarrollar cáncer de pulmón. Durante la década de 1970, una gran proporción de médicos varones dejó de fumar cigarrillos, mientras que una menor de abogados lo hizo. Los investigadores observaron que tanto los médicos como los abogados que dejaron de fumar mostraron una disminución en su probabilidad de desarrollar cáncer de pulmón y que en los primeros era mucho menor que entre los últimos en años posteriores.

Un estudio controlado aleatorizado del hábito tabáquico habría sido el método ideal para establecer que modificar la causa altera el efecto. Este tipo de experimento natural es el siguiente mejor método. A menudo, como en esta situación, es el único método ético y factible para establecer el tercer criterio definitivo de la causa contribuyente.

Después de completar el análisis y la interpretación de los resultados de todos los individuos incluidos en un estudio controlado aleatorizado o en uno de cohortes retrospectivo, los investigadores suelen estar interesados en examinar el significado de los resultados para los subgrupos incluidos en la investigación. El gran número de participantes incluidos en un estudio de cohortes retrospectivo puede permitir a los investigadores subdividir los grupos de estudio y de control en un número limitado de subgrupos identificados previamente, y examinar la eficacia del tratamiento para cada uno de ellos. Debido a los números más grandes, los datos de los subgrupos de los estudios de cohortes retrospectivos pueden ser más confiables que los de los derivados de estudios controlados aleatorizados, más pequeños. Esto puede tener implicaciones importantes, como se ilustra en el siguiente ejemplo hipotético:

Miniestudio 5-26 En un estudio controlado aleatorizado de la arteriopatía coronaria de un vaso se demostró que la angiografía tenía una mayor eficacia, en promedio, que el tratamiento con medicamentos. El análisis de subgrupos, basado en hipótesis antes del suceso, se realizó mediante la creación de grupos que diferían en la extensión del miocardio irrigada por el vaso, la edad y el sexo de los pacientes. Estos análisis de subgrupos no pudieron demostrar diferencias estadísticamente significativas entre estos grupos. Un gran estudio de cohortes retrospectivo demostró la efectividad general de la angiografía, pero también que esa

efectividad se limitaba a hombres más jóvenes y pacientes con una lesión que irrigaba una gran parte del miocardio.

Este tipo de resultado ilustra el principio de que el mayor número de pacientes que se incluyan en un estudio de cohortes retrospectivo puede permitir que este aborde mejor los problemas entre subgrupos que incluso el estudio controlado aleatorizado mejor diseñado. Este uso de estudios controlados aleatorizados y de cohortes retrospectivos demuestra el potencial de utilizar los resultados de un tipo de estudio para complementar los del otro.

EXTRAPOLACIÓN

La extrapolación de los resultados de un estudio controlado aleatorizado requiere hacer suposiciones sobre la población que recibirá el tratamiento (la población objetivo). Debe recordarse que los estudios controlados aleatorizados por lo general se realizan con pacientes homogéneos, es decir, a menudo se excluyen los pacientes que reciben múltiples tratamientos, que tienen una enfermedad hepática o renal que complica su manejo y que padecen otras alteraciones. Además, se pueden utilizar precauciones especiales en los estudios controlados aleatorizados para excluir a los que tienen características especiales, como quienes probablemente no realizarán un seguimiento o que se embarazarán.

Por lo tanto, los pacientes incluidos en los estudios controlados aleatorizados suelen ser bastante diferentes de los de estudios de cohortes retrospectivos. En consecuencia, los resultados de un estudio controlado aleatorizado y los de uno de cohortes retrospectivo pueden parecer muy diferentes, incluso cuando el nuevo tratamiento se administra utilizando los mismos procedimientos de implementación, como se ilustra en el siguiente ejemplo:

 Miniestudio 5-27   Un estudio controlado aleatorizado de un nuevo método de diálisis domiciliaria para pacientes con insuficiencia renal recién diagnosticada demostró una mejoría sustancial en el resultado, en comparación con la hemodiálisis ambulatoria. El nuevo método de diálisis se puso a disposición de forma voluntaria para todos los pacientes que la requiriesen en todo el país. Todos los que utilizaron la nueva técnica se compararon con todos los que utilizaron la hemodiálisis ambulatoria estándar en un estudio de cohortes retrospectivo. Los investigadores no encontraron diferencias en el resultado entre el nuevo método de diálisis domiciliaria y la hemodiálisis ambulatoria estándar en el estudio de cohortes retrospectivo.

Un estudio controlado aleatorizado en un pequeño grupo homogéneo de nuevos pacientes en diálisis puede mostrar resultados muy diferentes, en comparación con uno de cohortes retrospectivo que involucra un mayor número de pacientes más heterogéneos. Por ejemplo, los pacientes que están acostumbrados a la hemodiálisis ambulatoria pueden tener dificultades para cambiar al nuevo tratamiento. Es posible que los pacientes con más complicaciones o hemodiálisis ambulatoria de larga duración no obtengan buenos resultados con la nueva técnica.

Por lo tanto, no se puede esperar necesariamente que los resultados de un estudio controlado aleatorizado y los de uno de cohortes retrospectivo sean los mismos, incluso cuando ambos estén bien diseñados y el tratamiento se aplique utilizando los mismos procedimientos de implementación. Todavía es probable que, para pacientes cuidadosamente seleccionados, como los del estudio controlado aleatorizado, el nuevo método de diálisis domiciliaria sea mejor que el estándar.

Como se comentó, los estudios controlados aleatorizados se limitan a evaluar los resultados durante un período relativamente corto. Una vez introducidos en la práctica, pueden producirse efectos dinámicos que alteren la efectividad a largo plazo del tratamiento. Puede ocurrir resistencia, utilizarse el tratamiento para nuevas indicaciones con más o menos efectividad, o el comportamiento del paciente puede cambiar, alterando la efectividad del tratamiento.

Los estudios de cohortes retrospectivos pueden tener más éxito en la detección de estos cambios de la efectividad que ocurren con el transcurso del tiempo. La gran cantidad de pacientes en una base de datos puede permitir al investigador comparar los resultados que ocurrieron cuando se prescribió el tratamiento en diferentes años. Por otro lado, el grado de efectividad puede evaluarse durante períodos prolongados para determinar si algún beneficio observado a corto plazo persiste durante uno más largo. Esta ventaja de los estudios de cohortes retrospectivos se ilustra en el siguiente ejemplo:

Miniestudio 5-28 En un estudio controlado aleatorizado se demostró que un nuevo tratamiento de alta energía para los cálculos renales tiene eficacia para eliminar la obstrucción de un uréter en comparación con la intervención quirúrgica cuando se sigue a los pacientes durante 1 año. Se realizó un estudio de cohortes retrospectivo sobre la obstrucción de un uréter causada por cálculos renales tratada con la nueva técnica y con un seguimiento de hasta 10 años. Los resultados del estudio de cohortes retrospectivo demostraron una menor eficacia del nuevo tratamiento en comparación con la intervención quirúrgica. Quienes se sometieron a la cirugía estuvieron mejor después de 1 año.

Estos dos resultados pueden ser ciertos y complementarse. Este podría ser el caso si el nuevo tratamiento aumenta la tasa de recurrencia de los cálculos renales. El seguimiento a relativamente corto plazo que suele ser posible en los estudios controlados aleatorizados deja una importante participación a los estudios de cohortes retrospectivos que utilizan bases de datos obtenidas de la atención clínica en curso en la evaluación a más largo plazo de la efectividad y seguridad en la práctica.

Es necesario recordar que los estudios controlados aleatorizados son el estándar de referencia para evaluar la eficacia, pero tienen graves limitaciones al hacerlo con los beneficios y daños. Al evaluar los resultados del tratamiento a más largo plazo y la presentación de eventos adversos raros, pero graves, los estudios de cohortes retrospectivos pueden complementar a los estudios controlados aleatorizados y compensar algunas, si no todas, sus deficiencias. En la tabla 5-1 se resumen las diferencias entre los estudios controlados aleatorizados y los de cohortes retrospectivos.

Tabla 5-1 Comparación de ensayos controlados aleatorizados y estudios de cohortes retrospectivos

Estudios	Estudios controlados aleatorizados	Estudios de cohortes retrospectivos
Método	El más pequeño posible: tiene como objetivo demostrar significación estadística para un resultado frecuente e importante. Se utilizan criterios de inclusión y exclusión del criterio principal de valoración para definir grupos homogéneos de pacientes	Puede ser grande y limitado solo por la disponibilidad de registros obtenidos en el curso de la atención médica continua. Los participantes seleccionados como parte de la prestación continua de servicios pueden ser más representativos de la población objetivo del tratamiento
Asignación	Aleatorización Idealmente con ocultación doble (doble ciego) Posibles limitaciones éticas	Sin aleatorización: pacientes seleccionados en el curso de la prestación continua de servicios con un seguimiento adaptado a su evolución, lo que podría generar sesgos de selección (problema de mezcla de casos) Menos limitaciones éticas

Tabla 5-1 Comparación de estudios controlados aleatorizados y estudios de cohortes retrospectivos (*continuación*)

Estudios	Estudios controlados aleatorizados	Estudios de cohortes retrospectivos
Análisis	Seguimiento de los pacientes de los grupos de estudio y de control con los mismos intervalos y el objetivo de lograr la misma intensidad del proceso. Datos obtenidos bajo el control del investigador, que facilitan la exactitud y precisión de su obtención	Potencial de seguimiento a más largo plazo. Seguimiento como parte de la prestación continua de servicios con probables intervalos desiguales de seguimiento. El seguimiento ya se realizó, por lo que es más rápido y económico. Datos recopilados en el curso habitual de la prestación de servicios que los someten a un potencial de baja exactitud y precisión
Resultados	Por el método de intención de tratar con el criterio de valoración idealmente obtenido de todos los individuos que fueron aleatorizados	Inclusión de solo aquellos cuyo seguimiento aparece en la base de datos
Interpretación	Estándar de referencia para la eficacia. Un número relativamente pequeño limita la interpretación con respecto a la seguridad, en especial con respecto a eventos adversos raros pero graves. Por lo general, el análisis de subgrupos debe realizarse solo después de que se demuestre que un tratamiento es mejor y se formule la hipótesis del subgrupo antes de recopilar los datos	Las conclusiones sobre la eficacia son más difíciles debido a las posibles variables de confusión, como el pronóstico. Por lo tanto, puede parecer que funcionan los tratamientos debido a las habilidades de los médicos para asignarlos. Potencial de uso como «experimento natural» para ayudar a establecer la causalidad cuando el estudio controlado aleatorizado no sea ético o factible. Mayor potencial para evaluar efectos secundarios raros, pero graves, especialmente cuando los números son grandes. Los números más grandes tienen un mayor potencial para el análisis de subgrupos
Extrapolación	La eficacia encontrada para el grupo homogéneo en la investigación debe extrapolarse a la población objetivo, lo que requiere que se hagan suposiciones. Las limitaciones al extrapolar de estudios de corto plazo al largo plazo requieren hacerlo más allá de los datos	La población objetivo a menudo se incluye en la investigación, lo que permite una evidencia más directa de la eficacia en la práctica. Posibilidad de obtener datos de seguimiento a más largo plazo, lo que permite sacar conclusiones respecto a un período más prolongado sin extrapolar más allá de los datos

PREGUNTAS DE REVISIÓN

1. **Identifique el tipo de diseño de estudio observacional en el siguiente ejemplo:**

   En el 2020, un investigador identificó por primera vez a un grupo de 100 gemelos idénticos, uno de los cuales recibió radioterapia en la cabeza o el cuello y uno que no. Según sus expedientes médicos, la radioterapia se aplicó en la década de 1970. Después, el investigador evaluó la frecuencia del cáncer de tiroides en las personas expuestas y no, desde 1980 hasta el 2020.

   A. Estudio de casos y controles anidado
   B. Estudio de casos y controles emparejados
   C. Estudio de cohortes prospectivo o concurrente
   D. Estudio de cohortes retrospectivo o no concurrente
   E. Estudio de comparación de poblaciones o ecológico

2. **Identifique el tipo de diseño del estudio en el siguiente ejemplo:**

   Un investigador inició un estudio identificando a gemelos idénticos, uno de los cuales había desarrollado diabetes tipo 1 y el otro no. Para cada grupo de gemelos idénticos, el investigador determinó cuál nació primero y analizó los datos según el orden de nacimiento de cada par.

   A. Estudio de casos y controles anidado
   B. Estudio de casos y controles emparejados
   C. Estudio de cohortes prospectivo o concurrente
   D. Estudio de cohortes retrospectivo o no concurrente
   E. Estudio de comparación de poblaciones o ecológico

3. **Identifique el tipo de diseño del estudio en el siguiente ejemplo:**

   Se evaluó a un grupo de mujeres con infarto de miocardio en el momento del diagnóstico para evaluar su concentración actual de lipoproteínas de baja densidad. Los investigadores compararon el grupo de estudio de infarto de miocardio de mujeres con el de control de las emparejadas por edad, sin evidencia de enfermedad cardíaca para determinar si la prevalencia de lipoproteínas de baja densidad elevadas difería entre los grupos.

   A. Estudio de casos y controles
   B. Estudio de cohortes prospectivo o concurrente
   C. Estudio de cohortes retrospectivo o no concurrente
   D. Estudio de comparación de poblaciones o ecológico
   E. Estudio transversal

4. **Identifique el tipo de diseño del estudio en el siguiente ejemplo:**

   Un investigador siguió a hombres de 60 años de edad de ascendencia italiana en los Estados Unidos y en Italia. Obtuvo datos sobre la probabilidad de desarrollar infarto de miocardio en los dos grupos durante los próximos 5 años.

   A. Estudio de casos y controles
   B. Estudio de cohortes prospectivo
   C. Estudio de cohortes retrospectivo
   D. Estudio de comparación de poblaciones o ecológico
   E. Estudio transversal

5. **Indique el tipo o tipos de estudio para los que la siguiente afirmación es verdadera:**

En este tipo o tipos de estudio, la asignación se realiza mediante un proceso en el que todos los individuos que ingresan a la investigación tienen una probabilidad conocida de incluirse en cualquier grupo de estudio o de control en particular.

  A. Estudio de una base de datos grande/cohortes no concurrente
  B. Estudio controlado aleatorizado
  C. Ambos
  D. Ninguno

6. **Indique el tipo o tipos de estudio para los que la siguiente afirmación es verdadera:**

Si se conocen todos los posibles factores de riesgo o pronóstico y se tienen en cuenta o se ajustan como parte del análisis, este tipo o tipos de estudio se pueden utilizar para establecer los tres criterios de la causa contribuyente.

  A. Estudio de cohortes
  B. Estudio de casos y controles
  C. Ambos
  D. Ninguno

7. **Indique el tipo o tipos de estudio para los que la siguiente afirmación es verdadera:**

Puede o pueden utilizar análisis de supervivencia si se sigue a los individuos durante períodos variables.

  A. Estudios de cohortes prospectivos
  B. Estudios controlados aleatorizados
  C. Ambos
  D. Ninguno

8. **Indique el tipo o tipos de estudio para los que la siguiente afirmación es verdadera:**

Requiere o requieren ocultación o cegamiento tanto de los participantes como de los investigadores con respecto a la asignación de los participantes al grupo de estudio o de control.

  A. Estudios de cohortes
  B. Estudios controlados aleatorizados
  C. Ambos
  D. Ninguna de las anteriores

9. **Indique cuál de los siguientes tipos de medición se describe mejor en la siguiente afirmación:**

Medida de la probabilidad de tener una enfermedad en un momento determinado.

  A. Tasa de incidencia
  B. Prevalencia
  C. Letalidad
  D. Ninguna de las anteriores

10. **Indique cuál de los siguientes tipos de medición se describe mejor en la siguiente afirmación:**

Medida de la probabilidad de aparición de una enfermedad durante un período.

  A. Tasa de incidencia
  B. Prevalencia
  C. Letalidad
  D. Ninguna de las anteriores

RESPUESTAS A LAS PREGUNTAS DE REVISIÓN

1. **La respuesta es D.** La característica clave de todos los estudios de cohortes es que los grupos de estudio y de control se identifican según su exposición o factores de riesgo antes de determinar su resultado. En esta investigación, el grupo de estudio está formado por aquellos que recibieron radiación y el de control por quienes no. Por lo tanto, se trata de un estudio de cohortes.

   La distinción entre estudios de cohortes prospectivos y retrospectivos es si los resultados evaluados ya ocurrieron en el momento en el que se identificaron los grupos de estudio y control. En un estudio de cohortes retrospectivo, aunque el investigador no está al tanto de los resultados, estos ya ocurrieron cuando se identificaron los grupos de estudio y de control. En este estudio, los grupos de estudio y control se identificaron en el 2020, momento en el que ya se habían producido los cánceres de tiroides.

2. **La respuesta es B.** Esta investigación comienza identificando gemelos idénticos, uno de los cuales tiene diabetes tipo 1 y el otro no. Aquellos con la enfermedad son los casos y aquellos sin ella los controles. Por lo tanto, este es un estudio de casos y controles.

   Al realizar y analizar este estudio, los investigadores comenzaron incluyendo gemelos idénticos. El gemelo con diabetes tipo 1 actúa como caso y aquel sin diabetes como control. Después analizaron cada par de gemelos.

   Este no es un estudio de casos y controles anidado porque la población de estudio no se obtuvo de un estudio controlado aleatorizado o uno de cohortes prospectivo realizado antes.

3. **La respuesta es E.** Esta investigación comienza identificando un grupo de mujeres con infarto de miocardio, los casos, y uno de mujeres sin infarto, los controles. Ambos grupos se evalúan en el mismo momento para determinar su concentración promedio de lipoproteínas de baja densidad.

   Los estudios transversales miden la prevalencia de las características bajo investigación al mismo tiempo que la identificación de los grupos de estudio y de control.

4. **La respuesta es B.** Este tipo de estudio de cohortes contiene un grupo de estudio compuesto por hombres de 60 años de ascendencia italiana en los Estados Unidos y uno de control de hombres de 60 años en Italia. Se realiza un seguimiento de cada grupo durante un período posterior de 5 años.

   Los individuos de cada cohorte son seguidos en el transcurso del tiempo para determinar si posteriormente desarrollaron un infarto de miocardio. Por lo tanto, este es un estudio de cohortes prospectivo.

5. **La respuesta es B.** Esta es la definición de aleatorización. La aleatorización es el sello distintivo de los estudios controlados aleatorizados. La aleatorización es la característica esencial y distingue los estudios controlados aleatorizados de los de cohortes.

   Debe considerarse que la aleatorización no requiere que un individuo tenga las mismas probabilidades de ser asignado a cada grupo. Puede haber dos o más grupos de estudio y dos o más grupos de control. La característica clave de la aleatorización es que todos los individuos que participan en la investigación tienen una probabilidad conocida de ser asignados a un grupo de estudio o de control particular.

6. **La respuesta es A.** La razón por la que la aleatorización es tan deseable es que rara vez se conocen todos los factores que afectan el desarrollo de la enfermedad o su resultado. La aleatorización ayuda a crear grupos que son similares según los factores de riesgo o pronóstico conocidos. La aleatorización tiende a hacer que los grupos sean similares en cuanto al riesgo o un factor pronóstico del que se es consciente.

   Ni los estudios de cohortes o los de casos y controles tienen la misma capacidad que los estudios controlados aleatorizados para regular los factores de confusión. Sin embargo, si todos los posibles factores de riesgo o pronóstico se conocen y se tienen en cuenta o se corrigen como parte de un estudio de cohortes, no hay necesidad de aleatorización y un estudio de cohortes puede, en teoría, establecer causa y efecto. Este proceso no puede tener lugar con los estudios de casos y controles, que no comienzan por identificar factores de riesgo o pronóstico.

7. La respuesta es C. El análisis de supervivencia se puede utilizar tanto para estudios de cohortes prospectivos como para estudios controlados aleatorizados En cualquier situación, el análisis de supervivencia está diseñado para utilizar todos los datos cuando se realiza un seguimiento de las personas durante períodos variables. Esto puede ocurrir en estudios controlados aleatorizados cuando las personas ingresan tarde. También puede suceder en estudios de cohortes, cuando los datos se obtienen durante períodos limitados para una parte de los participantes.

8. La respuesta es D. La ocultación o cegamiento del tratamiento al que se asigna un individuo es una característica deseable tanto de los estudios controlados aleatorizados como de los de cohortes. Sin embargo, es posible que la ocultación no sea factible en ningún tipo de estudio. Por lo tanto, ningún tipo de investigación requiere ocultación o cegamiento de los participantes y los investigadores.

9. La respuesta es B. La prevalencia es la proporción de personas con una enfermedad o afección particular entre todas las que están en riesgo de contraerla. La prevalencia se mide en un momento determinado. Por lo tanto, la prevalencia es la probabilidad de padecer la enfermedad en un momento determinado.

10. La respuesta es A. La tasa de incidencia mide el número de casos nuevos de la enfermedad durante un período (generalmente, 1 año) que ocurren entre quienes estaban libres de la enfermedad al comienzo del intervalo. Por lo tanto, es una medida de la probabilidad de aparición de una enfermedad durante un período.

Referencias

1. Vandenbroucke JP, Van Elm E, Altman DG, et al. Strengthening the reporting of observational studies in epidemiology (STROBE): explanation and elaboration. *Epidemiology.* 2007;18(6):805–835.
1. Aschengrau A, Seage GR. *Essentials of Epidemiology in Public Health.* 4ª ed. Burlington, MA: Jones y Bartlett Learning; 2020.
1. Friis RH, Sellers TA. *Epidemiology for Public Health Practice.* 6th ed. Burlington, MA: Jones y Bartlett Learning; 2021.
1. Greenberg RS, Daniels SR. *Medical Epidemiology.* 5th ed. New York, NY: Lange Medical Books; 2016.
1. Szklo M, Nieto FJ. *Epidemiology Beyond the Basics.* 4ª ed. Burlington, MA: Jones y Bartlett Learning; 2019.
1. Hennekens CH, Buring J E. *Epidemiology in Medicine.* Boston, MA: Little Brown and Company; 1987.
1. Gehlbach SH. *Interpreting the Medical Literature.* 5th ed. New York, NY: McGraw-Hill; 2006.
1. Celentano DD, Gordis SM. *Epidemiology.* 6th ed. Philadelphia, PA: Elsevier; 2019.

6 Seguridad

Los estudios controlados aleatorizados son el estándar de referencia para la eficacia, por lo que se podría hacer la pregunta: ¿cuál es el estándar de referencia para la seguridad? Por desgracia, la respuesta no es tan fácil porque no hay un solo tipo de estudio que pueda proporcionar toda la evidencia que se necesita. Se podría pensar en el estándar de referencia para la seguridad como el de muchos años de uso por un gran número de personas acompañado del seguimiento sistemático de los eventos adversos. Aunque este puede ser el estándar de referencia, presenta un problema. La seguridad no puede establecerse completamente sin antes someter a un gran número de personas a posibles daños.

Para comprender la seguridad, se debe reconocer que la mayoría de las intervenciones producen daños y beneficios. El objetivo de medir la seguridad es asegurarse de que los daños se reduzcan al mínimo y que los beneficios sean claramente mayores que los daños. El nombre genérico «daño aceptable» se puede utilizar en lugar de «seguro» porque este último término puede proporcionar una falsa sensación de seguridad de que no se producirán resultados indeseables.

La seguridad también puede implicar que se comprende o se puede explicar la relación entre las intervenciones y los daños, si acaso, que ocurren después. La denominación *eventos adversos* se usa cada vez más en lugar de «efectos secundarios» o «efectos adversos» para evitar la implicación de una relación clara de causa y efecto, porque es especialmente difícil de establecer para los daños.

Debido a la complejidad de la investigación de los daños, se debe adoptar un enfoque diferente al utilizado para comprender los beneficios de las intervenciones. La investigación de daños requiere el uso de múltiples tipos de estudios. El énfasis no es en un tipo de investigación, sino en cómo una serie de ellas encaja para proporcionar evidencia sobre posibles daños. Por lo tanto, se necesita un abordaje sistemático de varias partes para evaluar la seguridad, reconociendo que no será perfecto.

La Food and Drug Administration (FDA) de los Estados Unidos ha desarrollado y continúa ampliando su enfoque para evaluar los eventos adversos asociados con los medicamentos. Este marco es útil para comprender el proceso y para integrar los diversos tipos de estudios de investigación que contribuyen a la comprensión de los daños. Aunque desarrollado y utilizado para la aprobación y el seguimiento de medicamentos, se ha extendido para su uso en las vacunas y, cada vez más, para otros tipos de intervenciones. La FDA ha comenzado a usar lo que podría llamarse un *abordaje de sistemas* a la seguridad de los medicamentos. En la sección *Aprenda más 6-1* se presenta el concepto de abordaje de sistemas y se ilustra su uso exitoso en la seguridad de las aerolíneas.

Aprenda más 6-1. Abordaje de sistemas: seguridad de las aerolíneas y de los medicamentos

Al examinar la participación de la FDA en la prevención de daños, puede ser útil pensar en los daños de las intervenciones de salud como paralelos a los problemas de seguridad que enfrenta la industria aeronáutica. Lo que se conoce como un *abordaje de sistemas* para la seguridad de las aerolíneas comerciales se ha acreditado con la reducción de muertes a pesar del rápido aumento del número de kilómetros de vuelo de pasajeros cada año. Un abordaje de sistemas examina las múltiples influencias sobre un problema y sus interacciones, identifica cuellos de botella y puntos de apalancamiento y busca cambios a lo largo del tiempo.

A pesar de los daños potenciales de los viajes en avión, ahora existe un complejo sistema de prevención, protección y respuesta. El gobierno y la industria de las aerolíneas han desarrollado un abordaje sistemático complejo para las pruebas de equipos, el mantenimiento sistemático, la capacitación del personal, el equipo de protección y la investigación exhaustiva no solo de las colisiones sino también de los cuasiaccidentes. Esto se ha logrado examinando todas las influencias conocidas sobre la seguridad, buscando cuellos de botella y puntos de apalancamiento en el proceso, y realizando un seguimiento continuo para detectar nuevos riesgos y el retorno de peligros antes conocidos.

El pensamiento o los abordajes sistémicos se basan en un *enfoque integrador* de la evidencia. El enfoque integrador implica que la evidencia de una variedad de fuentes se reúne para abordar cuestiones relacionadas con la toma de decisiones y la resolución de problemas. En un enfoque integrador, la interacción entre factores es un foco principal.

Este enfoque contrasta con el *abordaje reduccionista* más a menudo utilizado en la investigación sanitaria. En el abordaje reduccionista, el investigador se centra en un factor a la vez. Se obtienen datos sobre otros aspectos, en gran parte para tener en cuenta los posibles factores de confusión, regularlos o ajustarlos. Así, la mayoría de los tipos específicos de investigaciones antes descritos adoptan un abordaje reduccionista. Sin embargo, una vez que se retrocede e intenta reunir la evidencia, con frecuencia se necesita adoptar un enfoque integrador o de sistemas.

No hay un abordaje de sistemas integral para la seguridad en el cuidado de la salud. A medida que se procede a pensar en los problemas que plantea la seguridad, el abordaje de sistemas de la industria de las aerolíneas proporciona un modelo ilustrativo de lo que es posible.[a]

El estudio de los daños se centra en los medicamentos y las vacunas, pero los eventos adversos son posibles con todas las intervenciones, ya sea cirugía, dispositivos médicos o suplementos alimenticios. Las cirugías, los dispositivos médicos y, especialmente, los suplementos alimenticios, por lo general, se someten a menos investigación antes de su uso en la práctica clínica que los medicamentos y las vacunas.

Las hierbas, vitaminas, minerales y otras sustancias clasificadas como suplementos alimenticios no requieren demostraciones de eficacia o daño aceptable antes de comercializarse y venderse. De hecho, la comercialización y el uso de suplementos alimenticios no requieren la aprobación de la FDA. Es posible que los suplementos alimenticios no se publiciten para el tratamiento o la prevención de enfermedades, pero sí pueden anunciarse, y de hecho lo hacen, para su uso a fin modificar la anatomía y fisiología, desde el peso hasta la presión arterial, la energía y el estado de ánimo. Al dar seguimiento a los eventos adversos asociados con los suplementos alimenticios, la FDA tiene la responsabilidad de demostrar que ocurren algunos sucesos importantes.

El sistema de evaluación de medicamentos y vacunas, como se verá, generalmente está más regulado que el de las cirugías, los dispositivos médicos o los suplementos alimenticios. Sin embargo, el sistema de vigilancia de los dispositivos médicos es el único que requiere que las instituciones informen sobre la probabilidad de presentarse todas las fallas potencialmente mortales. Hay una controversia considerable en torno a la regulación de los dispositivos médicos. Cabe esperar ver cambios en la regulación de los dispositivos médicos en los próximos años.

El sistema de control de daños de medicamentos y vacunas ha evolucionado durante el siglo pasado, reflejo de la historia de la FDA. A menudo, se han instituido cambios después de tragedias y epidemias muy publicitadas causadas por medicamentos o vacunas y dispositivos terapéuticos. En la sección *Aprenda más 6-2* se revisan los elementos clave de esa historia.

---

[a] Se están utilizando enfoques de sistemas para abordar la seguridad alimentaria. La legislación federal de seguridad alimentaria de los Estados Unidos del 2010 se basa en principios de pensamiento sistémico. Las lesiones por vehículos automotores también se trataron mediante un abordaje de sistemas.

Aprenda más 6-2. La seguridad y la FDA[1]

La FDA se estableció en 1906. Su autoridad sobre los fármacos inicialmente fue muy limitada. No tenía facultad para exigir pruebas de eficacia, y sí una muy limitada sobre la seguridad, confinada sobre todo a exigir la divulgación de los ingredientes. La autoridad de la FDA sobre medicamentos, vacunas y dispositivos médicos ha aumentado enormemente desde 1906. Los siguientes episodios importantes llevaron a cambios en la ley de la FDA:

- En 1937 se produjo una crisis de insuficiencia renal en niños después de la exposición a una preparación peligrosa de los primeros antibióticos, las sulfas. La ley de la FDA se modificó para exigir pruebas de seguridad previas a la comercialización.
- A mediados de la década de 1950, la distribución temprana de la vacuna contra la poliomielitis de virus vivos produjo una enfermedad similar a esta. La ley de la FDA se enmendó para establecer estándares para las vacunas.
- El caso de la talidomida de principios de la década de 1960, en el que nacieron miles de niños con extremidades muy acortadas, especialmente en Europa. A pesar de que Estados Unidos se salvó de la tragedia de la talidomida, se enmendó la ley de la FDA para fortalecer en gran medida los estándares para las pruebas de eficacia al integrar estudios controlados aleatorizados por primera vez en el proceso.
- En la década de 1970, el uso generalizado del dispositivo intrauterino (DIU) Dalkon Shield originó una epidemia de infección tubárica, infecundidad y embarazos ectópicos. La ley de la FDA se modificó para otorgar autoridad para la regulación de los dispositivos médicos.
- En la primera década del siglo XXI, se reconocieron los riesgos cardíacos de los inhibidores de la ciclooxigenasa (COX) II solo después de que muchos millones de personas los usaron durante años.

En respuesta a esta última tragedia, el Congreso de los Estados Unidos otorgó a la FDA una nueva autoridad amplia para adoptar un abordaje de sistemas, incluyendo una amplia variedad de nuevas herramientas para el seguimiento, la investigación, el etiquetado y la regulación del uso de medicamentos después de su comercialización.

FASES DE LA FDA[2]

La regulación de la FDA sobre los medicamentos prescritos se organiza en las siguientes fases:

- *Estudios preclínicos en células o animales*
- *Fase 1 de preaprobación*
- *Fase 2 de preaprobación*
- *Fase 3 de preaprobación*
- *Fase 4 de postaprobación*

Consulte el proceso de lo que ocurre en cada una de estas fases. En la tabla 6-1 se resume la información clave relacionada con cada fase.[b]

Es útil clasificar estas fases como un proceso de preaprobación o *premercadeo* seguido de uno de posmercadeo, que ocurre después de la aprobación por la FDA. Los primeros cuatro componentes hasta la fase 3 pueden considerarse previos al mercadeo, es decir, ocurren antes de la aprobación de la FDA para comercializar el medicamento. A menudo, la fase 4 se denomina de *farmacovigilancia* o *posmercadeo*, pues obtiene datos sobre eventos adversos después de la aprobación del medicamento. Analice estas fases para comprender mejor lo que está implicado, cómo se relacionan entre sí y por qué todavía hay huecos en esta «red de seguridad». El proceso que se describe es un proceso general o genérico que puede modificarse para nuevos medicamentos específicos o categorías de fármacos o vacunas.[c]

---

[b] Las conclusiones de este proceso generalmente no se publican en revistas científicas, pero se resumen en las descripciones oficiales de productos de la FDA que están ampliamente disponibles para los médicos a través de la obra *Physicians' Desk Reference*.

[c] La FDA trata los medicamentos de prescripción o no (de venta libre) como dos categorías distintas con diferentes requisitos y procedimientos de aprobación. Las expectativas de la FDA para la aprobación de un medicamento para su venta libre van más allá de los requisitos que se analizan aquí para la aprobación de un medicamento prescrito. La FDA describe los siguientes cinco criterios para la aprobación de un medicamento para su uso sin receta: 1) sus beneficios superan sus riesgos, 2) el potencial de uso indebido y abuso es bajo, 3) el consumidor puede usarlos para afecciones autodiagnosticadas, 4) pueden ser etiquetados adecuadamente y 5) no es indispensable la participación de los profesionales de la salud para el uso seguro y eficaz del producto.[2]

Tabla 6-1 Fases de la evaluación de los medicamentos prescritos de la FDA

	Definición	Problemas de implementación	Limitaciones
Estudios preclínicos	Evaluación de daños en por lo menos dos especies con dosis altas antes del uso inicial en humanos. Se están desarrollando nuevos abordajes	Valorar los efectos cancerígenos, teratogénicos y sobre la fecundidad	Los efectos de dosis altas pueden no correlacionarse con aquellos en humanos. Las diferencias de especies pueden dar lugar a efectos pasados por alto que luego aparecen en las pruebas en humanos o después de un uso clínico generalizado
Fase 1	Las pruebas iniciales del fármaco en seres humanos pueden incluir voluntarios sanos o pacientes con enfermedades terminales, pero por lo general no aquellos en los que se utilizará el fármaco en la práctica clínica. Estudios pequeños, a menudo varios que incluyen 5-10 personas cada uno	Diseñado para evaluar la farmacología, incluido el metabolismo y la excreción, en un esfuerzo por establecer la dosis, la duración y la vía de administración. Evaluación de eventos adversos, especialmente en órganos vulnerables, incluidos hígado, riñón y médula ósea	Los números pequeños significan que se pueden pasar por alto muchos eventos adversos. Cuando incluye pacientes que no son representativos de quienes usarán el medicamento, es posible que no ayude a identificar los eventos adversos
Fase 2	Estudios iniciales controlados o no a pequeña escala de eficacia, así como de seguridad y dosis. Tamaño diseñado para estimar la eficacia, a menudo de 20-200	Tiene como objetivo establecer una prueba de concepto y ayudar al diseño de estudios controlados aleatorizados de fase 3	La intención principal es la evaluación de la eficacia. Un número reducido de personas y una evaluación poco exhaustiva de los daños a menudo limitan la capacidad para sacar conclusiones sobre los daños potenciales
Fase 3	Se requieren por lo menos dos estudios controlados aleatorizados de superioridad realizados de forma independiente, a menos que no sean prácticos o éticos. Tamaño diseñado para demostrar la eficacia, que suele oscilar entre 100 y 3 000 en cada grupo	Diseñado para establecer la eficacia en el menor tiempo posible para una indicación en un grupo definido por criterios de inclusión y exclusión uniformes; el grupo de estudio se compara con el de tratamiento convencional. Investigar los daños a corto plazo en relación con el tratamiento convencional	Las características uniformes de los participantes pueden dar lugar a grupos de estudio y control con una sola enfermedad que toman solo un medicamento. Los estudios controlados aleatorizados suelen ser demasiado pequeños, cortos y simples para detectar eventos adversos raros pero graves
Fase 4	Farmacovigilancia posmercadeo. Sistema para el seguimiento de intervenciones, como aquellos de medicamentos y vacunas después de su aprobación	Una vez que un medicamento se usa en la práctica, los eventos adversos pueden ser más frecuentes de lo que se veía antes debido al uso en pacientes con enfermedades múltiples o más graves o al uso de múltiples tratamientos	Es posible que los resultados del sistema de notificación espontánea no permitan detectar eventos adversos, especialmente si no son muy notorios, no ocurren poco tiempo después de la intervención, requieren pruebas especiales para detectar su presencia, son clínicamente inesperados o son similares a los efectos de la enfermedad que se está tratando

(continúa)

Tabla 6-1 Fases de la evaluación de los medicamentos prescritos de la FDA (*continuación*)

	Definición	Problemas de implementación	Limitaciones
	Utiliza potencialmente múltiples tipos de datos y de investigaciones de seguimiento, incluyendo sistemas de vigilancia, metaanálisis, estudios de cohortes retrospectivos y estudios de casos y controles. También puede incluir limitaciones en la autoridad para recetar o el requerimiento de pruebas o vigilancia antes de prescribir o de reabastecer una receta	El informe a la FDA de los médicos y los pacientes forma la base del sistema de notificación espontánea posterior a la comercialización. En la actualidad, no hay informe obligatorio alguno de eventos adversos graves o un seguimiento universalmente requerido de los pacientes tratados antes como parte de un estudio controlado aleatorizado. Los metaanálisis, estudios de casos y controles y estudios de cohortes retrospectivos de la práctica clínica se usan cada vez más para evaluar los daños potenciales	

Estudios preclínicos en animales

Antes de estudiar un fármaco en los seres humanos, la FDA exige realizar estudios de laboratorio y en animales. Las pruebas en animales suelen hacerse en dos especies diferentes a niveles muy por encima de la dosis ajustada al peso que se espera se use en los seres humanos. Los estudios se llevan a cabo principalmente para detectar cáncer, defectos al nacimiento y sus efectos sobre la fecundidad. Sin embargo, también se investiga la toxicidad en órganos sensibles a los fármacos, como hígado, riñones y médula ósea. Por desgracia, los efectos en animales pueden no detectar los efectos posteriores en seres humanos o demostrar los de dosis altas que son difíciles de interpretar, como se ilustra en el siguiente ejemplo hipotético:

 Miniestudio 6-1 Se estudia un nuevo fármaco en dos especies de animales. En una especie, se observó una frecuencia ligeramente mayor de cáncer de tiroides a dosis varias veces superiores a las que se espera que se utilicen en los seres humanos; desde otros puntos de vista, las pruebas en animales no sugirieron la posibilidad de daño. Cuando se estudió el fármaco en los seres humanos, las pruebas revelaron defectos al nacimiento, raros pero notorios, pero sin evidencia de cáncer.

Los seres humanos pueden absorber, metabolizar y excretar fármacos de forma diferente a las especies de animales. Los efectos de dosis altas en una especie animal nos alertan sobre la posibilidad de otros efectos similares en los seres humanos, pero de ninguna manera garantizan su presentación. Además, como se verá repetidamente, los seres humanos tienen una enorme variedad de reacciones a los medicamentos, incluso cuando se administran por la misma vía con la dosis ajustada al peso corporal. Por lo tanto, no debería sorprender que las pruebas con animales puedan pasar por alto fácilmente los eventos adversos raros pero graves que pueden experimentar los seres humanos.[d]

Esta fase de las pruebas de fármacos se está revisando y, con suerte, mejorando. Los avances en la comprensión del mecanismo de acción de un fármaco con una base molecular pueden ayudar en el futuro a comprender mejor qué, dónde y cómo actúan, lo que permitirá a los investigadores centrarse en los impactos en un ámbito molecular y celular. Esto puede requerir un nuevo examen del papel de la experimentación con animales.

---

[d]En las pruebas en los seres humanos, por lo general, se esperan los resultados de las iniciales con animales, aunque aquellas en animales a largo plazo pueden continuar mientras se realizan las iniciales en seres humanos. Las pruebas en animales también pueden incluir una medida conocida como LD50 (dosis letal) o dosis que se requiere para matar al 50% de los animales evaluados. Estos datos proporcionan información sobre la toxicidad potencial de las sobredosis del medicamento.

Fase 1: prueba inicial en seres humanos

La administración inicial de un fármaco a humanos se denomina *ensayo de fase 1*. Un estudio de fase 1 se centra en la farmacología del producto, incluyendo su absorción, metabolismo y excreción. Tiene como objetivo establecer el rango de dosis y la vía de administración que deben utilizarse en estudios posteriores. También analiza cuestiones de daño.

Con frecuencia, la fase 1 centra una atención especial en los efectos sobre los órganos que se sabe que son especialmente sensibles a las acciones de los fármacos, e incluyen el hígado, los riñones, la médula ósea y los testículos. El hígado puede ser especialmente propenso a los efectos de los medicamentos pues a menudo los concentra porque participa en su metabolismo y excreción. Asimismo, los riñones pueden estar expuestos a altas dosis como parte del proceso de excreción. La rápida velocidad de división celular en la médula ósea y los testículos puede hacerlos especialmente vulnerables a los efectos de los fármacos.

La fase 1 también puede enfocarse en los efectos que podrían esperarse con base en las acciones conocidas de una clase particular de medicamentos o uno en particular, quizás tomando en cuenta los estudios en animales. Un nuevo antidepresivo puede someterse a un examen electrofisiológico del corazón, porque se sabe que estos fármacos alteran su sistema eléctrico. Los diuréticos pueden examinarse minuciosamente en busca de una variedad de efectos electrolíticos y metabólicos, ya que se sabe que esta clase farmacológica tiene una variedad de esos efectos.

La duración de la exposición al fármaco en la fase 1 puede ser bastante breve, generalmente de días a semanas. Asimismo, la duración de la exposición puede depender del tiempo necesario para determinar cuestiones de absorción, metabolismo y excreción. Por lo tanto, no se puede esperar que las pruebas de fase 1 detecten efectos a un plazo más largo o crónicos.

Un estudio de fase 1 suele ser bastante pequeño, y quizás solo incluya unas pocas docenas de personas. Los estudios de fase 1, por lo general, no contemplan los tipos de pacientes que se espera que reciban el fármaco en la práctica clínica, es decir, la población objetivo. El tipo de pacientes a los que se les pide que participen en los estudios de fase 1 es bastante variable. En función del uso previsto del fármaco, los pacientes pueden estar gravemente enfermos, con poca o ninguna posibilidad de beneficiarse de su uso. Como alternativa, pueden ser voluntarios sanos que no necesitan el medicamento. Como regla general, los pacientes con mayor riesgo, como las embarazadas y los niños pequeños, no formarán parte en un estudio de fase 1.

Ahora veamos algunas de las limitaciones de un estudio de fase 1, como se ilustra en el siguiente ejemplo:

Miniestudio 6-2 Se realizó un estudio de fase 1 de un nuevo fármaco en 30 adultas sanas no embarazadas, a quienes se les administró en tres dosis diferentes durante un período de 1 semana. En la investigación se vigilaron la absorción, el metabolismo y la excreción del fármaco, así como la función de los órganos sensibles a este y los eventos adversos observados clínicamente. En este estudio de fase 1 no se encontró evento adverso alguno clínicamente importante y no se detectó daño en los órganos sensibles al fármaco. Cuando el fármaco se utilizó durante períodos más prolongados en estudios posteriores, se descubrió que sus efectos en los riñones eran lo suficientemente frecuentes y graves como para impedir su aprobación para uso clínico.

Como se vio, los estudios de fase 1 están diseñados principalmente para comprender la farmacología del fármaco. Los estudios de fase 1 también están destinados a detectar eventos adversos que ocurren a corto plazo y producen cambios de laboratorio o clínicos no pretendidos y no deseados. Se espera que se requiera atención adicional para la detección de eventos adversos.

Una de las principales limitaciones de la fase 1 en particular y la evaluación de los daños en general es la amplia variedad de sensibilidades especiales a las acciones de los fármacos que ocurren entre un pequeño número de personas. Estas sensibilidades pueden presentarse por diversas razones. Estos individuos quizás sean diferentes en la forma en que metabolizan los fármacos, en cómo interactúan otros con el nuevo tratamiento o en la forma en que la presencia de otras enfermedades complica la reacción a un nuevo fármaco. En el siguiente ejemplo hipotético se ilustran los tipos de desafíos que plantea la amplia variedad de reacciones que pueden ocurrir con los medicamentos:

Miniestudio 6-3　Un nuevo fármaco completó los ensayos de fase 1 sin evidencia de eventos adversos importantes en voluntarios sanos, que reflejan la distribución étnica y de edad de los pacientes ambulatorios en un área metropolitana importante. Cuando después se usaron de forma más amplia, se encontró que los pacientes que tomaban antidepresivos mostraban una eficacia reducida, que los vietnamitas a menudo tenían concentraciones en sangre peligrosamente altas y que aquellos que tomaban medicamentos para el Alzheimer a menudo reaccionaban con un rápido deterioro de su condición.

Estos y una variedad de otros eventos adversos e interacciones son difíciles de anticipar, identificar y prevenir, porque los hay en un número casi ilimitado. Algunas de estas sensibilidades especiales pueden reconocerse más fácilmente en el futuro, a medida que se comprenda mejor cómo los grupos genéticamente definidos varían en la forma en que absorben, distribuyen, metabolizan y excretan fármacos. Aunque el proceso de detección de estos grupos especialmente vulnerables puede mejorar con el tiempo, es poco probable que se resuelva por completo. El desafío de detectar este tipo de eventos adversos requerirá más que pruebas de fase 1; se necesitará un sistema integral de seguimiento de fármacos.

Fase 2

Los estudios de fase 2 están diseñados para proporcionar una evaluación continua de la seguridad y evidencia preliminar de eficacia, así como para determinar la dosis. Su objetivo es proporcionar evidencia suficiente para determinar si es deseable y factible continuar con los estudios controlados aleatorizados de fase 3. Dependiendo del medicamento, en los estudios de fase 2 se puede asignar al azar a un pequeño número de participantes a los grupos de estudio y control, o examinar solo a un grupo de estudio que tome el medicamento. Los estudios de fase 2, por lo general, se llevan a cabo utilizando resultados sustitutos, que ocurren durante un período breve.

Los estudios de la fase 2 tienen como objetivo establecer una «prueba de concepto», que ayuda a justificar y diseñar los de la fase 3. Los estudios de fase 2 son importantes porque sirven como condición previa para avanzar con el gasto, el tiempo y el daño potencial de realizar estudios controlados aleatorizados grandes, que constituyen el meollo de la fase 3.

Un estudio de fase 2 puede proporcionar una estimación de la magnitud del efecto que se puede esperar del fármaco. Por lo tanto, un estudio de fase 2 puede servir como base para estimar el tamaño de muestra necesario para el de fase 3. Además, un estudio de fase 2 puede sugerir grupos específicos que responden particularmente bien o mal al fármaco, y pueden ayudar a determinar los criterios de inclusión y exclusión para un estudio controlado aleatorizado. Los estudios de fase 2 también pueden ayudar a estimar el grado de cumplimiento del tratamiento, los costos potenciales y otra información clave necesaria para planificar un estudio controlado aleatorizado de fase 3.

Fase 3

Los estudios de fase 3 se centran en los estudios controlados aleatorizados. Como se ha visto, estos últimos constituyen el estándar de referencia para establecer la eficacia para una indicación en particular. Su participación clave en el establecimiento de la eficacia a menudo significa que están diseñados en torno a los requisitos específicos para determinar la eficacia de una enfermedad particular en un tipo especial de paciente. Los estudios controlados aleatorizados, incluso aquellos que están bien diseñados para establecer la eficacia para una indicación particular, tienen limitaciones para lograrlo. Tienen una capacidad limitada para determinar si la intervención funciona en aquellos pacientes en los que se utilizará en la práctica. Estas mismas limitaciones afectan con frecuencia su capacidad para evaluar los daños, e incluyen lo siguiente:

- Los estudios controlados aleatorizados a menudo se centran en un grupo particular de individuos, que se espera respondan de manera particular al tratamiento.
- Los estudios controlados aleatorizados a menudo incluyen a personas que tienen una sola enfermedad, no reciben otros tratamientos y pueden no abarcar grupos especialmente vulnerables, como niños y embarazadas.

- Los estudios controlados aleatorizados están diseñados para realizarse solo durante el tiempo que sea necesario para establecer la eficacia.
- Los estudios controlados aleatorizados están diseñados para establecer la eficacia para una indicación particular.

Estas limitaciones generales de los estudios controlados aleatorizados se traducen en una serie de implicaciones para evaluar los daños potenciales.

- El tamaño de la muestra para los estudios controlados aleatorizados está determinado por los requisitos para establecer la eficacia. En consecuencia, el número de pacientes que realmente recibe la intervención que se está investigando está generalmente en el rango de varios cientos a varios miles. Estos tamaños de muestra suelen ser demasiado pequeños para evaluar por completo los daños.
- La duración de los estudios controlados aleatorizados se ajusta al período necesario para establecer la eficacia para la indicación particular que se está investigando. Por lo tanto, un antibiótico para infecciones agudas se puede probar durante 10-14 días, mientras que un nuevo fármaco para la depresión aguda se probará durante 1-2 meses. El seguimiento a largo plazo para evaluar los daños no es parte inherente de los estudios controlados aleatorizados.
- Los individuos incluidos en el estudio se definen cuidadosamente con criterios de inclusión y exclusión, los cuales favorecen el establecimiento de la eficacia. Por lo tanto, rara vez se ven pacientes con otras complicaciones de la enfermedad o que toman una variedad de otros fármacos que los hacen especialmente susceptibles a los efectos adversos del tratamiento.

Por lo tanto, las deficiencias de los estudios controlados aleatorizados para valorar los daños se pueden resumir de la siguiente manera: a menudo, son demasiado pequeños, breves y simples. Revise algunos escenarios hipotéticos que ilustran las implicaciones de estas limitaciones.

Para comprender la necesidad de un tamaño de muestra grande para medir el daño, veamos el siguiente ejemplo:

Miniestudio 6-4 Se sabe que la anafilaxia ocurre en promedio en aproximadamente 1 de cada 10 000 administraciones intravenosas (i.v.) o intramusculares (i.m.) de penicilina. Un investigador obtuvo datos sobre el uso de penicilina i.v. o i.m. en 10 000 personas y no encontró caso alguno de anafilaxia. No pudo explicar este hallazgo.

Para apreciar por qué puede ocurrir esto, se necesita entender un importante principio estadístico conocido como *regla de tres*, la cual expresa que para tener un 95% de certeza de que se observará al menos un caso de un evento adverso raro, pero grave, como uno con una probabilidad real de una vez por cada 10 000 usos, se necesitará observar a 30 000 individuos. Es decir, el número de observaciones que se requieren es tres veces el denominador de la verdadera incidencia del evento adverso, o sea, para la penicilina y la anafilaxia, 3 × 10 000. Un tamaño de muestra de esta magnitud solo es factible una vez que el tratamiento se utiliza en la práctica clínica. Por lo tanto, no debería sorprender encontrar que los eventos adversos no observados en los estudios controlados aleatorizados se observarán en la práctica.

Como guía de lo que podemos concluir de la ausencia de eventos adversos en un ensayo controlado aleatorizado, podemos usar la regla de tres a la inversa. La regla de tres a la inversa nos dice: si se observa a 1 000 personas que recibieron el tratamiento del estudio y nadie experimenta un evento adverso grave, entonces se puede tener un 95% de certeza de que la frecuencia real del evento adverso no es mayor que 3 por 1 000 o 1 por 333 usos. Veamos cómo usar la regla de tres a la inversa en el siguiente ejemplo:

Miniestudio 6-5 En un gran estudio controlado aleatorizado se asignaron 1000 pacientes a un grupo de estudio y 1000 a un grupo de control. En la investigación no se encontró ningún caso de evento adverso grave. Cuando se utilizó en la práctica, los investigadores encontraron que el tratamiento tenía una frecuencia de eventos adversos potencialmente mortales de 1 por cada 500 usos, incluso entre pacientes similares a los incluidos en el estudio controlado aleatorizado.

En esta situación, no debería sorprender el hallazgo de que la verdadera frecuencia de un evento adverso potencialmente mortal fue de 1 por cada 500 usos; es totalmente congruente con lo que se esperaría de la regla de tres a la inversa. No debería causar asombro encontrar que la incidencia de eventos adversos graves es de 1 por cada 500 usos, menor que el de 1 por cada 333 usos.

Los eventos adversos raros pero graves, por definición, no pueden ocurrir con frecuencia. Por lo tanto, no se puede esperar que los estudios controlados aleatorizados identifiquen este tipo de eventos. Se puede decir que los estudios controlados aleatorizados tienen bajo poder estadístico para investigar eventos adversos raros pero graves.

Incluso cuando la incidencia de eventos adversos es considerablemente mayor, no se debe esperar que los estudios controlados aleatorizados demuestren diferencias estadísticamente significativas entre los eventos adversos en los grupos de estudio y de control. Por ejemplo, veamos el siguiente escenario:

Miniestudio 6-6   Se comparó un nuevo tratamiento para la insuficiencia cardíaca con uno convencional en un estudio controlado aleatorizado. Se asignaron 200 pacientes a cada grupo. Los eventos adversos comunicados en el nuevo grupo de tratamiento incluyeron seis casos de enzimas hepáticas elevadas, en comparación con cuatro en el de tratamiento convencional. Hubo un caso de anemia aplásica en el nuevo grupo de tratamiento frente a ninguno en el de control. Ninguna de estas diferencias en los eventos adversos fue estadísticamente significativa. Los autores concluyeron que no se encontraron diferencias clínicamente importantes en los daños entre el grupo de tratamiento y el de control.

Cuando se observan eventos adversos que son relativamente infrecuentes, como suele ser el caso en los estudios controlados aleatorizados, no se puede esperar que las diferencias en la frecuencia de los daños sean estadísticamente significativas, ya que el poder estadístico para demostrar tal significación es bajo. De hecho, la cuestión en la que se debería centrar la atención no es la significación estadística. Se debería hacer la siguiente pregunta: si la diferencia observada en los eventos adversos es real, ¿sería clínicamente importante? Además, se deberían hacer preguntas como: ¿es coherente el momento de la administración con una relación de causa y efecto?, ¿es una relación de causa y efecto biológicamente plausible?

Como se comentó, los estudios controlados aleatorizados tradicionalmente se han realizado durante un período limitado al tiempo necesario para establecer adecuadamente la eficacia para la indicación propuesta. La naturaleza relativamente a corto plazo de los ensayos de fase 3 puede limitar de forma grave lo que se puede aprender sobre los daños a un plazo más prolongado, como se ilustra en el siguiente ejemplo:

Miniestudio 6-7   Se probó un nuevo medicamento para la diabetes durante 6 meses para determinar si podía disminuir la hiperglucemia y prolongarse. Se encontró que el fármaco establece la eficacia y satisface los requisitos de seguridad para su aprobación. Sin embargo, cuando se utilizó en la práctica durante un período de 2 años, se encontró que, a pesar de su eficacia, se asoció con una frecuencia de enfermedad hepática grave muy superior a la esperada con base en el estudio de 6 meses.

Los estudios a corto plazo pueden o no producir indicios de daños potenciales que pueden controlarse en la práctica. Para los eventos adversos que requieren una exposición a más largo plazo para que se manifiesten, la naturaleza a corto plazo de los estudios de eficacia es extremadamente limitante.

Sacar conclusiones sobre lo que sucederá en la práctica es siempre una limitación de los estudios controlados aleatorizados. Cuando se trata de los beneficios del tratamiento, se hace la distinción entre *eficacia*, o qué tan bien funciona la intervención en las condiciones de un estudio controlado aleatorizado, y *efectividad*, o qué tan bien funciona la intervención en las condiciones de la práctica. Por desgracia, esta misma distinción no se hace de manera formal cuando se trata de los daños. Sin embargo, se puede pensar que la «seguridad en la práctica» tiene la misma relación con la «seguridad bajo las condiciones de investigación», como la efectividad con la eficacia.

Además del relativamente pequeño tamaño de los estudios controlados aleatorizados y su duración breve, las características uniformes de los pacientes candidatos hacen que a menudo la población sea demasiado simple para obtener conclusiones significativas sobre los daños del tratamiento en la práctica clínica. Limitar la elegibilidad para la investigación a aquellos que cumplen con criterios específicos de inclusión y exclusión puede reducir mucho la capacidad de los estudios controlados aleatorizados incluso grandes para ofrecer información útil sobre los daños, como se ilustra en el siguiente ejemplo:

 Miniestudio 6-8   Se utilizó un estudio controlado aleatorizado de un nuevo fármaco para el tratamiento de la diabetes tipo 2 en pacientes recién diagnosticados sin otras enfermedades y que no estaban tomando otros. El tratamiento fue muy exitoso y no se encontraron eventos adversos graves. Cuando se aprobó y usó en la práctica, pronto se descubrió que el tratamiento empeoraba la función renal entre las personas tratadas por hipertensión con varios fármacos antihipertensivos.

La homogeneidad de los pacientes en un estudio controlado aleatorizado puede ser una ventaja en términos de la facilidad y el costo de establecer la eficacia. Esta ventaja para estudiar la eficacia también puede ser una limitación importante cuando se estudian los eventos adversos raros pero graves. Este es el caso porque en el paciente y el tratamiento complicados es donde se espera observar la mayor frecuencia de eventos adversos. La interacción ilustrada en este escenario entre medicamentos para enfermos con diabetes e hipertensión es imposible de detectar en estudios controlados aleatorizados cuando solo toman un medicamento para una enfermedad. Por lo tanto, no se puede esperar que la medición de los daños en los estudios controlados aleatorizados prediga la aparición de efectos adversos entre los pacientes con complicaciones en la práctica clínica.[e]

VIGILANCIA POSMERCADEO DE LOS DAÑOS[3]

Comprender el proceso de vigilancia de daños posterior a la comercialización requiere que primero se entienda qué está haciendo la FDA cuando aprueba un medicamento. En general, la aprobación de la FDA implica lo siguiente:[f]

- El medicamento puede publicitarse y comercializarse para una indicación particular, para la que fue estudiado y aprobado.
- Una vez que se aprueba el medicamento, los médicos que lo prescriben pueden usarlo para cualquier paciente, es decir, el médico que prescribe tiene la autoridad para usar el tratamiento para indicaciones no aprobadas específicamente por la FDA. El uso de tratamientos para indicaciones no aprobadas por la FDA se denomina *prescripción no autorizada*.[g]

El uso no autorizado de medicamentos es una parte muy frecuente y, en ocasiones, muy útil de la práctica clínica, como se ilustra en el siguiente ejemplo:

 Miniestudio 6-9   Se aprobó y comercializó por primera vez un nuevo bloqueador β para el tratamiento de la angina de pecho. Los médicos observaron que también disminuyó la presión arterial en muchos pacientes y comenzaron su uso no autorizado como tratamiento para la hipertensión. El bloqueador β se estudió y luego fue aprobado por la FDA para tratar la hipertensión. Los médicos

---

[e]Además de las limitaciones debidas al foco en la eficacia, durante muchos años las pruebas de fase 2 y 3 excluyeron de forma sistemática a quienes se consideraba que estaban en mayor riesgo de tener complicaciones, por lo general embarazadas y niños. Los cambios recientes han hecho que la inclusión de los niños sea sistemática si la intención es considerarlos entre aquellos que se recomienda reciban el medicamento, si se aprueba. Las embarazadas por lo general todavía se omiten de los estudios de fases 2 y 3, excepto en la circunstancia inusual de que un tratamiento esté destinado a mujeres que se sabe están embarazadas.

[f]La distinción entre premercadeo y posmercadeo se ha vuelto menos clara en los últimos años, porque la FDA ha intentado acelerar el uso clínico limitado no investigativo de tratamientos que pueden salvar las vidas de las personas con mayor necesidad. Las excepciones a los procedimientos de la FDA, por ejemplo, lo que se conoce como *uso compasivo*, pueden permitir un uso clínico selectivo de un fármaco antes de su aprobación final.

[g]Los cambios recientes en los procedimientos de la FDA le han permitido restringir el derecho a prescribir un medicamento y exigir pruebas específicas, como una de embarazo, antes de surtir o resurtir una receta. Actualmente, estas restricciones se utilizan solo en circunstancias muy específicas.

continuaron usándolo para indicaciones no incluidas en la etiqueta, como cefaleas y temblores, mucho antes de que la FDA lo aprobara para estas indicaciones.

En este ejemplo se ilustra el valor potencial de permitir a los médicos recetar medicamentos para nuevos usos después de que uno ha sido aprobado para una indicación diferente. Este proceso puede permitir a los médicos incorporar rápidamente nueva evidencia en su práctica y adoptar tratamientos para pacientes individuales. Sin embargo, es importante reconocer que los medicamentos recetados no autorizados no se han sometido a revisión para detectar efectos adversos por el nuevo uso ni se han comparado con otros tratamientos que se usan actualmente.

Los médicos que utilizan medicamentos para indicaciones no incluidas en la etiqueta deben ser conscientes de que los daños potenciales pueden superar los beneficios potenciales. Por lo tanto, una vez aprobado, se puede recetar un medicamento para otras afecciones, en dosis alternativas y por períodos más prolongados que los recomendados para la indicación particular para la que se aprobó.

Como se vio, no se realiza una vigilancia completa de los daños hasta que un tratamiento se ha utilizado ampliamente en la práctica clínica. Sus motivos de uso en la práctica clínica pueden ser bastante diferentes de aquellos en estudios controlados aleatorizados. Incluso cuando el tratamiento se utiliza para la misma indicación en la misma dosis que en los estudios controlados aleatorizados, las complejidades de los pacientes y los tratamientos en la práctica clínica pueden conducir a frecuentes eventos adversos que pueden o no ser fácilmente detectados.

Ocasionalmente, un médico en particular que trata a un paciente individual puede producir evidencia convincente de una relación de causa y efecto entre un fármaco y un efecto adverso, como se explica en la sección *Aprenda más 6-3*.

Aprenda más 6-3. Los estudios de N-de-1 pueden establecer una relación de causa y efecto basada en un solo paciente[4]

Demostrar relaciones de causa y efecto de los eventos adversos a menudo es muy difícil. Un abordaje que a veces puede producir resultados convincentes y de amplia aplicación se basa en las consecuencias de iniciar y detener el tratamiento en un solo individuo. Este tipo de investigación se ha denominado *estudio en un solo paciente* o de *N-de-1*. En estos estudios, cada paciente sirve como su propio control. El tratamiento se administra a una persona que ha desarrollado un resultado adverso, como una erupción, y luego se suspende y se la observa para ver si se resuelve el presunto efecto secundario y cuándo. El último paso es volver a administrar el tratamiento para ver si el resultado adverso se repite.

Veamos cómo se puede usar un estudio en un solo paciente para sugerir fuertemente una relación causa-efecto de amplia aplicabilidad, como se ilustra en el siguiente ejemplo:

Miniestudio 6-10 Un paciente informó que desarrolló sibilancias después de usar un aerosol nasal que incluía una nueva forma para la cual anteriormente no se había comunicado que tuviera efectos adversos. El médico que prescribió el aerosol solicitó al paciente que registrara la frecuencia, gravedad y momento de las sibilancias. Después, le pidió que interrumpiera el nuevo aerosol nasal y lo sustituyó por otro de uso común. El seguimiento de la evolución indicó que las sibilancias desaparecieron. Debido a que las sibilancias originales no presentaban un potencial de daño importante para el paciente, acordó volver a usar el nuevo aerosol nasal. Las sibilancias ahora regresaron con un patrón similar. Pronto se descubrió al interrogar de cerca a otros pacientes que los grados leves de sibilancias eran muy frecuentes con el nuevo aerosol nasal.

Este abordaje de un solo paciente incorpora los conceptos de asociación, asociación previa y que la modificación de la causa altera el efecto, para ayudar a establecer una relación de causa y efecto para un

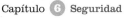

evento adverso. Este tipo de estudio puede establecer una relación de causa y efecto para un individuo y sugerir que tal relación podría ser aplicable a un gran número de otros pacientes.

SEGUIMIENTO DE EVENTOS ADVERSOS

¿Cómo se regulan los eventos adversos después de aprobar un medicamento? El sistema de seguimiento de los fármacos está siendo objeto de una revisión y modificación exhaustivas, debido a la reciente apreciación de cuán frecuentes y graves pueden ser los eventos adversos asociados con los medicamentos.

Durante muchos años, el sistema de detección de los eventos adversos asociados con medicamentos se limitó en gran medida a lo que se conoce como *sistema de notificación espontánea*. En este sistema, se anima a quienes prescriben el fármaco y, cada vez más, a los propios pacientes a informar a la FDA sobre estos eventos. Sin embargo, no están obligados a hacerlo.

Cuando un medicamento se asocia con eventos adversos inusuales o muy notorios, los sistemas de notificación espontánea pueden ser útiles para detectar su aparición. Estos tipos de eventos adversos a menudo se denominan *eventos centinelas*. El papel del médico en la búsqueda y notificación de eventos centinelas es esencial para la detección temprana de los eventos adversos graves. Por ejemplo, imagine el siguiente escenario:

Miniestudio 6-11 Se aprobó el uso de una nueva vacuna para prevenir una infección respiratoria y gastroenteritis por rotavirus en niños pequeños tras completar con éxito los estudios controlados aleatorizados requeridos. En la práctica, los médicos notificaron un pequeño número de casos muy notorios de invaginación intestinal con obstrucción del intestino delgado a las pocas semanas de recibir la vacuna. La naturaleza muy notoria de la afección, su presentación inusual y su proximidad en el tiempo a la vacunación llevaron a la FDA a retirar la vacuna.

Este es el tipo de situación en la que se puede esperar que un sistema de notificación espontánea funcione bien. El evento adverso fue muy notorio, es una condición poco habitual que rara vez ve el médico promedio y tuvo una relación cercana al momento de la vacunación. Sin embargo, los sistemas de notificación espontánea a menudo no funcionan tan bien, pues tienen una serie de limitaciones que incluyen las siguientes:

- Incluso con eventos adversos graves, se puede informar solo de un pequeño porcentaje, especialmente cuando el evento no es muy notorio o no está estrechamente relacionado en el tiempo con el tratamiento.
- Los eventos adversos inesperados e incluso graves pueden escapar a la detección o no atribuirse al tratamiento.
- Los eventos adversos que pueden ocurrir como resultado de otras causas potenciales o que son similares a las consecuencias de la enfermedad que se está tratando pueden ser difíciles de reconocer y atribuir al tratamiento.

Veamos cómo estas limitaciones de la notificación espontánea pueden afectar la capacidad de ese sistema para reconocer eventos adversos. En primer lugar, es posible que los sistemas de notificación espontánea no reciban notificaciones de la aparición de eventos adversos, especialmente aquellos que no son muy notorios o que no están estrechamente relacionados en el tiempo con el tratamiento, como se ilustra en el siguiente ejemplo:

Miniestudio 6-12 Un nuevo tratamiento para el asma dio lugar a una enfermedad hepática asintomática de progresión lenta después de 6 meses o más de tratamiento. Pocos médicos y menos pacientes reconocieron este evento adverso tardío y sutil y, por lo tanto, no lo comunicaron a través del sistema de notificación espontánea.

El tipo de evento adverso que ocurre puede tener un gran impacto respecto a si se informa o no, o se detecta de alguna otra manera. Los eventos adversos que no son muy notorios o que no están estrechamente relacionados en el tiempo con la administración del fármaco suelen pasarse por alto en el sistema de notificación espontánea.[h]

Con los eventos adversos graves insospechados, incluso un caso puede ser de gran importancia, pero tal vez escape a la detección o no se atribuya al tratamiento, como se ilustra en este ejemplo:

Miniestudio 6-13 La FDA aprobó un nuevo medicamento dietético. Durante el primer año después de la aprobación, solo se informó a la FDA de los resultados adversos esperados. Después, un médico encontró e informó que uno de sus pacientes que tomaba el nuevo medicamento dietético desde el momento en que se aprobó por primera vez presentaba fibrosis importante de una válvula cardíaca en la ecocardiografía. El médico solicitó una ecocardiografía para los otros pacientes que tomaban el medicamento y que estaban bien y encontró casos adicionales de fibrosis leve. Más tarde se vio que esta complicación insospechada era en realidad bastante frecuente y no se había atribuido al fármaco cuando se observó en un ecocardiograma.

En este ejemplo ilustra la importancia del clínico alerta para la detección no solo de los eventos centinela claramente definidos, sino también de las relaciones sutiles e insospechadas que de otro modo podrían pasarse por alto.[i]

Finalmente, cuando un evento adverso imita las complicaciones de la enfermedad en sí, fácilmente puede pasar inadvertido. Estos tipos de eventos adversos se ilustran en el siguiente ejemplo:

Miniestudio 6-14 Los pacientes que tomaban un nuevo fármaco para la diabetes desarrollaron neuropatía en asociación con su uso en aproximadamente 1 de cada 20 casos a largo plazo. Debido a que la neuropatía es tan frecuente entre las personas con diabetes, el evento adverso no se atribuyó al nuevo fármaco.

La neuropatía puede producirse por una gran cantidad de otras afecciones, de las cuales la diabetes es una de las más frecuentes. Cuando un evento adverso debido a un medicamento imita las consecuencias adversas de la enfermedad en sí, puede ser especialmente difícil de detectar.

No se puede esperar que el sistema de notificación espontánea detecte rápida o completamente los eventos adversos o refleje con precisión su frecuencia. Los pacientes que reciben un nuevo tratamiento durante los primeros meses hasta los primeros años después de la aprobación inicial de comercialización deben considerarse parte del experimento o de lo que se ha denominado *fase 4*.

ESTUDIOS DE FARMACOVIGILANCIA Y OTROS MÉTODOS PARA MEDIR DAÑOS[4,5]

Se puede concluir que la notificación espontánea de eventos adversos, aunque importante, no proporciona en sí misma un sistema integral para evaluar los daños asociados con los fármacos. Hay varios tipos de estudios que se pueden utilizar para complementar el sistema de notificación espontánea y detectar y evaluar los eventos adversos asociados con las intervenciones.

Como se comentó, los estudios controlados aleatorizados tienen un papel importante pero limitado en la medición de los eventos adversos asociados con un fármaco u otra intervención. El impacto de los estudios controlados aleatorizados se puede mejorar si se continúa con el seguimiento de los

---

[h]En los últimos años, el sistema de notificación espontánea ha estado disponible en Internet y ha permitido que pacientes y médicos comuniquen eventos adversos. La gran cantidad de informes hace que sea más probable que se notifiquen eventos adversos raros pero graves. Por desgracias, la gran cantidad de informes también hace que sea mucho más difícil distinguir qué eventos adversos son realmente causados por el tratamiento.
[i]En este caso se muestra el potencial de usar lo que las aerolíneas llaman un *procedimiento de cuasiaccidente*. Cuando incluso un solo incidente puede atribuirse a un defecto, las aerolíneas deben revisar otros eventos similares, incluso si fueron simplemente cuasiaccidentes. Esto se puede lograr fácilmente en la industria de las aerolíneas porque los informes de cuasiaccidentes son una parte habitual del sistema de datos.

pacientes inscritos en uno después de la finalización del estudio y la aprobación del fármaco, como se ilustra en el siguiente escenario:

Miniestudio 6-15 Se aprobó un nuevo fármaco para tratar la depresión después de que dos grandes estudios controlados aleatorizados bien realizados demostraran su eficacia y un daño aceptable durante un período de 6 meses. Una vez que se completó el estudio controlado aleatorizado, a los del grupo de control se les ofreció la opción de tomar el nuevo tratamiento y a los del grupo de estudio se les ofreció la opción de continuar con el actual. Los investigadores continuaron realizando un seguimiento de ambos grupos durante los siguientes 2 años. El estudio de seguimiento demostró una eficacia reducida después de 1 año, pero ningún evento adverso nuevo o inesperado.

Este tipo de seguimiento de un estudio controlado aleatorizado es una forma de estudio de cohortes prospectivo. Sin embargo, tiene la ventaja de que también se dispone de datos del estudio controlado aleatorizado, lo que permite una observación más amplia de los eventos adversos, así como de la eficacia entre los sujetos asignados al grupo de estudio. También proporciona datos sobre quienes toman el nuevo medicamento por primera vez.

A menudo, se necesitan otros tipos de investigaciones para evaluar los eventos adversos, incluyendo los siguientes:

- Estudios previos a la comercialización: las investigaciones anteriores que utilizaron un tratamiento para diferentes indicaciones y en diversos contextos pueden, en ocasiones, combinarse mediante un procedimiento llamado *metaanálisis*, que se describe en el capítulo 7. La combinación de estudios puede proporcionar cifras adecuadas para demostrar el potencial de eventos adversos graves o brindar evidencia de que es poco probable que ocurran.[j]
- Los estudios de casos y controles centrados en pacientes con y sin eventos adversos específicos permiten identificar asociaciones entre eventos adversos y tratamientos con un número relativamente pequeño de pacientes.
- Las grandes bases de datos derivadas de la atención clínica y los datos de farmacia pueden permitir la realización de estudios de cohortes retrospectivos que identifiquen eventos adversos no reconocidos en los estudios controlados aleatorizados.

Los estudios de cohortes retrospectivos dependientes de la combinación de grandes bases de datos obtenidos de expedientes médicos electrónicos más los registros de farmacia clínica se están convirtiendo en una estrategia clave para evaluar la seguridad en la práctica. Una red nacional de instituciones en los Estados Unidos colabora ahora con la FDA para posiblemente permitir la inclusión de decenas de millones de pacientes en este tipo de investigaciones. Estos estudios de cohortes retrospectivos permiten detectar una gran cantidad de asociaciones, muchas de las cuales se pueden deber al azar. Sin embargo, veamos cómo este tipo de estudio de cohortes retrospectivo podría usarse para investigar la asociación entre el uso de un nuevo antibiótico y la pancreatitis:

Miniestudio 6-16 Se utilizó una base de datos clínica que incluía más de 10 millones de expedientes de atención de pacientes, incluidos los registros de farmacia, para identificar a 10 000 pacientes que recibieron el nuevo antibiótico y un grupo de control de aquellos con la misma indicación de tratamiento que recibieron un antibiótico no relacionado. En el seguimiento de los expedientes clínicos de ambos grupos de pacientes se encontró un aumento sustancial y estadísticamente significativo en la incidencia de pancreatitis en quienes recibieron el nuevo antibiótico.

---

[j] Los problemas de daños y eventos adversos se prestan al uso de metaanálisis, como se describe en el capítulo 7, porque el número de estos eventos en cualquier investigación en particular a menudo es limitado. Al combinar los resultados de múltiples investigaciones, los metaanálisis de problemas de seguridad pueden lograr un poder adecuado para demostrar la importancia estadística de la presentación de un evento adverso en asociación con una intervención. Además, un metaanálisis puede proporcionar una medida precisa de la probabilidad de presentación del evento adverso. Por último, los metaanálisis, si son lo suficientemente grandes, pueden estudiar subgrupos y proporcionar información útil sobre los tipos de pacientes y de usos que son más propensos al desarrollo de eventos adversos.

El hallazgo de que este antibiótico se asoció con la pancreatitis podría llevar a los investigadores a indagar si otros medicamentos de la misma clasificación farmacológica también podrían estar asociados con la pancreatitis. Para investigarlo, se podría hacer el siguiente estudio de casos y controles:

Miniestudio 6-17 En un estudio de casos y controles se incluyeron 200 pacientes con pancreatitis de causa desconocida y 200 sanos de la misma edad y hospital. Se identificaron los fármacos tomados dentro del mes anterior a la obtención del diagnóstico. En el estudio de casos y controles se encontró que varios medicamentos de la misma clase química que el antibiótico de sospecha también estaban fuertemente asociados con la pancreatitis.

Esta investigación ilustra cómo los estudios de casos y controles pueden proporcionar información útil que se basa en la evidencia obtenida de estudios de cohortes retrospectivos. A veces, los estudios de casos y controles son la mejor forma y otras veces la única de abordar cuestiones específicas de seguridad de los medicamentos, como se sugiere en el siguiente escenario:

Miniestudio 6-18 Se investigó la seguridad de un medicamento de venta libre contra las náuseas durante el embarazo mediante un estudio de casos y controles. No obstante, se sospechaba que el medicamento que se había utilizado durante muchos años causaba defectos al nacimiento, especialmente espina bífida. Los investigadores identificaron 500 embarazos con resultado de lactantes con espina bífida y los emparejaron con 500 que resultaron en lactantes sanos. Los investigadores encontraron un riesgo relativo de 3, lo que sugiere que la espina bífida estaba asociada con el uso del medicamento.

Aquí, incluso la base de datos más extensamente desarrollada que conecta los registros farmacéuticos y clínicos probablemente no incluiría datos completos sobre el uso de medicamentos de venta libre. Por lo tanto, un estudio de casos y controles recientemente realizado puede ser la única forma de obtener evidencia sobre la asociación entre el medicamento de venta libre contra las náuseas y la espina bífida. Sin embargo, es importante reconocer que en los estudios de casos y controles puede ser difícil establecer cuál fue primero. En este caso, es posible que la anomalía congénita causara náuseas, lo que provocó el uso del medicamento para aliviarlas.

Los estudios de casos y controles, los estudios de cohortes prospectivos y retrospectivos, los estudios controlados aleatorizados y los metaanálisis pueden aportar pruebas sobre cuestiones de seguridad de los medicamentos. En la tabla 6-2 se describen los usos de estos tipos de investigaciones en cada una de las fases de la FDA.

Tabla 6-2 Funciones de los tipos de estudios en la evaluación de daños potenciales

Tipo de investigación	Participación en la evaluación de posibles daños	Limitaciones de la participación
Estudios preclínicos en aminales	Probada en al menos dos especies animales seleccionadas para evaluar la teratogenicidad, carcinogenicidad y fecundidad, así como su impacto potencial en órganos vulnerables	Puede no correlacionarse bien con los estudios en humanos
Estudios no controlados en humanos: fase 1	Evaluación de la acción farmacológica, incluyendo absorción, metabolismo y excreción; con capacidad para identificar efectos adversos a corto plazo y relativamente frecuentes en órganos vulnerables, así como el foco en impactos clínicos y de laboratorio específicos de medicamentos como parte de la investigación	Por lo general, se realiza en voluntarios sanos y no puede evaluar las interacciones entre las intervenciones, los impactos en las poblaciones vulnerables o los eventos adversos a más largo plazo

Tabla 6-2 Funciones de los tipos de estudios en la evaluación de daños potenciales (*continuación*)

Tipo de investigación	Participación en la evaluación de posibles daños	Limitaciones de la participación
Estudios pequeños controlados o no: fase 2	Prueba de concepto: pequeños estudios controlados o no, diseñados para proporcionar evidencia preliminar de eficacia y seguridad, además de establecer una dosis que maximice los beneficios y reduzca los daños al mínimo. Tiene como objetivo ayudar a justificar y diseñar estudios de fase 3	Estudios pequeños y no controlados que no pueden demostrar definitivamente la eficacia o seguridad. Tienen la intención de evitar continuar con estudios controlados aleatorizados de fase 3 sin éxito, pero es posible que no lo logren
Estudios controlados aleatorizados: fase 3	Proporcionan una evaluación estandarizada y un seguimiento relativamente completo a corto plazo para evaluar los eventos adversos y comparar su impacto con los beneficios observados	A menudo, demasiado pequeños para detectar eventos adversos raros pero graves, demasiado breves para detectar eventos adversos a largo plazo, demasiado simples para detectar interacciones con otras enfermedades u otras intervenciones
Sistema de notificación espontánea: fase 4	El sistema de notificación espontánea puede aportar información importante sobre eventos adversos poco frecuentes y muy notorios con una estrecha relación temporal con la aplicación de la intervención	Es difícil atribuir eventos adversos a una intervención, especialmente cuando son frecuentes o no hay una relación temporal clara
Estudio de cohortes prospectivo: seguimiento sin ocultación de un estudio controlado aleatorizado: fase 4	El seguimiento sin ocultación de los pacientes inscritos en estudios controlados aleatorizados permite un período de seguimiento más prolongado para evaluar los eventos adversos y la eficacia. Este es un tipo de estudio de cohortes prospectivo	Los pacientes en los estudios controlados aleatorizados continúan siendo diferentes de los que reciben el fármaco en la práctica, en formas que pueden alterar tanto los beneficios como los daños
Metaanálisis: fase 4	Combinar eventos adversos de múltiples investigaciones con diferentes diseños de estudio para obtener un número adecuado de eventos adversos y lograr un alto poder estadístico	Informe de eventos adversos a menudo basado en diversas definiciones y diferente intensidad de observación
Estudios de cohortes retrospectivos: fase 4 basada en datos de la práctica clínica	Los estudios de cohortes retrospectivos tienen el potencial de vincular los registros farmacéuticos y clínicos para evaluar los eventos adversos asociados con los medicamentos en las condiciones de la práctica clínica	Sin hipótesis previas, es necesario prestar mucha atención a múltiples problemas de comparación y reconocer las limitaciones para sacar conclusiones causales
Estudios de casos y controles: fase 4	Útil para la investigación enfocada de eventos adversos bien definidos como parte de la farmacovigilancia (posmercadeo) o fase 4	Requiere el reconocimiento previo de un evento adverso y su posible relación con un medicamento

El proceso de reunir las piezas de la seguridad de los medicamentos en un todo coherente ha sido un desafío prolongado y difícil. Los esfuerzos más recientes y en curso para que esto suceda resultaron de enmiendas a la ley de la FDA. En la sección *Aprenda más 6-4* se examinan estas enmiendas y su potencial papel en la creación de un sistema diseñado para maximizar los beneficios y reducir los daños de los medicamentos al mínimo.

Aprenda más 6-4. Enmiendas recientes a la ley de la FDA: nueva autoridad para la regulación de medicamentos[5]

En respuesta a la necesidad de la FDA de retirar del mercado una serie de medicamentos previamente aprobados, incluyendo los inhibidores de la COX-II, como Vioxx®, a fines de 2007, el Congreso de los Estados Unidos aprobó una revisión integral de la ley de la FDA que le proporciona una serie de autoridades adicionales. Juntas, estas enmiendas proporcionan la base para el desarrollo de un abordaje de sistemas para la seguridad de los medicamentos. Entre las disposiciones más importantes se encuentran las siguientes:

- Se otorgó autoridad a la FDA para exigir que se incluyesen pacientes más representativos en los estudios controlados aleatorizados con el objetivo de que reflejen más de cerca las poblaciones en las que se utilizará el fármaco.
- Se otorgó autoridad a la FDA para exigir estudios de seguimiento de los medicamentos aprobados para monitorizar su desempeño en la práctica clínica.
- Se otorgó autoridad a la FDA para desarrollar grandes sistemas de bases de datos para vincular los registros de farmacia con los expedientes médicos electrónicos a fin de evaluar los eventos adversos de manera continua.
- Se otorgó autoridad a la FDA para imponer mayores restricciones sobre quién puede recetar un medicamento en particular y qué condiciones deben cumplirse antes de que se pueda prescribir, incluyendo las pruebas requeridas antes de surtir una receta.
- Se otorgó mayor autoridad a la FDA para aprobar y dar seguimiento a la publicidad de medicamentos dirigida a los médicos y directamente a los pacientes con el objetivo de verificar que se ajustan al lenguaje aprobado por la FDA y comunican los riesgos con precisión.
- Se otorgó mayor autoridad a la FDA para retirar medicamentos del mercado cuando surjan problemas graves de seguridad.

Juntas, estas enmiendas proporcionaron a la FDA autoridad para mejorar la regulación de la seguridad de los medicamentos tanto antes como después de su comercialización. También brindaron a la FDA autoridad para responder rápidamente a nuevos problemas de seguridad y para proteger al público contra violaciones de las regulaciones de seguridad de los medicamentos existentes. La implementación de estas disposiciones es un proceso continuo y se espera que la instauración total continúe durante años.

SEGURIDAD DE LAS VACUNAS Y LOS DISPOSITIVOS MÉDICOS Y SEGURIDAD DEL PACIENTE[6,7]

El foco de este capítulo ha sido la seguridad de los medicamentos. Los fármacos, tanto recetados como de venta libre, han sido el centro de la mayoría de las investigaciones sobre seguridad. Ahora están surgiendo rápidamente otras áreas de investigación sobre la seguridad.

La seguridad de las vacunas ha sido un problema desde la década de 1950, cuando la vacuna de virus vivos contra la poliomielitis produjo un gran número de casos clínicos de la enfermedad. Sin embargo, en los últimos años se ha prestado mayor atención a la seguridad de las vacunas, estimulada en parte por el número de las vacunas infantiles en rápida expansión y las afirmaciones fraudulentas, pero ampliamente aceptadas, sobre la relación entre las vacunas y el autismo. Los estudios que refutaron la relación entre las vacunas y el autismo utilizaron los mismos métodos básicos que hemos descrito para la investigación posterior a la comercialización de medicamentos.

En cuanto a las vacunas, en paralelo con los medicamentos, en los Estados Unidos existe un sistema nacional de notificación de efectos adversos, denominado *Vaccine Adverse Event Reporting System*. A diferencia de los medicamentos, existe un sistema para la compensación sin culpa por los eventos adversos asociados con la vacuna, el llamado *Vaccine Injury Compensation Program*. Por lo tanto, se dispone de datos más completos y sistemáticos sobre los efectos adversos relacionados con las vacunas, y las cuestiones de las relaciones de causa y efecto están recibiendo una atención considerable. La investigación de los eventos adversos asociados con las vacunas puede constituir la base para una mejor comprensión de los efectos biológicos de las vacunas y la producción de vacunas más seguras, como se ilustra en el siguiente ejemplo:

Miniestudio 6-19 La vacuna inicial para la infección por rotavirus se retiró del mercado después de notificar casos de invaginación intestinal estrechamente relacionados en el tiempo con su administración. La cercana conexión planteó la preocupación de que la vacuna había sobreestimulado al sistema inmunitario, lo que provocó una inflamación localizada que tuvo como resultado una invaginación intestinal. Por lo tanto, la aparición de invaginación intestinal era biológicamente plausible. Se desarrollaron nuevas vacunas para abordar este problema y se integró un control cuidadoso de los eventos adversos en la investigación previa y posterior a la comercialización de la segunda vacuna. La vacuna más nueva se asoció con muchos menos eventos adversos.

El sistema de regulación de los dispositivos médicos se basa actualmente en principios diferentes a los de la seguridad de los medicamentos y las vacunas. Como parte de lo que se llama el *proceso de autorización 510 (k)*, la mayoría de los dispositivos médicos solo necesitan demostrar una «equivalencia sustancial» con los dispositivos que se encuentran actualmente en el mercado. Por lo general, estos dispositivos existentes no se han sometido a revisión ni antes ni después de su comercialización. La National Academy of Medicine ha llegado a la conclusión de que el sistema actual, en general, no proporciona garantía de eficacia o seguridad. Se espera ver esfuerzos con el propósito de crear una nueva estructura para la regulación de los dispositivos médicos, tal vez una que los considere como parte de un sistema de seguridad general.

Quizá el cambio más grande en los últimos años ha sido el surgimiento de la investigación de calidad y seguridad del paciente. El reconocimiento de que casi 100 000 muertes en los Estados Unidos cada año están asociadas con eventos adversos que ocurren en los hospitales ha dado lugar a una amplia variedad de nuevos tipos de investigación. A menudo, esta investigación comienza utilizando métodos cualitativos, que incluyen un examen detallado de casos individuales más entrevistas en profundidad con médicos, administradores y, en ocasiones, pacientes. El potencial para la investigación de calidad y seguridad del paciente se ilustra en el siguiente ejemplo:

Miniestudio 6-20 Se encontró que los niños con cáncer tenían un alto riesgo de muerte por infección mientras recibían tratamiento hospitalario. Las revisiones de casos cuidadosas demostraron que los catéteres a permanencia eran una fuente probable de infección. Se demostró que el desarrollo de un protocolo paso a paso para el uso y seguimiento de los catéteres a permanencia es aceptable como parte de un sistema de atención integrado. Posteriormente, un estudio multicéntrico demostró su aceptación y capacidad para disminuir el número de infecciones sistémicas.

La investigación de la calidad y seguridad del paciente está emergiendo rápidamente como un nuevo abordaje de estudio que aplica métodos tanto cualitativos como cuantitativos, se basa en gran medida en estudios de demostración y adopta un abordaje de sistemas amplio para comprender los factores que afectan al resultado de la enfermedad.

Al mismo tiempo que la evaluación de la seguridad está experimentando cambios importantes, se están produciendo cambios adicionales en la regulación de medicamentos, que pueden afectar la evaluación de la seguridad en años futuros. Estos cambios juntos se llaman de *revisión acelerada*. En la sección *Aprenda más 6-5* se describe la revisión acelerada.

Ahora se usan diversos tipos de estudios para identificar y evaluar los daños potenciales relacionados con distintas intervenciones. Se espera que estos abordajes se expandan en los próximos años. Al igual que la antigua conferencia de necropsias, los nuevos métodos a menudo comienzan analizando de cerca los casos individuales. Hoy, sin embargo, se cuenta con métodos de investigación que permiten estudiar el impacto de las intervenciones en los grupos y examinar la forma en que cuadran como parte de un sistema.

En la atención médica aún no existe un sistema integral de prevención de daños paralelo al que se aplica en la industria aeronáutica. La investigación de seguridad ahora está despegando después de una larga espera en la pista.

Aprenda más 6-5. Esfuerzos de la FDA para acelerar la aprobación de medicamentos para afecciones graves[8]

Comenzando con la epidemia del síndrome de inmunodeficiencia adquirida (sida) y la necesidad de tener tratamientos que modificaran la evolución de la enfermedad, en la FDA se pudieron desarrollar nuevos procedimientos que aceleraran o abreviaran el proceso de aprobación de medicamentos.

Estas opciones de revisión acelerada a menudo utilizan criterios de valoración sustitutos. Los criterios de valoración sustitutos pueden no ser una medida directa de cómo se siente, funciona o sobrevive un paciente, pero se considera probable que predigan un resultado deseable. Por ejemplo, un criterio de valoración sustituto podría ser la disminución a corto plazo de la carga de virus de la inmunodeficiencia humana (VIH). A menudo, la FDA requiere estudios en curso de los medicamentos aprobados utilizando resultados sustitutos. Si los estudios no confirman los resultados iniciales, la FDA puede retirar la aprobación.

Recientemente, en la FDA, con el apoyo de compañías farmacéuticas, se estableció una nueva categoría de revisión acelerada llamada de *medicamentos innovadores*. Según la FDA, un fármaco innovador está destinado a tratar una afección grave Y la evidencia clínica preliminar indica que el fármaco puede demostrar una mejoría sustancial en un criterio de valoración clínicamente significativo con respecto al tratamiento disponible. Los fármacos con designación de innovadores pueden tratar enfermedades previamente intratables, producir resultados sustancialmente mejores en estudios a corto plazo en comparación con los tratamientos existentes, o demostrar una mejoría en situaciones en las que se espera un deterioro.

Los nuevos medicamentos para las enfermedades genéticas poco frecuentes y los tratamientos recientes contra el cáncer reciben cada vez más la aprobación como medicamentos innovadores. La aprobación de medicamentos innovadores permite a la FDA hacerlo con base en estudios que incluyen un número menor de participantes, que no incluyen grupos de comparación aleatorizados y otros tipos llamados de *diseño adaptativo* que permiten a los investigadores modificar el diseño del estudio con base en el análisis ciego de datos preliminares.

También se permiten otros tipos de estudios en el marco del proceso de aprobación de fármacos innovadores. Se pueden permitir los estudios cruzados, en los que se evalúan los resultados de los participantes dentro y fuera del tratamiento. Además, se pueden usar pruebas de estudios en un solo paciente.

Los procedimientos de revisión acelerados están permitiendo una aprobación de medicamentos más rápida, a pesar de la menor evidencia de eficacia y seguridad en el momento de hacerla. La evidencia limitada de eficacia y seguridad requiere la obtención continua de datos después de la aprobación.

PREGUNTAS DE REVISIÓN

1. **¿Cuál de las siguientes conclusiones con respecto a la seguridad o los daños es más precisa según la siguiente investigación?**

   En la investigación de un nuevo tratamiento, hubo cuatro personas que experimentaron concentraciones elevadas de creatinina entre los 100 pacientes del grupo de tratamiento y dos entre los 100 del grupo de control. Los resultados no son estadísticamente significativos.

   A. El tratamiento es una causa que contribuye al aumento de la creatinina en los grupos de pacientes que lo reciben

   B. Si se produce un aumento de creatinina en asociación con el tratamiento, se puede tener un 95% de confianza en que la frecuencia de aumento de creatinina es de 1 por cada 33 usos o menos

   C. El tratamiento está asociado con el aumento de creatinina

   D. Se observó que los integrantes del grupo de tratamiento tenían una mayor frecuencia de elevación de creatinina que los del de control. Sin embargo, la investigación no tiene suficiente poder estadístico para basarse en los resultados de una prueba de significación estadística

2. **¿Cuál de las siguientes conclusiones con respecto a la seguridad o los daños es más precisa según la siguiente investigación?**

   En un estudio de cohortes de un nuevo tratamiento, hubo 240 casos de creatinina elevada entre los 6 000 pacientes del grupo de tratamiento y 120 entre los 6 000 del de control. Los resultados fueron estadísticamente significativos.

   A. El tratamiento es una causa que contribuye al aumento de la creatinina en los grupos de pacientes que lo reciben

   B. Si se produce un aumento de creatinina en asociación con el tratamiento, se puede tener un 95% de confianza en que la frecuencia de aumento de creatinina es de 1 de cada 33 usos o menos

   C. El tratamiento está asociado con el aumento de creatinina

   D. Se observó que los integrantes del grupo de tratamiento tenían una mayor frecuencia de elevación de creatinina que los del de control. Sin embargo, la investigación no tiene suficiente poder estadístico para basarse en los resultados de una prueba de significación estadística

3. **¿Cuál de las siguientes conclusiones con respecto a la seguridad o los daños es más precisa según la siguiente investigación?**

   En una investigación de un nuevo tratamiento, hubo cero casos de creatinina elevada entre los 100 pacientes del grupo de tratamiento y los 100 del de control.

   A. El tratamiento es una causa que contribuye al aumento de la creatinina en los grupos de pacientes que lo reciben

   B. Debido a que no se produce aumento de creatinina en asociación con el tratamiento, se puede tener un 95% de confianza en que la frecuencia de aumento de creatinina es de 1 por cada 33 usos o menos

   C. El tratamiento está asociado con el aumento de creatinina

   D. Se observó que los integrantes del grupo de tratamiento tenían una mayor frecuencia de elevación de creatinina que los del de control. Sin embargo, la investigación no tiene suficiente poder estadístico para basarse en los resultados de una prueba de significación estadística

   E. Ninguna de las anteriores

4. **¿Cuál de las siguientes conclusiones con respecto a la seguridad o los daños es más precisa según la siguiente investigación?**

   Un paciente en tratamiento experimentó un aumento de la creatinina y también un retorno a la creatinina normal después de suspenderlo. Al volver a exponerse al tratamiento, su creatinina volvió a aumentar.

   A. El tratamiento es una causa que contribuye al aumento de creatinina en este paciente

   B. Si se produce un aumento de creatinina en asociación con el tratamiento, se puede tener un 95% de confianza en que la frecuencia de aumento de creatinina es de 1 por cada 33 o menos

C. El tratamiento está asociado con el aumento de creatinina

D. Se observó que los integrantes del grupo de tratamiento tenían una mayor frecuencia de elevación de creatinina que los del de control. Sin embargo, la investigación no tiene suficiente poder estadístico para basarse en los resultados de una prueba de significación estadística

5. **Haga coincidir las fases de la evaluación de medicamentos de la FDA con la siguiente descripción:**

El objetivo de esta fase es demostrar que el fármaco es un buen candidato para estudios controlados aleatorizados:

A. Estudios preclínicos en animales

B. Fase 1

C. Fase 2

D. Fase 3

E. Fase 4

6. **Haga coincidir las fases de la evaluación de medicamentos de la FDA con la siguiente descripción:**

Esta fase es especialmente importante para evaluar el potencial de carcinogenicidad y teratogenicidad:

A. Estudios en prehumanos/animales

B. Fase 1

C. Fase 2

D. Fase 3

E. Fase 4

7. **¿Cuál de los siguientes eventos adversos por medicamentos es más probable que se comunique como parte del sistema de notificación espontánea?**

A. Eventos adversos que son muy notorios y ocurren poco después de la administración del medicamento

B. Eventos adversos que imitan a los causados por la propia enfermedad

C. Eventos adversos que son de remisión espontánea o leves

D. Eventos adversos que no parecen ser biológicamente plausibles

8. **¿Cuál de los siguientes es el método definitivo para establecer la causa de un evento adverso particular en un individuo?**

A. El momento del evento adverso en relación con la administración del medicamento

B. El evento adverso conocido ante clases similares de medicamentos

C. La reducción o desaparición del evento adverso después de la interrupción del medicamento

D. Un estudio en un solo paciente que demuestra la desaparición del evento adverso tras la interrupción del fármaco y su reaparición después de reiniciar la administración del fármaco

9. **En los Estados Unidos, la FDA tiene autoridad para hacer todo lo siguiente, EXCEPTO:**

A. Denegación de la aprobación de nuevos medicamentos según los criterios de eficacia

B. Denegación de la aprobación de nuevos medicamentos basada en criterios de seguridad

C. Exigencia a los fabricantes de que realicen estudios posteriores a la comercialización

D. Requerimiento de pruebas de eficacia o seguridad para los suplementos dietéticos

10. **¿Cuál de las siguientes características de los estudios controlados aleatorizados limita su capacidad para sacar conclusiones con respecto a la seguridad?**

A. El tamaño de incluso los grandes estudios controlados aleatorizados suele ser demasiado pequeño para esperar detectar eventos adversos raros pero graves

B. La corta duración de los estudios controlados aleatorizados limita su capacidad para identificar eventos adversos a largo plazo

C. Es probable que la participación de pacientes que no estén tomando otros medicamentos y no tengan otras enfermedades produzca una población de estudio en un estudio controlado aleatorizado que tiene un riesgo bajo de sufrir eventos adversos

D. Todas las anteriores

RESPUESTAS A LAS PREGUNTAS DE REVISIÓN

1. **La respuesta es D.** En esta investigación hubo cuatro casos de creatinina elevada entre los 100 pacientes del grupo de estudio y dos entre los 100 del de control. Por lo tanto, en esta investigación hubo una mayor frecuencia de creatinina elevada entre los integrantes del grupo de tratamiento. La diferencia entre dos y cuatro casos es un aumento del 100%. No obstante, el aumento absoluto de 2 por cada 100 a 4 por cada 100 es tan pequeño que se requeriría un tamaño de muestra mayor para tener suficiente poder para demostrar significación estadística.

2. **La respuesta es C.** El mayor tamaño de muestra incluido en esta investigación permitió demostrar significación estadística. Esto ha ocurrido a pesar de que la probabilidad de elevación de creatinina en esta investigación fue la misma que en la anterior. En ambas situaciones, la probabilidad es del 4% en el grupo de tratamiento y del 2% en el de control.

   Debido a que en esta investigación se observó una mayor frecuencia de elevación de creatinina en el grupo de tratamiento y los resultados son estadísticamente significativos, se puede decir que esta investigación establece una asociación.

3. **La respuesta es B.** Cuando no hay evidencia de eventos adversos, como la creatinina elevada, se enfrenta la pregunta de si el tamaño del estudio nos ha impedido observar eventos adversos raros pero graves. Cuando esta es la situación, la regla de tres a la inversa puede ayudar a interpretar las implicaciones.

   Cuando se observan cero casos de un evento adverso potencialmente grave pero inusual, se puede sacar la siguiente conclusión. Si, de hecho, ocurre un evento raro asociado con el tratamiento, se puede tener un 95% de confianza en que la probabilidad de su presencia en la población no es más de tres dividido por el número de pacientes en el grupo de tratamiento. En esta investigación, hay 100 pacientes en el grupo de tratamiento. Por lo tanto, si se produce un aumento de la creatinina en asociación con el tratamiento, se puede tener una confianza del 95% en que su probabilidad de aparición es de 1 por cada 33 o menos.

4. **La respuesta es A.** En esta situación, el paciente actúa como su propio control. Se compara la situación del paciente dentro y fuera del tratamiento. Este tipo de investigación se ha denominado *estudio de un solo paciente* o *N-de-1*, en el cual solo se investiga a un individuo. El objetivo es establecer si el tratamiento es una causa contribuyente para este paciente en particular.

5. **La respuesta es C.** La fase 2 está diseñada para determinar si existe una sugerencia de eficacia y para proporcionar otra información que sea útil para diseñar un estudio controlado aleatorizado. Por lo tanto, la fase 2 tiene como objetivo proporcionar pruebas de que el fármaco es un buen candidato para realizar estudios controlados aleatorizados.

6. **La respuesta es A.** Los estudios en seres humanos a menudo no pueden abordar los problemas de carcinogenicidad y teratogenicidad, pues no se llevan a cabo durante períodos suficientemente largos. A menos que los estudios estén dirigidos específicamente a embarazadas, las investigaciones no las incluyen intencionalmente. Por lo tanto, los estudios prehumanos en especies animales son particularmente importantes para el estudio de la carcinogenicidad y teratogenicidad potenciales.

7. **La respuesta es A.** Los eventos adversos que tienen consecuencias clínicas muy notorias y ocurren poco después de la administración del fármaco llaman la atención de los médicos y los pacientes. Por lo tanto, es probable que se comuniquen mediante un sistema de notificación espontánea en el que la notificación es voluntaria.

   Los eventos adversos que imitan la enfermedad o que no parecen ser biológicamente plausibles tienen menos probabilidades de reconocerse como relacionados con un fármaco. Es probable que los eventos adversos que remiten espontáneamente o son leves no sean una gran preocupación para los pacientes o los médicos y, por lo tanto, es menos probable que se notifiquen.

8. **La respuesta es D.** El estudio en un solo paciente es el método definitivo para establecer la causa de un evento adverso particular en un individuo. El momento, los eventos adversos conocidos asociados con clases similares de medicamentos y la disminución o desaparición del evento adverso después de la interrupción del medicamento proporcionan evidencia sugerente de una relación de causa y efecto.

El método de N–de-1 establece los tres criterios de causa contribuyente para un individuo en particular. En otras palabras, este método establece asociación a nivel individual, la «causa» precede al «efecto» y modificar la «causa» altera el «efecto».

9. La respuesta es D. La FDA tiene autoridad para denegar la aprobación de medicamentos con base en criterios de eficacia y seguridad. Como parte de las enmiendas de 2007 a la ley de la FDA, esta ganó autoridad para exigir a los fabricantes que realicen estudios posteriores a la comercialización.

No se requiere establecer la eficacia o seguridad de los suplementos alimenticios antes de su comercialización. La FDA tiene autoridad limitada para regular los suplementos alimenticios antes o después de su comercialización.

10. La respuesta es D. Los estudios controlados aleatorizados a menudo son demasiado pequeños, cortos y simples para permitir identificar los eventos adversos asociados con los medicamentos. Su tamaño relativamente pequeño a menudo significa que no se observan eventos adversos. Su corta duración evita la observación de eventos adversos que ocurren en un momento posterior. La participación de pacientes que no toman otros medicamentos o no tienen otras enfermedades significa con frecuencia que tienen un riesgo bajo de presentar eventos adversos.

Referencias

1. U.S. Food and Drug Administration. History.https://www.fda.gov/AboutFDA/History/default.htm. Consultada el 23 de mayo de 2020.
2. U.S. Food and Drug Administration. Drugs.http://www.fda.gov/Drugs/ResourcesForYou/Industry/default.htm. Consultada el 23 de mayo de 2020.
3. U.S. Food and Drug Administration. Postmarket drug information for patients and providers.https://www.fda.gov/drugs/drug-safety-and-availability/postmarket-drug-safety-information-patients-and-providers. Consultada el 23 de mayo de 2020.
4. Guyatt G, Rennie D. *Users' Guides to the Medical Literature: A Manual for Evidence-Based Practice.* 3rd ed. Chicago, IL: AMA Press; 2015.
5. Weiss NS. *Clinical Epidemiology: The Study of the Outcome of Disease.* 3rd ed. New York, NY: Oxford University Press; 2006.
6. Centers for Disease Control and Prevention. Vaccine safety. https://www.cdc.gov/vaccinesafety/index.html. Consultada el 23 de mayo de 2020.
7. Institute of Medicine. *Medical Devices and the Public's Health: The FDA 510(k) Clearance Process at 35 Years.* Washington, DC: National Academies Press; 2011.
8. U.S. Food and Drug Administration. Guidance for industry expedited programs for serious conditions – drugs and biologics. https://www.fda.gov/downloads/drugs/guidancecomplianceregulatoryinformation/guidances/ucm358301.pdf. Consultada el 23 de mayo de 2020.

7 Metaanálisis

Hasta ahora, se han examinado los tipos básicos de estudios en la literatura de investigación en salud que están diseñados para comparar grupos de estudio y de control. Estas investigaciones a menudo proporcionan resultados coherentes y sistemáticos. Sin embargo, a veces los estudios publicados en las revistas científicas en salud parecen entrar en conflicto, lo que dificulta proporcionar respuestas definitivas a preguntas importantes del estudio.

A menudo es deseable poder combinar los datos obtenidos en una variedad de investigaciones y usar toda la información para abordar una pregunta de estudio. El *metaanálisis* es un conjunto de métodos para combinar de manera cuantitativa la información de diferentes investigaciones para llegar a conclusiones o abordar preguntas que no fue posible contestar con base en una sola investigación.

El metaanálisis tiene como objetivo alcanzar su conclusión mediante la combinación de datos de dos o más investigaciones. Tradicionalmente, este proceso de síntesis de la investigación ha sido tarea del artículo de revisión. En los últimos años, se reconoce cada vez más que el proceso informal y subjetivo de revisión de la literatura médica no siempre ha producido conclusiones precisas. El metaanálisis de estudios observacionales y controlados aleatorizados ahora se ha convertido en una parte estándar de la investigación sanitaria, como se refleja en las publicaciones de los métodos estándar para la notificación con sus propias siglas, PRISMA (**P**referred **R**eporting **I**tems for **S**ystematic Reviews and **M**eta-**A**nalyses)[1] y MOOSE (**M**eta-analysis **o**f **O**bservational **S**tudies in **E**pidemiology).[2]

El metaanálisis puede considerarse como un método que se utilizará como parte de lo que se denomina *revisión sistemática*. En la sección *Aprenda más 7-1* se examinan las revisiones sistemáticas y su relación con el metaanálisis.

Aprenda más 7-1. Revisiones sistemáticas

Los metaanálisis son a menudo componentes de un esfuerzo de investigación más amplio conocido como *revisión sistemática*. Las revisiones sistemáticas tienen como objetivo identificar y analizar de manera integral toda la literatura de investigación sobre un tema dado, desde la etiología de una enfermedad, hasta una prueba de diagnóstico o detección, y una posible intervención preventiva, curativa o de rehabilitación. Con frecuencia, las revisiones sistemáticas se consideran el estándar ideal para resumir la literatura médica. Utilizan métodos de búsqueda diseñados para identificar todos los estudios cualitativos y cuantitativos existentes, independientemente de su tipo o de si se publicaron en la literatura revisada por pares. A diferencia del metaanálisis, las revisiones sistemáticas abordan todas las preguntas investigadas anteriormente en relación con un tema definido. La distinción entre un metaanálisis y una revisión sistemática se ilustra en el siguiente escenario:

Miniestudio 7-1 Se realizó una revisión sistemática de las publicaciones sobre el impacto del ejercicio en la arteriopatía coronaria y el examen de la investigación intervencionista fisiológica, epidemiológica y clínica relacionada con su causa, prevención y tratamiento, incluido el uso del ejercicio para la rehabilitación. Como parte de la revisión sistemática, se realizó un metaanálisis para medir la magnitud del impacto de niveles moderados de ejercicio regular en la presentación de un primer episodio de infarto de miocardio.

Debe considerarse que una revisión sistemática es amplia. El metaanálisis, a diferencia de una revisión sistemática, se enfoca en preguntas más limitadas y claramente definidas, a menudo aquellas que ya han sido investigadas de forma extensa. El proceso y la estructura de las revisiones sistemáticas se formalizó por medio de la Cochrane

Collaborative, una red internacional que produce y actualiza las revisiones sistemáticas sobre una amplia variedad de temas. En la Cochrane Collaborative se desarrolló un formato estándar para estructurar revisiones sistemáticas y comunicarlas. Las revisiones de Cochrane completas son demasiado extensas para publicarse en revistas de investigación científica. Están disponibles en el sitio web de la Cochrane Collaboration http://www.cochranelibrary.com/. La estructura del informe de una revisión sistemática Cochrane incluye todos los siguientes componentes:[3]

1. Resumen en lenguaje sencillo: una breve declaración acerca de la revisión, dirigida específicamente a los legos.
2. Resumen estructurado de la revisión, subdividido en secciones similares a las de la revisión principal. Esto puede publicarse independientemente de la revisión y aparece en la base de datos bibliográficos médicos MEDLINE.
3. Antecedentes: una introducción a la pregunta considerada, que incluye, por ejemplo, detalles sobre las causas y la incidencia de un problema determinado, el posible mecanismo de acción de un tratamiento propuesto, las incertidumbres sobre las opciones de manejo, entre otros.
4. Objetivos: una breve declaración del propósito de la revisión.
5. Criterios de selección: una breve descripción de los principales elementos de la pregunta en consideración.
6. Estrategia de búsqueda para la identificación de estudios.
7. Métodos de la revisión: una descripción de cómo se seleccionaron los estudios elegibles para su inclusión, cómo se evaluó su calidad, cómo se extrajeron los datos y cómo se analizaron, si se estudió algún subgrupo o se realizó algún análisis de sensibilidad y así sucesivamente.
8. Descripción de los estudios: reseña de cuántos estudios se encontraron, cuáles fueron sus criterios de inclusión, qué tamaño tenían, entre otros.
9. Calidad metodológica de los estudios incluidos: ¿hubo alguna razón para dudar de las conclusiones de alguno debido a preocupaciones acerca de su calidad?
10. Resultados: ¿qué muestran los datos? La sección de resultados puede ir acompañada de un gráfico para mostrar un metaanálisis, si se realizó.
11. Discusión: esto incluye la interpretación y evaluación de los resultados.

Las revisiones sistemáticas también se están convirtiendo en el punto de partida para el desarrollo de guías clínicas o recomendaciones basadas en evidencia, como se ve en el capítulo 14.

Se puede realizar un metaanálisis como parte de una revisión sistemática o como una investigación independiente. Comencemos nuestro abordaje del metaanálisis ilustrando una razón por la cual es importante combinar los resultados de las investigaciones al afrontar una pregunta previamente formulada. Veamos un ejemplo extremo que indica por qué la conclusión a la que se llega al combinar las investigaciones puede ser diferente de las alcanzadas al evaluar una investigación a la vez:

Miniestudio 7-2 Hay interés en examinar una innovación reciente en el tratamiento de la arteriopatía coronaria conocida como coronarioplastia láser transtorácica (CLT). La CLT está diseñada para tratar la arteriopatía coronaria a través de la pared torácica sin emplear técnicas invasivas. Los dos primeros estudios de CLT produjeron los siguientes resultados, que se muestran en tablas de 2 × 2:

Estudio 1

	Muertos	Vivos	Total
CLT	230	50	280
De control	530	210	740

$$\text{Riesgo relativo} = \frac{230/280}{530/740} = \frac{0.821}{0.716} = 1.15$$

$$\text{Cociente de posibilidades} = \frac{230/50}{530/210} = \frac{4.60}{2.52} = 1.83$$

Estudio 2

	Muertos	**Vivos**	**Total**
CLT	190	405	595
De control	50	210	260

$$\text{Riesgo relativo} = \frac{190/595}{50/260} = \frac{0.319}{0.192} = 1.66$$

$$\text{Cociente de posibilidades} = \frac{190/405}{50/210} = \frac{0.469}{0.238} = 1.97$$

Los investigadores concluyeron que ambos estudios sugirieron que la CLT producía peores resultados que el tratamiento de control, lo que aumentaba las probabilidades de muerte. Sin embargo, antes de relegar esta técnica a la historia, decidieron combinar los resultados de los dos estudios y ver qué sucedía. Combinando los datos de los dos estudios, es decir, sumando cada una de las tablas de 2 × 2, se produjeron los resultados que se muestran aquí.

Estudios combinados 1 y 2

	Muertos	**Vivos**	**Total**
CLT	420	455	875
De control	580	420	1 000

$$\text{Riesgo relativo} = \frac{420/875}{580/420} = \frac{0.480}{0.580} = 0.827$$

$$\text{Cociente de posibilidades} = \frac{420/875}{580/420} = \frac{0.923}{1.381} = 0.668$$

Nótese que después de combinar los estudios 1 y 2, los resultados han cambiado y ahora parece que la CLT produce mejores resultados que el tratamiento de control. El cociente de posibilidades y el riesgo relativo ahora sugieren que la CLT disminuye las probabilidades de muerte. Por lo tanto, la combinación de estudios puede producir algunos resultados sorprendentes.[a]

Imagine que estos resultados pusieron en marcha un esfuerzo generalizado para evaluar el uso de la CLT en una variedad de entornos y para una diversidad de indicaciones en todo el mundo. La mayoría de los estudios se centraron en la arteriopatía coronaria de un solo vaso evaluada mediante procedimientos no invasivos nuevos. Durante los siguientes años, decenas de estudios arrojaron resultados aparentemente contradictorios. Por lo tanto, se consideró importante realizar un metaanálisis a gran escala que evaluase los efectos de la CLT en la arteriopatía coronaria de un solo vaso. Veamos ahora los pasos para realizar un metaanálisis utilizando el marco MAARIE.

---

[a] Esto se conoce como *paradoja de Simpson*. Es una situación muy poco frecuente ilustrada aquí debido a su impacto muy notorio. Su presentación requiere grandes diferencias entre el número de participantes de los grupos de estudio y de control en los dos casos.

MÉTODO[4]

El proceso de combinar información mediante metaanálisis se puede comprender mejor si se considera que cada uno de los estudios incluidos en el análisis es paralelo a un sitio de estudio en una investigación de múltiples sitios. En una investigación de varios sitios, el investigador combina los datos para sacar conclusiones o interpretaciones. En el metaanálisis, el investigador tiene como objetivo combinar información de múltiples estudios para sacar conclusiones o interpretaciones. Esta estructura paralela permite aprender sobre el metaanálisis utilizando el marco MAARIE.

Al igual que con los otros usos del marco MAARIE, se comenzará por definir la pregunta de estudio. El metaanálisis se puede utilizar para lograr una variedad de propósitos. Puede comenzar por definir una hipótesis para la realización del metaanálisis. El metaanálisis se puede utilizar para lograr cualquiera de los siguientes propósitos:

- Establecer la significación estadística cuando los estudios son contradictorios.
- Establecer la mejor estimación posible de la magnitud del efecto.
- Evaluar los daños cuando se observa un pequeño número de eventos adversos en estudios previos.
- Examinar los subgrupos cuando los números en cada investigación previa no sean lo suficientemente grandes para hacerlo.

Al igual que con los otros tipos de investigaciones, los investigadores idealmente comienzan con una hipótesis de estudio y proceden a probarla y hacer inferencias. Cuando hacen esto para un tratamiento, por ejemplo, pueden plantear la hipótesis de que se ha demostrado que es eficaz.

Los estudios que deben incluirse en un metaanálisis dependen de su propósito. Por lo tanto, la hipótesis de estudio del metaanálisis ayuda a determinar los criterios de inclusión y exclusión que deben utilizarse para identificar los estudios relevantes. El siguiente ejemplo muestra cómo la hipótesis puede ayudar a determinar qué estudios incluir:

Miniestudio 7-3   En preparación para un metaanálisis, los investigadores buscaron en la literatura médica mundial y obtuvieron los siguientes 25 estudios de CLT para la arteriopatía coronaria de un solo vaso. Estas investigaciones tuvieron características que permitieron agruparlas en los siguientes tipos de estudios:

1. Cinco estudios de hombres con la arteriopatía coronaria de un solo vaso tratados inicialmente con una cirugía de derivación coronaria *vs.* medicación *vs.* CLT.
2. Cinco estudios de hombres y mujeres tratados inicialmente con CLT *vs.* cirugía de derivación coronaria.
3. Cinco estudios de hombres y mujeres tratados inicialmente con CLT *vs.* medicación.
4. Cinco estudios de hombres tratados con CLT *vs.* medicación después de una cirugía de derivación coronaria.
5. Cinco estudios de mujeres tratadas con CLT repetida frente a medicación con CLT previa.

Si el metaanálisis está diseñado para probar una hipótesis, entonces se eligen los estudios que se incluirán porque abordan cuestiones relevantes para ella. Por ejemplo, si el investigador quería probar la hipótesis de que a los hombres les va mejor que a las mujeres cuando se utiliza la CLT para tratar la arteriopatía coronaria de un solo vaso, entonces se deben usar los estudios 2 y 3 en el metaanálisis. Estas investigaciones son las únicas que incluyen comparaciones de los resultados entre hombres y mujeres.

Si los investigadores estaban interesados en probar la hipótesis de que la CLT inicial es mejor que la cirugía de derivación para la arteriopatía coronaria de un solo vaso, entonces deberían usarse los estudios A y B en el metaanálisis porque estos comparan la CLT frente a la cirugía de derivación como abordaje inicial. Por otro lado, si el investigador planteó la hipótesis de que la medicación era el mejor tratamiento para la arteriopatía coronaria de un solo vaso, se utilizarían los estudios 1, 3, 4 y 5. En general, los estudios que se utilizan están determinados por el propósito de la investigación, según lo definido por la hipótesis de estudio del metaanálisis.

A pesar de las muchas similitudes entre el metaanálisis y una investigación en varios sitios, hay una diferencia importante. En la investigación original, el investigador puede definir la pregunta de estudio y luego identificar los entornos y los participantes del estudio que sean adecuados para abordarla y obtener el tamaño de muestra necesario. En el metaanálisis, las preguntas que se pueden hacer suelen estar limitadas por la disponibilidad de estudios previos. Por lo tanto, la población de estudio y el tamaño de la muestra están en gran medida fuera del alcance del investigador.

Para tratar de eludir este problema, los investigadores de metaanálisis definen con frecuencia una pregunta o un tema de manera amplia y comienzan por identificar todas las investigaciones relacionadas. Cuando se hace esto, los investigadores están llevando a cabo un *metaanálisis exploratorio* en lugar de un *metaanálisis basado en hipótesis*.

Al realizar un metaanálisis exploratorio de la CLT, por ejemplo, el investigador podría incluir inicialmente los 25 estudios que se acaban de mencionar. Por lo tanto, el investigador del metaanálisis definiría el grupo de estudio como compuesto por quienes fueron objeto de CLT, y el grupo de control consistiría en todos los que recibieron otro tratamiento.

Este proceso de utilizar todos los estudios disponibles sin una hipótesis específica es paralelo al de realizar una investigación convencional sin definir una hipótesis de estudio. Este tipo de metaanálisis exploratorio puede ser útil, pero debe realizarse con cuidado e interpretarse de manera diferente al basado en hipótesis. A pesar de los peligros potenciales de combinar estudios con características muy diferentes, el número limitado de estudios disponibles hace que sea importante que el metaanálisis incluya técnicas para combinar tipos de estudios muy diferentes.

El metaanálisis intenta convertir la diversidad de estudios en una ventaja. La combinación de estudios con diferentes características puede permitir aprovechar los beneficios de la diversidad. Al incluir manzanas y naranjas, se puede preguntar si hace una diferencia si una fruta es una manzana o una naranja, o si es suficiente que sea una fruta.

El método para aprovechar los beneficios de la diversidad se analiza más adelante. Por ahora, se debe reconocer que en realidad hay dos tipos de metaanálisis, el exploratorio y el impulsado por hipótesis.

Es importante recordar que la diferencia fundamental entre el metaanálisis y otros tipos de investigaciones es que los datos ya se han recopilado y la elección del investigador se limita a incluir o excluir un estudio existente del metaanálisis. Por lo tanto, el tamaño de la muestra en el metaanálisis se ve limitado por la existencia de estudios relevantes.

Otros tipos de investigaciones suelen comenzar por definir la cuestión por estudiar. Esta pregunta determina los tipos de personas que deben incluirse en la investigación. De manera similar, la pregunta que se abordará mediante un metaanálisis determina los tipos de estudios que deben incluirse en él. Por lo tanto, en el metaanálisis con base en hipótesis, la primera pregunta que se debe hacer es si un estudio en particular es relevante para la pregunta o hipótesis de estudio.

ASIGNACIÓN[4,5]

Proceso de asignación

Una vez que se define la pregunta del estudio, los investigadores pueden determinar qué estudios incluir en un metaanálisis. Esta identificación de estudios a incluir en el proceso de asignación requiere que se haga la pregunta: ¿se identificaron todos los estudios relevantes?

La identificación de todos los estudios relevantes es un paso esencial en el proceso de asignación de un metaanálisis. Es importante que el investigador describa el método utilizado para buscar informes de investigación, incluyendo detalles suficientes para permitir que los investigadores posteriores obtengan toda la literatura identificada. Esto también puede incluir datos no publicados. Las disertaciones doctorales, los resúmenes, los informes de subvenciones y los registros de estudios son otras posibles formas de localizar investigaciones anteriores.[b]

---

[b] Al realizar esta búsqueda, es importante evitar el doble conteo. Los estudios presentados originalmente como resúmenes, por ejemplo, a menudo aparecerán posteriormente como artículos originales. La inclusión de los mismos datos dos o más veces pone en peligro la precisión de los resultados de un metaanálisis al violar el supuesto de que los datos obtenidos en cada uno de los estudios son independientes de los otros.

Variable de confusión: el sesgo de publicación

Una búsqueda extensa de informes de investigación como parte del proceso de asignación en un metaanálisis es importante debido a la probabilidad de un tipo especial de sesgo de selección conocido como *sesgo de publicación*, el cual se presenta cuando hay una tendencia sistemática a publicar estudios con resultados positivos y no aquellos que sugieran poca o ninguna diferencia en el resultado. Con frecuencia, las investigaciones pequeñas no se envían para su publicación o se rechazan, lo que puede dar lugar a este tipo de sesgos. En el siguiente ejemplo se ilustra lo que se entiende por sesgo de publicación:

Miniestudio 7-4   Después de identificar los estudios disponibles a través de una búsqueda informática de artículos publicados, los investigadores del metaanálisis de la CLT identificaron 20 estudios de la relación entre esta y la arteriopatía coronaria de un solo vaso. Hubo una amplia variación en los tamaños de muestra de los estudios y en los resultados, como se muestra en la tabla 7-1.

Tabla 7-1 Datos de 20 estudios de coronarioplastia transtorácica con láser

Número de estudio	Cociente de posibilidades	Tamaño de la muestra (cada grupo)
1	4.0	20
2	3.0	20
3	2.0	20
4	1.0	20
5	0.5	20
6	3.5	40
7	2.5	40
8	1.5	40
9	2.5	60
10	1.5	60
11	1.0	60
12	1.5	80
13	1.0	80
14	1.5	100
15	1.0	100
16	0.5	100
17	1.5	120
18	1.0	120
19	0.5	120
20	1.0	140

Una técnica que se puede utilizar para evaluar la presencia y el alcance de un posible sesgo de publicación se conoce como *diagrama de embudo*. Se puede trazar un diagrama de embudo usando los datos de la tabla 7-1, que corresponde al que se muestra en la figura 7-1A.

El diagrama de embudo se basa en el principio estadístico de que se espera que los estudios más pequeños, solo por casualidad, produzcan resultados con mayor variación. Un diagrama de embudo que no sugiera la presencia de un sesgo de publicación debe verse como un cono, con una mayor variación

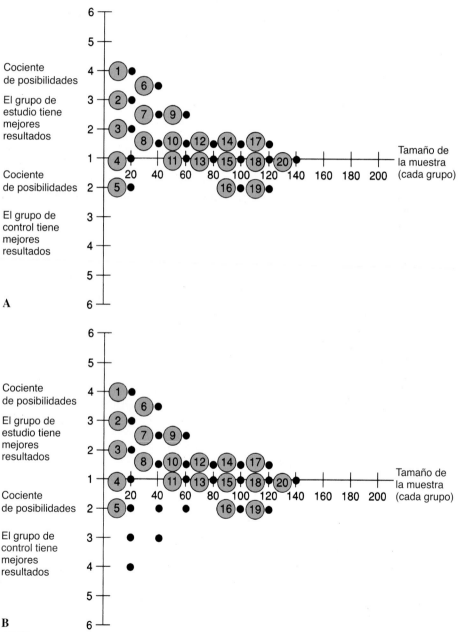

FIGURA 7-1 A. Diagrama de embudo de 20 estudios de coronarioplastia transtorácica con láser. **B.** Diagrama de embudo después de agregar cinco estudios adicionales.

en los resultados entre los estudios más pequeños. Los casos en los que el lado inferior del embudo está incompleto, como se muestra en la figura 7-1A, sugieren que faltan algunos estudios.[c]

Ahora, imagine que los investigadores del metaanálisis de la CLT buscaron más y obtuvieron cinco estudios adicionales. Volvieron a trazar su diagrama de embudo trazando los estudios adicionales y obtuvieron la figura 7-1B. A partir de este diagrama de embudo, que tiene una apariencia más completa, concluyeron que ya no había evidencia de un sesgo de publicación y que probablemente habían obtenido todos o la mayoría de los estudios relevantes.

Incluso después de una búsqueda exhaustiva, es posible que se pierdan las investigaciones. Esto no excluye proceder con un metaanálisis. Como se verá, es posible tener en cuenta este potencial sesgo de publicación como parte del componente de resultados.

Otra parte importante del proceso de asignación en un metaanálisis es determinar si hay diferencias en la calidad de los estudios que justifiquen excluir los trabajos de baja calidad del metaanálisis.

Hay dos posibles abordajes para este problema. Se argumentó que los tipos de estudios con el potencial de sesgos sistemáticos deben descartarse de los metaanálisis. Por esta razón, algunos investigadores de metaanálisis han favorecido la exclusión de todos los estudios, excepto los estudios controlados aleatorizados, argumentando que este tipo de estudio es el que tiene menos probabilidades de producir resultados que tengan un sesgo sistemático en una dirección u otra.

Sin embargo, si se encuentran disponibles estudios controlados aleatorizados, así como los de otros tipos, un método alterno es incluirlos todos, al menos inicialmente. Después, todos los trabajos se evalúan para determinar su calidad. Idealmente, las puntuaciones de calidad se pueden obtener de dos lectores del informe de investigación, cada uno utilizando el mismo sistema de puntuación estandarizado sin conocimiento de la puntuación del otro lector o de las identidades de los autores. Luego, es posible comparar los resultados de los estudios de alta calidad con los resultados de los de baja calidad, y los estudios controlados aleatorizados con los observacionales para determinar si los resultados, en promedio, son similares. Veamos lo que podría suceder cuando se combinan estudios de alta y baja calidad en el siguiente ejemplo:

Miniestudio 7-5 Un metaanálisis de la fuerza de la relación entre la CLT y el resultado de la arteriopatía coronaria de un solo vaso incorporó todos los estudios conocidos, incluyendo los de casos y controles, de cohortes y controlados aleatorizados. Los investigadores hicieron que dos lectores calificaran cada investigación utilizando el mismo sistema estandarizado sin conocimiento de la calificación del otro lector o de las identidades de los autores. Los resultados, en promedio, fueron los mismos para los estudios controlados aleatorizados y para los observacionales, pero la magnitud del efecto fue considerablemente mayor para los de baja calidad en comparación con los de alta. Por lo tanto, los investigadores decidieron retener en su metaanálisis todos los estudios de alta calidad, ya fueran controlados aleatorizados u observacionales.

En este metaanálisis se determinó que los estudios de alta calidad produjeron resultados diferentes a los de baja calidad. Por lo tanto, era legítimo incluir solo los estudios de alta calidad. Si, por otro lado, los resultados no difieren entre estudios de alta y baja calidad, los investigadores deben incluirlos todos.

Una diversidad de posibles variables de confusión puede afectar el resultado de un metaanálisis. Como ocurre con las investigaciones convencionales, es importante que el investigador reconozca estas características para tenerlas en cuenta. El abordaje habitual es reconocer las diferencias como parte del proceso de asignación y tenerlas en cuenta como parte del componente de resultados.

Por ejemplo, en los estudios de CLT se debe saber si algunos trabajos incluyeron solo pacientes mayores, más graves o aquellos con otras características o factores de pronóstico que a menudo tienen un peor resultado de la arteriopatía coronaria. Además, sería bueno saber si hubo variaciones importantes en el tratamiento administrado, como técnicas de CLT o tratamientos complementarias diferentes, como

---

[c] Tenga en cuenta que la escala para el cociente de posibilidades se define de manera que esté igualmente espaciada por encima y por debajo de 1. Por lo tanto, un estudio con un cociente de posibilidades < 1 se convierte a su recíproco y luego se traza debajo de la línea horizontal, por ejemplo, los números de estudio 5, 16 y 19 se convierten de 0.5 a su recíproco 2 y luego se grafican.

la duración de la anticoagulación. Así, en el proceso de asignación en un metaanálisis se necesitan datos sobre el grado de uniformidad de los pacientes y de los procedimientos usados entre los estudios incluidos.

Ocultación o cegamiento

La ocultación de la asignación en el metaanálisis tiene un significado algo diferente al que tiene en otros tipos de investigaciones. En cierto sentido, el metaanálisis se basa en los métodos utilizados en los estudios individuales para ocultar a los participantes y los investigadores. En el metaanálisis, la ocultación de la asignación también se puede lograr evitando que los investigadores estén sesgados por el conocimiento de los resultados, los autores u otras características de una investigación al determinar si una investigación en particular debe incluirse. Se puede pedir a más de una persona que juzgue si una investigación cumple con los criterios predefinidos para su inclusión en el metaanálisis.

ANÁLISIS

En los estudios convencionales, ya sean de casos y controles, de cohortes o controlados aleatorizados, los investigadores definen las técnicas utilizadas para medir el resultado y obtienen los datos para evaluarlo. En el metaanálisis, el investigador se limita generalmente a las técnicas empleadas por el investigador principal para evaluar el resultado del estudio.

El metaanálisis también se ve limitado por la extensión de los datos presentados y los métodos estadísticos usados en el artículo original. Sin embargo, cada vez es más posible retroceder y obtener los datos originales. En algunas revistas científicas ahora se pide a los investigadores que envían artículos que pongan a disposición un conjunto completo de datos de su estudio para su posterior revisión por otros investigadores o para su uso en metaanálisis. Esto permite a los investigadores del metaanálisis reexaminar y redefinir los resultados de los diversos estudios para que cada investigación use las mismas o similares medidas.

Precisión y exactitud

Hoy en día, el investigador del metaanálisis generalmente debe trabajar con lo que está disponible en los artículos existentes. Debido a las diferencias en las definiciones y mediciones de los resultados en diversos estudios, el investigador se enfrenta a una serie de problemas únicos. Primero, debe determinar qué resultado utilizar al comparar los estudios. Esto puede plantear un problema grave, como se ilustra en el siguiente ejemplo:

Miniestudio 7-6 En los estudios de CLT, se evaluaron las siguientes medidas de resultado. En 10 estudios se utilizó el tiempo transcurrido hasta una prueba de esfuerzo positiva, la evidencia de oclusión en la angiografía no invasiva y el infarto de miocardio como resultado. En otros diez estudios se empleó solo el tiempo transcurrido hasta una prueba de esfuerzo positiva como medida de resultado. En cinco estudios se usó el tiempo transcurrido hasta una prueba de esfuerzo positiva y la evidencia de oclusión en la angiografía no invasiva como sus medidas de resultado. Como consecuencia de las diferentes medidas de resultado utilizadas, el investigador concluyó que no se pudo realizar un metaanálisis.

La necesidad de utilizar medidas precisas y exactas de los resultados plantea problemas importantes en el metaanálisis. El investigador puede estar interesado en una medida precisa y temprana del resultado, que, en este caso, puede ser una angiografía no invasiva positiva que indique la oclusión del vaso tratado. A pesar de la conveniencia de utilizar esta medida de resultado, si se usa para evaluarlo, sería necesario excluir 10 de los 25 estudios. Por lo tanto, el investigador que realiza este metaanálisis puede verse obligado a usar el tiempo transcurrido hasta una prueba de esfuerzo positiva como medida de resultado si desea incluir todos los estudios.

Incluso después de determinar que la medida del resultado será el tiempo transcurrido hasta una prueba de esfuerzo positiva, los problemas del investigador del metaanálisis no se resuelven, como se muestra en el siguiente ejemplo:

Miniestudio 7-7 En los 25 estudios se define a una prueba de esfuerzo positiva de varias formas diferentes. Algunos requieren mayor duración y extensión de la depresión del segmento ST en el electrocardiograma que otros. El investigador del metaanálisis decide utilizar solo estudios que emplean la misma definición de una prueba de esfuerzo positiva. Por desgracia, solo se pueden incluir 12 estudios en el metaanálisis.

Es ideal encontrar un criterio de valoración habitual para un metaanálisis, pero no es esencial que se defina de la misma manera en todos los estudios. Este es un problema frecuente que generalmente no se resuelve excluyendo estudios. Por el contrario, se incluyen todos los estudios con datos sobre las pruebas de esfuerzo de seguimiento. Los resultados de los estudios que utilizan una definición habitual de una prueba de esfuerzo positiva se pueden comparar con los de aquellos que utilizan otras definiciones. Si los resultados son similares, independientemente de la definición de una prueba de esfuerzo positiva, entonces todos los estudios se pueden combinar en un análisis utilizando la propia. Si existen diferencias sustanciales que dependen de la definición de una prueba de esfuerzo positiva, se pueden realizar análisis separados para los estudios que utilizaron definiciones diferentes.

Completo y no afectado por la observación

La completabilidad de las investigaciones incluidas en un metaanálisis depende de la correspondiente a los estudios particulares elegidos para su inclusión. El efecto de la observación también depende del tipo y las características particulares de las investigaciones que se incluyen. Debido a la gran cantidad de factores que pueden influir en la calidad del proceso de evaluación, es tentador para el investigador del metaanálisis eliminar los estudios que no cumplen con los estándares de calidad. Como se vio, algunos metaanálisis se realizan utilizando solo estudios que cumplen con estándares de calidad predefinidos. Otros investigadores de metaanálisis intentan lograr este fin al incluir solo estudios controlados aleatorizados, asumiendo que constituyen el tipo de investigación de mayor calidad.

Aunque estos son abordajes aceptados, otros autores argumentan que se deben incluir estudios de alta y baja calidad y realizar un análisis para determinar si producen resultados similares o diferentes.

RESULTADOS[5,6]

Los objetivos del análisis de resultados en un metaanálisis son los mismos que los de otros tipos de investigaciones. Se tiene interés en lo siguiente:

- **Estimación:** calcular la fuerza de una asociación o la magnitud de una diferencia. Esto a menudo se denomina *tamaño del efecto* en el metaanálisis, incluso si no se establece una relación de causa y efecto.
- **Inferencia:** realizar pruebas de significación estadística para hacer inferencias sobre la población a partir de los datos de la muestra.
- **Corrección:** acomodo a posibles variables de confusión para determinar si afectan la fuerza o la significación estadística de la asociación o diferencia.

Estimación

La fuerza de una asociación en un metaanálisis se puede calcular utilizando cualquiera de las medidas empleadas en los estudios convencionales. La mayoría de los metaanálisis de la bibliografía sobre investigación sanitaria usan cocientes de posibilidades. Los cocientes de posibilidades a menudo son útiles porque se pueden calcular para estudios de casos y controles, de cohortes y controlados aleatorizados. Cuando solo se incluyen estudios controlados aleatorizados en un metaanálisis, se puede usar un riesgo relativo como estimación de la fuerza de la asociación.[d]

---

[d] Las variables dependientes continuas, como el peso o la presión arterial diastólica, también se pueden utilizar en el metaanálisis, aunque requieren diferentes técnicas.

Inferencia

Las pruebas de significación estadística en el metaanálisis pueden utilizar dos tipos de técnicas, a menudo denominadas *modelos de efectos fijos* y *modelos de efectos aleatorios*. Los modelos de efectos fijos asumen que todos los estudios provienen de una gran población y solo difieren por casualidad. Los modelos de efectos aleatorios asumen que existen discrepancias entre las poblaciones de estudio que marcaron una diferencia en el resultado. Es más fácil demostrar la significación estadística usando un modelo de efectos fijos, es decir, los modelos de efectos fijos tienen mayor poder estadístico. Sin embargo, es útil en el metaanálisis realizar ambos tipos de pruebas de significación estadística. Si sus resultados son casi idénticos, uno puede tener más confianza al combinar los diferentes estudios.

Cuando se combina una gran cantidad de estudios y se realizan pruebas de significación estadística, los resultados pueden ser estadísticamente significativos, incluso cuando los estudios individuales no lo son. Debe recordarse que cuando el número de participantes es grande, es posible demostrar significación estadística, inclusive para pequeñas diferencias que tienen poca o ninguna importancia clínica. Por lo tanto, en el metaanálisis es especialmente importante distinguir entre estadísticamente significativo y clínicamente sustancial o importante.

En la sección *Aprenda más 7-2* se analiza el método más común para mostrar los resultados de un metaanálisis, conocido como *diagrama de bosque*.

Aprenda más 7-2. Diagrama de bosque[6]

Un diagrama de bosque es un gráfico que se utiliza a menudo para resumir los datos de un metaanálisis. Permite obtener una comparación paralela de los resultados de cada una de las investigaciones que se han combinado para obtener los de un metaanálisis. La medida más frecuente de la fuerza de la relación es un cociente de posibilidades porque permite usar estudios de casos y controles, de cohortes y estudios controlados aleatorizados. El cociente de posibilidades de 1.0 indica que no se ha encontrado asociación alguna. En el diagrama de bosque también se incluyen intervalos de confianza para cada investigación.[e]

En el siguiente diagrama de bosque, figura 7-2, se incluyen las características clave que se esperan. El tamaño de los cuadrados es proporcional al tamaño de la muestra de la investigación. La medida de resumen indica el resultado que combina los estudios incluidos en el metaanálisis. Cuando los estudios se dividen en dos grupos porque se cree que los resultados son heterogéneos, el artículo puede incluir más de un diagrama de bosque.

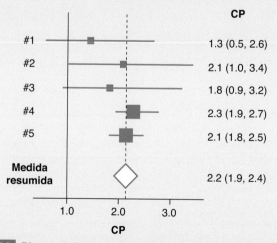

FIGURA 7-2 Diagrama de bosque que ilustra las características utilizadas en el metaanálisis. CP, cociente de posibilidades.

---

[e]El gráfico se puede trazar en una escala logarítmica natural cuando se utilizan cocientes de posibilidades u otras medidas de efecto con base en cocientes, como un riesgo relativo, de modo que los intervalos de confianza sean simétricos con respecto a las medias de cada estudio y para evitar un mayor énfasis en los cocientes de posibilidades > 1 en comparación con los < 1.

Corrección

Cuando hay una diferencia entre los resultados de una prueba de significación estadística de efectos aleatorios y fijos, se sugiere que hay diferencias entre las poblaciones de las que se obtuvieron los sujetos de estudio, lo que marca una diferencia en los resultados de las investigaciones. Esta es una forma de variable de confusión.

La corrección en el metaanálisis, como la corrección en los otros tipos de estudios que se examinaron, está diseñada para tener en cuenta las posibles variables de confusión. En el metaanálisis, la corrección también tiene objetivos adicionales. La corrección tiene como finalidad determinar si es legítimo combinar los resultados de diferentes tipos de estudios.

Así, el proceso de corrección permite determinar si la inclusión de estudios con diferentes características, como tipos diversos de pacientes o abordajes de tratamiento disímiles, afecta los resultados. Observar y aprender de los impactos de esos tipos de factores es lo que se quiere decir con aprovechar los beneficios de la diversidad.

Decidir si se pueden combinar las investigaciones en un gran metaanálisis es en realidad el primer paso para obtener los resultados. Para combinar investigaciones, primero se debe determinar que los resultados son lo que se denomina *homogéneos*. Este concepto se ilustra en el siguiente ejemplo:

Miniestudio 7-8   Los estudios controlados aleatorizados y los de cohortes de la CLT para tratar la arteriopatía coronaria de un solo vaso en la tabla 7-2 fueron identificados para un metaanálisis. *Véase* el gráfico de la figura 7-3, donde se comparan los resultados de los grupos de estudio y de control en estas investigaciones con respecto a su medida de resultado.

Tabla 7-2 Estudios de coronarioplastia transtorácica con láser en estudios controlados aleatorizados y de cohortes

Número de estudio	Resultados adversos	Tipo de estudio
1	5/100 E 10/100 C	ECA
2	80/1 000 E 100/1 000 C	ECA
3	25/100 E 20/100 C	ECA
4	2/100 E 10/100 C	ECA
5	40/1 000 E 120/1 000 C	ECA
6	5/100 E 20/100 C	ECA
7	10/100 E 10/100 C	Grupo
8	20/100 E 20/100 C	Grupo
9	30/1 000 E 90/1 000 C	Grupo
10	60/1 000 E 150/1 000 C	Grupo

C, grupo de control; E, grupo de estudio; ECA, estudio controlado aleatorizado.

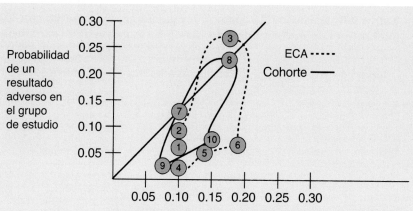

FIGURA **7-3** Homogeneidad demostrada por la incapacidad para separar los estudios controlados aleatorizados (ECA) de los de cohortes retrospectivos.

Las dos curvas de la figura 7-3 se forman conectando los puntos representados por estudios controlados aleatorizados y los representados por estudios de cohortes retrospectivos. En la figura 7-3 se muestra un efecto homogéneo porque las curvas se superponen en gran medida: un efecto homogéneo permite al investigador del metaanálisis combinar los dos tipos de estudios en un análisis. En el siguiente ejemplo se ilustra lo que se entiende por efecto heterogéneo.

 Miniestudio 7-9 Los datos de los pacientes con una enfermedad más grave se compararon con los de aquellos con una menos grave. En la tabla 7-3 se aprecian los datos y en la figura 7-4 la estructuración del mismo tipo de curvas que se muestran en la figura 7-3.

Tabla 7-3 Estudios de coronarioplastia transtorácica con láser de pacientes con enfermedad de alta y baja gravedad

Número de estudio	Resultados adversos	Gravedad de la enfermedad
1	5/100 E 10/100 C	Baja
2	80/1 000 E 100/1 000 C	Baja
3	25/100 E 20/100 C	Baja
4	2/100 E 10/100 C	Alta
5	40/1 000 E 120/1 000 C	Alta
6	5/100 E 20/100 C	Alta
7	10/100 E 10/100 C	Baja

(continúa)

Tabla 7-3 Estudios de coronarioplastia transtorácica con láser de pacientes con enfermedad de alta y baja gravedad (*continuación*)

Número de estudio	Resultados adversos	Gravedad de la enfermedad
8	20/100 E 20/100 C	Baja
9	30/1 000 E 90/1 000 C	Alta
10	60/1 000 E 150/1 000 C	Alta

C, grupo de control; E, grupo de estudio; ECA, estudio controlado aleatorizado.

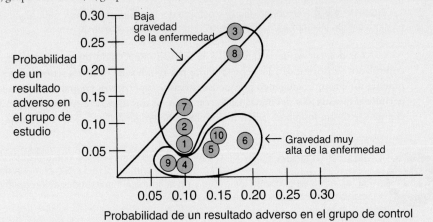

FIGURA 7-4 Falta de homogeneidad demostrada por la capacidad para separar la gravedad baja y alta de la enfermedad.

En la tabla 7-3 y la figura 7-4 se muestra que cuando los estudios que incluyen pacientes con enfermedades más graves se comparan con los de aquellos con enfermedades menos graves, las medidas de resultado no son homogéneas. La curva que conecta los estudios de pacientes con una enfermedad de alta gravedad puede separarse de la que enlaza a aquellos con una enfermedad de baja gravedad. Esto es lo que se entiende por heterogéneo.

Debe considerarse que los estudios de enfermedades más graves, en general, tienden a mostrar una alta proporción de malos resultados en el grupo de control. Esta falta de homogeneidad implica que se deben realizar análisis separados, con uno para los estudios de pacientes con enfermedad de baja gravedad y otro separado para los de pacientes con una afección de alta gravedad. Los resultados de estos metaanálisis separados demostrarán que la CLT tiene una mayor eficacia para los pacientes con una enfermedad de alta gravedad.[f]

INTERPRETACIÓN

En un metaanálisis, el investigador a menudo intenta determinar si se ha demostrado la causa contribuyente o la eficacia. Como ocurre con otros tipos de investigaciones, la interpretación comienza

---

[f] El grado de superposición en las curvas necesario para etiquetar el efecto como homogéneo es subjetivo. Esta es una limitación inherente de la técnica de gráficos. También se dispone de pruebas de significación estadística para examinar la homogeneidad de los estudios. Estas pruebas de significación estadística, como el *estadístico* Q, tienen un poder bajo y deben utilizarse con precaución. Una nueva medida de heterogeneidad, llamada *I-cuadrada* (I^2), mide el porcentaje de variación entre los estudios que se debe a la heterogeneidad.

preguntando si se han cumplido los criterios definitivos: 1) asociación, 2) asociación previa y 3) modificar la causa altera el efecto.

Al establecer asociaciones, es importante reconocer que el metaanálisis tiene como objetivo aumentar el tamaño de la muestra mediante la combinación de estudios, lo que tiene la ventaja potencial de incrementar el poder estadístico. Los aumentos en el poder estadístico incrementan la probabilidad de mostrar significación estadística. Por lo tanto, incluso las diferencias pequeñas pero reales pueden demostrarse como estadísticamente significativas, aunque quizás no tengan importancia clínica.

La capacidad de un metaanálisis para establecer estos dos criterios, de asociación previa y la modificación de la causa altera el efecto, a menudo depende del tipo y la calidad de las investigaciones individuales incluidas en el metaanálisis. Cuando se incluyen estudios controlados aleatorizados, estas investigaciones tienen el potencial de establecer definitivamente los tres criterios.

El gran número de individuos incluidos en un metaanálisis puede brindar ventajas para lograr los otros objetivos de interpretación, es decir, observar los eventos adversos y los subgrupos. El mayor número de individuos que pueden incluirse en un metaanálisis permite interpretar los datos sobre la seguridad o los daños con mayor confiabilidad. La regla de tres a la inversa sigue siendo una herramienta útil para ayudar a interpretar las implicaciones de la ausencia de un efecto adverso. Por lo tanto, si un metaanálisis incluye 30 000 pacientes y no hay evidencia de anafilaxia, se puede tener un 95% de confianza en que, si ocurre anafilaxia, su frecuencia real será menor de 1 por cada 10 000.

Cuando hay un aumento en la frecuencia de eventos adversos entre los integrantes del grupo de tratamiento, la combinación de los datos de muchas investigaciones puede permitir a los investigadores sacar conclusiones sobre la frecuencia de los eventos adversos en los grupos de estudio, en comparación con los de control.

En el metaanálisis, a diferencia de otros tipos de investigaciones, no es necesario esperar hasta que se establezca la significación estadística utilizando todos los datos antes de poder examinar ciertos tipos de subgrupos. Cuando el análisis de los resultados sugiere la presencia de heterogeneidad, el investigador del metaanálisis puede examinar subgrupos homogéneos de investigaciones para ver qué se puede aprender, como se ilustra en el siguiente ejemplo:

Miniestudio 7-10 Un metaanálisis de la eficacia de un tratamiento para la enfermedad de Alzheimer sugirió heterogeneidad según la gravedad de la afección y el grado de apoyo familiar. Los metaanálisis separados sugirieron que el tratamiento tuvo la mayor eficacia cuando se usó en grupos con enfermedad temprana, que tenían el nivel más alto de apoyo familiar. Estos datos se utilizaron como base para planificar un estudio controlado aleatorizado en el que solo participaron pacientes con enfermedad de Alzheimer temprana que tenían altos niveles de apoyo familiar.

En este ejemplo se ilustró la forma en la que el metaanálisis se puede interpretar y utilizar como base para sacar conclusiones. Incluso cuando no es posible obtener conclusiones sobre la significación estadística, la interpretación puede ser útil para planificar estudios futuros.

La gran cantidad de sujetos incluidos en un metaanálisis constituye una ventaja al examinar subgrupos. Por ejemplo, si un metaanálisis exploratorio de la CLT incluyó los 25 estudios disponibles, el investigador podría examinar subgrupos, como hombres frente a mujeres y la CLT repetida frente a la CLT inicial, especialmente si las diferencias entre estos grupos fueron objeto de hipótesis al comienzo de la investigación. Si los datos estuvieran disponibles, el investigador también podría examinar a un subgrupo, como el de los tipos de anticoagulación utilizados para examinar la hipótesis de que este factor marca una diferencia en el resultado.[g]

En el proceso de interpretación de un metaanálisis, los investigadores pueden considerar la posibilidad de eliminar los *valores atípicos*. Los valores atípicos corresponden a estudios que producen resultados muy diferentes a los de la mayoría. Es muy tentador simplemente excluir todos los valores atípicos de un análisis. La exclusión de los valores atípicos debe realizarse solo después de incluirlos inicialmente

---

[g] Por desgracia, los datos a menudo no se presentan de una manera que permita al investigador combinar los subgrupos de diferentes investigaciones. Al igual que con otros tipos de investigaciones, incluso cuando los datos están disponibles, es importante realizar un número limitado de análisis de subgrupos con base en hipótesis de estudio predeterminadas.

en el análisis. A menudo, de hecho, se puede obtener información adicional observando con atención los valores atípicos como parte de la interpretación y preguntando por qué los resultados son diferentes. Esto se demuestra en el siguiente ejemplo:

Miniestudio 7-11 Entre los 25 estudios de la CLT, uno demostró que sus resultados fueron sustancialmente peores que los asociados con la medicación o la intervención quirúrgica. Este estudio se realizó al inicio de la era de la CLT, utilizando procedimientos obsoletos y sin anticoagulación. Un segundo valor atípico demostró que los mejores resultados con la CLT se lograron utilizando la técnica más nueva en un centro médico que tiene el mayor volumen de pacientes y la experiencia más prolongada con el procedimiento.

Aquí, los valores atípicos son excepciones que ayudan a probar la regla de que la CLT es un tratamiento eficaz. En otras ocasiones, los valores atípicos pueden desafiar la conclusión y producir nuevas hipótesis para futuras investigaciones. En general, los valores atípicos no deben excluirse de un metaanálisis. Deben considerarse como oportunidades para observar más de cerca lo que está sucediendo. Si se descarta un valor atípico, también se deben excluir los demás. Aquí, el examen de estos dos estudios respalda la eficacia de la CLT.

Finalmente, al interpretar los resultados de un metaanálisis, se necesita reexaminar el tema del sesgo de publicación. El sesgo de publicación es tan importante en el metaanálisis que a menudo se examina su impacto potencial como parte de la interpretación. Al hacerlo, se puede calcular el número de estudios que no muestran efecto y necesitarían faltar en el metaanálisis para que los resultados ya no sean estadísticamente significativos.[h] Este número de estudios se llama *N a prueba de fallos*. En el siguiente ejemplo se ilustra cómo interpretar el N a prueba de fallos :

Miniestudio 7-12 Un metaanálisis de la CLT para la arteriopatía coronaria de un solo vaso utilizando los 25 estudios tiene un N a prueba de fallos de 100. Por lo tanto, los autores concluyeron que es muy poco probable que el sesgo de publicación afecte los resultados del metaanálisis.

Es poco probable que haya 100 estudios completos pero no publicados que, en promedio, no mostrasen diferencias entre la CLT y el tratamiento estándar. Es poco probable que se produzca este grado de sesgo de publicación. Por lo tanto, se puede estar razonablemente seguro de que, si existe sesgo de publicación, no explica ni tiene un efecto notorio en las conclusiones.

EXTRAPOLACIÓN

A poblaciones similares

El metaanálisis tiene la capacidad de proporcionar una estimación de la fuerza promedio de una asociación, es decir, el tamaño del efecto. También puede ayudar con las pruebas de significación estadística, lo que permite inferir la eficacia en la población más grande de la que se obtuvieron las muestras del estudio. La fuerza media de una asociación puede resultar muy útil al realizar extrapolaciones diseñadas para grupos de personas. Sin embargo, cuando se intenta tomar decisiones para un paciente en particular, los resultados de un metaanálisis pueden no ser tan útiles como examinar los resultados de un estudio particularmente relevante, como se demuestra en el siguiente ejemplo:

---

[h] El investigador en realidad calcula el N a prueba de fallos asumiendo que los estudios que faltan son, en promedio, del mismo tamaño que los incluidos en el metaanálisis, y que, en promedio, no muestran ningún efecto (tienen una diferencia cero o un cociente de posibilidades de 1).

Miniestudio 7-13 Se está considerando para la CLT a un paciente del centro médico con la experiencia más prolongada en su uso, las técnicas más nuevas y el mayor volumen de pacientes. Los resultados del metaanálisis que compara la CLT con otros tratamientos para este tipo de pacientes de alto riesgo indican muy poca diferencia. Sin embargo, los datos de este centro médico avalan de forma inequívoca el uso de la CLT para este tipo de pacientes de alto riesgo ahí.

Los datos disponibles de la misma institución con base en pacientes similares a menudo son más informativos que los que usan la fuerza promedio de una asociación obtenida de un metaanálisis. Por lo tanto, a pesar del papel importante que puede tener el metaanálisis en la investigación y las recomendaciones para la atención clínica, no produce automáticamente los resultados más útiles para un paciente en particular.

Más allá de los datos

Los problemas de extrapolación no se limitan a qué tan bien funciona el tratamiento. Los problemas de daño o seguridad también deben considerarse y requieren extrapolación más allá de los datos. La gran cantidad de pacientes que a menudo se incluyen en un metaanálisis puede producir una extrapolación más confiable sobre los daños o la seguridad de los tratamientos. Sin embargo, la evaluación de la seguridad todavía se limita a la duración, la dosis y los tipos de resultados evaluados por los estudios incluidos en el metaanálisis, como se ilustra en el siguiente ejemplo hipotético:

Miniestudio 7-14 En el metaanálisis de la CLT se demostró su eficacia para la arteriopatía coronaria de un solo vaso. Asimismo, se demostraron daños a corto plazo similares a la medicación o la intervención quirúrgica. Más de una década después de que comenzara el uso generalizado de la CLT, se reconoció que los impactos tardíos en las arterias coronarias aumentaban la probabilidad de un cierre repentino, que produce una mayor incidencia de infarto de miocardio tardío.

De los estudios solo pueden sacarse conclusiones sobre lo que miden. La capacidad para evaluar las consecuencias a largo plazo requiere un seguimiento prolongado. La seguridad o eficacia a largo plazo no se evalúa mejor con un metaanálisis que con las investigaciones individuales que se incluyen en él.

A otras poblaciones

La extrapolación de los resultados de un metaanálisis a la práctica presenta las mismas consecuencias peligrosas que con otros tipos de investigaciones. Al extrapolar a poblaciones que no están incluidas en el metaanálisis, es importante reconocer y hacer explícitas las suposiciones que se hacen. Por ejemplo, veamos la siguiente situación hipotética:

Miniestudio 7-15 Un metaanálisis grande y bien realizado de la CLT concluyó que era segura, eficaz y mejor que el tratamiento estándar para la arteriopatía coronaria de un solo vaso. Los autores concluyeron que la CLT debe utilizarse para el tratamiento de la arteriopatía coronaria de dos y tres vasos. Algunos estudios posteriores demostraron la superioridad de la CLT para la afección de un solo vaso, pero encontraron que la exposición extensa a láser necesaria para la de dos y tres vasos se asoció con eventos adversos no reconocidos previamente cuando se usó para tratar la arteriopatía coronaria de un solo vaso.

Cuando se hace una extrapolación a nuevas situaciones, a menudo se asume que las circunstancias más recientes no se asociarán con nuevos eventos adversos. En este ejemplo, tal suposición no era correcta. Por lo tanto, independientemente del tipo de investigación, el lector de la literatura de investigación en salud debe ser consciente de los peligros de extrapolar a nuevas poblaciones y situaciones.

El metaanálisis ha ganado un papel importante en la investigación en salud. Ha ayudado a detener el estudio continuo de cuestiones para las que ya existen datos adecuados y a obtener medidas más precisas de la magnitud de los beneficios y los daños de los tratamientos. Al aprovechar los beneficios de la diversidad, el metaanálisis también ha ayudado a comprender mejor qué factores afectan los resultados de un tratamiento.

A pesar de las muchas ventajas del metaanálisis, requiere el mismo tipo de atención al diseño de estudios de calidad que se requiere para otros tipos de investigación. Además, debido a que se basa en la literatura médica existente, el metaanálisis incorpora técnicas especiales y, a menudo, es limitado en lo que se puede intentar hacer y las conclusiones que se pueden sacar.

El artículo clásico de revisión de la literatura médica se ha reestructurado drásticamente con la introducción del metaanálisis y su uso como parte de revisiones sistemáticas. Si se quiere obtener la máxima cantidad de información de la literatura médica existente, estos principios del metaanálisis deben entenderse y aplicarse.

PREGUNTAS DE REVISIÓN

1. **¿Cuáles de los siguientes son usos de los metaanálisis?**
   A. Establecer la significación estadística cuando los estudios sean contradictorios
   B. Establecer la mejor estimación posible de la magnitud del efecto
   C. Evaluar los daños cuando se observa un pequeño número de eventos adversos en estudios previos
   D. Examinar los subgrupos cuando los números en cada investigación previa no sean lo suficientemente grandes para hacerlo
   E. Todos los anteriores

2. **¿Cuál de las siguientes opciones describe con mayor precisión a una revisión sistemática?**
   A. Las revisiones sistemáticas pueden incluir investigaciones cualitativas y cuantitativas
   B. Las revisiones sistemáticas abordan cuestiones más amplias que los metaanálisis
   C. Las revisiones sistemáticas a menudo utilizan datos no revisados por pares
   D. Todas estas son declaraciones precisas

3. **¿Cuál de las afirmaciones relativas al metaanálisis se ilustra mejor en el siguiente ejemplo?**
   Cada uno de los cinco pequeños estudios que investigan una relación específica demostró un cociente de posibilidades de aproximadamente 2 con amplios intervalos de confianza. Sin embargo, ninguno de ellos fue estadísticamente significativo. Cuando los estudios se combinaron en un metaanálisis, el cociente de posibilidades fue de aproximadamente 2 y los resultados del primero, estadísticamente significativos.
   A. La significación estadística puede establecerse en un metaanálisis cuando no puede determinarse en las investigaciones individuales
   B. La variedad de tipos de estudios y características de los pacientes puede convertirse en una ventaja cuando en los metaanálisis se examina el impacto en el resultado de los diferentes tipos de estudios y características de los pacientes
   C. La medición de eventos adversos o daños puede proporcionar más información que los estudios individuales debido al mayor número de observaciones
   D. Los metaanálisis permiten establecer que una hipótesis ya se ha investigado adecuadamente, lo que implica que no es prioritaria una investigación adicional

4. **¿Cuál de las afirmaciones relativas al metaanálisis se ilustra mejor en el siguiente ejemplo?**
   Los estudios controlados aleatorizados incluyeron previamente un grupo de control con placebo para investigar la importancia de los nuevos regímenes de antibióticos antes de intervenciones quirúrgicas intestinales. El uso de controles con placebo se interrumpió en los estudios controlados aleatorizados después de que un metaanálisis mostrase que una amplia variedad de investigaciones ya habían demostrado

que los antibióticos antes de las operaciones abdominales disminuyen las infecciones postoperatorias en comparación con el placebo.

    A. El tamaño del efecto, estimado mediante medidas como el cociente de posibilidades o el número necesario a tratar, a menudo se puede estimar con intervalos de confianza más estrechos debido al mayor número de observaciones

    B. La variedad de tipos de estudios y características de los pacientes puede convertirse en una ventaja cuando en el metaanálisis se examina el impacto que tiene en el resultado

    C. La medición de eventos adversos o daños puede proporcionar más información que los estudios individuales debido al mayor número de observaciones

    D. El metaanálisis permite establecer que una hipótesis ya se ha investigado adecuadamente, lo que implica que no es prioritaria una investigación adicional

5. ¿Cuál de las afirmaciones relativas al metaanálisis se ilustra mejor en el siguiente ejemplo?

Al combinar diez estudios de anticoagulación, en un metaanálisis se encontró que, a medida que aumentaba la dosis de anticoagulante, había una mayor frecuencia de hemorragias.

    A. El tamaño del efecto, estimado mediante medidas como el cociente de posibilidades o el número necesario a tratar, a menudo se puede estimar con intervalos de confianza más estrechos debido al mayor número de observaciones

    B. La variedad de tipos de estudios y características de los pacientes puede convertirse en una ventaja cuando en el metaanálisis se examina el impacto que tiene en el resultado

    C. La medición de eventos adversos o daños puede proporcionar más información que los estudios individuales debido al mayor número de observaciones

    D. El metaanálisis permite establecer que una hipótesis ya se ha investigado adecuadamente, lo que implica que no es prioritaria una investigación adicional

6. ¿Cuál de las afirmaciones relativas al metaanálisis se ilustra mejor en el siguiente ejemplo?

Anteriormente, los estudios controlados aleatorizados en diversos tipos de pacientes demostraron que existían dos tratamientos diferentes para las várices esofágicas, que eran mejores que el placebo. En un metaanálisis donde se utilizaron todas las investigaciones disponibles se demostró que un tratamiento era superior para aquellos con enfermedad hepática debido al abuso de alcohol y el otro lo era para quienes sufrían otras formas de enfermedad hepática.

    A. El tamaño del efecto, estimado mediante medidas como el cociente de posibilidades o el número necesario a tratar, a menudo se puede estimar con intervalos de confianza más estrechos debido al mayor número de observaciones

    B. La variedad de tipos de estudios y características de los pacientes puede convertirse en una ventaja cuando en el metaanálisis se examina el impacto que tiene en el resultado

    C. La medición de eventos adversos o daños puede proporcionar más información que los estudios individuales debido al mayor número de observaciones

    D. El metaanálisis permite establecer que una hipótesis ya se ha investigado adecuadamente, lo que implica que no es prioritaria una investigación adicional

7. ¿Cuál de los aspectos del metaanálisis se ilustra mejor en la siguiente declaración?

Puede sospecharse con base en el uso de un gráfico en el que se representa el número de pacientes en un estudio frente a la estimación del tamaño del efecto de la investigación.

    A. Sesgo de publicación

    B. N a prueba de fallos

    C. Análisis de valores atípicos

    D. Heterogeneidad

8. **¿Cuál de los aspectos del metaanálisis se ilustra mejor en la siguiente declaración?**

Método para determinar el número de investigaciones, del tamaño promedio incluido en un metaanálisis, que sería necesario pasar por alto para que los resultados ya no fuesen estadísticamente significativos.

    A. Sesgo de publicación
    B. N a prueba de fallos
    C. Análisis de valores atípicos
    D. Heterogeneidad

9. **¿Cuál de los aspectos del metaanálisis se ilustra mejor en la siguiente declaración?**

Método para examinar el impacto en los resultados de un metaanálisis cuando se incluyen investigaciones con resultados muy poco frecuentes o extremos.

    A. Sesgo de publicación
    B. N a prueba de fallos
    C. Análisis de valores atípicos
    D. Heterogeneidad

10. **¿Cuál de los aspectos del metaanálisis se ilustra mejor en la siguiente declaración?**

Se puede evaluar mediante un método gráfico que incluye la probabilidad de tener resultados adversos de cada grupo de estudio y de control de cada investigación e identifica la agrupación de investigaciones que se pueden separar.

    A. Sesgo de publicación
    B. N a prueba de fallos
    C. Análisis de valores atípicos
    D. Heterogeneidad

RESPUESTAS A LAS PREGUNTAS DE REVISIÓN

1. **La respuesta es E.** Los metaanálisis tienen el potencial de combinar los datos de múltiples investigaciones, lo que permite al investigador aprovechar un tamaño de muestra más grande. Esto aumenta el poder estadístico, ayudando a establecer la significación estadística si hay una diferencia o asociación real.

    También permiten estimaciones más precisas de la magnitud de un efecto. El tamaño de muestra más grande aumenta también la probabilidad de que ocurran eventos adversos raros. Finalmente, el tamaño de muestra más grande proporciona subgrupos que también son más grandes. Los subgrupos más grandes mejoran la capacidad para investigar las relaciones en aquellos definidos antes del metaanálisis.

2. **La respuesta es D.** Las revisiones sistemáticas cubren una variedad más amplia de temas relacionados con un problema o intervención en particular, mientras que los metaanálisis abordan un tema específico. Las revisiones sistemáticas están diseñadas para compilar la variedad completa de publicaciones revisadas por pares y no, mientras que los metaanálisis, en general, se limitan a la investigación revisada por pares. Las revisiones sistemáticas incluyen a menudo investigación cualitativas.

3. **La respuesta es A.** Los metaanálisis a menudo tienen como objetivo determinar si existe una verdadera relación entre un factor y una enfermedad o un tratamiento y un resultado. Estos metaanálisis basados en hipótesis a menudo tienen como objetivo combinar los estudios para establecer la significación estadística o medir de manera más precisa la fuerza de la relación.

    Con frecuencia, estos dos objetivos se pueden lograr de manera simultánea. Al combinar estudios y calcular intervalos de confianza, a menudo es posible obtener un intervalo de confianza del 95%, que es mucho más estrecho que el obtenido en cualquiera de las investigaciones individuales. El intervalo de confianza más estrecho obtenido de los metaanálisis puede traducirse en un resultado estadísticamente significativo cuando este no fue el caso para ninguna de las investigaciones individuales.

4. La respuesta es D. Uno de los resultados más útiles de los metaanálisis es su capacidad para determinar si una pregunta ya se ha investigado adecuadamente. Esto puede ser extremadamente valioso para orientar futuras investigaciones. Es posible que los pacientes reciban un tratamiento eficaz en un momento anterior, y la exposición a un tratamiento ineficaz también se puede terminar antes.

Cada vez más, parte del proceso de proponer una nueva investigación es usar un metaanálisis para evaluar la existente a fin de definir mejor si la pregunta ya se ha estudiado adecuadamente y las preguntas restantes.

5. La respuesta es C. Las investigaciones individuales a menudo son demasiado pequeñas para detectar eventos adversos raros pero graves asociados con el tratamiento. La regla de tres señala el número de personas que deben estar expuestas a un tratamiento para tener una probabilidad del 95% de observar al menos un episodio de un evento adverso. Cuando el evento adverso es raro o cuando también ocurre en el grupo de comparación, los números necesarios son muy grandes, por lo general, mayores que el incluido en cualquier estudio.

Al combinar las investigaciones en un metaanálisis, es posible determinar si se observa un mayor número de eventos adversos entre las personas expuestas al tratamiento. A veces, como en este ejemplo, un metaanálisis puede sugerir una probabilidad creciente de eventos adversos importantes con el aumento de la dosis.

6. La respuesta es B. Los metaanálisis tienen como objetivo convertir la variedad de investigaciones en la literatura médica en una ventaja, aprovechando los beneficios de la diversidad. Uno de los beneficios de la diversidad puede ser la capacidad para distinguir si los resultados dependen de las características de los pacientes, la enfermedad o el tipo de investigación.

El proceso de examen de la homogeneidad de los datos está diseñado para determinar si es posible combinar diferentes tipos de estudios. El hallazgo de que los estudios no son homogéneos también puede ser útil para guiar a los autores del metaanálisis a examinar subgrupos de investigaciones. Las investigaciones que incluyen pacientes con diferentes tipos de enfermedad, que recibieron diferentes tipos de tratamiento o que tienen diferencias en sus criterios de inclusión y exclusión pueden permitir evaluar si estas diferencias afectan el resultado, como se ilustra en este ejemplo.

7. La respuesta es A. Este es el tipo de gráfico llamado *de embudo*. El gráfico de embudo traza los resultados de cada investigación frente al tamaño de su muestra. Un gráfico de embudo se basa en la premisa de que las investigaciones de menor tamaño producirán, por casualidad, resultados más diversos. Por lo tanto, cuando los resultados de las investigaciones se trazan en un gráfico, se espera que los estudios más pequeños se distribuyan más ampliamente y que los más grandes tengan menos variación. Por lo tanto, este gráfico debería verse como un embudo.

Los estudios más pequeños solo pueden aceptarse para su publicación si producen resultados positivos. Por lo tanto, es posible que al gráfico le falte una parte del embudo, asociada con resultados negativos o neutrales. Esta presencia de una parte faltante del embudo sugiere un sesgo de publicación.

8. La respuesta es B. Cuando se cree que hay sesgo de publicación, el abordaje ideal es buscar más para ver si es posible localizar parte o la totalidad de la investigación. Esto puede no ser posible, y quizás resulte útil calcular un número conocido como N.

El N a prueba de fallos expresa el número de investigaciones, del tamaño promedio de las incluidas en el metaanálisis, que deberían faltar para que los resultados ya no sean estadísticamente significativos. Cuando se calcula el N a prueba de fallos, brinda una idea de la magnitud del sesgo de publicación que tendría que ocurrir antes de que los resultados del metaanálisis dejaran de ser estadísticamente significativos. Cuando el N a prueba de fallos es grande en comparación con el número de investigaciones encontradas después de una búsqueda cuidadosa e incluidas en el metaanálisis, es muy poco probable que los resultados puedan explicarse únicamente con base en el sesgo de publicación.

9. **La respuesta es C.** Cuando una sola investigación o una pequeña cantidad de estas producen resultados muy poco frecuentes, quizás sea útil examinar los resultados sin estos trabajos en particular. Esto se llama *análisis de valores atípicos*.

A menudo, vale la pena mirar de cerca las características de estas investigaciones particulares para ver qué se puede aprender. En ocasiones, las características únicas de una investigación en particular, como el uso de una técnica nueva o antigua o la naturaleza de los pacientes, pueden proporcionar pistas adicionales sobre el mecanismo de acción del tratamiento o los requisitos para su eficacia.

10. **La respuesta es D.** Se describe un método gráfico para identificar la heterogeneidad. La presencia de heterogeneidad es una indicación para realizar metaanálisis separados utilizando las investigaciones que componen cada grupo.

El uso de métodos gráficos y la evaluación subjetiva de la heterogeneidad constituye un procedimiento útil. Permite tener una idea del grado en el que se agrupan los resultados de los estudios. El agrupamiento indica que los resultados se ven afectados por las características que se evalúan, como las del paciente o la gravedad de la enfermedad.

Referencias

1. Liberati A, Altman DG, Tetzlaff J, et al. The PRISMA statement for reporting systematic reviews and meta-analyses of studies that evaluate healthcare interventions: explanation and elaboration. *BMJ*. 2009;339:b2700. doi:10.1136/bmj.b2700.
2. Stroup DF, Berlin JA, Morton SC, et al. Meta-analysis of observational studies in epidemiology: a proposal for reporting. *JAMA*. 2000;283:2008–2012.
3. The Cochrane Collaboration. Systematic reviews. http://www.cochranelibrary.com/. Consultada el 6 de junio de 2018.
4. Petitti DB. *Meta-Analysis, Decision Analysis, and Cost-Effectiveness Analysis: Method for Quantitative Synthesis in Medicine*. 2nd ed. New York, NY: Oxford University Press; 2000.
5. Jenicek M. *Foundations of Evidence-Based Medicine*. Boca Ratón, FL : Parthenon Publishing; 2003.
6. Fletcher GS. *Clinical Epidemiology: The Essentials*. 6th ed. Baltimore, MD: Lippincott Williams & Wilkins; 2021.

Estudiar un estudio: ejercicios para detectar defectos

Los ejercicios para detectar defectos están diseñados para que practique el uso del marco MAARIE, las preguntas que se deben formular y los defectos por encontrar. Cada ejercicio incluye conclusiones que contienen errores o defectos. Verifique si se pueden identificar y describir los errores y defectos.

MEDICAMENTOS Y CÁLCULOS RENALES

Los investigadores diseñaron un estudio para examinar la relación entre los cálculos renales y el uso de ciertos medicamentos. Plantearon la hipótesis de que el paracetamol puede aumentar el riesgo de tener cálculos renales, mientras que los antiinflamatorios no esteroideos (AINE) quizás disminuyan el riesgo. El grupo de estudio incluyó a 100 pacientes con dolor intenso a quienes se diagnosticó su primer cálculo renal. El grupo de control incluyó a 100 pacientes hospitalizados por hemorragia digestiva en el mismo hospital.

Los investigadores encontraron que los pacientes con cálculos renales tenían, en promedio, tres veces más probabilidades que los del grupo de control de haber estado tomando diuréticos. Se sabe que los diuréticos están asociados con los cálculos renales. Desde otros puntos de vista, los dos grupos eran similares en edad, sexo y salud general. Los investigadores pidieron a cada paciente que recordara la cantidad y la duración de uso del paracetamol y los AINE en las últimas 2 semanas. Se sabe que los AINE aumentan la probabilidad de hemorragia.

Los investigadores encontraron los siguientes resultados. Los pacientes con cálculos renales consumieron, en promedio, el doble de paracetamol que los del grupo de control. El cociente de posibilidades fue de 2, con un intervalo de confianza del 95% de 0.9 a 3.5. También se encontró que los pacientes con cálculos renales consumían, en promedio, solo la mitad de los AINE que los del grupo de control. El cociente de posibilidades fue de 0.5, con un intervalo de confianza del 95% de 0.8 a 0.3.

Los investigadores sacaron las siguientes conclusiones:

1. El paracetamol se asocia con los cálculos renales porque la relación es estadísticamente significativa.
2. El paracetamol es una causa que contribuye a los cálculos renales porque hay una asociación individual y la «causa» precede al «efecto».
3. Los AINE protegen contra los cálculos renales.
4. El aumento del riesgo debido al paracetamol es mayor que el efecto protector de los AINE.
5. Se debe recomendar el uso de AINE a todos los pacientes con cálculos renales para disminuir sus probabilidades de desarrollar uno posterior.

FACTORES ASOCIADOS CON LAS ENFERMEDADES CARDÍACAS CONGÉNITAS

Se realizó una investigación para estudiar los factores asociados con el desarrollo de cardiopatías congénitas (CC). El grupo de estudio consistió en 200 mujeres con abortos espontáneos en el primer trimestre, en los que se encontraron anomalías cardíacas congénitas en el feto en un examen histopatológico. El grupo de control incluyó a 200 mujeres del mismo hospital con abortos inducidos voluntariamente en el primer trimestre, en los que no se encontraron defectos cardíacos congénitos.

Se intentó entrevistar a cada una de las 400 mujeres en el plazo de 1 mes después del aborto. El objetivo era determinar qué factores del embarazo pudieron haber causado la cardiopatía congénita. Se estudiaron 100 variables; 120 mujeres del grupo de estudio y 80 del de control participaron en entrevistas de seguimiento. Las otras mujeres se negaron a participar. Los investigadores encontraron las siguientes diferencias:

1. Las mujeres con fetos afectados tenían tres veces más probabilidades de haber utilizado medicamentos contra las náuseas durante el embarazo que aquellas cuyos fetos no presentaban cardiopatía congénita. La diferencia fue estadísticamente significativa.

2. No hubo diferencia en el uso de tranquilizantes entre las mujeres del grupo de estudio y las del de control.

3. Las mujeres con fetos afectados bebieron un promedio de 3.7 tazas de café al día, mientras que aquellas con fetos sin cardiopatía congénita, 3.5. Las diferencias fueron estadísticamente significativas.

4. Entre las otras 97 variables estudiadas, los autores encontraron que las mujeres con fetos afectados tenían el doble de probabilidades de ser de cabello rubio y medir más de 1.65 m. Ambas diferencias fueron estadísticamente significativas utilizando los métodos habituales.

Los autores sacaron las siguientes conclusiones:

1. Los medicamentos contra las náuseas causan CC.

2. Los tranquilizantes son seguros para su uso durante el embarazo, porque no se asociaron con un mayor riesgo de CC.

3. El consumo de café aumenta el riesgo de CC; por lo tanto, debe eliminarse por completo durante el embarazo. Esto eliminaría en gran medida el riesgo de CC.

4. A pesar de que nadie había planteado la hipótesis de la talla y el color del cabello como factores de riesgo de CC, se demostró que estos eran importantes para explicar su aparición.

UN ESTUDIO DE DETECCIÓN EN MILITARES

Durante su primer año en la milicia, se ofreció a 100 000 hombres de 18 años de edad la oportunidad de participar voluntariamente en un examen anual de mantenimiento de la salud. El examen incluyó interrogatorio, exploración física y múltiples pruebas de laboratorio. Un total de 50 000 participaron y 50 000 no. Los 50 000 participantes se seleccionaron como grupo de estudio y los 50 000 no participantes como grupo de control. Después se ofrecieron a los participantes exámenes anuales de mantenimiento de la salud cada año dentro de su actividad militar.

Al darse de baja del ejército durante los siguientes 10 años, los 50 000 miembros del grupo de estudio y los 50 000 del grupo de control fueron objeto de un interrogatorio amplio, exploración física y una evaluación de laboratorio para determinar si las consultas anuales de mantenimiento de la salud habían hecho alguna diferencia en la salud o el estilo de vida de los participantes.

Los investigadores obtuvieron los siguientes datos:

- Con base en el autoinforme, los participantes tuvieron la mitad de la frecuencia de consumo excesivo de alcohol que los no participantes.

- Los participantes tuvieron el doble de exámenes y el doble de enfermedades diagnosticadas durante su actividad militar que los no participantes.

- Los participantes habían avanzado un promedio del doble de rangos que los no participantes.

- No se produjeron diferencias estadísticamente significativas en la tasa de infarto de miocardio (IM) entre los grupos.

Los autores sacaron las siguientes conclusiones:

1. El riesgo relativo de consumo excesivo de alcohol es 2, por lo que el porcentaje de riesgo atribuible es del 50%. En consecuencia, los exámenes anuales pueden reducir a la mitad la frecuencia del alcoholismo en todo el ejército.

2. Los participantes tenían el doble de enfermedades diagnosticadas durante su actividad militar; por lo tanto, sus enfermedades se diagnosticaron en una etapa más temprana del proceso cuando el tratamiento es más beneficioso.

3. Los participantes tuvieron el doble de avance militar que los no participantes; por lo tanto, los exámenes de mantenimiento de la salud deben haber contribuido a la calidad de su trabajo.

4. Los grupos no difirieron en la tasa de IM; por lo tanto, la detección y la intervención de los factores de riesgo coronario no deben incluirse en un programa futuro de cribado para el mantenimiento de la salud.

IRRIGACIÓN Y MICROASPIRACIÓN DE CERUMEN COMO TRATAMIENTO PARA LA PÉRDIDA AUDITIVA CRÓNICA EN LOS NIÑOS

La irrigación y microaspiración de cerumen constituyen un nuevo procedimiento que se utiliza para la pérdida auditiva en niños debido a problemas de drenaje en el oído medio. Un metaanálisis buscó combinar estudios de irrigación y microaspiración de cerumen (Hear-Again®) en comparación con los tratamientos utilizados actualmente.

Los investigadores buscaron solo estudios controlados aleatorizados de alta calidad que utilizaran el procedimiento de irrigación y microaspiración de cerumen en niños con pérdida auditiva crónica de 5-10 años de edad que se hayan publicado en la literatura médica o estuvieran disponibles en forma de resumen. Se dispuso de diez estudios con un total de 1000 pacientes y 1000 controles que compararon el método de irrigación y microaspiración de cerumen con procedimientos quirúrgicos más antiguos.

El único resultado informado por todos los estudios fue la probabilidad de mejoría de la audición. En seis estudios se informó de efectos adversos, incluida la frecuencia de complicaciones infecciosas.

En el metaanálisis se combinaron los datos de las diez investigaciones y se definió la mejoría de la audición mediante la medición de resultados utilizada en cada investigación. Los investigadores asumieron que podrían combinar las diez investigaciones en un solo metaanálisis. Al combinar todos los estudios, resultó un cociente de posibilidades pequeño pero estadísticamente significativo para la mejoría de la audición en quienes recibieron el nuevo tratamiento. En el metaanálisis se concluyó que el nuevo procedimiento era mejor que los tratamientos anteriores.

Hubo tres casos de complicaciones de infecciones del oído interno entre los que recibieron la irrigación y microaspiración de cerumen en comparación con cero casos entre aquellos que recibieron los otros tratamientos. Sin embargo, los resultados no fueron estadísticamente significativos. Cuando se eliminaron del metaanálisis las tres investigaciones más recientes que utilizaban un procedimiento más nuevo diseñado para mejorar la técnica de Hear-Again®, ya no hubo ninguna diferencia en la mejoría de la audición entre esta y el procedimiento quirúrgico anterior.

Los autores del metaanálisis concluyeron lo siguiente:

1. Los estudios controlados aleatorizados son la única metodología adecuada para incluir en un metaanálisis.

2. La evaluación del resultado utilizando la probabilidad de mejoría en la audición proporcionada en cada investigación asegura una medida precisa y exacta del resultado.

3. Las pruebas de significación estadística que combinaron todas las investigaciones se realizaron correctamente.

4. La ausencia de diferencias estadísticamente significativas en las infecciones del oído medio indica que no hay una diferencia importante en la seguridad.

5. Una vez que se eliminaron los estudios más recientes, los resultados ya no son estadísticamente significativos. Esto reduce la confianza que se puede depositar en los resultados.

6. El método Hear-Again® debe usarse para todos los niños con problemas de audición debidos a una enfermedad del oído medio.

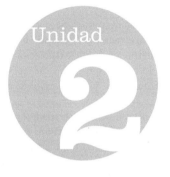

Unidad

2

Probar una prueba

Probar una prueba: **MAARIE**. Marco de referencia: método, asignación y análisis

INTRODUCCIÓN

«Probar una prueba» se refiere a cómo se usa la evidencia para tomar decisiones. Se comenzará utilizando el marco MAARIE para comprender mejor los artículos de investigación sobre pruebas, es decir, se verán el método, los temas de asignación, análisis, resultados, interpretación y extrapolación, y cómo se aplican para probar una prueba. Luego, se aplicará y ampliará lo que se aprendió a dos aplicaciones cada vez más frecuentes: la detección precoz de enfermedades asintomáticas y el desarrollo de reglas de predicción y decisión.

A continuación, se verá cómo se puede combinar la información de diversas fuentes para comparar dos o más intervenciones, teniendo en cuenta los daños y los beneficios de cada una utilizando la técnica conocida como *análisis de decisión*. También se verá cómo se pueden incorporar las cuestiones de costos ampliando la técnica del análisis de decisión, como análisis de rentabilidad.

Con el uso de lo aprendido, se retrocederá un paso y se verá cómo la evidencia puede utilizarse como sustento para recomendaciones basadas en ella o para guías de práctica. Se comienza revisando cómo poder aplicar el marco MAARIE a las pruebas de diagnóstico.

PROBAR UNA PRUEBA

Utilizar la información obtenida de las pruebas para tomar decisiones se ha convertido en una parte integral de la atención médica. Por lo tanto, no es de sorprender que los estudios diseñados para medir la información proporcionada por las pruebas sean una forma de investigación cada vez más importante. Se examinará este tipo de investigaciones utilizando el abordaje MAARIE para evaluar el método, la asignación, el análisis, los resultados, la interpretación y la extrapolación.

El marco MAARIE está diseñado para usarse en la revisión crítica de los artículos de investigación, incluyendo aquellos sobre pruebas. Los profesionales deben tener la capacidad para leer artículos de investigación y marcos para aplicar los resultados al trabajo diario de diagnóstico y detección precoz de enfermedades (*Aprenda más 8-1*). Por lo tanto, se estudiará detalladamente el uso del marco MAARIE para analizar las investigaciones de las pruebas en los capítulos 8 y 9. En el capítulo 10 se verá cómo usar las pruebas para detectar enfermedades asintomáticas.

En el pasado, la investigación sobre pruebas de diagnóstico y detección precoz no se publicaba en un formato coherente, lo que a menudo dejaba al lector con muchas preguntas no contestables y sin respuesta. En los últimos años, en muchas revistas científicas se adoptó un conjunto de métodos estándar y completos para informar sobre las investigaciones de las pruebas de diagnóstico, conocidos como *STAndards for Reporting Diagnostic Accuracy* (STARD).[1] Estos criterios se incorporaron a los componentes del marco MAARIE para probar una prueba.

La aplicación del marco MAARIE a la investigación de pruebas se ilustra en la figura 8-1.

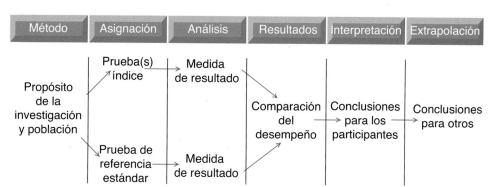

FIGURA 8-1 **Marco MAARIE para investigaciones de pruebas.**

Aprenda más 8-1. Pruebas para el diagnóstico en la práctica clínica

El diagnóstico clínico se basa en el principio de que los individuos con una enfermedad son diferentes de los que no la padecen y que las pruebas de diagnóstico permiten distinguir entre los grupos. Las pruebas de diagnóstico, para ser perfectas, requieren que 1) todos los resultados de las pruebas correspondan a uno de los dos valores, que se llamarán X o Y; 2) todas las personas sin la enfermedad tengan un valor en la prueba, a lo que se le llamará X; y 3) todos los individuos con la enfermedad tienen un valor diferente para la prueba, que se llamará Y. En la figura 8-2 se ilustra esta situación.

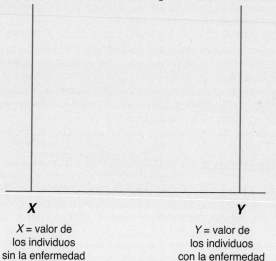

X
X = valor de
los individuos
sin la enfermedad

Y
Y = valor de
los individuos
con la enfermedad

FIGURA 8-2 **Condiciones necesarias para una prueba de diagnóstico perfecta, en la que sus resultados son X o Y.**

Si esto reflejase las realidades de la práctica clínica, el trabajo de los médicos sería muy fácil. Todo lo que los médicos deberían hacer es seleccionar la prueba correcta y obtener la respuesta a si una persona sufre o no la enfermedad de interés.

Las realidades de la práctica clínica son mucho más complejas. De hecho, ninguno de los tres requisitos para la perfección se sostiene en la práctica. En la figura 8-3 se reflejan más de cerca estas realidades. Hay una variación en los tres requisitos para la perfección: la prueba en sí, quienes no tienen la enfermedad y los que sí. Entender estas variaciones es fundamental para comprender el uso de las pruebas de diagnóstico en la práctica clínica.

(continúa)

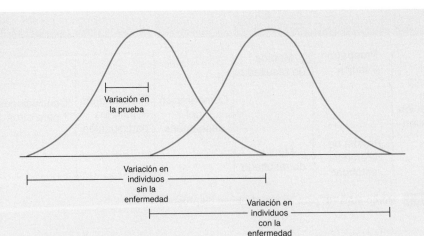

Variación en
la prueba

Variación en
individuos
sin la
enfermedad

Variación en
individuos
con la
enfermedad

FIGURA 8-3 **Tres tipos de variación del uso clínico de las pruebas diagnósticas.**

Como se sugiere en la figura 8-3, el grado de variación en los resultados de la prueba en sí debe ser pequeño, en comparación con la variación entre quienes padecen y no la enfermedad. Como se verá, a menudo se confía en el laboratorio o quienes realizan la prueba para asegurar que su variación en ella sea bastante pequeña, es decir, que sus resultados sean reproducibles. No obstante, cuando hay dudas, repetir una prueba puede ser un paso clínico importante.

La utilidad de una prueba para el diagnóstico depende en gran medida del grado de superposición entre quienes padecen la enfermedad y quienes no. La figura 8-4A-C representa tres posibles grados de superposición.

En la figura 8-4A se refleja la situación ideal: a pesar de la variación entre aquellos con y sin la enfermedad, no hay superposición entre ambos. En la figura 8-4B se muestra la situación típica en la que hay un pequeño pero importante grado de superposición. Esta es la situación más frecuente y en la que se enfoca cuando se analizan las investigaciones de las pruebas de diagnóstico. Finalmente, a veces, en la figura 8-4C pueden reflejarse las realidades de la situación donde hay tanta superposición que los resultados de la prueba no agregan ninguna información clínica útil. La situación que se muestra en la figura 8-4C se puede ilustrar en el siguiente ejemplo:

Miniestudio 8-1

Cien individuos con cirrosis hepática de larga duración se sometieron a pruebas de la enzima hepática aspartato aminotransferasa (AST) para evaluar la función de su hígado. La mayoría resultó con concentraciones de AST dentro de los rangos normales o de referencia. Los autores concluyeron que estos pacientes tenían hígados que funcionaban bien.

En esta situación, los pacientes con cirrosis tienen un rango de valores similar a quienes no la padecen, muy similar a lo mostrado en la figura 8-4C. Los pacientes con cirrosis tal vez no tengan suficientes hepatocitos viables para generar concentraciones altas de AST. Por lo tanto, a pesar del hecho de que la AST puede servir como una excelente medida de la función hepática en muchas situaciones, cuando se utiliza para evaluarla en los pacientes con cirrosis, su cuantificación no aporta información útil. Este ejemplo enfatiza el punto clínico clave de que una prueba que funciona bien para un propósito puede no hacerlo tan bien para uno diferente.

Por lo tanto, cuando se enfrenta en la clínica una prueba nueva, es importante apreciar la variabilidad potencial de esta, la correspondiente de quienes padecen la enfermedad y la de los que no. Es especialmente importante reconocer cuando el grado de superposición entre quienes padecen la enfermedad y los que no, es tan grande que los resultados de la prueba no proporcionan información útil.

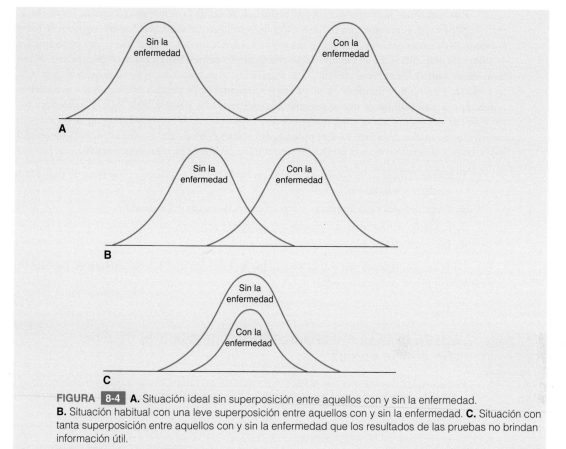

FIGURA 8-4 A. Situación ideal sin superposición entre aquellos con y sin la enfermedad. **B.** Situación habitual con una leve superposición entre aquellos con y sin la enfermedad. **C.** Situación con tanta superposición entre aquellos con y sin la enfermedad que los resultados de las pruebas no brindan información útil.

Ahora, se examinará cada uno de los componentes del marco MAARIE comenzando con el Método.

MÉTODO

Método: propósito de la prueba[2]

Las pruebas pueden verse como la obtención de información para ayudar en la toma de decisiones. Cuando se mira de esta manera, gran parte de lo que se hace en el cuidado de la salud puede considerarse como prueba, desde obtener información de la anamnesis y la exploración física hasta tomar decisiones con base en el pronóstico de una enfermedad. Para comprender el uso de una prueba, se deben apreciar sus múltiples propósitos. En ocasiones, la misma prueba puede usarse con más de un propósito, pero su desempeño depende a menudo del objetivo específico para el que se está usando.

Las pruebas se pueden utilizar para al menos los siguientes propósitos:

- Prueba de factores de riesgo: pruebas de los factores u otros padecimientos que aumentan el riesgo de la enfermedad de interés.
- Prueba de detección precoz: pruebas de pacientes sin síntomas para una enfermedad específica.
- Pruebas de diagnóstico: pruebas de pacientes con síntomas para detectar una enfermedad en particular.
- Pruebas de pronóstico: pruebas para predecir el resultado de la enfermedad.
- Pruebas de causalidad: pruebas para establecer la relación entre síntomas y enfermedad.
- Pruebas de respuesta: pruebas de la respuesta al tratamiento, incluida la de eventos adversos asociados.

Para identificar la prueba que se está evaluando, se utiliza la denominación *prueba índice*. Por lo tanto, la primera pregunta que debe hacerse al leer una investigación sobre pruebas es la siguiente: ¿cuál es el propósito de investigar la prueba índice? La atención en este capítulo y en el 9 se centra en las pruebas con fines de diagnóstico. En el capítulo 10 se aborda el uso de pruebas para la detección precoz de enfermedades asintomáticas. En el capítulo 11 se amplían los principios básicos de las pruebas al desarrollo de reglas de predicción y decisión.[a] El propósito fundamental de las pruebas de diagnóstico es aumentar o disminuir la probabilidad de que se presente una enfermedad o afección. Para lograrlo, es esencial hacer primero una estimación o aproximación de la probabilidad de la enfermedad o condición antes de obtener los resultados de la prueba. Esta probabilidad se llama *probabilidad previa a la prueba* o *probabilidad previa*. La probabilidad previa a la prueba incorpora información de las siguientes entradas:

1. La prevalencia de la enfermedad o su probabilidad en poblaciones o grupos de individuos similares a uno en particular

2. Enfermedades predisponentes y otros factores de riesgo del individuo

3. El patrón de síntomas que presenta el paciente

4. Los resultados de las pruebas anteriores

En la sección *Aprenda más 8-2* se ilustran los usos de cada una de estas entradas en la prueba o la probabilidad previa de la enfermedad.

Aprenda más 8-2. Probabilidad previa a la prueba. ¿De dónde viene?

Para comprender los usos de estos cuatro tipos de entradas, imagine estar interesado en estimar la probabilidad previa a la prueba de la arteriopatía coronaria para las siguientes personas:

Una mujer de 23 años de edad

Un hombre de 65 años de edad

El primer tipo de información se deriva de la frecuencia de la enfermedad en poblaciones o grupos de individuos similares a un paciente en particular. A esto se le llama *prevalencia* de la enfermedad e indica qué tan frecuente o probable es la enfermedad en una población en particular. La estimación de la prevalencia comienza a nivel de la población con el reconocimiento de que la coronariopatía es una enfermedad muy habitual en la mayoría de los países desarrollados. Además, se sabe que aumenta con la edad y que las tasas de prevalencia en las mujeres son más bajas que en los hombres, aunque la prevalencia en ellas aumenta rápidamente después de la menopausia.

Estos dos perfiles de pacientes representan probabilidades muy diferentes de la arteriopatía coronaria. La mujer de 23 años tiene una probabilidad previa a la prueba muy baja de arteriopatía coronaria clínicamente importante, muy por debajo del 1%. El hombre de 65 años, por otro lado, tiene una probabilidad previa a la prueba considerablemente más alta de coronariopatía importante en la clínica, tal vez de más del 20% en virtud de su sexo y edad, independientemente de cualquier otro factor de riesgo o síntoma.

La segunda entrada en la probabilidad previa a la prueba es la predisposición a las enfermedades y los factores de riesgo del individuo. Imagine que el hombre de 65 años

---

[a] Hay otros usos posibles de las pruebas, incluidas las ambientales, para determinar la posible exposición a un factor de riesgo, como el plomo, y aquellas pruebas para proporcionar una línea basal para las de diagnóstico posteriores. Las pruebas de referencia pueden considerarse un método para sustituir los datos individuales por los de la población al definir los resultados positivo y negativo, como se verá más adelante en este capítulo.

presenta diabetes tipo 2. La diabetes aumenta sustancialmente su probabilidad de arteriopatía coronaria. Para considerar el impacto de los factores de riesgo, imagínese el siguiente patrón de factores de riesgo en la mujer de 23 años y el hombre de 65.

La mujer de 23 años, con fuertes antecedentes familiares de arteriopatía coronaria temprana, hace ejercicio con regularidad, no tiene hábito tabáquico y presenta una presión arterial de 110/70 mm Hg y una concentración de lipoproteínas de baja densidad (LDL, *low-density lipoproteins*) de 90 mg/dL.

El hombre de 65 años con diabetes no tiene antecedentes familiares conocidos de arteriopatía coronaria temprana, pero no hace ejercicio con regularidad, está un 30% por arriba de su peso corporal ideal, ha fumado un paquete de cigarrillos por día durante 45 años, tiene presión arterial de 150/95 mm Hg y una concentración de LDL de 160 mg/dL.

Ahora se sabe mucho más sobre la probabilidad previa a la prueba de tener la enfermedad. Esta información de los factores de riesgo puede aumentar algo la probabilidad de que la mujer de 23 años sufra coronariopatía clínicamente importante, mientras que la presencia de múltiples factores de riesgo eleva la probabilidad previa a la prueba para el hombre de 65 años, muy probablemente al rango del 50% o más.

La tercera entrada en la probabilidad previa a la prueba es el patrón de síntomas que presenta el paciente. Imagine la siguiente situación en los pacientes:

La mujer de 23 años experimenta dolores en el pecho que se irradian hacia su brazo izquierdo cuando hace ejercicio vigoroso.

El hombre de 65 años con diabetes no ha experimentado dolores ni presión en el pecho, ni siquiera al caminar rápidamente, que es su forma de ejercicio más extenuante.

Esta información aumenta la probabilidad de que la mujer de 23 años tenga una arteriopatía coronaria clínicamente importante. Para el hombre de 65 años, la enfermedad arterial coronaria asintomática todavía es bastante probable. La presencia de síntomas en la mujer de 23 años requiere una explicación, pero es mucho menos probable que padezca arteriopatía coronaria clínicamente importante que el hombre de 65 años.

Observe que en la probabilidad previa a la prueba a menudo se usan los resultados de pruebas anteriores, la cuarta entrada. Aquí, la presión arterial obtenida en la exploración física y la concentración de LDL se emplean para desarrollar una probabilidad de enfermedad previa a la prueba. Además, los resultados de una prueba, como la de esfuerzo con ejercicio, pueden proporcionar más información y usarse para ayudar a establecer una probabilidad previa a la prueba, para realizar pruebas adicionales.

En consecuencia, existen múltiples entradas que contribuyen a las estimaciones de la probabilidad previa a la prueba de enfermedad. Cada una de estas entradas requiere datos y un juicio subjetivo. Además, es posible que los médicos no se pongan de acuerdo sobre cuánto peso o importancia dar a cada una de estas entradas. Por ejemplo, el patrón de síntomas a menudo recibe un peso considerable cuando se estima clínicamente la probabilidad previa a la prueba de una enfermedad. Por otra parte, es posible que la prevalencia de la enfermedad no reciba la importancia o el peso que merece. Por lo tanto, estimar con precisión la probabilidad de una enfermedad antes de la prueba es una habilidad importante pero difícil de adquirir.

Método: población de estudio

La población de estudio para una investigación de pruebas se define por sus criterios de inclusión y exclusión. Deben definirse criterios de inclusión y exclusión para ayudar a garantizar que los sujetos incluidos en la investigación reflejen a aquellos con y sin la enfermedad, cuando la prueba se utiliza en la práctica en la población pretendida u objetivo

Veamos qué puede suceder cuando los participantes en la investigación de una prueba son bastante diferentes de las personas a las que está destinada:

Miniestudio 8-2   Una prueba está diseñada para realizar un diagnóstico temprano de infarto de miocardio (IM). Se evaluó en pacientes con dolor torácico que acudieron a consultorios de cardiología. Los pacientes se incluyeron aun si tenían un IM previo. Los resultados de la prueba indicaron su excelente rendimiento diagnóstico en el diagnóstico precoz de MI. Cuando se utilizó la misma prueba en los servicios de urgencias en todos los pacientes con dolor torácico sin una explicación clara, la prueba no funcionó tan bien.

Es probable que los pacientes seguidos por cardiólogos hayan tenido un infarto de miocardio previo o una coronariopatía conocida. También pueden tener complicaciones de la arteriopatía coronaria, como la insuficiencia cardíaca. Es probable que estos pacientes presenten síntomas diferentes y un patrón distinto de resultados de la prueba cuando experimentan otro IM, en comparación con una población de los del servicio de urgencias sin antecedente de IM. Por lo tanto, es importante que el investigador defina la población pretendida al estudiar el desempeño de una prueba. Si la intención es utilizar la prueba en una población general con dolor torácico pero sin antecedentes de arteriopatía coronaria, es importante que la investigación de la prueba se lleve a cabo en los servicios de urgencias, en una clínica de atención primaria o en un entorno similar.

Para describir a los participantes, los criterios de STARD esperan que los investigadores indiquen sus propios criterios de inclusión y exclusión. Además, como se verá cuando se considere la asignación, se esperan detalles importantes sobre el proceso de reclutamiento de pacientes que, junto con los criterios de inclusión y exclusión, determinan en última instancia si los participantes son representativos de la población objetivo a la que está destinada la prueba índice.

Método: tamaño de la muestra

Los participantes en un estudio de precisión diagnóstica se someten a la prueba que se está investigando, es decir, la prueba índice, así como a una segunda. Esta segunda prueba es el mejor método disponible o acordado para diagnosticar definitivamente la presencia o ausencia de la enfermedad. Esta prueba definitiva se denomina *estándar de referencia* o *estándar ideal*. Como se verá, los datos para evaluar las pruebas provienen de comparar los resultados de la prueba índice con los del estándar de referencia.

Se requiere hacer las siguientes preguntas: ¿cuántos participantes deben someterse a las pruebas índice y de estándar de referencia para proporcionar un poder estadístico adecuado? En otras palabras, ¿cuál es el tamaño de muestra esperado?

Puede resultar sorprendente saber que no se ha acordado el tamaño de la muestra para evaluar las pruebas de diagnóstico y detección precoz. Los criterios de STARD no incluyen recomendaciones específicas para el número de participantes.[b]

A pesar de la ausencia de recomendaciones específicas para el tamaño de la muestra, algunas pautas generales son útiles. Para las pruebas de diagnóstico en las que la probabilidad previa a la prueba es moderadamente alta, por lo general, son adecuados entre 100 y 200 participantes. Cuando se trata de pruebas de detección precoz con una baja probabilidad de enfermedad previa, a menudo se requieren 1 000 o más participantes para evaluar adecuadamente una prueba índice que se utiliza para la detección precoz de enfermedades.[c]

Hasta aquí, se abordaron las cuestiones básicas del componente de método con énfasis en la población de estudio, el propósito de la prueba y el tamaño de la muestra. Ahora se puede revisar el componente de asignación y examinar las características de los participantes y la realización de las pruebas.

---

[b]A pesar de la ausencia de recomendaciones claras para el número de participantes, como se menciona en el capítulo 9, ahora se espera que los investigadores informen los intervalos de confianza en torno a sus resultados. Esto tiene el efecto de fomentar tamaños de muestra más grandes. Tradicionalmente, a menudo se utilizan 100 participantes con la enfermedad y 100 sin la enfermedad para evaluar las pruebas de diagnóstico. Estos números relativamente pequeños pueden resultar en amplios intervalos de confianza.

[c]La cuestión del poder estadístico en la evaluación de las pruebas de diagnóstico es diferente al de las investigaciones de prueba de hipótesis, porque no hay hipótesis de que la prueba índice difiera de la de estándar de referencia. La pregunta clínicamente relevante es la siguiente: ¿cuál es el intervalo de confianza en torno a la medición de resultados, como la sensibilidad y la especificidad? La evaluación de las pruebas de detección precoz requiere un tamaño de muestra considerablemente mayor que las de diagnóstico.

ASIGNACIÓN[3,4]

El proceso de asignación define a quiénes están incluidos en una investigación. Para aquellos incluidos, sus resultados en la prueba índice se compararán con sus resultados en un estándar ideal definitivo, o lo que técnicamente se llama una prueba *estándar* o *patrón de referencia*. El proceso de asignación para las investigaciones de las pruebas de diagnóstico describe el reclutamiento de pacientes, cómo se asignaron a los grupos de comparación y cómo se realizaron las pruebas índice y de estándar de referencia.

Asignación: reclutamiento

Es importante que los investigadores informen cómo fueron reclutados los participantes incluidos en la investigación de la prueba. El *reclutamiento* es el proceso de identificar a las personas que cumplen con los criterios de inclusión y exclusión previamente definidos y convertirlos en participantes de la investigación. El reclutamiento puede ocurrir a través de varios mecanismos, desde publicidad hasta invitar a todos los pacientes candidatos que acuden a un servicio de urgencias para participar. El mecanismo utilizado puede afectar a los tipos de personas, con y sin la enfermedad, que se convierten en participantes.

De acuerdo con las recomendaciones de STARD, el investigador debe indicar las fechas de inicio y finalización del reclutamiento, así como el entorno y la ubicación donde se obtuvieron los datos. Es necesario informar las características clínicas y demográficas, como la edad, el sexo, el espectro de los síntomas de presentación y las afecciones y tratamientos conocidos.

Como se comentó en la sección *Método: población de estudio*, el objetivo es incluir en la investigación a individuos con la enfermedad que reflejen el espectro completo que los investigadores están tratando de detectar. Además, el objetivo es incluir a personas sin la enfermedad de las que se podría creer erróneamente que la padecen y a las que padecen otras enfermedades del mismo órgano, aparato o sistema. Los datos proporcionados sobre el proceso de reclutamiento y las personas específicas incluidas en la investigación pueden ayudar a determinar si estos objetivos se han cumplido.

Asignación: proceso

Los investigadores deben informar sobre el proceso de asignación de los participantes en tres formas básicas:

1. Identificar y reclutar a todos los pacientes que cumplan con los criterios de inclusión y exclusión de un entorno que refleje la población objetivo, antes de que cualquiera de ellos se haya sometido a las pruebas índice o de estándar de referencia.

2. Identificar a las personas con y sin la enfermedad, según lo definido por los resultados de la prueba estándar de referencia. Aquellos identificados después son reclutados para posteriormente someterlos a la prueba índice.

3. Identificar a las personas que ya se han sometido a la prueba índice y que luego son reclutadas para someterse después a la prueba estándar de referencia.

El primero de estos métodos se considera la mejor manera de asignar participantes. Ayuda a asegurar que los participantes sean representativos de la población objetivo de aquellos con y sin la enfermedad. Sin embargo, los métodos números 2 y 3 se utilizan a menudo y cada uno puede producir errores en las investigaciones.

Al usar el método 2, se debe preguntar si los elegidos reflejan el espectro completo de la enfermedad de interés. Es tentador para el investigador que utiliza este abordaje incluir solo a quienes padecen una enfermedad clara y a quienes gozan de buena salud. Cuando no se incluyen los que se encuentran en el área intermedia, como aquellos con otras enfermedades del mismo órgano, aparato o sistema, los resultados pueden ser muy diferentes, como se ilustra en el siguiente ejemplo:

Miniestudio 8-3 Una investigación de una nueva prueba para el cáncer de próstata comenzó identificando a los pacientes con cáncer de próstata y a los hombres de la misma edad sin evidencia de esta neoplasia, según la prueba estándar de referencia, o de otra enfermedad de la próstata. Aquellos con y sin cáncer de próstata luego fueron objeto de la nueva prueba. El investigador encontró que la nueva prueba era tan buena como la de estándar de referencia. Cuando se usó en la práctica, la nueva prueba no funcionó bien, porque el resultado a menudo era positivo para aquellos con hipertrofia prostática benigna de moderada a grave.

Esta falta de inclusión de personas con otras enfermedades que también podrían ser positivas en el resultado de la prueba índice se denomina *sesgo del espectro.*

El método 3 también es propenso a sesgos. Cuando se identifica a los participantes en función de que ya se hayan sometido a la prueba índice, hay la posibilidad de lo que se denomina *sesgo de verificación.* Veamos cómo puede ocurrir el sesgo de verificación y sus posibles consecuencias en el siguiente ejemplo:

Miniestudio 8-4 Se evaluó una nueva prueba para la arteriopatía coronaria con obtención de datos de todos los pacientes que se sometieron a ella y luego fueron reclutados para hacerles la arteriografía coronaria estándar de referencia. Solo un pequeño porcentaje de los que se sometieron a la nueva prueba estaban dispuestos a ofrecerse como voluntarios para la prueba estándar de referencia invasiva. La nueva prueba funcionó muy bien frente a la arteriografía coronaria. Cuando otro investigador evaluó la nueva prueba obteniéndola y también una arteriografía coronaria en todos los participantes candidatos para una investigación, esta, es decir, la prueba índice, no funcionó bien.

En este ejemplo solo se incluyen en la investigación a quienes ya se habían sometido a la nueva prueba (índice) y aceptaron someterse al estándar de referencia. Aquellos sometidos a la nueva prueba pero no a la estándar de referencia quizás no se presenten como voluntarios por varias razones. Por ejemplo, pueden haber tenido una prueba tan inequívocamente negativa, que no deseaban aceptar el daño potencial de la arteriografía coronaria. Como alternativa, pueden haber tenido un resultado de prueba tan positivo que se decidió actuar con base en los resultados de la afección de los pacientes y la nueva prueba.

Por lo tanto, cuando los pacientes se asignan con base en que ya se sometieron a la prueba índice o la estándar de referencia, hay probabilidad de sesgo. Idealmente, se recluta a quienes cumplen los criterios de inclusión y exclusión de una población similar a la objetivo y no se han sometido ni a la prueba índice ni a la estándar de referencia. Ese es el método número 1.

Incluso cuando se utiliza el método número 1, la declaración de STARD requiere informar el número de personas candidatas excluidas y los motivos. Veamos cómo la exclusión de pacientes podría afectar una investigación en el siguiente escenario:

Miniestudio 8-5 Los investigadores ofrecen una nueva prueba junto con una de estándar de referencia a todos los pacientes que presentaron hematuria en un entorno de atención primaria. La prueba requiere la inserción transuretral de un endoscopio de fibra óptica. La mayoría de los pacientes que aceptaron la prueba presentaban hematuria macroscópica, mientras que la mayoría de los que cumplían con los criterios de inclusión y exclusión pero se rehusaron a la prueba tenían hematuria microscópica. La prueba funcionó muy bien entre los individuos reclutados para la investigación. Sin embargo, cuando se usó en la práctica, la prueba no detectó los tipos de alteración patológica que a menudo se asocian con la hematuria microscópica.

Cuando una investigación se lleva a cabo solo en un subconjunto de la población prevista de participantes, no debería sorprender que su desempeño en los pacientes, como los excluidos de la investigación, no sea tan bueno como en los incluidos. Por lo tanto, es importante comprender no solo

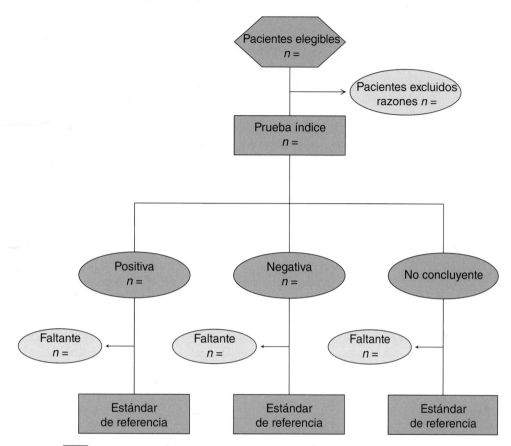

FIGURA | 8-5 | **Diagrama de flujo para visualizar el proceso de reclutamiento y participación** (adaptado de la lista de verificación y el diagrama de flujo de la Iniciativa STARD. http://www.equator-network.org/reporting-guidelines/stard/. Consultado el 22 de junio de 2019).

los criterios de inclusión y exclusión, sino también apreciar los tipos de participantes que realmente se incluyeron en la investigación.

Debido a la importancia de comprender las características de los participantes, en la declaración STARD se recomienda encarecidamente a los investigadores que incluyan un diagrama de flujo que no solo indique las características de los participantes, sino los motivos de la exclusión de aquellos que cumplieron con los criterios de elegibilidad. En la figura 8-5 se ilustra el tipo de diagrama de flujo que debe incluirse en un artículo de revista científica para proporcionar datos sobre el reclutamiento y las características de los participantes.[d]

Asignación: realización de pruebas

Los detalles técnicos de la realización de las pruebas índice y estándar de referencia deben describirse con suficiente detalle, o proporcionar citas bibliográficas, para permitir repetir la investigación. De acuerdo con los criterios de STARD, estos detalles deben incluir lo siguiente:

- Especificaciones técnicas de los materiales y métodos utilizados, incluyendo cómo y cuándo se tomaron las medidas.
- La formación y la experiencia de las personas que realizan y leen la prueba.

---

[d]Las investigaciones de las pruebas se pueden realizar comparando una índice con una estándar de referencia. Como alternativa, en una investigación se pueden comparar dos o más pruebas índice con la misma estándar de referencia. Al comparar dos o más pruebas, se debe preguntar cómo se asignaron los participantes a los grupos. Es posible asignar participantes a los grupos de estudio y de control observando las opciones que se eligen en el curso de la atención médica. De manera alternativa, es posible que un investigador intervenga y asigne a los pacientes mediante un proceso de aleatorización. Cuando es ético y práctico, la aleatorización es un mejor método porque ayuda a garantizar que los participantes de cada grupo sean similares.

Además, el investigador debe proporcionar información sobre la prueba estándar de referencia, indicando la justificación de su uso para establecer un diagnóstico definitivo. La selección de la prueba estándar de referencia puede no ser sencilla. Para comparar los resultados de la prueba estándar de referencia con la índice, la primera debe permitir diagnosticar de forma definitiva quienes padecen y no la enfermedad.

Para lograr este objetivo, es posible que sea necesario utilizar pruebas invasivas, como las biopsias. Determinar la mejor prueba estándar de referencia puede ser en sí misma una cuestión importante, porque, parafraseando a Will Rogers, nada es seguro excepto la biopsia y la necropsia, e incluso estas pueden pasar por alto el diagnóstico. Veamos el tipo de problema que se puede encontrar al seleccionar una prueba estándar de referencia adecuada en el siguiente ejemplo:

Miniestudio 8-6   Se realizó una necropsia en busca de evidencia de IM a 100 personas que ingresaron en un hospital con ondas Q diagnósticas en sus electrocardiogramas (ECG) y que murieron dentro de la primera hora de hospitalización. La necropsia se utilizó como prueba estándar de referencia para el IM y reveló evidencia de infarto en solo diez pacientes. Los autores concluyeron que el ECG no era un método útil para hacer el diagnóstico de IM. Insistieron en la prueba estándar de referencia de diagnóstico histopatológico.

La utilidad de todas las pruebas índice se determina comparándolas con un estándar de referencia que previamente se demostró por la experiencia para diagnosticar de manera definitiva la enfermedad en estudio. Los diagnósticos de necropsia se pueden utilizar como prueba estándar de referencia. Sin embargo, incluso una necropsia puede ser una medida menos que perfecta de la enfermedad, como se ilustra en este ejemplo. Los criterios histopatológicos para el IM pueden tardar un tiempo considerable en desarrollarse y quizás no estén presentes en quienes murieron poco después de la admisión hospitalaria. Es posible que las ondas Q de diagnóstico en un ECG sean un mejor reflejo de un IM que de los cambios histopatológicos en la necropsia. El investigador debe asegurarse de que la prueba estándar de referencia seleccionada, de hecho, haya demostrado ser el estándar definitivo para el diagnóstico.

Deben examinarse dos relaciones específicas entre la realización de la prueba índice y la estándar de referencia:

1. ¿Estuvieron los investigadores ocultados en cuanto a los resultados de la otra prueba?
2. ¿Hubo alguna intervención entre la realización de la prueba índice y la de la prueba estándar de referencia?

Aquellos que realizan las pruebas índice y estándar de referencia idealmente deberían estar ocultados en cuanto a los resultados de la otra. En otras palabras, quienes realizan e interpretan cualquiera de las pruebas deben conocer los resultados de la otra. Veamos cómo se puede violar esta expectativa y las posibles consecuencias en el siguiente ejemplo:

Miniestudio 8-7   Un gastroenterólogo estaba investigando una nueva prueba para el cáncer gástrico. Identificó y reclutó adecuadamente a los participantes. Luego realizó la nueva prueba durante el curso de una endoscopia. Comparó los resultados de la nueva prueba con los de la endoscopia, utilizando esta última como estándar de referencia.

Aunque es conveniente, hacer que el endoscopista que realiza e interpreta tanto la prueba estándar de referencia como la índice no genera ocultación. El investigador aquí es consciente de los resultados de la endoscopia cuando obtiene e interpreta los resultados de la nueva prueba. Para evitar este problema, habría sido necesario que dos investigadores participaran en el proceso de endoscopia, uno realizándola y el otro haciendo e interpretando la nueva prueba, cada uno sin conocer los hallazgos del otro.

Además de informar si se produjo ocultación, los criterios de STARD esperan que los investigadores indiquen el intervalo entre la prueba índice y la estándar de referencia, y si se administró algún tratamiento en el período entre la realización de las dos pruebas. El siguiente ejemplo ilustra cómo el intervalo y la provisión de tratamiento entre los momentos de las dos pruebas pueden afectar los resultados:

 Miniestudio 8-8 Un investigador identificó y reclutó adecuadamente a los pacientes para investigar una nueva prueba para el asma. A los participantes se les aplicó inicialmente la nueva prueba. Dos semanas más tarde, después de haber recibido los tratamientos proporcionados por sus médicos tratantes, se sometieron a una prueba estándar de referencia. La nueva prueba no funcionó tan bien como se esperaba, en comparación con la de estándar de referencia.

Idealmente, las pruebas índice y estándar de referencia deben realizarse en un período breve. En este caso, la administración del tratamiento entre las dos pruebas puede dificultar que la posterior detecte la enfermedad. Esto es especialmente importante en una enfermedad como el asma, donde el tratamiento puede ocultar la presencia de la enfermedad, incluso cuando se define con una prueba estándar de referencia.

Por lo tanto, el proceso de asignación requiere que el investigador y el lector observen de cerca cómo se reclutaron y asignaron las personas para ser objeto de las pruebas índice y estándar de referencia y cómo se realizaron. Una vez que esto se logra, el siguiente paso es observar las mediciones realizadas como parte del proceso de análisis.

ANÁLISIS[5,6]

El proceso de análisis en los estudios de pruebas, a semejanza del correspondiente en otros tipos de investigaciones, aborda los problemas de medición. Al realizar las mediciones, generalmente el objetivo es establecer si el resultado de la prueba índice es positivo o negativo. Por lo tanto, primero se debe examinar cómo se pueden definir los aspectos positivos y negativos.

Definición de positivos y negativos

La declaración de STARD espera que los investigadores informen la definición y el fundamento para definir los resultados de las pruebas positivas y negativas. Como se verá, hay varios métodos que pueden usarse para definir los resultados positivos y negativos de la prueba índice.

Cuando la prueba afirma detectar o no una condición, definir los positivos y negativos puede ser bastante sencillo, como cuando el resultado de una prueba es positivo o negativo para el crecimiento de un organismo o la presencia de un fármaco. Sin embargo, esta no es la situación cuando las pruebas proporcionan datos numéricos, por ejemplo, la prueba del antígeno prostático específico, las de función pulmonar o incluso aquellas básicas, como la concentración de hemoglobina. Después, los investigadores deben definir qué quieren decir con positivo y negativo. Esto a menudo requiere del uso de *líneas de corte* o *puntos de corte* que separen las medidas negativas de las positivas.

Para utilizar una prueba que produzca resultados cuantitativos, los autores deben informar del procedimiento utilizado para establecer estas líneas de corte. A menudo, esto implica el desarrollo de lo que se denomina *intervalo de referencia* o *rango de normalidad*. El intervalo de referencia divide con frecuencia los resultados de la prueba en valores por debajo del intervalo de referencia, dentro del intervalo de referencia y por arriba.[e]

---

[e]Aquí se procederá bajo el supuesto de que un resultado de prueba *negativo* es uno que está dentro del intervalo de referencia y uno *positivo* es aquel por arriba del intervalo de referencia. Los valores bajos en una prueba pueden ser importantes o no, dependiendo de su naturaleza y de la enfermedad. Cuando se asocian valores bajos con una enfermedad, se aplican los mismos principios básicos para definir un resultado de prueba positivo y negativo.

La mayoría de los resultados de laboratorio clínico se informa utilizando el concepto de intervalo de referencia. Los informes de laboratorio a menudo expresan este intervalo de referencia como, por ejemplo, 30 ± 10, o alternativamente como 60 ± 40. El primer intervalo de referencia debe interpretarse como de 20-40, mientras que el segundo como de 10-100.[f]

Veamos cómo se obtiene un intervalo de referencia utilizando el abordaje tradicional. Después, se examinarán las limitaciones de este abordaje y se describirán otros métodos que se usan cada vez más para definir los aspectos positivos y negativos.

Los valores del intervalo de referencia se desarrollan tradicionalmente siguiendo los siguientes pasos:

1. El investigador localiza a un grupo particular de personas que se cree están libres de la enfermedad para la que se realiza la prueba y se conoce técnicamente como *grupo de muestra de referencia*, pero para mayor claridad se llamará *grupo libre de enfermedad*. Estas personas suelen ser estudiantes, empleados del hospital u otros voluntarios de fácil acceso. A menudo, simplemente se supone que están libres de la enfermedad, aunque a veces pueden someterse a pruebas exhaustivas para verificar que no padecen aquella que la prueba intenta diagnosticar.

2. A continuación, el investigador realiza la prueba de interés, es decir, la prueba índice, en todos los individuos del grupo libre de enfermedad y traza sus mediciones de prueba.

3. A continuación, el investigador calcula un intervalo de referencia o rango normal que incluye el 95% central del grupo libre de enfermedad. Estrictamente hablando, el intervalo de referencia incluye la medición media (promedio) más o menos las mediciones dentro de 2 desviaciones estándar de la media. A menos que haya una razón para hacer lo contrario,[g] el investigador elige la parte central del rango, de modo que el 2.5% de los individuos libres de enfermedad tengan mediciones por arriba del intervalo de referencia y el 2.5% por debajo.

Para ilustrar el desarrollo del intervalo de referencia, imagine que los investigadores midieron la talla de 100 estudiantes de medicina varones y encontraron valores numéricos similares a los de la figura 8-6.

Después, los investigadores definirían un intervalo de referencia que incluyese a 95 de los 100 estudiantes de medicina masculinos. A menos que tuvieran una razón para hacer lo contrario, usarían la parte media del rango para que el intervalo de referencia para este «grupo sin enfermedad» fuera de 1.52-1.98 m.

Veamos primero las implicaciones de esos principios para calcular el intervalo de referencia e ilustrar los errores que pueden resultar de no comprender estas implicaciones.

- Por definición, el 5% de un grupo sin enfermedad tendrá una medición en una prueba particular que se encuentre fuera del intervalo de referencia.

Como sugiere el intervalo de referencia para estudiantes de medicina masculinos, es posible que las personas fuera de este rango no padezcan ninguna enfermedad; tal vez simplemente sean individuos sanos que se encuentran fuera del intervalo de referencia. Por lo tanto, fuera del intervalo de referencia y enfermedad no son sinónimos. Cuantas más pruebas se realicen, más individuos habrá que no tengan una enfermedad, pero cuyos valores numéricos estén fuera del intervalo de referencia en al menos una prueba.

Al llevar esta proposición al extremo, se podría concluir que una persona «normal» es aquella que no ha sido suficientemente investigada. A pesar de lo absurdo de esta proposición, enfatiza la importancia de entender que la definición del intervalo de referencia a menudo coloca intencionalmente al 5% de aquellos sin la enfermedad fuera de dicho intervalo. Por lo tanto, la frase «fuera de los límites

---

[f] Es importante distinguir el método para presentar los intervalos de referencia del utilizado para presentar los intervalos de confianza. En ocasiones, los datos pueden presentarse como un valor observado ± el error estándar, por ejemplo, 30 ± 10. En esta situación, el intervalo de confianza es de aproximadamente 30 ± 2 (10) o de 10-50.

[g] Una razón para hacer lo contrario es cuando la distribución de las mediciones de prueba no es simétrica. Una alternativa en esta situación es realizar una transformación, como una logarítmica, que puede producir una distribución simétrica. El uso del 95% central o la media ± 2 desviaciones estándar puede seguir siendo un método útil. A veces, los niveles más allá de un extremo del intervalo de referencia, a menudo el inferior, también pueden incluirse en la definición de negativo. Por ejemplo, las concentraciones bajas de ácido úrico o colesterol no se consideran fuera del valor de referencia. Cuando esta es la situación, el 5% fuera del intervalo de referencia puede corresponder completamente a aquellos con niveles por arriba del punto de corte del intervalo de referencia.

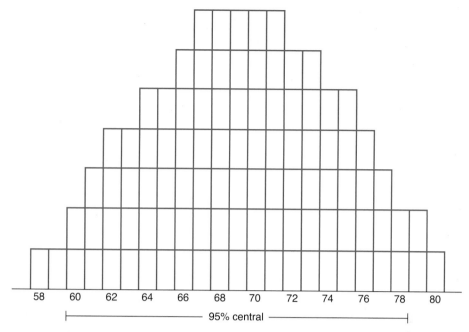

FIGURA 8-6 **Talla de 100 estudiantes de medicina varones utilizada para derivar un intervalo de referencia.**

normales» o «fuera del intervalo de referencia» no debe equipararse con enfermedad, y esto último no debe etiquetarse como «anómalo».

Veamos el impacto de quebrantar este principio en el siguiente ejemplo:

Miniestudio 8-9 En una serie de 1000 exámenes consecutivos para el mantenimiento de la salud, se realizaron un total de 12 pruebas de laboratorio en cada paciente, aunque no se encontraron anomalías en el interrogatorio o la exploración física. El 5% de las pruebas estuvieron fuera del intervalo de referencia, un total de 600. Los autores concluyeron que los resultados de estas pruebas justificaban plenamente la realización del conjunto de 12 en todos los exámenes de mantenimiento de la salud.

Por definición, un intervalo de referencia incluye, en general, solo el 95% de aquellos que se cree que están libres de la afección. Si se aplica una prueba a 1000 personas que están libres de una afección, en promedio el 5%, o 50 personas, tendrán resultados de la prueba fuera del intervalo de referencia. Si se aplican 12 pruebas a 1000 personas sin evidencia de enfermedad, entonces, en promedio, el 5% de 12000 pruebas estará fuera del intervalo de referencia. El 5% de 12000 equivale a 600 pruebas.

Por lo tanto, incluso si estos 1000 individuos estuvieran por completo libres de enfermedad, se esperarían, en promedio, 600 resultados de las pruebas fuera del intervalo de referencia, que simplemente reflejan el método para determinarlo. Debe recordarse que los resultados de las pruebas fuera del intervalo de referencia no necesariamente indican una enfermedad y no justifican por sí mismos la realización de múltiples análisis de laboratorio en todos los exámenes de mantenimiento de la salud.[h]

● El intervalo de referencia utilizado debe derivarse de individuos como aquellos en los que se utiliza la prueba en la práctica.

---

[h]Al considerar las implicaciones de los resultados de las pruebas, es importante darse cuenta de que todos los niveles fuera del intervalo de referencia no tienen el mismo significado. Los valores numéricos más allá del límite del intervalo de referencia pueden ser en extremo más proclives a ser causados por una enfermedad que aquellos cerca de sus límites. Es más probable que los resultados de la prueba más cercanos a los límites del intervalo de referencia se deban a una variación de esta o a una biológica. Por ejemplo, si el límite superior del hematócrito masculino es 52, entonces es más probable que un valor de 60 esté asociado con una enfermedad que uno de 53.

En general, el intervalo o rango de referencia normal se calcula usando un grupo libre de una enfermedad en particular. Por lo tanto, al aplicar el intervalo de referencia a un sujeto en particular, se debe preguntar si dicho individuo tiene una razón para ser diferente de los del grupo libre de enfermedad.

Por ejemplo, si se conjuntasen estudiantes de medicina varones para obtener un intervalo de referencia para la talla, dicho intervalo no podría aplicarse a las mujeres. No se podría aplicar a niños y habría que tener cuidado al aplicarlo a personas mayores, quienes tienden a perder algo de talla con la edad. El tipo de problema que puede resultar del uso de un intervalo de referencia inadecuado se ilustra en el siguiente ejemplo:

Miniestudio 8-10   Se reunió un grupo de 100 estudiantes de medicina para establecer el intervalo de referencia para el recuento de granulocitos. El intervalo de referencia se eligió de modo que 95 de los 100 recuentos de granulocitos se incluyeran en el rango normal. Se determinó que el intervalo de referencia para el recuento de granulocitos era de 2 000-5 000. Cuando se preguntó acerca de un adulto mayor afroamericano con un recuento de granulocitos de 1900, los autores concluyeron que este paciente estaba claramente fuera del intervalo de referencia y necesitaba ser evaluado más a fondo para identificar la causa del bajo recuento de granulocitos.

Es poco probable que haya muchos adultos mayores afroamericanos entre el grupo de estudiantes de medicina conjuntado para establecer el intervalo de referencia. De hecho, estos adultos mayores tienen un intervalo de referencia diferente para el recuento de granulocitos que los caucásicos. Por lo tanto, el intervalo de referencia establecido para los estudiantes de medicina puede no haber reflejado el aplicable a este adulto mayor afroamericano, quien estaba dentro del rango de lo normal para un individuo de su edad, raza y sexo. Debido a que se sabe que los adultos mayores afroamericanos tienen un intervalo de referencia más bajo para el recuento de granulocitos, esto debe tenerse en cuenta al interpretar los resultados de la prueba.

● Los cambios dentro del intervalo de referencia pueden ser patológicos.

Debido a que el intervalo de referencia incluye una amplia variación en los valores numéricos, la medición de un individuo puede cambiar considerablemente y aún estar dentro del intervalo de referencia. Por ejemplo, el intervalo de referencia para la enzima hepática AST es de 8-20 unidades L, el rango de potasio sérico normal es de 3.5-5.4 mEq/L y el intervalo de referencia para el ácido úrico sérico va de 2.5-8.0 mg/dL.

Es importante no solo considerar si la medición de un individuo se encuentra dentro del intervalo de referencia, sino también si el resultado de la prueba en él ha cambiado con el tiempo. El concepto de intervalo de referencia es más útil cuando no hay datos históricos disponibles para el individuo. Sin embargo, cuando se cuenta con los resultados anteriores, deben tenerse en cuenta, como se ilustra en el siguiente ejemplo:

Miniestudio 8-11   Entre 1000 estadounidenses asintomáticos sin enfermedad renal conocida o anomalías en el análisis de orina, se encontró que el intervalo de referencia para la creatinina sérica era de 0.7-1.4 mg/dL. Una mujer de 70 años de edad ingresó en el hospital con una creatinina sérica de 0.8 mg/dL y fue tratada con gentamicina. Al darla de alta, se encontró que tenía un valor de creatinina de 1.3 mg/dL. Su médico concluyó que debido a que su creatinina estaba dentro del intervalo de referencia al ingreso y al alta, no podría haber sufrido daño renal secundario a la gentamicina.

Un resultado dentro del intervalo de referencia no asegura la ausencia de enfermedad. Cada individuo tiene una medida libre de enfermedad que puede ser mayor o menor que la promedio para los individuos sanos. En este ejemplo, la paciente aumentó su creatinina sérica hasta más del 60%, pero aún se encontraba dentro del intervalo de referencia. El cambio en la medición de creatinina sugiere que ocurrió un proceso patológico. Es probable que la gentamicina produjera daño renal. Cuando se dispone de información histórica, es importante incluirla al evaluar el resultado de una prueba. Los cambios dentro del rango de lo normal pueden ser un signo de enfermedad.[i]

- El intervalo de referencia no debe confundirse con el rango deseable de resultados de prueba.

El intervalo de referencia es una medida empírica de cómo están las cosas en un grupo de personas que actualmente se cree que están libres de la enfermedad. Es posible que grandes segmentos de la comunidad tengan resultados de pruebas superiores (o inferiores) a los ideales y estén predispuestos a desarrollar una enfermedad en el futuro, aunque los resultados se encuentren dentro del intervalo de referencia. Veamos el siguiente ejemplo:

Miniestudio 8-12 Se determinó el 95% central de las lipoproteínas de baja densidad (LDL) en 100 hombres estadounidenses de 20-60 años de edad que no informaron de evidencia alguna de arteriopatía coronaria. Se encontró que el intervalo de referencia era de 100-160 mg/dL. Se halló que un hombre estadounidense de 45 años de edad tenía LDL de 150 mg/dL. Su médico le informó que debido a que sus LDL estaban dentro del intervalo de referencia definido tradicionalmente, no tenía que preocuparse por las consecuencias de sus resultados altos de LDL.

Debe recordarse que el intervalo de referencia se calcula utilizando datos obtenidos de un grupo que se cree actualmente que está libre de la enfermedad. Es posible que el grupo libre de enfermedad esté formado por muchas personas cuyos resultados en la prueba sean más altos (o más bajos) de lo deseable. Un resultado dentro del 95% central no asegura que un individuo permanecerá libre de la enfermedad.

Por lo tanto, el intervalo de referencia define cómo son las cosas, no cómo deberían ser. Los hombres estadounidenses como grupo pueden tener concentraciones de colesterol superiores a las deseables, por lo que un individuo con LDL de 150 mg/dL puede sufrir las consecuencias de uno en nivel alto. Cuando los datos de la investigación sugieren fuertemente un rango de valores numéricos deseables para una prueba, está permitido sustituirlo por el intervalo de referencia habitual. Hoy en día, este es un procedimiento estándar para las LDL.

El abordaje del intervalo de referencia para definir lo negativo y lo positivo no es el único. El uso del intervalo de referencia supone que no se sabe cuál debería ser el nivel de un individuo y, por lo tanto, se debe confiar en el de prueba determinado para otros que se cree que están libres de la afección.

Estas limitaciones del intervalo de referencia sugieren usar otros métodos para definir un resultado negativo y uno positivo. A veces, cada uno de estos resultados puede ser clínicamente útil:

- Uso de diferentes intervalos de referencia para diferentes edades, sexos, etnias u otras características.
- Uso del nivel de referencia del propio individuo en la prueba, en un momento en el que se cree que está libre de la enfermedad, es decir, su nivel deseable.
- Uso de un intervalo deseable con base en el seguimiento a largo plazo de individuos con niveles variables que identifican aquellos en una prueba que están asociados con resultados deseables posteriores.[j]

---

[i] Este ejemplo también refleja el hecho de que las personas mayores tienen un intervalo de referencia de creatinina sérica diferente al de las jóvenes, y las mujeres tienen uno diferente que los hombres porque la creatinina sérica refleja la cantidad de masa muscular. Este ejemplo sugiere que los valores anteriores de una prueba también pueden indicar el deseable para un individuo. Esta es la razón fundamental para establecer y utilizar niveles de referencia que corresponden a un individuo antes de la aparición de una afección o enfermedad.

[j] Se puede utilizar evidencia con base en los resultados posteriores para definir el intervalo de referencia. Este abordaje requiere un seguimiento a largo plazo en lugar de comparar los resultados de la prueba índice con los de la estándar de referencia. Por lo tanto, a menudo no es un método práctico para definir resultados positivos y negativos. Con fines de investigación, se utiliza cada vez más otro enfoque, en el que no se utiliza ninguna definición de positivo o negativo durante el componente de análisis. La definición de positivo y negativo se establece solo después de comparar las mediciones obtenidas mediante la prueba índice con los resultados de la prueba estándar de referencia. En este abordaje, se definen un resultado positivo y uno negativo después de determinar primero el punto de corte en el que se maximiza el rendimiento de la prueba índice utilizando una curva característica del receptor (ROC, *receiver operator characteristics curve*). Las ROC se analizan en el capítulo 9.

Precisión y exactitud

Además de establecer si la medición obtenida de una prueba índice es positiva o negativa, también se debe indagar si la prueba resulta precisa. La precisión, o reproducibilidad, implica que los resultados son casi idénticos cuando se repiten en las mismas condiciones. Ahora veamos de qué manera no repetir la prueba bajo las mismas condiciones puede ser engañoso, como se ilustra en el siguiente ejemplo:

Miniestudio 8-13 La precisión y exactitud de una prueba de concentraciones séricas de cortisol se evaluó al seleccionar 100 sujetos de estudio y extraer dos muestras de sangre a cada uno. La primera prueba se obtuvo a medianoche y la otra temprano por la mañana. Los autores encontraron que, en promedio, el resultado de la segunda prueba de un individuo era del doble respecto a la de la primera. Concluyeron que la gran variación indicaba que la prueba no era reproducible.

La precisión, o reproducibilidad, implica que la prueba produce casi los mismos resultados cuando se realiza en las mismas condiciones. En este ejemplo, los investigadores no repitieron la prueba en las mismas condiciones. Durante el día y la noche se produce un ciclo fisiológico en las concentraciones de cortisol de los individuos, las más altas a primera hora de la mañana. Al extraer sangre a medianoche y nuevamente temprano en la mañana, los investigadores estaban probando en los puntos más bajos y altos de este ciclo. Incluso si la prueba fuese por completo reproducible, las diferentes condiciones de los sujetos producirían variaciones en los resultados.

Los estudios que examinan la reproducibilidad requieren que la prueba se lea o interprete dos veces. Una prueba reproducible debe brindar resultados casi idénticos cuando la interpretan dos lectores u observadores, o el mismo observador cuando no son conscientes de su propia lectura en el primer intento. Esto se denomina *reproducibilidad interobservador* e *intraobservador*, respectivamente.

La reproducibilidad interobservador se evalúa haciendo que un segundo lector registre los resultados de sus pruebas sin conocer los del otro. El error intraobservador se evalúa haciendo que el mismo lector obtenga los resultados dos veces. La segunda lectura ocurre sin que se le diga al individuo su propia medida en la prueba inicial.

Veamos de qué manera se pueden quebrantar estas condiciones al evaluar la reproducibilidad, como se ilustra en el próximo ejemplo:

Miniestudio 8-14 Un investigador que estudiaba la reproducibilidad o precisión del análisis de orina pidió a un técnico de laboratorio experimentado que leyera un sedimento, que dejara el portaobjetos en su lugar y que luego repitiera la lectura pasados 5 min. El investigador encontró que la lectura realizada en las mismas condiciones producía resultados perfectamente reproducibles.

En este ejemplo, el técnico conocía los resultados de la primera prueba y es probable que la primera lectura haya influido en el análisis de la orina repetido 5 min después. Determinar que los resultados de una prueba son reproducibles requiere que la segunda medición se realice sin conocer los resultados de la primera.

Siempre que se necesite la evaluación de un observador para obtener los resultados de una prueba, existe la probabilidad de variaciones interobservador e intraobservador. Dos radiólogos pueden leer la misma placa de rayos X de manera diferente (variación interobservador). Un pasante puede interpretar un ECG de manera diferente por la mañana que cuando lo hace a medianoche (variación intraobservador).

La reproducibilidad de las mediciones de la prueba asegura que se puede confiar en que los resultados obtenidos serán los mismos siempre que se repita esta. La reproducibilidad a veces se llama *confiabilidad*, porque cuando está presente, se puede confiar en la medición obtenida al usar la prueba una sola vez.

La reproducibilidad de una prueba índice se puede expresar cuantitativamente, como se explica en la sección *Aprenda más 8-3*. La declaración STARD no necesitan una evaluación cuantitativa de reproducibilidad. Sin embargo, los criterios de STARD requieren informar los métodos utilizados y las estimaciones de reproducibilidad obtenidas, si se realizaron.

Aprenda más 8-3. Medición de la reproducibilidad de una prueba

La reproducibilidad, precisión o confiabilidad, de una prueba se mide comparando los resultados obtenidos en las mismas condiciones por dos observadores o lectores diferentes, es decir, la *variabilidad interobservador* o *confiabilidad interevaluador* y los resultados obtenidos por el mismo observador, es decir, la *variabilidad intraobservador* o *fiabilidad prueba-reprueba*. La medición de la reproducibilidad requiere primero establecer una línea de corte, que se utiliza para definir una prueba positiva y una negativa. Cada conjunto de medidas de la prueba se puede clasificar como de acuerdo o desacuerdo.

Veamos cómo medir las variabilidades inter- e intraobservador en este ejemplo:

Miniestudio 8-15
Se evaluó una nueva prueba de la demencia para determinar la variación interobservador e intraobservador. Se incluyó una población de residencias de ancianos de 100, con una prevalencia de demencia del 50%. Dos observadores aplicaron la nueva prueba dos veces diferentes durante un período de 1 mes. Se pidió a cada observador que calificara el 50% de las pruebas positivas y el 50% de las negativas para su concordancia con las evaluaciones de diagnóstico previas realizadas por un neurólogo. Los resultados indicaron que hubo un 50% de concordancia entre los observadores, así como entre las lecturas por el mismo. Los investigadores no estaban seguros de si esto representaba una buena concordancia.

La concordancia interobservador e intraobservador del 50% representa el grado de concordancia esperado solo por casualidad. Cuando la probabilidad de un resultado positivo o negativo es del 50%, la situación es paralela a lanzar dos monedas al aire. Se verán dos caras o dos cruces en el 50% de las veces por casualidad. Por lo tanto, se necesita una medición resumida que tenga en cuenta la concordancia al azar. La medida más utilizada se conoce como *Kappa* o *coeficiente Kappa*. Se define Kappa de la siguiente manera:

$$\frac{\text{Concordancia observada} - \text{Concordancia esperada}}{1 - \text{Concordancia esperada}}$$

En esta situación, Kappa se puede calcular de la siguiente manera:

$$\frac{0.5 - 0.5}{1 - 0.5} = 0$$

Por lo tanto, Kappa indica que el grado de concordancia no excede lo que se espera por casualidad. El valor Kappa puede variar de 0 a 1, donde 0 indica que no hay concordancia y 1 indica una completa. Se define a menudo a una concordancia baja con un Kappa < 0.20, a una sustancial con Kappa de 0.60-0.80 y una casi perfecta de 0.80-1.0. Lamentablemente, centrarse solo en Kappa no brinda un panorama completo del grado de concordancia. Veamos ahora por qué ocurre esto en el siguiente escenario:

Miniestudio 8-16
La nueva prueba para la demencia se evaluó otra vez para determinar la variación interobservador e intraobservador. Esta vez se incluyeron 100 personas de un centro comunitario para adultos mayores con una prevalencia de demencia del 10%. Dos observadores aplicaron la nueva prueba dos veces diferentes durante un período de 1 mes. Se pidió a cada observador que calificara el 10% de las pruebas positivas y el 90% de las negativas para su concordancia con las evaluaciones diagnósticas previas por neurólogos. Los resultados indicaron que hubo un 81% de concordancia entre los observadores, así como en las lecturas por el mismo. Los investigadores otra vez no estaban seguros de si esto representaba una buena concordancia.

Cuando la mayoría de los resultados son negativos (sin demencia) o positivos (con demencia), se espera un mayor grado de concordancia casual. Cuando la enfermedad tiene una prevalencia baja, una suposición negativa suele ser correcta. De hecho, cuando la probabilidad de enfermedad es del 10%, se espera una concordancia del 81% solo por casualidad. Una vez más en este ejemplo, el estadístico Kappa es 0, lo que indica que no hay concordancia más allá del azar. Sin embargo, en esta situación en la que el 81% de concordancia es casual, es difícil obtener una concordancia sustancial o casi perfecta, pues la casual es muy alta. Por lo tanto, al interpretar Kappa, es importante tener en cuenta la prevalencia de la afección.

Existe una alternativa de Kappa conocida como *Phi*, la cual tiene la ventaja de tomar en cuenta la concordancia casual, pero no se ve afectada por la prevalencia de la enfermedad. Por lo tanto, Phi puede ser una mejor medida cuando la prevalencia de la afección es especialmente alta o baja.[k]

En la sección *Aprenda más 8-4* se brindan ejemplos de la cuestión de la exactitud y la precisión, así como del uso del intervalo de referencia para dos pruebas clínicas frecuentes: hematócrito y ácido úrico.

Aprenda más 8-4. Hematócrito y ácido úrico: precisión y exactitud más intervalo de referencia

Se describió un marco para comprender las pruebas en la práctica clínica. Ahora se aplicará ese marco a dos pruebas clínicas de uso frecuente: hematócrito y ácido úrico.

Precisión y exactitud del hematócrito

El hematócrito es una medida del porcentaje de la sangre total compuesta por un concentrado de eritrocitos. Los hematócritos sistemáticos se miden mediante el método de punción en el dedo para evaluar la sangre capilar o por el método de punción venosa. Ambos pueden medir con precisión la cantidad relativa de eritrocitos con respecto a la sangre total, pero la exactitud y la precisión de los métodos requieren atención a los detalles técnicos. Se puede esperar que la sangre capilar tenga un hematócrito entre un 1 y 3% más bajo que el de la sangre venosa. La presión excesiva aplicada a la yema del dedo puede extraer plasma adicional y disminuir falsamente el hematócrito. Cuando la anemia es grave, la medición por punción digital es menos precisa.

Al evaluar la exactitud con la que el hematócrito mide el estado fisiológico, debe recordarse que se está analizando la masa de eritrocitos relativa, y no absoluta. Es posible que se obtengan resultados engañosos cuando la deshidratación o la diuresis disminuyen el volumen plasmático. Los individuos con volumen plasmático disminuido pueden presentar hematócritos superiores al intervalo de referencia. Estas son variantes normales, pero pueden confundirse con la policitemia (hematócrito patológicamente elevado).

Intervalo de referencia

El intervalo de referencia del hematócrito es diferente para hombres y mujeres. Esto es generalmente reconocido e informado por los laboratorios como intervalos de referencia separados para hombres y mujeres. Con menos frecuencia se reconocen los diferentes intervalos de referencia para diferentes etapas del embarazo, diversas edades y personas que viven en altitudes disímiles. El hematócrito suele disminuir durante el embarazo, lo que comienza en algún momento entre el tercer y el quinto mes. Entre el quinto y el octavo mes no es infrecuente una disminución del 20% en comparación con los niveles anteriores. El hematócrito, por lo general, aumenta levemente cerca del término y debe regresar a su valor anterior a las 6 semanas después del parto.

---

[k] Phi = [($\sqrt{\text{cociente de posibilidades}^2}$) − 1)] / [($\sqrt{\text{cociente de posibilidades}^2}$) + 1)]. Cuando el cociente de posibilidades es > 1, Phi = (cociente de posibilidades − 1) / (cociente de posibilidades + 1). Phi puede variar de +1 a −1, donde 0 indica solo concordancia al azar. Por lo tanto, la magnitud de Phi en oposición a Kappa indica directamente el grado de concordancia. Además, se pueden calcular los límites de confianza para Phi, y esta se puede usar cuando el tamaño de la muestra es pequeño.[7]

La edad tiene un efecto pronunciado sobre el hematócrito, especialmente entre los niños. El intervalo de referencia en el primer día de vida es de 54 ± 10 (el intervalo de referencia es de 44-64). Para el día 14, el intervalo es de 42 ± 7. A los 6 meses, el intervalo de referencia es de 35.5 ± 5. El hematócrito promedio aumenta gradualmente en la adolescencia y alcanza un promedio de 39 entre los 11 y 15 años de edad. Los intervalos de referencia para los adultos son de 47 ± 5 para los hombres y 42 ± 5 para las mujeres.

La presión barométrica baja tiene un efecto pronunciado sobre el intervalo de referencia de los hematócritos. Los residentes nativos que viven en altitudes elevadas generalmente tienen hematócritos más altos. El intervalo de referencia a unos 1219 m, por ejemplo, es de 49.5±4.5 para hombres adultos y de 44.5±4.5 para mujeres adultas. Incluso ocurren rangos de referencia más altos en altitudes mayores. El intervalo de referencia para los hematócritos es bastante amplio. Por lo tanto, si un individuo comienza cerca del límite superior del intervalo, puede perderse hasta una quinta parte del volumen de eritrocitos antes de que se pueda demostrar anemia mediante un hematócrito por debajo del límite inferior del intervalo de referencia. Las comparaciones con hematócritos anteriores son importantes para evaluar el desarrollo de anemia. Para cualquier individuo, el hematócrito se mantiene fisiológicamente dentro de límites bastante estrechos. Por lo tanto, los cambios en el hematócrito pueden ser una mejor medida de diagnóstico.

Precisión y exactitud del ácido úrico

Las concentraciones de ácido úrico en la sangre se pueden medir con precisión utilizando técnicas automatizadas. Hay varios métodos diferentes, cada uno de los cuales ofrece valores ligeramente diferentes. Es importante comparar las concentraciones obtenidas por el mismo método. Los valores de ácido úrico pueden variar en períodos cortos. La deshidratación, por ejemplo, puede aumentar de manera rápida y sustancial el ácido úrico. Las concentraciones de ácido úrico en sangre miden con precisión el ácido úrico en el suero. Sin embargo, no evalúan con precisión todos los parámetros fisiológicos importantes del ácido úrico. No son índices precisos del ácido úrico corporal total. El ácido úrico cristalizado y depositado, por ejemplo, no se incluye en la medición sérica. Con respecto al desarrollo de gota, el ácido úrico cristalizado y depositado es a menudo la consideración principal. Además, los valores séricos de ácido úrico son solo un factor que afecta su excreción. Algunas personas sin un ácido úrico sérico elevado lo pueden excretar en grandes cantidades, lo que las predispone a los cálculos de urato.

Intervalo de referencia

El intervalo de referencia para el ácido úrico es bastante amplio; varía de 3.5 a 8.5 mg/dL en la mayoría de los laboratorios, con algunas variaciones según el método utilizado. Se encuentra un gran número de individuos con valores ligeramente por arriba del límite de referencia superior y muy pocos por debajo del inferior. Un número mínimo de individuos con valores solo ligeramente por arriba del límite de referencia superior desarrollan gota. Esto ha causado que algunos médicos argumenten que no deben tratarse las concentraciones ligeramente altas de ácido úrico. En realidad, están argumentando que debe aumentarse el intervalo de referencia superior para que el ácido úrico sérico pueda mejorar el rendimiento cuando se usa para separar a los que están predispuestos a la gota de los que no.

Completud

Cuando los participantes son reclutados con base en criterios de inclusión y exclusión, el objetivo es que todos los pacientes se sometan tanto a la prueba índice como a la de estándar de referencia. Es posible que los participantes se sometan a una de las pruebas, por general, la índice, y luego no sean objeto de la otra. Esta es una forma de pérdida durante el seguimiento que, al igual que otras formas, puede sesgar una investigación si las personas ausentes son diferentes de las que se quedan.[1]

---

[1]Es posible que no se conozca el motivo de la falta de un resultado de prueba y que la medición se denomine *ausente*. Cuando faltan resultados, es tentador asumir que las mediciones son, en promedio, las mismas que las de otros participantes similares. Cuando se hace esto, se dice que los datos están interpolados. La *interpolación* es un término general que implica que los datos se completan, por lo general, entre dos puntos que se miden realmente, en contraposición a la *extrapolación*, que implica que los datos se extienden más allá de esos puntos. La forma de interpolación a la que se hace referencia aquí asume que los datos faltantes lo son por casualidad y, por lo tanto, la medición habría sido, en promedio, la misma que los datos de los que no faltaban. Esta suposición suele resultar incorrecta. En consecuencia, cuando se usa la interpolación, a menudo es importante analizar también los datos excluyendo a los participantes con algunos faltantes.

Por lo tanto, como mínimo, se espera que los investigadores informen el número y las características de los participantes que se pierden durante el seguimiento. En general, esto se hace como parte del diagrama de flujo global de participación.

Además de la cuestión de la completud, los resultados de las pruebas a veces pueden ser inconclusos o indeterminados. Por ejemplo, las gammagrafías pulmonares como pruebas de embolia pulmonar a menudo se informan con tres posibles resultados: probabilidades baja o negativa, alta o positiva e intermedia o no concluyente.

Una prueba también puede ser indeterminada porque no fue posible completarla satisfactoriamente por razones técnicas, falta de voluntad del paciente o la incapacidad de cooperar de manera completa, o por otros motivos. Cuando un gran porcentaje de los resultados es indeterminado o no concluyente, esto puede afectar en gran medida el valor de la prueba, como se ilustra en el siguiente ejemplo:

Miniestudio 8-17 Se demostró que una nueva prueba índice de la rotura aórtica aguda produce resultados muy similares a la estándar de referencia cuando es positiva y también cuando es negativa. Sin embargo, más del 50% de las veces la prueba no se pudo completar debido a su complejidad técnica. Además, el 10% de los pacientes fallecieron en espera de los resultados.

Las pruebas que tienen un número sustancial de valores indeterminados pueden no ser tan útiles como parecen. Como se ilustra en este ejemplo, es importante comprender no solo la probabilidad de resultados indeterminados, sino también los motivos por los que ocurren. Si los resultados consumen un tiempo considerable, es posible que no sean útiles para una afección de urgencia, como un aneurisma aórtico roto, incluso si finalmente se demuestra que son tan buenos como los de la prueba estándar de referencia.

Hasta ahora se examinó cómo se mide la prueba índice y ya se puede ver cómo comparar estas mediciones con la prueba estándar de referencia. Se pasará a los componentes de resultados, interpretación y extrapolación del marco MAARIE en el capítulo 9.

PREGUNTAS DE REVISIÓN

1. **¿Qué característica de una prueba se aborda mejor en la siguiente afirmación?**

   El nivel de hematócrito medido por el método de venopunción se aproxima, en promedio, al volumen real de eritrocitos como porcentaje del volumen total de sangre.

   A. Medición precisa (ausencia de error aleatorio)
   B. Medición exacta (carente de sesgo)
   C. Ambas
   D. Ninguna de las anteriores

2. **¿Qué característica de una prueba se aborda mejor en la siguiente afirmación?**

   Dos mediciones del hematócrito por punción digital variarán más que dos por venopunción obtenidas del mismo individuo.

   A. Medición precisa (ausencia de error aleatorio)
   B. Medición exacta (carente de sesgo)
   C. Ambas
   D. Ninguna de las anteriores

3. **¿Qué característica de una prueba se aborda mejor en la siguiente afirmación?**

   El intervalo de referencia para el hematócrito de quienes viven en altitudes más altas es mayor que el de habitantes de otras más bajas. Un paciente de Denver, Colorado, se mudó recientemente a la ciudad de Nueva York y se encontró que tenía una pérdida crónica de sangre a pesar de un hematócrito dentro del intervalo de referencia informado en la ciudad.

    A. Dentro del intervalo de referencia no es lo mismo que libre de enfermedad

    B. Fuera del intervalo de referencia no es lo mismo que enfermedad

    C. Los cambios dentro del intervalo de referencia pueden indicar enfermedad

    D. El intervalo de referencia no es el mismo que el deseable

    E. El propio grupo de referencia de un individuo puede tener un intervalo de referencia diferente del que acompaña al informe de prueba

4. ¿Qué característica de una prueba se aborda mejor en la siguiente afirmación?

Un individuo sano que previamente tuvo un hematócrito dentro del intervalo de referencia se deshidrata después de una carrera de maratón. Entonces se encuentra que tiene un hematócrito por arriba del intervalo de referencia.

    A. Dentro del intervalo de referencia no es lo mismo que libre de enfermedad

    B. Fuera del intervalo de referencia no es lo mismo que enfermedad

    C. Los cambios dentro del intervalo de referencia pueden indicar enfermedad

    D. El intervalo de referencia no es el mismo que el deseable

    E. El propio grupo de referencia de un individuo puede tener un intervalo de referencia diferente del que acompaña al informe de prueba

5. ¿Qué característica de una prueba se aborda mejor en la siguiente afirmación?

El nivel de un individuo en una prueba de función hepática aumenta en un 50%, pero permanece dentro del intervalo de referencia.

    A. Dentro del intervalo de referencia no es lo mismo que libre de enfermedad

    B. Fuera del intervalo de referencia no es lo mismo que enfermedad

    C. Los cambios dentro del intervalo de referencia pueden indicar enfermedad

    D. El intervalo de referencia no es el mismo que el deseable

    E. El propio grupo de referencia de un individuo puede tener un intervalo de referencia diferente del que acompaña al informe de prueba

6. ¿Qué característica de una prueba se aborda mejor en la siguiente afirmación?

En un hospital de una gran ciudad en el que las pacientes suelen tener una ingesta baja de hierro, el intervalo de referencia para el hematócrito entre las adultas es del 32-38%. En la población general, el intervalo de referencia para el hematócrito entre las mujeres adultas es del 35-42%.

    A. Dentro del intervalo de referencia no es lo mismo que libre de enfermedad

    B. Fuera del intervalo de referencia no es lo mismo que enfermedad

    C. Los cambios dentro del intervalo de referencia pueden indicar enfermedad

    D. El intervalo de referencia no es el mismo que el deseable

    E. El propio grupo de referencia de un individuo puede tener un intervalo de referencia diferente del que acompaña al informe de prueba

7. ¿Cuál de los siguientes factores contribuye más a la probabilidad previa a la prueba en el siguiente ejemplo?

Un paciente previamente sano acude a un médico con náuseas y dolor abdominal generalizado de 24 h de evolución, que ahora se localiza en el cuadrante inferior derecho. El médico plantea la hipótesis de que el paciente tiene apendicitis aguda.

    A. Prevalencia de la enfermedad

    B. Patrón de síntomas que sugiere la enfermedad

    C. Patrón de factores de riesgo

    D. Prevalencia de la enfermedad y patrón de factores de riesgo

    E. Todos los anteriores

8. **¿Cuál de los siguientes componentes contribuye más a la probabilidad previa a la prueba en el siguiente ejemplo?**

Un hombre asintomático de 60 años de edad tiene LDL elevadas, ha fumado dos paquetes de cigarrillos al día durante 50 años, tiene presión arterial alta y lleva un estilo de vida sedentario. Se presenta a un médico por percibir presión torácica subesternal cuando sube varios tramos de escaleras.

    A. Prevalencia de la enfermedad
    B. Patrón de síntomas que sugiere la enfermedad
    C. Patrón de factores de riesgo
    D. Prevalencia de la enfermedad y patrón de factores de riesgo
    E. Todos los anteriores

9. **¿Cuál de las siguientes opciones describe mejor el método para estimar la probabilidad de una enfermedad antes de la prueba?**

    A. Debe darse el mismo peso o importancia a cada uno de los componentes de la probabilidad previa a la prueba
    B. Cuando se presentan síntomas que sugieren una enfermedad, deben ser los principales factores considerados en la probabilidad previa a la prueba
    C. No hay un mejor método acordado para asignar peso o importancia a los componentes de la probabilidad previa a la prueba
    D. Ninguna de estas afirmaciones es correcta

10. **¿Cuál de las siguientes es una afirmación correcta sobre la precisión o exactitud de las pruebas?**

    A. La precisión y la exactitud miden lo mismo
    B. La precisión implica la reproducibilidad del resultado de una prueba realizada en las mismas condiciones por dos observadores o lectores que desconocen la interpretación del otro
    C. La precisión implica que los resultados de la prueba siempre se aproximan al fenómeno en estudio
    D. Ninguna de las anteriores

RESPUESTAS A LAS PREGUNTAS DE REVISIÓN

1. **La respuesta es B.** La precisión de una prueba implica que, en promedio, se aproxima mucho a la medida anatómica o fisiológica que pretende evaluar. El hematócrito tiene la intención de medir el porcentaje del volumen sanguíneo total compuesto por eritrocitos.

    La precisión implica que la prueba no tiene una tendencia o un sesgo sistemáticos para producir resultados que estén por debajo, o alternativamente por arriba, del nivel anatómico o fisiológico verdadero. La precisión implica que los resultados se acercan al nivel anatómico o fisiológico real en promedio. Sin embargo, una prueba exacta puede producir resultados individuales que estén por encima o por debajo del nivel anatómico o fisiológico real.

2. **La respuesta es A.** La precisión del resultado de una prueba implica que hay poca variación cuando se realizan dos pruebas idénticas en el mismo individuo bajo las mismas condiciones. Por lo tanto, la precisión se denomina a menudo *reproducibilidad*. Se dice que una medición que cada vez da casi el mismo resultado tiene un pequeño error aleatorio.

    Se puede pensar en la precisión como alcanzar el mismo lugar del objetivo cada vez. La exactitud, por otro lado, implica que, en promedio, se alcanza el objetivo deseado. Por lo tanto, se requiere una prueba exacta y precisa para alcanzar el objetivo en todo momento.

3. **La respuesta es E.** El rango de intervalos normales o de referencia es un mal necesario. Idealmente, se desearía saber cuál debería ser el nivel de una persona en una prueba. A veces, esto es posible mediante

el uso de su nivel anterior. A menudo, se necesita utilizar un rango de intervalos normal o de referencia. El rango de intervalos normal o de referencia está diseñado para reflejar el intervalo de valores para individuos similares.

El aumento en el hematócrito para aquellos que viven en altitudes elevadas puede reflejarse en el intervalo de referencia informado en Denver, pero no en la ciudad de Nueva York. Por lo tanto, el grupo de referencia de este individuo puede ser diferente del intervalo de referencia que acompaña al informe de prueba.

4. **La respuesta es B.** Por definición, aproximadamente el 5% de las personas tendrán un resultado de una prueba particular que está fuera del rango normal o del intervalo de referencia apropiado. Esto no implica que estos individuos tengan una enfermedad. Es una consecuencia de la forma en que se calcula el intervalo de referencia.

Además, los resultados de las pruebas pueden verse influidos por cambios fisiológicos que no reflejan la enfermedad o al menos no la que se está evaluando. Aquí, el proceso de deshidratación puede producir una disminución del plasma que eleva el hematócrito. Por lo tanto, no es sorprendente encontrar que los individuos sin enfermedad puedan tener niveles de hematócrito fuera del intervalo de referencia.

5. **La respuesta es C.** Los cambios dentro del intervalo de referencia pueden reflejar el desarrollo de una enfermedad. El rango de referencia para las pruebas de función hepática es bastante amplio. Por lo tanto, el cambio puede reflejar una pérdida sustancial de la función hepática, aunque los resultados de la prueba permanezcan dentro del intervalo de referencia.

6. **La respuesta es D.** El intervalo de referencia es una muestra de cómo son las cosas en un grupo en particular, conocido como *grupo de referencia*. Si hay un número sustancial de personas en el grupo de referencia que tiene un nivel menos que deseable en una prueba, esto se manifestará en el intervalo de referencia. En este ejemplo, la baja ingesta de hierro puede reflejarse como un intervalo de referencia bajo para el hematócrito. Cuando hay evidencia clara de un intervalo de niveles deseables para una prueba, puede sustituirse por el intervalo de referencia habitual.

7. **La respuesta es B.** El único dato proporcionado es el patrón de síntomas congruentes con el cuadro clínico clásico de la apendicitis aguda. La prevalencia relativamente alta de apendicitis también puede contribuir al diagnóstico hipotético del médico; sin embargo, en esta situación, el patrón de síntomas es fundamental para plantear la hipótesis de apendicitis aguda.

8. **La respuesta es E.** La edad y el sexo del paciente sugieren una alta prevalencia de la arteriopatía coronaria. La presencia de múltiples factores de riesgo refuerza esta mayor probabilidad previa a la prueba. Finalmente, el patrón de los síntomas sugiere arteriopatía coronaria. Por lo tanto, la prevalencia, los factores de riesgo y el patrón de síntomas apuntan en la misma dirección hacia una alta probabilidad previa a la prueba de arteriopatía coronaria.

9. **La respuesta es C.** Por desgracia, no hay un método acordado para asignar peso a los componentes de la probabilidad previa a la prueba. Esto lleva a que haya diferentes métodos. Los médicos a menudo ponen el énfasis principal en la presencia o no de síntomas que sugieran una enfermedad. Al hacer esto, pueden ignorar la importancia de la prevalencia de la enfermedad y la presencia de sus factores de riesgo.

Puede parecer atractivo dar el mismo peso o importancia a todos los componentes de la probabilidad previa a la prueba. Sin embargo, no hay evidencia de que este abordaje funcione mejor que una ponderación subjetiva de los componentes.

10. **La respuesta es B.** La precisión mide la reproducibilidad del resultado de una prueba realizada en las mismas condiciones por dos observadores o lectores, quienes desconocen la interpretación del otro. La exactitud implica que, en promedio, los resultados se aproximan al fenómeno en estudio. Por lo tanto, B es la única respuesta correcta.

Referencias

1. Bossuyt PM, Reitsma JB, Bruns DE, et al. Towards complete and accurate reporting of studies of diagnostic accuracy: the STARD initiative. *Ann Intern Med.* 2003;138(1):40–44.

2. Haynes RB, Sackett DL, Guyatt GH et al. *Clinical Epidemiology: How to Do Clinical Practice Research.* 3rd ed. Philadelphia, PA: Lippincott Williams & Wilkins; 2006.

3. Grobbee DE, Hoes AW. *Clinical Epidemiology: Principles, Methods, and Applications for Clinical Research.* 2nd ed. Burlington, MA: Jones and Bartlett Learning; 2015.

4. Guyatt G, Rennie D, Meade MO, et al. *Users' Guides to the Medical Literature: Essentials of Evidence-Based Clinical Practice.* 3rd ed. New York, NY: McGraw-Hill Companies; 2014.

5. Mayer D. *Essential Evidence-Based Medicine.* 2nd ed. Cambridge, UK: Cambridge University Press; 2010.

6. Fletcher GS. *Clinical Epidemiology: The Essentials.* 6th ed. Baltimore. MD: Lippincott Williams & Wilkins; 2021.

9

Probar una prueba: MAARIE. Marco de referencia: resultados, interpretación y extrapolación

RESULTADOS[1,2]

El componente de *resultados* del marco MAARIE para probar una prueba indaga sobre el rendimiento de la prueba índice, es decir, la de interés en comparación con la prueba estándar de referencia, o sea, la prueba estándar ideal o definitiva. El componente de resultados presenta estimaciones cuantitativas de la información proporcionada por la prueba índice, en comparación con la prueba estándar de referencia que funciona perfectamente. Se pueden utilizar los intervalos de confianza para hacer inferencias de estas estimaciones. Finalmente, los resultados deben tener en cuenta la importancia relativa de los falsos positivos y negativos al evaluar la capacidad diagnóstica de una prueba.

Estimaciones: sensibilidad y especificidad

El componente de *resultados* del marco MAARIE pide comparar la prueba índice y la estándar de referencia, es decir, la prueba estándar ideal o perfecta. El objetivo es producir mediciones resumidas o estimaciones del rendimiento de la prueba índice respecto a lo definido como prueba perfecta o estándar ideal. Las medidas básicas que se usan para realizar este importante trabajo se denominan *sensibilidad* y *especificidad*. Se puede producir una única medición resumida combinando sensibilidad y especificidad para calcular lo que se denomina *capacidad de discriminación*. Estas son las estimaciones utilizadas para informar los resultados de una investigación de pruebas. Veamos primero cómo calcular la sensibilidad y la especificidad.

La sensibilidad mide la proporción o el porcentaje de participantes con la enfermedad, según lo definido por la prueba estándar de referencia, que se identifican correctamente mediante la prueba índice. En otras palabras, mide qué tan bien la prueba índice permite detectar la enfermedad. Puede resultar útil pensar en la sensibilidad como *positivo cuando se está enfermo*.

La especificidad mide la proporción o porcentaje de participantes sin la enfermedad, según lo definido por la prueba estándar de referencia, correctamente etiquetados como sanos por la prueba índice. En otras palabras, mide la capacidad de la prueba índice para detectar la ausencia de la enfermedad. La especificidad puede considerarse *negativo cuando se es sano*.

Para calcular la sensibilidad y la especificidad, el investigador debe hacer lo siguiente:

1. Clasificar a cada participante como positivo o negativo para la enfermedad según los resultados de la prueba estándar de referencia.

2. Clasificar a cada participante como positivo o negativo según la prueba índice.

3. Relacionar los resultados de la prueba estándar de referencia con la índice, a menudo utilizando la tabla de 2 × 2 siguiente:

	Prueba estándar de referencia positiva = enfermedad	Prueba estándar de referencia negativa = libre de enfermedad
Prueba índice positiva	A = Número de participantes con la enfermedad y prueba índice positiva = *verdaderos positivos*	B = Número de participantes sin la enfermedad y prueba índice positiva = *falsos positivos*
Prueba índice negativa	C = Número de participantes con la enfermedad y prueba índice negativa = *falsos negativos*	D = Número de participantes sin la enfermedad y prueba índice negativa = *verdaderos negativos*
	$A + C$ = Total con la enfermedad	$B + D$ = Total libre de la enfermedad

Sensibilidad = porcentaje de participantes con la enfermedad según lo definido por la prueba estándar de referencia, y correctamente identificados como enfermos por la prueba índice = $A / (A + C) \times 100\%$ = verdaderos positivos / (verdaderos positivos + falsos negativos) $\times 100\%$

Especificidad = porcentaje de participantes sin la enfermedad según lo definido por la prueba estándar de referencia, y correctamente etiquetados como sanos por la prueba índice = $D / (D + B) \times 100\%$ = verdaderos negativos / (verdaderos negativos + falsos positivos) $\times 100\%$

Para ilustrar este procedimiento usando números, en el siguiente ejemplo se realiza una nueva prueba en 500 participantes con la enfermedad y 500 sanos, según la prueba estándar de referencia. Ahora se puede configurar la tabla de 2×2 de la siguiente manera:[a]

	Prueba estándar de referencia positiva = enfermedad	Prueba estándar de referencia negativa = libre de enfermedad
Prueba índice positiva	**400 = verdaderos positivos**	**50 = falsos positivos**
Prueba índice negativa	**100 = falsos negativos**	**450 = verdaderos negativos**

Sensibilidad = $400 / 500 \times 100\% = 80\%$

Especificidad = $450 / 500 \times 100\% = 90\%$

Una sensibilidad del 80% y una especificidad del 90% se encuentran en el rango de una serie de pruebas que se utilizan para detectar y diagnosticar enfermedades en la clínica, como la mastografía y la prueba de esfuerzo.[b]

Debe considerarse que la sensibilidad y la especificidad siempre se definen en comparación con la prueba estándar de referencia, es decir, lo mejor que puede lograr una prueba índice es producir los mismos resultados que la estándar de referencia. Cuando hay un desacuerdo entre la prueba índice y la estándar de referencia, la primera se considera incorrecta y la última, correcta.

¿Qué sucede si la prueba nueva es realmente mejor que la estándar de referencia? Si la prueba nueva es más segura, económica o conveniente que la estándar de referencia, puede llegar a utilizarse en la práctica clínica, incluso si su rendimiento es imperfecto. La experiencia clínica puede eventualmente demostrar el rendimiento superior de la prueba nueva, incluso permitiendo que se utilice como estándar de referencia. Mientras tanto, lo mejor que puede hacer la nueva prueba es igualar a la estándar de referencia establecida.

Estimaciones: capacidad de discriminación

Como se vio, la sensibilidad y la especificidad son medidas básicas de qué tan bien la prueba índice permite distinguir entre quienes padecen la enfermedad y los que no.

La sensibilidad y la especificidad juntas brindan la información requerida para juzgar el desempeño de la prueba índice en relación con la estándar de referencia. Idealmente, sin embargo, sería bueno tener un número que resuma el desempeño de la prueba. Afortunadamente, existe un medio sencillo para combinar la sensibilidad y la especificidad a fin de obtener una única medida de lo que se

---

[a] Nótese que la prueba índice que se está evaluando se aplicó a un grupo de participantes en los que 500 tienen la enfermedad y 500 no, según lo define la prueba estándar de referencia. Esta división del 50% con la enfermedad y el 50% sin ella ha sido una distribución frecuentemente utilizada para la investigación de una prueba nueva y proporciona el máximo poder estadístico. Sin embargo, debe notarse que el 50% no representa la prevalencia de la enfermedad en la población, excepto en la circunstancia inusual en la que sea del 50%.

[b] Los principios enfatizados aquí son más importantes cuando la sensibilidad y la especificidad están en este rango. Cuando las pruebas tienen una sensibilidad y una especificidad muy cercanas al 100%, cuestiones como el teorema de Bayes y la importancia relativa de los falsos positivos y falsos negativos cobran menor importancia. No obstante, incluso las sensibilidades y especificidades superiores al 98% pueden producir un gran número de resultados falsos positivos cuando una enfermedad tiene una prevalencia muy baja, como del 0.01% o 1% en mil. Temas como la seguridad, el costo y la aceptación del paciente pueden ser especialmente importantes ante sensibilidades y especificidades muy altas.

denomina *capacidad de discriminación* de una prueba. La capacidad de discriminación es el promedio de la sensibilidad más la especificidad:

$$\text{Capacidad de discriminación} = (\text{sensibilidad} + \text{especificidad}) / 2$$

Por lo tanto, en este ejemplo, la sensibilidad es igual al 80% y la especificidad al 90%, por lo que la capacidad de discriminación se calcula de la siguiente manera:

$$(80\% + 90\%) / 2 = 85\%$$

¿Cómo se interpreta la capacidad de discriminación? La capacidad de discriminación expresa cuánta información proporciona la prueba índice en comparación con la estándar de referencia, que, por definición, aporta información perfecta. En otras palabras, se asume que la prueba estándar de referencia hace un trabajo perfecto al separar los resultados positivos y negativos. La capacidad de discriminación perfecta es, por lo tanto, del 100%, lo que ocurre solo cuando tanto la sensibilidad como la especificidad son del 100%.

La capacidad de discriminación proporciona un método para comprender el contenido de información de una prueba. Para comprender este uso de la capacidad de discriminación, veamos lo que se denomina curva ROC (característica operativa del receptor). Los ejes de la curva ROC se muestran en la figura 9-1.

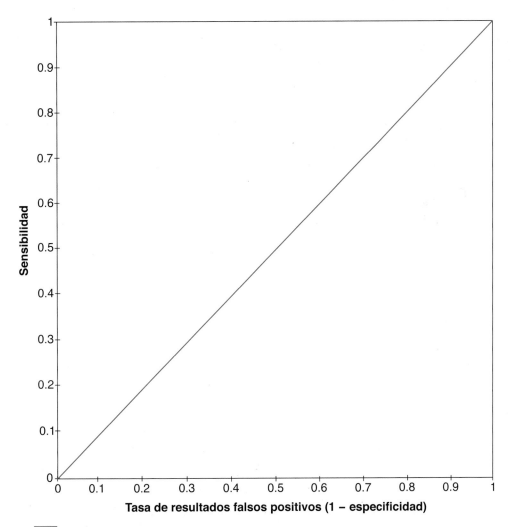

FIGURA 9-1 **Curva de eficacia diagnóstica, eje de x y eje de y.**

En la curva ROC se compara la sensibilidad en el eje de las *y* con el 100% y la especificidad (la tasa de falsos positivos) en el eje de las *x*. Nótese que, para la ROC, una prueba perfecta se encuentra en la esquina superior izquierda, donde la sensibilidad y la especificidad son del 100%. Por lo tanto, la ROC permite comparar el desempeño de una prueba índice particular con esta prueba perfecta que se encuentra en la esquina superior izquierda de la curva ROC.

La línea diagonal que cruza desde la parte inferior izquierda hasta la parte superior derecha de la ROC en la figura 9-1 es la de información adicional 0, es decir, la combinación de sensibilidad y especificidad que no aporta información adicional a la ya conocida antes de obtener los resultados de la prueba índice. Si la capacidad de discriminación es del 50%, el simple hecho de adivinar o lanzar una moneda sería tan bueno como usar los resultados de la prueba índice.

Ahora debe hacerse un trazo de la sensibilidad del 80% y especificidad del 90% para la prueba índice en la ROC. En la figura 9-2 se grafica esta prueba índice. También tiene líneas desde esta prueba hasta las esquinas inferior izquierda y superior derecha de la ROC. La superficie debajo de estas líneas resulta ser la capacidad de discriminación,[c] es decir, (sensibilidad + especificidad) / 2.

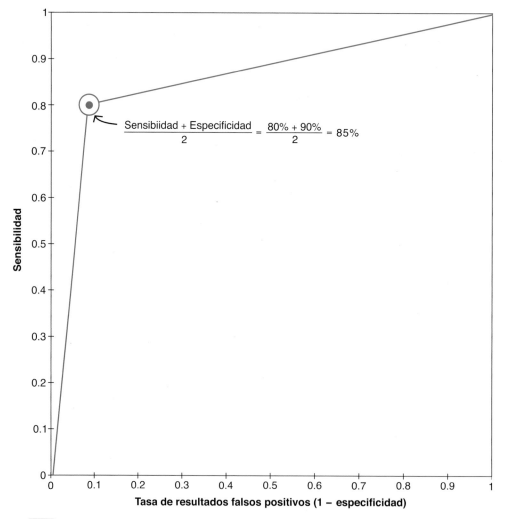

FIGURA 9-2 Curva de eficacia diagnóstica para una prueba índice con sensibilidad del 80% y especificidad del 90%.

---

[c] Para convencerse respecto a esta relación, deben trazarse líneas que conecten el «punto» con las esquinas inferior izquierda y superior derecha. Después, con uso de la geometría, se debe calcular la superficie debajo de estas líneas. La suma de estas superficies es igual a la capacidad de discriminación.

Aquí, la capacidad de discriminación es del 85%. Para comprender la capacidad de discriminación, es importante reconocer que la información adicional proporcionada por la prueba índice es la diferencia entre la capacidad de discriminación y la línea diagonal sin información. No apreciar este principio puede provocar el siguiente tipo de error:

Miniestudio 9-1   Se demostró que una nueva prueba tiene una sensibilidad del 60% y una especificidad del 40%. Los autores de la investigación concluyeron que, aunque estos resultados son menos que ideales, todavía indican que la nueva prueba tiene una capacidad de discriminación del 50% y puede, por lo tanto, proporcionar el 50% de la información necesaria para el diagnóstico. En consecuencia, recomendaron su uso sistemático.

Los autores tienen razón en que la capacidad de discriminación es igual al 50%, ya que (40% + 60%) / 2 = 50%. Sin embargo, una capacidad de discriminación del 50% indica que la prueba no ofrece información adicional a lo que ya se conoce. Por lo tanto, al sacar conclusiones sobre la capacidad de discriminación, la superficie bajo la ROC, se debe comparar esta medida resumida con el 50%, no con el 0%.

Como se vio, la capacidad de discriminación y la ROC expresan qué tan bien se desempeña una prueba índice. La capacidad de discriminación también puede ser útil para determinar los mejores puntos de corte a utilizar para definir positivo y negativo en la prueba índice si el objetivo es maximizar su capacidad de discriminación. Este abordaje se analiza en la sección *Aprenda más 9-1*.

Aprenda más 9-1. Uso de la ROC para establecer puntos de corte para los resultados positivos y negativos

Recordemos que en el capítulo 8 se enfatizó la necesidad de definir un resultado positivo y negativo y se indicó que hay otro abordaje disponible. Un método de uso cada vez más frecuente es el de esperar para elegir los puntos de corte positivos y negativos hasta que se conozcan las mediciones de la prueba índice y la estándar de referencia.

Al utilizar este abordaje para seleccionar el mejor punto de corte para definir los negativos y positivos para la prueba índice, el investigador elige aquel en el que se maximizará la capacidad de discriminación.[d] Por lo tanto, para determinar el punto de corte, los investigadores pueden seguir los siguientes pasos:

1. Seleccionar varios puntos de corte potenciales.
2. Calcular la sensibilidad y la especificidad para cada conjunto de puntos de corte potenciales.
3. Calcular la capacidad de discriminación para cada conjunto de puntos de corte potenciales.
4. Elegir el conjunto de puntos de corte que produce la mayor capacidad de discriminación.

Por lo tanto, ahora se vio que la sensibilidad, la especificidad y su promedio (la capacidad de discriminación) son las medidas más frecuentes del desempeño de una prueba. Una vez que se obtienen estas medidas o estimaciones resumidas, se necesita examinar el tema de la inferencia, o cómo los resultados pueden haber sido afectados por el azar.

Inferencia

Al hacer inferencias a partir de los resultados de la investigación de una prueba, interesa saber si es probable que sean verdaderos en poblaciones más grandes, como aquellas de las que se obtuvo la muestra. Para abordar esta pregunta, en la declaración STARD se recomienda que las investigaciones de las pruebas comuniquen no solo la sensibilidad y la especificidad, sino también los intervalos de confianza respectivos.

---

[d]Determinar la capacidad de discriminación máxima es lo mismo que encontrar el punto en la ROC que maximiza la superficie bajo la curva. Por lo tanto, este método también puede denominarse *maximización de la superficie bajo la ROC*.

Por lo tanto, las investigaciones de las pruebas comunican cada vez más la sensibilidad y especificidad observadas y también sus intervalos de confianza del 95%. Estos intervalos de confianza expresan cuánta confianza se debe depositar en los resultados observados en las muestras, y hacen saber que los valores reales en la población de la que se obtuvieron las muestras pueden ser mayores o menores que los observados.

Es importante reconocer que un factor que afecta el intervalo de confianza es el número de participantes incluidos en la investigación de la prueba índice. En igualdad de condiciones, cuanto mayor sea el número de participantes, más estrecho será el intervalo de confianza. Las grandes investigaciones tenderán a tener límites de confianza estrechos y alentarán a confiar más en sus resultados.

Idealmente, los intervalos de confianza de las pruebas se convierten en niveles de significación estadística. Sin embargo, no se espera poder concluir que la sensibilidad o especificidad de una prueba sea estadísticamente significativa en comparación con otra. Por lo tanto, para las pruebas, simplemente se hace la pregunta: ¿cuál es el intervalo de confianza del 95% en torno a la sensibilidad y la especificidad?

Ajuste: capacidad de diagnóstico

En las investigaciones de pruebas, como en las de otros tipos, se debe preguntar si hay otros factores que deben tenerse en cuenta o ajustarse como parte del análisis de los resultados. Cuando se describió la medición de la capacidad de discriminación, se asumió que los falsos negativos y positivos eran igualmente indeseables, es decir, se dio igual peso o importancia a los falsos negativos y positivos.[e]

Los resultados falsos negativos y positivos no siempre tienen la misma importancia. Hay varias razones por las que un falso negativo y uno positivo pueden no ser igualmente importantes. Los siguientes son algunos casos:

● Un falso negativo puede resultar en daño o no para el paciente, en función de si la enfermedad puede detectarse más tarde en un momento previo a sus consecuencias adversas irreversibles.

● Un falso positivo puede o no originar daño al paciente en función de su probabilidad debida a más pruebas o al tratamiento iniciado con base en tal resultado de una prueba.

Para comprender mejor lo que se quiere decir con la importancia relativa de los resultados falsos negativos y falsos positivos, se pueden examinar las pruebas del glaucoma y hacer la siguiente pregunta: ¿qué factores influyen en la importancia de los resultados falsos negativos y positivos?

● Los factores que pueden influir en la importancia de los resultados falsos negativos para el glaucoma incluyen los siguientes: la pérdida de la visión por glaucoma es en gran parte irreversible y puede desarrollarse antes de que sea evidente para el paciente. Por lo general, el tratamiento resulta seguro pero no completamente eficaz para prevenir la pérdida visual progresiva. Las pruebas sistemáticas periódicas pueden, no obstante, detectar el glaucoma a tiempo para realizar el tratamiento de prevención de una pérdida visual sustancial.

● Los factores que pueden influir en la importancia de las pruebas con resultados falsos positivos incluyen los siguientes: el seguimiento de los resultados positivos iniciales requiere múltiples pruebas y consultas adicionales, que quizás generen ansiedad y costos al paciente. Las pruebas de seguimiento presentan poco peligro de daño para el paciente.

---

[e] La capacidad de discriminación asume que los falsos positivos y negativos son de igual importancia. Por lo tanto, al maximizar la capacidad de discriminación para establecer los puntos de corte, también se supone que los falsos positivos son iguales a los negativos. Las líneas de corte pueden incluir la consideración de la importancia relativa de los falsos positivos y negativos. Aunque este es un abordaje de uso común, deja mucho menos clara la importancia relativa que se le da a los falsos positivos frente a los negativos.

Por lo tanto, para las pruebas de glaucoma, debe suponerse que se llegó a la conclusión de que un resultado falso negativo es peor que uno positivo. Veamos cómo esta conclusión puede influir en el uso de las pruebas, como se ilustra en el siguiente ejemplo:

Miniestudio 9-2 La prueba A para el glaucoma tuvo una sensibilidad del 70% y una especificidad del 90%; esto le proporcionó una capacidad de discriminación del 80%. La prueba B para el glaucoma tenía una sensibilidad del 80% y una especificidad del 80%, lo que le otorgaba la misma capacidad de discriminación. Los investigadores concluyeron que estas dos pruebas eran equivalentes en términos de su capacidad de diagnóstico.

Estas dos pruebas son equivalentes en términos de su capacidad de discriminación porque en cada una es del 80%. Sin embargo, la capacidad de diagnóstico obliga a considerar también la importancia relativa de los resultados falsos negativos y positivos. La capacidad de diagnóstico y de discriminación solo son idénticas cuando el valor asignado a un falso positivo es igual al correspondiente de uno negativo.

Si se considera un resultado falso negativo como peor que uno positivo, se podría preferir la prueba B porque tiene una mayor sensibilidad y, por lo tanto, menos falsos negativos. Esta preferencia por la prueba B daría lugar a más resultados falsos positivos. Si, por otro lado, se considera a los resultados falsos positivos peores que los negativos, se podría favorecer a la prueba A porque tiene una mayor especificidad y, en consecuencia, menos falsos positivos. Debido a que previamente se decidió que los resultados falsos negativos se considerarían peores que los positivos, se debe preferir la prueba B a la prueba A.[f]

Hasta aquí, se examinó el componente de resultados del marco MAARIE y se encontró que la sensibilidad, la especificidad y su promedio (capacidad de discriminación) son las medidas utilizadas para juzgar la información obtenida de una prueba índice. Se vio que se usan intervalos de confianza en lugar de pruebas de significación estadística para comunicar los resultados de las pruebas. Se analizó que un resultado falso positivo y uno negativo pueden no tener la misma importancia. Ahora ya se está listo para pasar a la interpretación de los resultados.

INTERPRETACIÓN[3-5]

La sensibilidad y la especificidad se han elegido como medidas porque suelen considerarse características inherentes de una prueba. En otras palabras, se supone que son iguales cuando la prueba se aplica en diferentes entornos, como cuando la enfermedad es rara frente a frecuente, o cuando se encuentra en una fase temprana o tardía. Si no se cumple esta suposición, se debe evitar utilizar la misma sensibilidad y especificidad en diferentes entornos.

Suponiendo que la sensibilidad y la especificidad sean las mismas cuando se utilizan en diferentes entornos, los investigadores de Boston, Barcelona o Pekín pueden aplicar la misma prueba e interpretar los resultados a pesar de sus poblaciones muy diferentes.

La interpretación requiere que se haga más que preguntar cuánta información ofrece una prueba o cuál brinda la mayor cantidad. Se pide usar la información para abordar las siguientes preguntas:

- **Confirmar y descartar enfermedades:** la interpretación pide comparar dos o más pruebas índice para determinar cuál funciona mejor para descartar una enfermedad.

---

[f] Aquí no se intenta cuantificar la importancia relativa de los falsos positivos y los negativos. Aunque es posible, este proceso rara vez se ve en la literatura de investigación. El efecto de diferentes ponderaciones de los resultados falsos positivos y negativos suele tener su impacto en el punto de corte seleccionado entre ambos. El intercambio entre falsos negativos y positivos también se ve afectado por la cantidad que se producirá de cada uno. Esto, a su vez, se ve influido por la probabilidad de enfermedad previa a la prueba. Cuando se compara más de una prueba índice con una estándar de referencia, es importante determinar si la primera, en general, tiene los mismos o diferentes tipos de resultados falsos positivos y negativos. Esto será importante cuando se analicen las estrategias para combinar pruebas.

- **Probabilidad de enfermedad posterior a la prueba (posprueba) o teorema de Bayes:** la interpretación pide combinar información de lo que se llama *probabilidad de enfermedad previa a la prueba* (preprueba), con la información de la prueba para sacar conclusiones sobre las probabilidades de enfermedad después de que se incluyen los resultados.

- **Rendimiento clínico:** la interpretación también pide considerar la seguridad, los costos y la aceptación del paciente al sacar conclusiones sobre el uso de una prueba.

Confirmar y descartar enfermedades

Como se vio, la ROC es muy útil para graficar la sensibilidad y la especificidad y visualizar la capacidad de discriminación. Además, se pueden usar las ROC para visualizar qué prueba se desempeña mejor para descartar una enfermedad. La figura 9-3 ilustra cómo se puede usar la ROC para responder estas preguntas. En la figura 9-3 se indica con un punto negro la sensibilidad y la tasa de falsos positivos (1 − especificidad) de una prueba con la que se comparan otras. El rendimiento de una segunda prueba se puede comparar con esta al graficar los resultados de la segunda en la misma ROC. La segunda prueba puede estar en una de las cuatro ubicaciones etiquetadas en la figura 9-3. Estas tienen el siguiente significado:

- **Capacidad de discriminación superior:** la segunda prueba es mejor para confirmar la enfermedad y también para descartarla.

- **Capacidad de discriminación inferior:** la segunda prueba es peor para confirmar la enfermedad y también para descartarla.

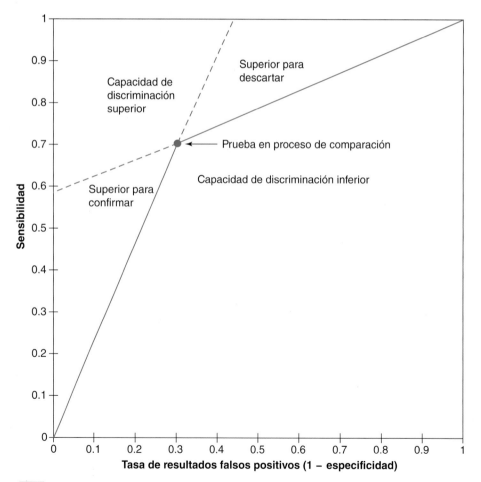

FIGURA 9-3 **Uso de la curva ROC para decidir qué prueba es mejor para confirmar y descartar una enfermedad.** Si la sensibilidad y la tasa de falsos positivos de una prueba están representadas por el punto negro, los resultados de las otras pruebas se pueden comparar en función de su ubicación en la ROC.

- **Superior para descartar:** la segunda prueba es mejor para descartar, pero peor para confirmar la enfermedad.
- **Superior para confirmar:** la segunda prueba es mejor para confirmar, pero peor para descartar la enfermedad.

Ahora, un ejemplo de cómo se puede usar la ROC:

Miniestudio 9-3 Supongamos que dos pruebas tienen la misma capacidad de discriminación. La prueba amarilla tiene una sensibilidad del 90% y una especificidad del 70%. La prueba azul tiene una sensibilidad del 85% y una especificidad del 75%. En igualdad de condiciones, ¿qué prueba es mejor para confirmar la enfermedad?, ¿qué prueba es mejor para descartar la enfermedad?

La figura 9-4 ilustra cómo usar la ROC. Debido a que la prueba amarilla se encuentra arriba y a la derecha de la prueba azul, se ubica dentro del zona designada como «superior para descartar» en la figura 9-3. Esto indica que la prueba amarilla es mejor para descartar la enfermedad y la prueba azul lo es para confirmarla.[g]

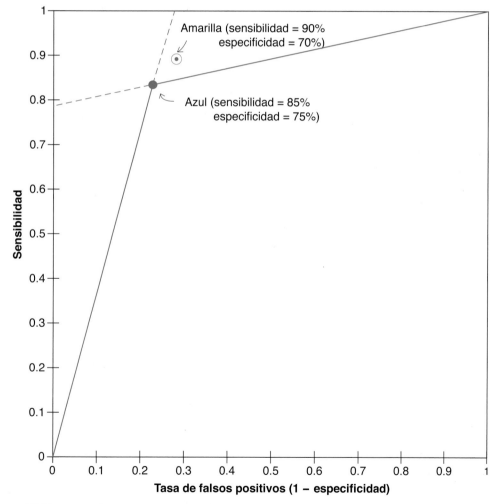

FIGURA 9-4 **Uso de la curva de eficacia diagnóstica para demostrar que la prueba amarilla es superior para descartar la enfermedad y la prueba azul lo es para confirmarla.**

[g] Si se trazan las líneas a través de la prueba amarilla en lugar de la azul, los resultados serán los mismos, aunque el gráfico se verá algo diferente. Póngalo a prueba.

Es tentador concluir que la mejor prueba para confirmar la enfermedad es aquella con mayor especificidad y la mejor para descartarla es la que tiene mayor sensibilidad. Aunque esto suele ser cierto, hay excepciones, como se ilustra en la sección *Aprenda más 9-2*.

Aprenda más 9-2. La mejor prueba para confirmar y descartar una enfermedad

La mejor prueba para confirmar una enfermedad no siempre es aquella con la mayor especificidad, y la mejor prueba para descartar una enfermedad no siempre es la que tiene la mayor sensibilidad. Veamos el siguiente ejemplo:

Miniestudio 9-4   La prueba roja tiene una sensibilidad del 80% y una especificidad del 70%, mientras que la prueba verde tiene una sensibilidad del 85% y una especificidad del 50%. En igualdad de condiciones, ¿qué prueba es mejor para confirmar la enfermedad?, ¿cuál es mejor para descartarla?

En la figura 9-5 se ilustra que la prueba roja es en realidad mejor para confirmar la enfermedad y un poco mejor para descartarla.[h] Esto es así porque la prueba verde se ubica dentro de la zona de «capacidad de discriminación inferior», como se indica en la figura 9-3.

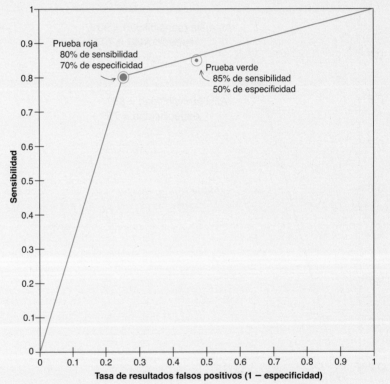

FIGURA `9-5` **Uso de la curva ROC para demostrar que una prueba con menor sensibilidad a veces puede ser mejor para descartar una enfermedad.** Debido a que la prueba verde se ubica dentro de la zona de «capacidad de discriminación inferior», según se indica en la figura 9-3, la prueba roja es mejor para confirmar y descartar la enfermedad en comparación con la verde.

---

[h] Este ejemplo también ilustra que los cocientes de verosimilitudes, que se analizarán más adelante en este capítulo, más bien que la sensibilidad o la especificidad solas, constituyen la mejor manera de comparar pruebas para determinar cuál es la mejor para confirmar y cuál lo es para descartar la enfermedad. El uso de cocientes de verosimilitudes puede producir resultados que no son intuitivos. Imagine, por ejemplo, que la prueba número 1 tiene una sensibilidad del 80% y una especificidad del 70%. La prueba número 2 tiene una sensibilidad del 85% y una especificidad del 50%. La prueba 1 tiene el mayor cociente de verosimilitudes de resultar positiva y el menor de una negativa. Por lo tanto, debe usarse la prueba 1 para confirmar y descartar la enfermedad, en igualdad de condiciones. Sin embargo, es importante recordar que esta conclusión también asume que otros factores que afectan la elección de la prueba, como el costo, la seguridad y la aceptación del paciente, son iguales. Como se verá, esto rara vez es así.

PROBABILIDAD DE LA ENFERMEDAD POSTERIOR A LA PRUEBA: TEOREMA DE BAYES

En el capítulo 8 se analizó cómo se puede estimar la probabilidad previa a la prueba de una enfermedad, comenzando con su prevalencia y teniendo en cuenta otras afecciones y los factores de riesgo, los síntomas y, en ocasiones, los resultados de otras pruebas. Para interpretar los resultados de una prueba, esta probabilidad de enfermedad previa a la prueba debe combinarse con los resultados que se obtienen de una prueba utilizando lo que se denomina *teorema de Bayes*.[i]

El teorema de Bayes es fundamental para el proceso de combinar información sobre las probabilidades previas a la prueba de la enfermedad, con los resultados de la prueba de interés, es decir, la prueba índice. Hay varias formas de expresar el teorema de Bayes, pero una que es particularmente útil para comprender la relación entre las probabilidades de la enfermedad antes y después de la prueba es la del cociente de verosimilitud (LR, *likelihood ratio*) del teorema de Bayes. Por lo tanto, se debe comprender lo que se entiende por *cocientes de verosimilitudes*, que se pueden calcular a partir de la sensibilidad y la especificidad. Se pueden usar cocientes de verosimilitudes en lugar de ROC para comparar cuantitativamente dos o más pruebas índice. Permiten determinar cuál es la mejor prueba para confirmar y cuál lo es para descartar una enfermedad. Además, se puede utilizar el cociente de verosimilitudes para comprender la relación entre las probabilidades previas a la prueba, la sensibilidad y la especificidad, y la probabilidad resultante de la enfermedad después de obtener un resultado positivo o negativo de la prueba.

Se usará el ejemplo de una sensibilidad del 80% y una especificidad del 90% para ver el cálculo y uso de los cocientes de verosimilitudes. Primero, deben definirse los cocientes de verosimilitudes.

Cociente de verosimilitudes del resultado positivo de una prueba (LR[+]) =

$$\frac{\text{Probabilidad de resultado positivo de prueba índice si la prueba estándar de referencia indica una enfermedad}}{\text{Probabilidad de resultado positivo de prueba índice si la prueba estándar de referencia señala que no hay enfermedad}}$$

A menudo, es más fácil calcular el LR(+) usando esta fórmula expresada como sensibilidad y especificidad:

$$LR(+) = \text{sensibilidad} / (1 - \text{especificidad}) = \text{sensibilidad} / \text{tasa de falsos positivos}$$

Por lo tanto, para una prueba con una sensibilidad del 80% y una especificidad del 90%,

$$LR(+) = \text{sensibilidad} / (1 - \text{especificidad}) = 80\% / (100\% - 90\%) = 8$$

Cociente de verosimilitudes del resultado negativo de una prueba (LR[−]) =

$$\frac{\text{Probabilidad de resultado negativo de prueba índice si la prueba estándar de referencia indica una enfermedad}}{\text{Probabilidad de resultado negativo de prueba índice si la prueba estándar de referencia indica que no hay enfermedad}}$$

A menudo, es más fácil calcular LR(−) usando esta fórmula expresada como sensibilidad y especificidad:

$$LR(-) = (1 - \text{sensibilidad}) / \text{especificidad}$$

Por lo tanto, para una prueba con una sensibilidad del 80% y una especificidad del 90%,

$$LR(-) = (1 - \text{sensibilidad}) / \text{especificidad} = (100\% - 80\%) / 90\% = 0.22$$

---

[i] Se identificaron los factores que intervienen en la probabilidad previa a la prueba de la enfermedad. Por desgracia, no hay un acuerdo general sobre cómo combinar o ponderar estos factores. Por lo tanto, dos médicos pueden estar de acuerdo en cada uno de los factores que intervienen en el cálculo de la probabilidad de enfermedad previa a la prueba y aún así llegar a conclusiones diferentes. A veces pueden dar más importancia a la información obtenida de los síntomas que a la dependiente de otros factores. Esto puede dar lugar a la subestimación de la probabilidad previa a la prueba de enfermedades frecuentes y la sobreestimación de la correspondiente de enfermedades poco habituales.

¿Cómo se pueden interpretar estos cocientes de verosimilitudes? Estos cocientes ofrecen una indicación directa de la cantidad de información de diagnóstico útil contenida en un resultado de prueba positivo y negativo. Los cocientes de verosimilitudes expresan la probabilidad de que una prueba índice sea correcta en comparación con la de que sea incorrecta. Por lo tanto, los cocientes proporcionan una cifra que alerta sobre la probabilidad de información correcta en comparación con la de información incorrecta. Un LR(+) o LR(−) de 1, como con la línea diagonal en la ROC, indica que no se obtiene información de diagnóstico al saber que la prueba es positiva o negativa.

Para un cociente de verosimilitudes de una prueba positiva (LR[+]), se compara la probabilidad de que una prueba índice positiva indique enfermedad con la de que indique que un sujeto no la padece. El cociente de verosimilitudes de una prueba positiva puede variar de 1 al infinito, y cuanto más grande, mejor.

Un cociente de verosimilitudes de una prueba negativa (LR[−]) expresa la probabilidad de que una prueba índice negativa sea incorrecta en comparación con la de que sea correcta. Para un cociente de verosimilitudes de una prueba negativa, se compara la probabilidad de que una prueba índice negativa indique enfermedad con la de que indique que un sujeto no la padece. El cociente de verosimilitudes de una prueba negativa puede variar de 1 a 0, y cuanto más pequeña, mejor.

Los LR ayudan a comprender qué prueba es la mejor para confirmar y descartar la enfermedad.

- En igualdad de condiciones, la prueba con el máximo cociente de verosimilitudes de un resultado positivo es la mejor para confirmar la enfermedad.
- En igualdad de condiciones, la prueba con el mínimo cociente de verosimilitudes de un resultado negativo es la mejor para descartar la enfermedad.

Los cocientes de verosimilitudes pueden ayudar a aclarar la relación entre la probabilidad previa y posterior a la prueba. Si se conoce o puede estimar la probabilidad de enfermedad antes de la prueba, el teorema de Bayes permite calcular la correspondiente después de la prueba una vez obtenidos los resultados.

Estas probabilidades de enfermedad posteriores a la prueba a menudo se denominan *valores predictivos* (VP). El *valor predictivo de una prueba con resultado positivo* indica la probabilidad de que la enfermedad esté presente después de obtenerlo en la prueba índice. El *valor predictivo de una prueba con resultado negativo* indica la probabilidad de que la enfermedad esté ausente después de obtenerlo en la prueba índice. Por lo tanto, 1 menos el valor predictivo de una prueba con resultado negativo indica la probabilidad de la *presencia* de una enfermedad después de obtenerlo.

Una forma de apreciar la relación entre las probabilidades de la enfermedad antes de la prueba, los cocientes de verosimilitudes y las probabilidades de enfermedad después de la prueba es examinar la forma de cociente de verosimilitudes del teorema de Bayes, como se explica en la sección *Aprenda más 9-3*.

Aprenda más 9-3. Forma del cociente de verosimilitudes del teorema de Bayes

La forma de cociente de verosimilitudes del teorema de Bayes para resultados de prueba positivos expresa lo siguiente:

Probabilidades después de la prueba de que la enfermedad esté presente si resulta positiva = Probabilidades de que lo esté antes de la prueba × Cociente de verosimilitudes de su resultado positivo

Se debe recordar que las probabilidades incluyen a quienes padecen la enfermedad en el numerador, pero, en contraste, solo a los que no en el denominador.

La forma de cociente de verosimilitudes del teorema de Bayes para resultados negativos de pruebas expresa de la siguiente manera:

Probabilidades después de la prueba de que la enfermedad esté presente si resulta negativa = Probabilidades de que lo esté antes de la prueba × Cociente de verosimilitudes del resultado negativo de una prueba

Por lo tanto, si se conocen o pueden estimar las probabilidades de que la enfermedad esté presente antes de realizar una prueba y también los cocientes de verosimilitudes relevantes de una prueba, se pueden multiplicar, y así determinar las probabilidades de enfermedad después de conocer los resultados de la prueba.

En otras palabras, se obtienen las probabilidades de enfermedad después de que se conocen los resultados de la prueba al multiplicar aquellas antes de la prueba por el cociente de verosimilitudes de un resultado negativo o positivo. Todavía se necesita convertir las probabilidades, pero como se verá, hay gráficos o nomogramas que permiten hacerlo.

Por ejemplo, si la probabilidad de la enfermedad es del 50%, corresponde a 1:1 (uno a uno). Para esta prueba, el cociente de verosimilitudes de un resultado positivo es 8. Por lo tanto, las probabilidades después de la prueba = (probabilidades antes de la prueba) (LR[+]) = 1 × 8 = 8. Es decir, si las probabilidades antes de la prueba son 1:1 o 1, aquellas después de la prueba son 8:1 u 8. Una probabilidad después de la prueba de 8 es lo mismo que una de aproximadamente 89%.

De manera similar, si la probabilidad de enfermedad antes de la prueba es del 50%, es decir, de 1 y el cociente de verosimilitudes de un resultado negativo es de 0.22, entonces las probabilidades después de la prueba son de 0.22. Una probabilidad después de la prueba de 0.22 es lo mismo que una de aproximadamente el 18%.

Aunque los cálculos discutidos en *Aprenda más 9-3* pueden ser útiles para comprender la relación entre las posibilidades de enfermedad antes y después de conocer los resultados de una prueba, la mayoría de las personas piensan en probabilidades, no en posibilidades (*odds*). Por suerte, el teorema de Bayes también permite comenzar con las probabilidades preprueba y, con uso de los LR que se obtuvieron en la prueba índice, calcular los valores predictivos del resultado positivo y negativo de la prueba.

En la tabla 9-1 se muestra el valor predictivo o probabilidad posprueba de un resultado positivo y el valor predictivo o probabilidad posprueba de un resultado negativo cuando se usa una prueba con una sensibilidad del 80% y una especificidad del 90% para las probabilidades preprueba del 1%, 10%, 50% y 90%. La tabla presenta cómo las probabilidades preprueba se relacionan con el valor predictivo de un resultado positivo y también el valor predictivo de uno negativo, cuando se utiliza una prueba con una sensibilidad del 80% y una especificidad del 90%. En la tabla se observa el impacto notorio que la probabilidad preprueba puede y suele tener sobre los valores predictivos o las probabilidades de enfermedad posprueba, cuando la sensibilidad y la especificidad son relativamente bajas.[j]

Regresaremos a los ejemplos de una mujer de 23 años y un hombre de 65 que se encontraron al comenzar la sección de Probar una prueba. Como se comentó, confirmar y descartar una enfermedad requiere más que los resultados de una prueba. Requiere hacer la mejor estimación o suposición fundamentada con respecto a la probabilidad de una enfermedad antes de realizar la prueba.

Tabla 9-1 Relación entre la probabilidad antes y después de la prueba de la enfermedad con sensibilidad del 80% y especificidad del 90%

Probabilidad antes de la prueba (%)	Probabilidad después de la prueba de la enfermedad si resulta positiva, es decir, el valor predictivo de una prueba con resultado positivo (%)	Probabilidad después de la prueba de no padecer la enfermedad si resulta negativa, es decir, el valor predictivo de una prueba con resultado negativo (probabilidad de la enfermedad)
1	7.5	99.8% (0.2%)
10	47.1	97.6% (2.4%)
50	88.9	81.8% (18.2%)
90	98.6	33.3% (66.7%)

[j] Debe considerarse que el valor predictivo del resultado positivo de una prueba y el de una con resultado negativo se pueden calcular directamente a partir de una tabla de 2 × 2 si el número de personas con y sin la enfermedad en la población se refleja en dicha tabla. En esta situación, el valor predictivo del resultado positivo de una prueba es igual al número de verdaderos positivos dividido entre la suma de los verdaderos positivos más el número de falsos positivos. El valor predictivo de una prueba con resultado negativo se puede calcular como el número de negativos verdaderos dividido entre la suma del número de estos más el de falsos negativos. El valor predictivo del resultado positivo de una prueba indica la probabilidad de que la enfermedad esté presente de acuerdo con la prueba estándar de referencia si la prueba índice es positiva. El valor predictivo del resultado negativo de una prueba indica la probabilidad de que la enfermedad esté ausente según la prueba estándar de referencia si la prueba índice es negativa.

Deben usarse ahora estos ejemplos para demostrar con números el impacto de la probabilidad antes de la prueba de enfermedad sobre la correspondiente después de que se conocen sus resultados, o lo que se llama probabilidad posprueba o su valor predictivo. Para los ejemplos de un hombre de 65 años y una mujer de 23 años, se asumirá que una prueba de esfuerzo tiene una sensibilidad del 80% y una especificidad del 90%. Una vez más, se estará estimando la probabilidad posprueba o sus valores predictivos:

- Una atleta de 23 años con dolor en el tórax y antecedentes familiares de arteriopatía coronaria (asumiendo que su probabilidad antes de la prueba de padecerla es del 1% y su prueba de esfuerzo resulta positiva).

- Un hombre de 65 años con dolor en el tórax y múltiples factores de riesgo de arteriopatía coronaria (asumiendo que su probabilidad de padecerla antes de la prueba es del 50% y su prueba de esfuerzo es ahora negativa).

Se verá cómo estos resultados afectan las probabilidades después de la prueba o valores predictivos. En la tabla 9-1 se encuentra lo siguiente:

- La mujer de 23 años con una probabilidad de arteriopatía coronaria del 1% preprueba y una prueba de esfuerzo positiva tiene un valor predictivo del resultado positivo de una prueba o una probabilidad de la enfermedad posprueba de solo el 7.5%.

- El hombre de 65 años con una probabilidad preprueba de arteriopatía coronaria del 50% y un resultado negativo tiene un valor predictivo o una probabilidad posprueba de *no sufrir* arteriopatía coronaria del 81.8% (tiene una probabilidad cercana al 18% de *presentarla*).

Así, la mujer de 23 años con una prueba de esfuerzo positiva en realidad tiene una probabilidad menor de sufrir arteriopatía coronaria (7.5%) que el hombre de 65 años con una prueba de esfuerzo negativa (18%). Por lo tanto, para muchas pruebas clínicas, es esencial centrarse no solo en los resultados, sino también en la probabilidad de la enfermedad previa a la prueba, para comprender la probabilidad de tener una enfermedad una vez que se conocen los resultados de la prueba.

Otra forma de obtener estos mismos resultados es utilizar un nomograma que permita pasar de la probabilidad antes de la prueba utilizando el cociente de verosimilitudes del resultado de la prueba a obtener una probabilidad de enfermedad posterior a la prueba. En la sección *Aprenda más 9-4* se ilustra el uso de este tipo de nomograma.

Finalmente, se pueden usar tablas de 2 × 2 para mostrar los resultados del teorema de Bayes y permitir calcular los valores predictivos para cualquier probabilidad preprueba completando la tabla y usando la de 2 × 2 para calcular los valores predictivos (*véase* el uso del teorema de Bayes en *Aprenda más 9-5*).

Aceptación clínica

Como se vio, los cocientes de verosimilitudes y las probabilidades de enfermedad antes de la prueba son la información clave necesaria para interpretar los resultados de una prueba. Sin embargo, no son los únicos temas. A menudo, son importantes cuestiones adicionales, como la seguridad, el costo y la aceptación del paciente, especialmente cuando se pide elegir entre las pruebas. Los datos de una investigación pueden ser útiles para responder preguntas como:

- El tipo y frecuencia de los eventos adversos asociados con la prueba.
- La frecuencia con la que se requieren algunas pruebas adicionales si el resultado de la prueba es positivo o negativo y, además, cierta apreciación de los costos.
- Una estimación del cumplimiento terapéutico del paciente como medida de su aceptación.

Como parte de la interpretación de la prueba, deben hacerse este tipo de preguntas. Por ejemplo, es posible que los pacientes de la investigación no regresen o no completen la prueba, lo que sugiere un bajo grado de aceptación. Según la naturaleza de la prueba, esto puede deberse a inconvenientes, molestias o su naturaleza invasiva.

El costo de la prueba generalmente está cubierto por la investigación en sí y no es un factor para la participación o no del paciente. Sin embargo, el costo puede afectar el uso de la prueba en la práctica clínica. Por lo tanto, es útil que el investigador proporcione datos sobre los recursos necesarios, incluido el tiempo de profesionales para realizar e interpretar la prueba. Esto brinda información útil para extrapolar el uso de la prueba a la práctica clínica.

Aprenda más 9-4. Uso del nomograma para calcular la probabilidad de enfermedad después de la prueba

El nomograma de la figura 9-6 permite obtener la probabilidad después de la prueba de una enfermedad si se puede estimar la correspondiente antes de la prueba y si se conoce el cociente de verosimilitudes de los resultados de la prueba.

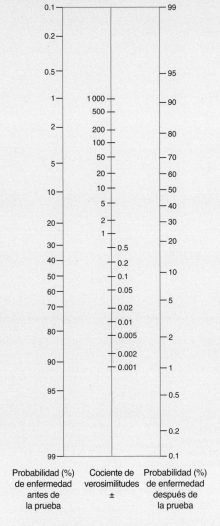

| Probabilidad (%) de enfermedad antes de la prueba | Cociente de verosimilitudes ± | Probabilidad (%) de enfermedad después de la prueba |

FIGURA 9-6 Nomograma que se puede utilizar para relacionar la probabilidad antes de la prueba de enfermedad, con la probabilidad después de la prueba o los valores predictivos con el uso de los cocientes de verosimilitudes (modificado de Fagan TJ. Nomogram for Bayes' theorem. *N Engl JMed.* 1975;293:257).

Para usar el nomograma, se hace lo siguiente:

1. Estimar la probabilidad antes de la prueba o la probabilidad previa.
2. Encontrar en la literatura médica el cociente de verosimilitudes de resultado negativo o positivo de la prueba.
3. Trazar una línea recta a través de estos dos puntos y extenderse hasta la línea de probabilidad de enfermedad después de la prueba para obtener una estimación de la probabilidad después de la prueba.

(*continúa*)

Para la mujer de 23 años de edad, se comienza con una probabilidad de enfermedad antes de la prueba del 1% y se obtiene una prueba de esfuerzo positiva. El cociente de verosimilitudes de una prueba de esfuerzo por ejercicio positiva es de 8. Por lo tanto, como se ilustra en la figura 9-7, la probabilidad de coronariopatía después de la prueba es del 7.5%.

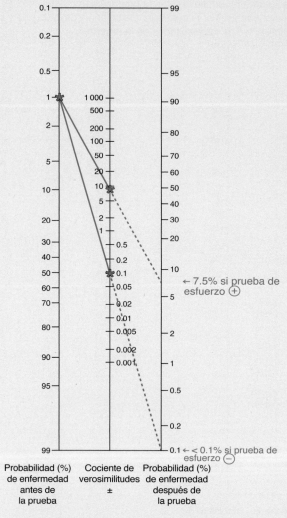

Probabilidad (%) de enfermedad antes de la prueba   Cociente de verosimilitudes ±   Probabilidad (%) de enfermedad después de la prueba

FIGURA 9-7 **Nomograma aplicado a mujeres de 23 años de edad para calcular el valor predictivo de una prueba con resultado positivo.**

Para el hombre de 65 años de edad, se comienza con una probabilidad antes de la prueba del 50% y se obtiene una prueba de esfuerzo negativa. El cociente de verosimilitudes de una prueba de esfuerzo por ejercicio negativa es de 0.22. Por lo tanto, como se ilustra en la figura 9-8, la probabilidad de arteriopatía coronaria después de la prueba es del 18%.

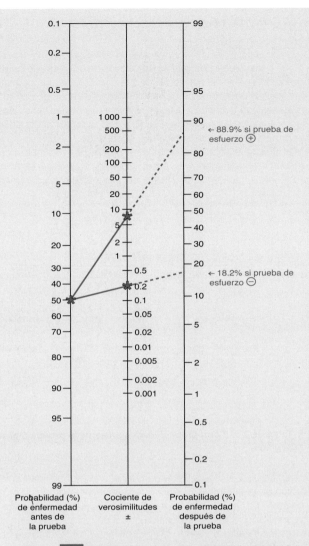

FIGURA `9-8` **Nomograma aplicado al hombre de 65 años de edad para calcular el valor predictivo de una prueba con resultado negativo.**

Estos resultados son los mismos encontrados cuando se usó la forma de cociente de probabilidades (*odds ratio*) del teorema de Bayes. También son los mismos que se obtendrían si se usasen tablas de 2 × 2. Debido a que se están tratando tres formas diferentes de uso del teorema de Bayes, se espera que todos los resultados sean iguales.

(*continúa*)

Aprenda más 9-5. Uso de tablas de 2 × 2 para calcular valores predictivos

El uso de tabla de 2 × 2 para calcular los valores predictivos de un resultado positivo y uno negativo de una prueba se inicia con tablas de 2 × 2 en blanco, que permiten comparar los resultados de la prueba índice de la enfermedad de acuerdo con las pruebas estándar de referencia o estándar ideal. En la figura 9-9 se muestran las tablas de 2 × 2 para las probabilidades antes de la prueba del 1%, 10%, 50% y 90%. Para la situación de una probabilidad preprueba del 1%, este implica que 10 de cada 1000 personas padecen la enfermedad. Para el 10% de probabilidad antes de la prueba, el 10% implica que 100 de 1000 individuos padecen la enfermedad, y así sucesivamente. Nótese que estas cifras se colocan en la parte inferior de cada tabla de 2 × 2 e indican el total con y sin enfermedad.

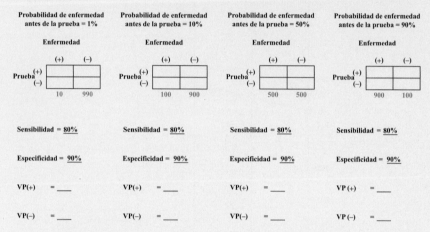

FIGURA **9-9** **Tabla de 2 × 2 con probabilidades antes de la prueba o prevalencia del 1%, 10%, 50% y 90%.**

Una vez que las tablas de 2 × 2 se ajustan para reflejar la probabilidad antes de la prueba o prevalencia de la enfermedad, y ya que se identifican su sensibilidad y especificidad, se pueden usar estas últimas para incluirlas en las tablas de 2 × 2. Para el caso del 1%, una sensibilidad del 80% significa que 8 de los 10 individuos con la enfermedad serán positivos reales y 2 serán falsos positivos. Por lo tanto, se puede completar el cuadro superior izquierdo con 8 y el cuadro inferior izquierdo con 2.

Usando el mismo abordaje, se pueden completar los cuadros en el lado derecho de la tabla de 2 × 2 para el 1% de probabilidad antes de la prueba utilizando la especificidad. Entre las 990 personas sin la enfermedad, el 90% será de resultados negativos reales y el 10% falsos negativos. Por lo tanto, 0.90 × 990=891 y 0.10 × 990=99. Así, se puede completar el cuadro superior derecho con 99 y el inferior derecho con 891. Las tablas de 2 × 2 se pueden completar para el 10%, 50% y 90% de probabilidad de enfermedad antes de la prueba utilizando el mismo método.

En la figura 9-10 se muestran las cuatro tablas completas de 2 × 2, con los valores predictivos de una prueba positiva y el valor predictivo de una negativa.[k]

---

[k] El valor predictivo del resultado negativo de una prueba indaga: ¿cuál es la probabilidad de que la enfermedad esté ausente después de obtener un resultado negativo de la prueba? En ocasiones, es posible ver en su lugar esta información presentada como *tasa de resultados falsos negativos*. La tasa de resultados falsos negativos es la probabilidad de que la enfermedad esté presente después de obtener un resultado negativo de la prueba. Por lo tanto, el valor predictivo de una tasa de resultados falsos negativos y uno negativo falso suma 100%.

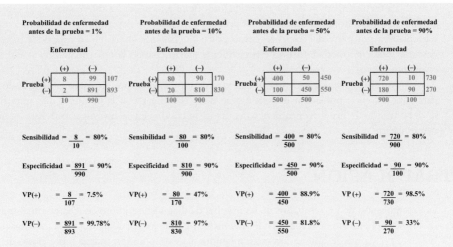

Probabilidad de enfermedad antes de la prueba = 1%			Probabilidad de enfermedad antes de la prueba = 10%			Probabilidad de enfermedad antes de la prueba = 50%			Probabilidad de enfermedad antes de la prueba = 90%		

Enfermedad tables:

1%
Prueba	(+)	(−)	
(+)	8	99	107
(−)	2	891	893
	10	990	

10%
Prueba	(+)	(−)	
(+)	80	90	170
(−)	20	810	830
	100	900	

50%
Prueba	(+)	(−)	
(+)	400	50	450
(−)	100	450	550
	500	500	

90%
Prueba	(+)	(−)	
(+)	720	10	730
(−)	180	90	270
	900	100	

Sensibilidad $= \frac{8}{10} = 80\%$ Sensibilidad $= \frac{80}{100} = 80\%$ Sensibilidad $= \frac{400}{500} = 80\%$ Sensibilidad $= \frac{720}{900} = 80\%$

Especificidad $= \frac{891}{990} = 90\%$ Especificidad $= \frac{810}{900} = 90\%$ Especificidad $= \frac{450}{500} = 90\%$ Especificidad $= \frac{90}{100} = 90\%$

VP(+) $= \frac{8}{107} = 7.5\%$ VP(+) $= \frac{80}{170} = 47\%$ VP(+) $= \frac{400}{450} = 88.9\%$ VP(+) $= \frac{720}{730} = 98.5\%$

VP(−) $= \frac{891}{893} = 99.78\%$ VP(−) $= \frac{810}{830} = 97\%$ VP(−) $= \frac{450}{550} = 81.8\%$ VP(−) $= \frac{90}{270} = 33\%$

FIGURA 9-10 Tabla de 2 × 2 rellenada utilizando una prueba con 80% de sensibilidad y 90% de especificidad y el cálculo de valores predictivos.

Para resumir, los pasos para completar y usar las tablas de 2 × 2 son los siguientes:

1. Completar los datos en la fila debajo de la tabla de 2 × 2 para reflejar la prevalencia de la enfermedad en la población, es decir, si es del 1%, entonces por cada persona con la enfermedad, hay 99 sin ella.
2. Utilizar la sensibilidad para completar los dos cuadros de la columna de la izquierda.
3. Emplear la especificidad para completar los dos recuadros de los recuadros de la derecha.
4. Sumar la fila superior de casillas para obtener el número total de positivos.
5. Sumar la fila inferior de casillas para obtener el número total de negativos.
6. Calcular el valor predictivo de un resultado positivo utilizando los datos de la fila superior y su suma.
7. Calcular el valor predictivo de un resultado negativo utilizando los datos de la fila inferior y su suma.

No debería sorprender que los resultados de la forma de tabla de 2 × 2 del teorema de Bayes produzca los mismos resultados que la forma de cociente de verosimilitudes y la de nomograma. Cada forma del teorema de Bayes es útil para propósitos algo diferentes. Cabe esperar que la tabla de 2 × 2 permita comprender cómo el teorema de Bayes utiliza la probabilidad de enfermedad antes de la prueba más la sensibilidad y especificidad para calcular la probabilidad de enfermedad después de la prueba.

Es necesario comunicar los datos sobre seguridad, indicando los efectos secundarios o los eventos adversos asociados con el uso de la prueba con suficiente detalle para permitir al lector comprender la naturaleza y el momento de su presentación.

En el siguiente ejemplo se ilustra cómo los problemas de seguridad, costo y aceptación del paciente pueden influir en la interpretación de qué prueba usar:

Miniestudio 9-5 Se compararon dos pruebas para cálculos biliares. La prueba A tiene un LR(+) ligeramente mayor y un LR(−) algo más bajo, lo que indica que la prueba A es un poco mejor para confirmar cálculos biliares y también descartarlos. Sin embargo, la prueba A fue más costosa, se asoció con más eventos adversos y resultó en más molestias para el paciente. Los investigadores recomendaron que la prueba A se usase solo cuando la condición clínica del paciente pareciera potencialmente mortal.

La recomendación de los investigadores tiene en cuenta las diferencias en el costo, los efectos secundarios y las molestias. El uso de las pruebas a menudo se determina tanto por su costo, seguridad y aceptación por parte del paciente, como por pequeñas diferencias en su capacidad para confirmar o descartar una enfermedad. Esto es especialmente cierto cuando la enfermedad no se considera potencialmente mortal.[1]

Ahora que se obtuvo la mayor cantidad de información posible sobre el significado de la prueba para aquellos en la población del estudio, se debe continuar con la pregunta más importante: ¿cómo se debe utilizar la prueba en quienes no fueron incluidos en la investigación? Este es el proceso de extrapolación.

EXTRAPOLACIÓN

La extrapolación de los resultados de las pruebas de diagnóstico, como aquella en otros tipos de investigaciones, es el proceso de ir más allá de las conclusiones de los participantes en la investigación para sacar las correspondiente de quienes no están incluidos. La extrapolación indaga sobre el uso de la prueba en otros entornos.

A la población objetivo

El objetivo de la mayoría de las investigaciones de pruebas es sacar conclusiones sobre su uso en la práctica clínica, es decir, los pacientes en dicha práctica son la población objetivo habitual de la investigación. Al hacer preguntas sobre la utilidad de la prueba en las poblaciones objetivo, se debe incluir la siguiente:

¿Difieren las condiciones para el uso de la prueba en la práctica clínica en formas que probablemente afecten su desempeño?

La extrapolación de los resultados de las pruebas, como la de otros tipos de investigaciones, pide examinar los supuestos que subyacen a las conclusiones a las que se llegó para los participantes en la investigación. Un supuesto clave para las pruebas es que su sensibilidad y especificidad y, por lo tanto, su capacidad de discriminación permanecerán iguales cuando la prueba se aplique a nuevas poblaciones, con menor o mayor prevalencia de la enfermedad. En otras palabras, se suele asumir que la sensibilidad y la especificidad de una prueba son las mismas, independientemente del entorno en el que se utilice.

Por fortuna, esta suposición clave generalmente se mantiene. Sin embargo, cuando se aplica una prueba a una población con una gravedad de la enfermedad muy diferente, su sensibilidad o especificidad y, por lo tanto, su capacidad de discriminación pueden no ser las mismas, como se ilustra en el siguiente ejemplo:

Miniestudio 9-6   La citología de orina se evaluó como un método para diagnosticar el cáncer de vejiga al comparar a aquellos pacientes con uno avanzado y los individuos sanos. Se demostró que la prueba tiene una capacidad de discriminación muy alta. Cuando se usó en la práctica, la prueba no tuvo un buen desempeño y pasó por alto a la mayoría de los pacientes con cáncer de vejiga que aún se encontraba en las primeras etapas, donde el tratamiento era eficaz.

La extrapolación requiere retroceder un paso y echar un vistazo a las suposiciones que se hicieron al investigar la prueba. Si la prueba se aplicó a una población clínica que difiere sustancialmente de la población del estudio, su desempeño en la práctica puede ser decepcionante. Así, la extrapolación más cautelosa es para poblaciones y situaciones clínicas muy similares a las utilizadas en la investigación.

---

[1] A menudo, no está claro cómo combinar las consideraciones de costo, seguridad y aceptación del paciente, es decir, cuánta importancia o peso se le da a cada uno. No existe una fórmula estándar, y estos factores suelen considerarse mediante juicios subjetivos.

Más allá de los datos

Las recomendaciones para el uso de pruebas en la práctica clínica requieren con frecuencia hacer suposiciones adicionales. Al igual que con la extrapolación de los resultados de otros tipos de investigaciones, a menudo se necesita hacerla más allá de los datos. El momento de las pruebas y su frecuencia de uso son problemas típicos que a menudo requieren hacer la extrapolación más allá de los datos. Las cuestiones de frecuencia de uso no solo son un tema clave para los programas de detección precoz, sino que también son relevantes para el seguimiento de un diagnóstico.

Las conclusiones sobre la frecuencia de las pruebas de seguimiento son a menudo extrapolaciones más allá de los datos porque no se basan en el seguimiento real del paciente. Las conclusiones con respecto a la frecuencia de las pruebas de seguimiento a menudo se basan en el conocimiento actual del curso de una enfermedad, así como en las intervenciones disponibles. Cuando estos supuestos subyacentes cambian, es importante ser consciente de la necesidad de reconsiderar la frecuencia del seguimiento, como se ilustra en el siguiente ejemplo:

Miniestudio 9-7   Se recomendó realizar pruebas para detectar la recurrencia del cáncer de próstata cada 6 meses durante 5 años, según la experiencia clínica, lo que indica que la recurrencia por lo general ocurre lentamente y rara vez, o nunca, se repite pasados 5 años. Se desarrolló un tratamiento nuevo y muy exitoso para la recurrencia temprana, lo que llevó a la conclusión de que se necesitaba un seguimiento más frecuente y que las pruebas de seguimiento deberían extenderse durante 10 años.

Por lo tanto, el uso de pruebas en la práctica clínica está sujeto a cambios con el tiempo, dependiendo de varios factores, incluidas las opciones de tratamiento disponibles. Las pruebas siempre deben verse como un medio para lograr un fin. Cuando las opciones de tratamiento cambian, a menudo se necesita reconsiderar el uso de pruebas.

A otros entornos o poblaciones

Hacer extrapolaciones a otros entornos o poblaciones puede ser obvio, como cuando se aplican los resultados obtenidos en un país a otro con un espectro de enfermedad muy diferente. Puede ser más sutil, como se ilustra en el siguiente ejemplo:

Miniestudio 9-8   En años recientes se desarrolló una prueba para la colecistitis aguda y se evaluó su rendimiento diagnóstico en un estudio cuidadosamente realizado de un conjunto de pacientes con síntomas compatibles con la colecistitis. Los pacientes en la investigación fueron objeto de la nueva prueba dentro de las 24 h siguientes a la presentación inicial con síntomas. Se encontró que la nueva prueba mejoraba el diagnóstico de colecistitis aguda en comparación con otras estándar. Para que la prueba sea práctica en la clínica, los autores recomiendan usarla dentro de las 72 h posteriores al primer inicio de los síntomas compatibles con colecistitis en el paciente.

Las recomendaciones de los investigadores indican un abordaje de implementación diferente al que investigaron. Los participantes fueron evaluados dentro de las 24 h posteriores al inicio de los síntomas. Al extrapolar a la práctica clínica, recomendaron que la prueba se realizase dentro de las 72 h siguientes al inicio de los síntomas. Aunque esto puede ser una adaptación necesaria a las realidades de la práctica clínica, es importante reconocer que la población que se está evaluando ahora puede ser muy diferente. Al hacer esta extrapolación, los investigadores suponen que la demora en las pruebas no afectará el desempeño. Esta suposición puede ser cierta o no.

Extender el período para la derivación de pacientes más allá del de la investigación puede afectar tanto a aquellos que se envían como al desempeño de la prueba. Extender el tiempo de uso puede llevar a la aplicación de la prueba a poblaciones muy diferentes en un entorno bastante disímil. La extensión temporal puede llevar a un uso mucho más generalizado de una prueba, y es posible que su rendimiento no cumpla con las expectativas. Con las pruebas, como con otros tipos de investigaciones, la extrapolación puede ponerlas en peligro y dejarlas en el limbo. Reconocer la realización de una extrapolación es clave para apreciar sus posibles consecuencias.

Hasta ahora, se examinó la aplicación del marco MAARIE a una investigación de pruebas de diagnóstico. Para revisar y aplicar el marco MAARIE para probar una prueba, veamos las siguientes preguntas por formular al probar una prueba.

 Preguntas por formular: al probar una prueba

Estas preguntas por formular se pueden usar como una lista de verificación al leer artículos de investigación sobre pruebas de diagnóstico.

Método: el propósito y la población de la investigación.
1. **Propósito:** ¿cuál es el propósito de la investigación?
2. **Población de estudio:** ¿cuáles son los criterios de inclusión y exclusión?
3. **Tamaño de la muestra:** ¿cuál es el tamaño de la muestra?

Asignación: los participantes y las pruebas.
1. **Reclutamiento:** ¿cómo se reclutan los participantes?
2. **Proceso de asignación:** ¿el proceso de asignación evita los sesgos de espectro y verificación?
3. **Realización de pruebas:** ¿cómo se realizan las pruebas índice y estándar de referencia?

Análisis: medición de los resultados de las pruebas índice y estándar de referencia.
1. **Definición de resultados positivos y negativos:** ¿cómo se definen los resultados positivos y negativos para las pruebas índice?
2. **Precisión y exactitud:** ¿qué tan precisas (reproducibles) son las pruebas índice?
3. **Completud:** ¿qué tan completos e inequívocos son los resultados de la prueba?

Resultados: rendimiento de las pruebas índice en comparación con la estándar de referencia.
1. **Estimaciones: sensibilidad, especificidad y capacidad de discriminación:** ¿qué tan bien se desempeñan las pruebas índice entre aquellos sujetos con y sin la enfermedad, según lo definido por la prueba estándar de referencia?
2. **Inferencia:** ¿cuáles son los intervalos de confianza alrededor de las estimaciones?
3. **Capacidad diagnóstica:** ¿qué tan bien se desempeñan las pruebas, teniendo en cuenta la importancia relativa y las características de aquellas con resultados falsos positivos y negativos?

Interpretación: conclusiones para los participantes en la investigación.
1. **Confirmar y descartar enfermedades:** ¿qué prueba índice funciona mejor para confirmar y descartar una enfermedad?
2. **Posibilidad de enfermedad después de la prueba (teorema de Bayes):** ¿qué tan bien funcionan las pruebas en el diagnóstico de la enfermedad cuando se tiene en cuenta su probabilidad antes de la prueba?
3. **Aceptación clínica:** ¿hay datos sobre la aceptación, el costo o la seguridad del paciente que deban tenerse en cuenta al decidir si utilizar la(s) prueba(s) o cuándo?

Extrapolación: conclusiones para los sujetos no incluidos en la investigación.
1. **A la población objetivo:** ¿difieren las condiciones para el uso de la prueba en la práctica clínica en formas que probablemente afecten su desempeño?
2. **Más allá de los datos:** ¿los investigadores han ido más allá de los datos para sacar conclusiones sobre el momento de las pruebas o su frecuencia de uso, etcétera?
3. **A otros entornos o poblaciones:** ¿han indicado los investigadores cómo deben implementarse las pruebas índice en otros entornos o poblaciones?

PREGUNTAS DE REVISIÓN

1. **Utilice los siguientes datos de prueba para seleccionar la mejor respuesta:**

	Prueba estándar ideal de la enfermedad (+)	Prueba estándar ideal de la enfermedad (−)
Prueba índice (+)	90	5
Prueba índice (−)	10	95

La sensibilidad de la prueba índice es del:

    A. 100%
    B. 95%
    C. 94.7%
    D. 90%
    E. Ninguna de las anteriores

2. **Utilice los siguientes datos de prueba para seleccionar la mejor respuesta:**

	Prueba estándar ideal de la enfermedad (+)	Prueba estándar ideal de la enfermedad (−)
Prueba índice (+)	90	5
Prueba índice (−)	10	95

La especificidad de la prueba índice es del:

    A. 100%
    B. 95%
    C. 94.7%
    D. 90%
    E. Ninguna de las anteriores

	Prueba estándar ideal de la enfermedad (+)	Prueba estándar ideal de la enfermedad (−)
Prueba índice (+)	90	5
Prueba índice (−)	10	95

3. **Utilice los siguientes datos de prueba para seleccionar la mejor respuesta:**

El cociente de verosimilitudes de una prueba índice positiva es:

    A. 20
    B. 18
    C. 0.95
    D. 0.05
    E. Ninguno de los anteriores

4. Utilice los siguientes datos de prueba para seleccionar la mejor respuesta:

	Prueba estándar ideal de la enfermedad (+)	Prueba estándar ideal de la enfermedad (−)
Prueba índice (+)	90	5
Prueba índice (−)	10	95

Si la probabilidad antes de la prueba de una enfermedad es del 1%, ¿entonces cuál es el valor predictivo de una prueba índice con resultado positivo?

    A. 99.5%

    B. 98.5%

    C. 94.7%

    D. 20.3%

    E. 15.4%

5. Indique qué principio de prueba se ilustra mejor en el siguiente ejemplo:

Se comparó una nueva prueba rápida para la exposición a la tuberculosis con la del derivado proteínico purificado (PPD), la cual se utilizó como estándar de referencia para evaluar su capacidad para detectar dicha exposición. La prueba tuvo una sensibilidad del 95% y una especificidad del 80%. Cuando se usó en la práctica clínica durante un período prolongado en los mismos tipos de pacientes, se encontró que la nueva prueba funcionaba mejor que la del PPD.

    A. La sensibilidad y la especificidad pueden obtenerse de individuos que, de manera inequívoca, presentan o no la enfermedad. Cuando se aplica en la práctica, la sensibilidad y la especificidad pueden ser más bajas de lo esperado

    B. La sensibilidad o especificidad pueden ser diferentes cuando se aplica una prueba a otras poblaciones

    C. Incluso si la sensibilidad y la especificidad siguen siendo las mismas, la probabilidad de la enfermedad antes de la prueba puede tener un gran impacto en la correspondiente después de que se obtienen los resultados

    D. La exactitud de la sensibilidad y la especificidad depende de la presencia de un estándar de referencia exacto y preciso para la comparación. Debido a que la nueva prueba se compara con el estándar ideal, no puede desempeñarse mejor

6. Indique qué principio se ilustra mejor en el siguiente ejemplo:

Se comparó una prueba índice para el cáncer de mama con el estándar de referencia actual en mujeres de 50 años de edad o más. La prueba índice tuvo una sensibilidad del 99% y una especificidad del 95%. Cuando se utilizó posteriormente en mujeres de entre 30 y 40 años de edad, la prueba tuvo una sensibilidad del 90% y una especificidad del 85%.

    A. La sensibilidad y la especificidad pueden obtenerse de individuos que, de manera inequívoca, presentan o no la enfermedad. Cuando se aplica en la práctica, la sensibilidad y la especificidad pueden ser más bajas de lo esperado

    B. La sensibilidad o especificidad pueden ser diferentes cuando se aplica una prueba a otras poblaciones

    C. Incluso si la sensibilidad y la especificidad siguen siendo las mismas, la probabilidad de la enfermedad antes de la prueba puede tener un gran impacto en la correspondiente después de que se obtienen los resultados

    D. La exactitud de la sensibilidad y la especificidad depende de la presencia de un estándar de referencia exacto y preciso para la comparación; debido a que la nueva prueba se compara con la estándar ideal, no puede desempeñarse mejor

7. Utilizando la información de la prueba A y la prueba B, indique cuál se debe usar en la siguiente situación:

Prueba A

	Prueba estándar ideal de la enfermedad (+)	Prueba estándar ideal de la enfermedad (−)
Prueba (+)	95	20
Prueba (−)	5	80

Sensibilidad = 95 / 100 = 95%
Especificidad = 80 / 100 = 80%
Cociente de verosimilitudes de una prueba positiva = sensibilidad / (1 − especificidad) = 4.75
Cociente de verosimilitudes de una prueba negativa = (1 − sensibilidad) / especificidad = 0.0625

	Prueba estándar ideal de la enfermedad (+)	Prueba estándar ideal de la enfermedad (−)
Prueba (+)	80	1
Prueba (−)	20	99

Prueba B

Sensibilidad = 80 / 100 = 80%
Especificidad = 99 / 100 = 99%
Cociente de verosimilitudes de una prueba positiva = sensibilidad / (1 − especificidad) = 80
Cociente de verosimilitudes de una prueba negativa = (1 − sensibilidad) / especificidad = 0.202

¿Cuál es la mejor prueba individual para usar si hay síntomas que sugieren una alta probabilidad de enfermedad antes de la prueba, como del 90%, y se desea confirmar o diagnosticar una enfermedad? En teoría, las pruebas tienen los mismos costos, seguridad y aceptabilidad por parte del paciente, y es igualmente importante evitar resultados falsos positivos y negativos.

    A. Prueba A
    B. Prueba B
    C. No hay diferencia entre las pruebas

8. Utilizando la información de la prueba A y la prueba B, indique cuál se debe usar en la siguiente situación:

	Prueba estándar ideal de la enfermedad (+)	Prueba estándar ideal de la enfermedad (−)
Prueba (+)	95	20
Prueba (−)	5	80

Prueba A

Sensibilidad = 95 / 100 = 95%
Especificidad = 80 / 100 = 80%
Cociente de verosimilitudes de una prueba positiva = sensibilidad / (1 − especificidad) = 4.75
Cociente de verosimilitudes de una prueba negativa = (1 − sensibilidad) / especificidad = 0.0625

Prueba B

	Prueba estándar ideal de la enfermedad (+)	Prueba estándar ideal de la enfermedad (−)
Prueba (+)	80	1
Prueba (−)	20	99

Sensibilidad = 80 / 100 = 80%
Especificidad = 99 / 100 = 99%
Cociente de verosimilitudes de una prueba positiva = sensibilidad / (1 − especificidad) = 80
Cociente de verosimilitudes de una prueba negativa = (1 − sensibilidad) / especificidad = 0.202

¿Cuál es la mejor prueba para usar si hay una baja probabilidad antes de la prueba de una enfermedad y se desea descartarla? En teoría, las pruebas tienen los mismos costos, seguridad y aceptabilidad por parte del paciente, y es igualmente importante evitar resultados falsos positivos y negativos.

    A. Prueba A
    B. Prueba B
    C. No hay diferencia entre las pruebas

9. **¿Cuál de los siguientes factores influye en la selección de la prueba que se utilizará para confirmar una enfermedad en la práctica clínica?**
    A. Cocientes de verosimilitudes de una prueba positiva
    B. Seguridad de la prueba
    C. Aceptabilidad por parte de los pacientes
    D. Costo de la prueba
    E. Todos los anteriores

10. **Todo lo siguiente es cierto para la superficie bajo la ROC, EXCEPTO:**
    A. Es una medida de la capacidad de discriminación de la prueba
    B. Se puede comparar con 0.50 para medir la información adicional proporcionada por la prueba
    C. Incorpora la importancia relativa de los resultados falsos positivos y negativos
    D. Se puede utilizar para ayudar a seleccionar el mejor punto de corte para definir los resultados de prueba positivos y negativos

RESPUESTAS A LAS PREGUNTAS DE REVISIÓN

1. **La respuesta es D.** La sensibilidad es la proporción de personas con la enfermedad según el estándar de referencia, positivos según la prueba índice. La sensibilidad puede considerarse positiva en presencia de enfermedad. Por lo tanto, la sensibilidad es 90 / 100 = 0.90 = 90%.

2. **La respuesta es B.** La especificidad es la proporción de personas sin la enfermedad según el estándar de referencia, negativos según la prueba índice. La especificidad puede considerarse negativa en presencia de salud. Por lo tanto, la especificidad es 95 / 100 = 0.95 = 95%.

3. **La respuesta es B.** El cociente de verosimilitudes expresa la cantidad de información contenida en una prueba positiva. Mide la probabilidad de que la prueba sea positiva si la enfermedad está presente, dividida entre la de que lo sea en su ausencia. El cociente de verosimilitudes se puede calcular como la sensibilidad / (1 − especificidad). Por lo tanto, el cociente de verosimilitudes de una prueba positiva es 0.90 / 1 − 0.95 = 18.

4. **La respuesta es E.** La probabilidad antes de la prueba del 1% implica que, de los 10 000 individuos, 100 presentarán la enfermedad definida por el estándar ideal y 9 900 no. Utilizando la sensibilidad del 90% y la especificidad del 95%, es posible completar la tabla de 2 × 2 de la siguiente manera:

	Prueba estándar ideal de la enfermedad (+)	Prueba estándar ideal de la enfermedad (−)
Prueba índice (+)	90	495
Prueba índice (−)	10	9 405
	100	990

Para calcular el valor predictivo de un resultado positivo, ahora es posible hacerlo del número total de pruebas índice positivas que se producirán en esta situación. El número total de pruebas índice positivas es igual a 90 + 495 = 585. El valor predictivo de un resultado positivo es igual a los positivos reales / positivos totales o 90 / 585 = 0.154 = 15.4%.

5. **La respuesta es D.** El PPD no es una prueba particularmente buena para usarse como estándar de referencia. No es ni muy precisa ni exacta. Por desgracia, no hay un estándar de referencia confiable para la exposición a la tuberculosis. Cuando esta es la situación, siempre hay la posibilidad de que una nueva prueba se desempeñe mejor que la estándar ideal.

El método utilizado para medir la sensibilidad y la especificidad interpreta las inconsistencias a favor del estándar de referencia tradicional. Por lo tanto, si los resultados de la nueva prueba son diferentes del PPD, este se considera correcto. Es posible que se necesiten muchos años de uso clínico para establecer que la nueva prueba en realidad se desempeña mejor que la estándar ideal tradicional.

6. **La respuesta es B.** Es posible que una prueba que funcione muy bien en una población no pueda detectar la enfermedad en otra. Con el cáncer de mama, por ejemplo, puede ser más difícil detectar la enfermedad en mujeres jóvenes con tejido mamario glandular más extenso. Además, es posible que una prueba no funcione tan bien en una enfermedad temprana como en una más avanzada. Cuando se aplica una prueba a una nueva población, a menudo se asume que la sensibilidad y la especificidad siguen siendo las mismas. Esta puede no ser siempre la situación, como se ilustra en este ejemplo.

7. **La respuesta es B.** La mejor prueba para confirmar o diagnosticar una enfermedad, si todo lo demás permanece igual, es aquella con el mayor cociente de verosimilitudes de un resultado positivo. El cociente de verosimilitudes de una prueba con resultado positivo expresa dicha probabilidad si la enfermedad está presente dividida entre la correspondiente en su ausencia. Cuanto mayor sea la probabilidad de resultado positivo de una prueba, más información proporciona para descartar una enfermedad. La prueba B tiene un índice de probabilidad mayor de un resultado positivo.

8. **La respuesta es A.** La mejor prueba individual para descartar una enfermedad, en igualdad de condiciones, es aquella con el mayor cociente de verosimilitudes de un resultado negativo. El cociente de verosimilitudes del resultado negativo de una prueba expresa aquella cuando la enfermedad está presente dividida entre la correspondiente en su ausencia. Cuanto menor sea la probabilidad del resultado negativo de una prueba, más información proporciona para descartar una enfermedad. La prueba A tiene una probabilidad menor de un resultado negativo.

9. **La respuesta es E.** El cociente de verosimilitudes del resultado positivo de una prueba no es el único factor que debe tenerse en cuenta al seleccionar una prueba para confirmar (o descartar) una enfermedad. Cuando hay más de una prueba disponible, otros factores pueden influir legítimamente en la elección de cuál usar. Estos factores incluyen la seguridad y aceptabilidad de la prueba para los pacientes y su costo.

10. La respuesta es C. La superficie bajo la ROC se puede calcular como (sensibilidad + especificidad) / 2. Esta es la misma fórmula que se usa para calcular la capacidad de discriminación. Al interpretar la superficie bajo la ROC o la capacidad de discriminación, es importante reconocer que esta última de 0.50 o 50% indica que no se obtiene información adicional de la prueba.

La superficie bajo la ROC se puede calcular para varios puntos de corte diferentes. El que tenga la superficie más grande debajo de la ROC puede usarse para establecer el mejor punto de corte. Sin embargo, es importante recordar que la superficie bajo la ROC, como la capacidad de discriminación, no tienen en cuenta la importancia relativa de los resultados falsos negativos y positivos, que se tratan como si tuvieran la misma importancia.

Referencias

1. Mayer D. *Essential Evidence-Based Medicine*. 2nd ed. Cambridge, UK: Cambridge University Press; 2010.
2. Sox HC, Blatt MA, Higgins MC, et al. *Medical Decision Making*. Boston, MA: Butterworth-Heinemann; 1988.
3. Fletcher GS. *Clinical Epidemiology: The Essentials*. 6th ed. Baltimore. MD: Lippincott Williams & Wilkins; 2021.
4. Guyatt G, Rennie D, Meade MO, et al. *Users' Guides to the Medical Literature: A Manual for Evidence-Based Practice*. 3rd ed. Chicago, IL: AMA Press; 2014.
5. Greenberg RS. *Medical Epidemiology: Population Health and Effective Health Care*. 5th ed. New York: Lange Medical Books; 2015.

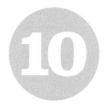

Detección sistemática de enfermedades asintomáticas

La detección sistemática (cribado o tamizaje) de enfermedades asintomáticas es una aplicación importante del principio de prueba que se examinó en los capítulos 8 y 9. En este capítulo, la base es lo comentado sobre las pruebas y se aplica a la detección sistemática de enfermedades asintomáticas.

DETECCIÓN SISTEMÁTICA[1-3]

Criterios para una detección sistemática exitosa

La detección sistemática es una forma especial de prueba que tiene como objetivo detectar enfermedades específicas en personas asintomáticas. El objetivo de la detección sistemática de una enfermedad es identificar a los individuos asintomáticos que la padecen para poder intervenir y mejorar los resultados.[a]

Al evaluar una prueba de detección sistemática, es útil usar una serie de criterios ideales para justificarla. Aunque pocas pruebas de cribado cumplen todos los criterios siguientes, estos proporcionan un estándar ideal con el que se pueden comparar las pruebas particulares:

1. **Morbilidad y mortalidad sustanciales:** la enfermedad o afección a menudo conduce a la muerte o la discapacidad.
2. **La detección temprana mejora el resultado:** la detección precoz es posible y mejora el pronóstico.
3. **La detección sistemática es factible:** puede identificar y probar un grupo de alto riesgo utilizando una estrategia de prueba con un buen rendimiento diagnóstico.
4. **La detección sistemática es aceptable y eficiente:** la estrategia de prueba tiene daños, costos y aceptación del paciente adecuados.

Veamos cómo se pueden utilizar estos criterios para evaluar el uso de las pruebas de cribado.

Morbilidad y mortalidad sustanciales

La importancia de seleccionar enfermedades que producen una morbilidad y mortalidad considerables es el punto de partida clave para la detección sistemática. La morbilidad puede incluir discapacidades, como ceguera o accidentes cerebrovasculares, o un período prolongado de atención médica costosa, como diálisis renal o el tratamiento de la arteriopatía coronaria. A pesar de la importancia de identificar las alteraciones que producen una morbilidad o mortalidad sustancial para la detección sistemática, estas afecciones pueden ser ignoradas, como se ilustra en el siguiente ejemplo:

 Miniestudio 10-1 Se está considerando la detección sistemática de hemorroides asintomáticas para todos los adultos. Se encuentra que la afección tiene una alta prevalencia. Sin embargo, no se recomendó su cribado porque también se encontró que producían poca morbilidad o mortalidad.

---

[a] *Asintomático* implica que el individuo no presenta manifestaciones de la enfermedad para la que se utiliza la prueba de detección sistemática. Las personas pueden padecer otras enfermedades o presentar otros síntomas. La denominación *detección sistemática* (*screening*) se puede emplear con otros significados algo diferentes. Las pruebas se pueden usar en presencia de síntomas cuando el médico desea probar varias medidas fisiológicas o una variedad de posibles enfermedades. La detección sistemática también puede referirse a un conjunto de pruebas diseñadas para diferenciar la causa de un patrón clínico, como la detección de fármacos en presencia de manifestaciones clínicas de una intoxicación. La detección sistemática de enfermedades asintomáticas también debe distinguirse del *rastreo de casos*. El rastreo de casos, por lo general, pero no siempre, se refiere a la identificación de un individuo con una enfermedad contagiosa con la intención de localizar y tratar a sus contactos.

A pesar de la alta prevalencia de hemorroides asintomáticas, la baja morbilidad y mortalidad las convierte en malas candidatas para la detección sistemática. Una afección frecuente que presenta poco daño a las personas no es una buena candidata para la detección sistemática.

La detección temprana mejora el resultado

La evidencia que respalda la capacidad de detectar enfermedades en una etapa temprana a menudo proviene de estudios que comparan la etapa entre las personas diagnosticadas mediante exámenes de detección sistemática con la de aquellas cuyo diagnóstico se hizo en el curso habitual de la atención médica. Se pueden comparar las probabilidades de identificar una enfermedad en etapas tempranas mediante la detección sistemática y el curso habitual de la atención médica. Si existe una mayor probabilidad de identificar una enfermedad temprana mediante el cribado, los resultados sugieren que la detección temprana es posible en individuos asintomáticos, como se ilustra en el siguiente ejemplo:

 Miniestudio 10-2 Se comparó una investigación del diagnóstico de cáncer de mama a través de una autoexploración mensual y un examen clínico anual, con el diagnóstico obtenido utilizando estos métodos así como la mastografía anual en mujeres de 50 años de edad o más. La investigación reveló que el uso de la mastografía aumentó la probabilidad de hacer el diagnóstico de cáncer de mama en un estado anterior de la enfermedad.

Sin embargo, lograr una identificación temprana de una enfermedad no es necesariamente lo mismo que detectar una afección que continuará causando morbilidad o mortalidad. Es posible que la enfermedad identificada mediante la detección sistemática nunca llegue a ser clínicamente importante, como se ilustra en el siguiente ejemplo:

 Miniestudio 10-3 Una nueva prueba permite detectar el cáncer de tiroides en el 20% de los hombres mayores de 80 años. Los cánceres tiroideos detectados en estos hombres mediante la nueva prueba corresponden por lo general a focos microscópicos que se encuentran en una etapa más temprana que los diagnosticados durante el curso de la atención médica. Los investigadores están entusiasmados con la probabilidad de una detección temprana del cáncer de tiroides y argumentan que esta prueba posiblemente sea útil en hombres mayores de 80 años.

La capacidad para detectar el cáncer de forma temprana no es lo mismo que la de detectar los que tal vez se convertirán en casos clínicamente importantes. Los hombres mayores a menudo mueren con cáncer de tiroides en lugar de hacerlo a causa de él. El objetivo de la detección temprana no es solo identificar el cáncer temprano, sino también aquellos casos en los que se necesita un tratamiento eficaz para prevenir su progresión a una etapa clínicamente importante.

No se debe recomendar la detección sistemática, excepto si se dispone de una intervención que pueda mejorar el resultado de los pacientes así identificados. Por lo tanto, a menos que exista un tratamiento u otras intervenciones eficaces que lo sean más cuando se usan al comienzo de la enfermedad, por lo general, no hay razón para realizar su detección sistemática. En consecuencia, la capacidad para identificar enfermedades en una etapa temprana no es suficiente para cumplir con este segundo criterio de la detección sistemática. Debe disponerse de un tratamiento eficaz que lo sea más cuando se utilice durante la fase asintomática.[b]

---

[b] En ocasiones, la detección sistemática puede valer la pena por otras razones. Puede que valga la pena detectar las enfermedades transmisibles para prevenir su propagación, incluso si no se dispone de un tratamiento eficaz.

El beneficio de la detección sistemática se demuestra idealmente mediante un estudio controlado aleatorizado donde se asigna a los pacientes al azar para un grupo de detección sistemática y uno de control, de atención médica habitual.[c]

A menudo, sin embargo, no se pueden hacer estudios controlados aleatorizados con seguimiento a largo plazo. Así, con frecuencia la base la constituyen los estudios de cohortes, que comparan el resultado de los grupos que son examinados con el de los que no. Estos estudios pueden ofrecer datos importantes que sugieren la capacidad de las pruebas de detección sistemática para mejorar con éxito el resultado.

Los estudios de cohortes de detección sistemática, no obstante, son susceptibles a resultados engañosos por el *sesgo del tiempo de espera*. Este sesgo es resultado de comparar el tiempo transcurrido desde el diagnóstico hasta un resultado, como la muerte, entre los sujetos diagnosticados mediante la detección sistemática y aquellos durante el curso habitual de la atención médica. El potencial del sesgo del tiempo de espera se ilustra en el siguiente ejemplo:

Miniestudio 10-4 Se realizó un programa de detección sistemática del cáncer de pulmón por radiografía en un grupo de fumadores a quienes se pidió que participaran. Sus resultados se compararon con los de las personas de un grupo de control cuyo cáncer de pulmón se diagnosticó en el curso habitual de la atención médica. Los individuos de los grupos de estudio y de control se emparejaron por edad y número de cajetillas-año de consumo de cigarrillos. El grupo examinado tuvo una supervivencia mucho mejor un año después de su diagnóstico de cáncer de pulmón, en comparación con la supervivencia un año después del diagnóstico en el grupo de control no examinado.[d]

Incluso si el tratamiento para el cáncer de pulmón no tiene ningún efecto, se esperaría que los resultados del grupo examinado fueran mejores. Al identificar la enfermedad antes, la detección sistemática con radiografías de tórax hace retroceder el momento del diagnóstico. Como se ilustra en la figura 10-1, lamentablemente, la detección sistemática con radiografías de tórax no ha hecho avanzar el momento de la muerte. El aumento del período entre el diagnóstico y la muerte puede deberse enteramente al sesgo del tiempo de espera, es decir, la detección sistemática había conducido a una identificación temprana sin un mejor pronóstico.

Existe una segunda razón por la que comparar poblaciones sometidas y no sometidas a la detección sistemática mediante un estudio de cohortes para evaluar su resultado puede no producir pruebas convincentes de un resultado mejor en la población sometida al cribado. Esto se conoce como *sesgo de duración*. Como se ilustra en la figura 10-2, el sesgo de duración ocurre cuando hay dos tipos diferentes de enfermedad, uno que progresa lentamente y el otro que lo hace rápido, como el cáncer de crecimiento lento y rápido.

Cuando se realiza la detección sistemática inicialmente, la mayoría de los casos que se detectan serán de crecimiento lento. Esto se debe a que los de crecimiento lento permanecen en la etapa presintomática o asintomática durante un período más prolongado y, por lo tanto, constituyen la mayoría de los casos de cáncer identificados mediante detección sistemática. Los de crecimiento rápido, por otro lado, permanecen en la etapa presintomática por un período más breve y constituyen una proporción menor de los casos de cáncer identificados por cribado.

Cuando el sesgo de duración da como resultado la identificación principalmente de pacientes con crecimiento lento y buen pronóstico, parece que la detección sistemática ha hecho su trabajo de

---

[c] Incluso cuando se utiliza un estudio controlado aleatorizado, es necesario realizar un seguimiento de los sujetos diagnosticados con la enfermedad. Deben ser vigilados no solo hasta que sean diagnosticados, sino hasta que hayan tenido la oportunidad de desarrollar el resultado adverso que se espera prevenir. Esto se debe a que un estudio controlado aleatorizado que demuestre una mejoría en el resultado temprano no siempre es suficiente. El resultado en el grupo examinado debe seguir siendo mejor que en los que se someten a los métodos habituales de diagnóstico de la enfermedad, incluso años después de que se detecte.

[d] En los últimos años, la tomografía computarizada (TC) helicoidal mostró resultados prometedores para la detección y el tratamiento tempranos. Ahora es posible encontrar cánceres de pulmón en una etapa en la que aún es factible curarlo. El hecho de que la TC helicoidal sea capaz de identificar un cáncer de pulmón mucho más pequeño puede significar que lo puede hacer en una etapa en la que la detección sistemática temprana no solo es posible, sino que puede mejorar los resultados. A pesar del éxito de la TC helicoidal, es necesario reconocer que se producirá una gran cantidad de falsos positivos, especialmente si no se limita a personas de alto riesgo.

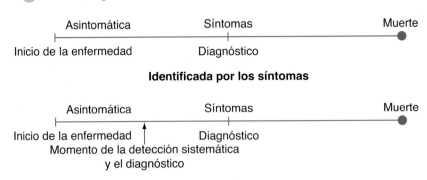

Identificada por los síntomas

Identificada por la detección sistemática

FIGURA 10-1 Sesgo de tiempo de espera, en el que el diagnóstico temprano mediante detección sistemática no altera el resultado.

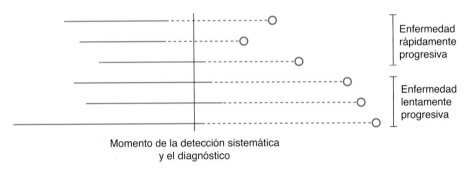

FIGURA 10-2 Sesgo de duración que demuestra por qué los casos de enfermedad de progresión más lenta pueden identificarse mediante la detección sistemática. Las *líneas continuas* indican la fase preclínica; las *punteadas*, la fase clínica; y los *círculos*, la muerte u otro criterio de valoración.

mejorar el resultado. Por desgracia, todo lo que sucedió es la identificación de un grupo con buen pronóstico que tiene un mejor resultado que otro con mal pronóstico compuesto principalmente por pacientes con cáncer de crecimiento rápido.[e]

El sesgo de duración, como el de tiempo de espera, se puede prevenir mediante el uso de grandes estudios controlados aleatorizados, porque se supone que los grupos de estudio y control tienen la misma proporción de pacientes con cánceres de crecimiento lento y rápido. Veamos un ejemplo en el que se ilustra la ventaja de recurrir a un estudio controlado aleatorizado:

Miniestudio 10-5   En un estudio del cáncer de próstata en hombres mayores de 70 años se comparó el tiempo entre el diagnóstico y la muerte de los hombres sometidos a pruebas de detección sistemática con los que fueron diagnosticados en el curso de la atención médica. Los cánceres de próstata tienen una amplia variedad de pronósticos según su velocidad de crecimiento. El investigador descubrió que la detección sistemática produjo incrementos impresionantes en el tiempo transcurrido entre el diagnóstico y la muerte, en comparación con aquellos sin tal detección. Cuando se realizó un estudio controlado aleatorizado, el aumento de la longevidad para los grupos examinado y no examinado fue casi idéntico.

---

[e] El sesgo de duración asume que la enfermedad que progresa lentamente en la etapa presintomática seguirá haciéndolo una vez que ingrese a la fase sintomática. El sesgo de duración puede tenerse en cuenta parcialmente mediante el estudio de grupos que se han sometido antes a la detección sistemática, eliminando así del grupo la mayoría de los casos de larga duración de la enfermedad.

En este ejemplo se ilustra el potencial de un sesgo de duración cuando se trata de una enfermedad con distintas velocidades de progresión. La realización de estudios controlados aleatorizados de detección sistemática puede ser, en ocasiones, la única forma de tener en cuenta el sesgo de duración.

En el caso de las enfermedades o afecciones que causan una morbilidad o mortalidad sustancial y en las que la detección temprana mejora el resultado, idealmente se desearía poder realizar pruebas de cribado para identificar enfermedades asintomáticas. Sin embargo, antes de que se pueda recomendar esto, se deben cumplir dos criterios adicionales: la detección sistemática es factible y es aceptable y eficiente.

La detección sistemática es factible

Necesita un grupo de alto riesgo y más de una prueba

Como se vio, el teorema de Bayes expresa que la probabilidad prepueba de una enfermedad suele tener una relación muy fuerte con la probabilidad después de que se obtienen los resultados de la prueba. Por lo tanto, se necesita una estrategia de cribado que permita identificar un grupo con riesgo suficientemente alto de la enfermedad, y un método de prueba con un rendimiento diagnóstico suficientemente bueno.

Al realizar la detección sistemática, por lo general se está evaluando a individuos presintomáticos o asintomáticos. Por lo tanto, no se puede confiar en sus síntomas para ayudar a estimar la probabilidad de enfermedad antes de la prueba. En su lugar, se debe confiar en la prevalencia de la enfermedad en sí, y en la presencia de factores de riesgo para ayudar a identificar grupos con probabilidades suficientemente altas de enfermedad después de la prueba.

Sin poder identificar a las personas que tienen uno o más factores de riesgo de la enfermedad, a menudo se comenzaría con una probabilidad muy baja antes de la prueba. En el capítulo 9 se ilustraron las probabilidades después de la prueba o los valores predictivos cuando se usa una prueba con sensibilidad del 80% y una especificidad del 90% en una población con una probabilidad del 1%, 10%, 50% y 90% de tener la enfermedad antes de la prueba.

El ejemplo del 1% se utilizó para ilustrar la probabilidad antes de la prueba, cuando los factores de riesgo de una enfermedad común están presentes en una población a la que se hará detección sistemática. En esta situación, era evidente que una sola prueba no sería adecuada para el diagnóstico. En la sección *Aprenda más 10-1* se ejemplifica lo que puede suceder cuando la prevalencia de la enfermedad es aún más baja, como de 1 por cada 1000, lo que podría representar la prevalencia del virus de inmunodeficiencia humana (VIH) en una población de bajo riesgo o general.

Aprenda más 10-1. Pruebas de detección sistemática del VIH

Cuando la probabilidad antes de la prueba es considerablemente inferior al 1%, por ejemplo, en el rango de 1 por cada 1000, es muy difícil lograr una detección exitosa. Esta es la situación incluso cuando se utiliza una prueba con sensibilidad y especificidad altas, como se ilustra en el siguiente ejemplo:

Miniestudio 10-6
La probabilidad antes de la prueba de la infección por VIH es de 1 por 1000 en una población de bajo riesgo. Se tiene disponible una excelente prueba de anticuerpos contra el VIH, con sensibilidad del 99% y especificidad del 98%. Veamos qué sucede cuando se usa esta prueba en una población de 100 000 individuos con una probabilidad de enfermedad antes de la prueba de 1 por cada 1000. Esto se ilustra en la siguiente tabla de 2 × 2.

	Enfermedad (+)	Enfermedad (−)	Total
Prueba (+)	99 = Positivo real	1998 = Falso positivo	2097
Prueba (−)	1 = Falso negativo	97 902 = Negativo real	97 903
Total	100	99 900	

La prevalencia o probabilidad prepueba de infección por VIH de 1 por cada 1000 se refleja en 100 con la enfermedad en comparación con 99 900 sin ella en la tabla de 2 × 2 anterior.

(continúa)

La probabilidad posprueba o el valor predictivo de un resultado positivo de la prueba se puede calcular directamente a partir de esta tabla de 2 × 2 de la siguiente manera:

Valor predictivo positivo de una prueba = positivos reales / (positivos reales + falsos positivos)

$$99 / 2097 = 0.047 = 4.7\%$$

Debe considerarse que incluso después de haber obtenido un resultado positivo de la prueba, la probabilidad de enfermedad sigue siendo inferior al 5%. Por lo tanto, incluso cuando se realiza la detección sistemática con una prueba excelente, en general es importante que se aplique a grupos de personas que tienen probabilidades de enfermedad antes de la prueba considerablemente superiores a 1 por cada 1000.

Un método que se ha utilizado es seguir intentando mejorar la sensibilidad y especificidad de las pruebas de infección por VIH. Si la sensibilidad y la especificidad pueden elevarse a más del 99%, entonces el valor predictivo de un resultado positivo de la prueba podría ser lo suficientemente alto para usarse en una población de bajo riesgo con una probabilidad antes de la prueba en el rango de 1 por cada 1000. A esto se le ha llamado *prueba universal*.

Incluso si las pruebas de detección sistemática pueden alcanzar estos niveles, es importante reconocer que identifican anticuerpos para la enfermedad. Los anticuerpos pueden no aparecer durante 4-8 semanas o incluso más después de la exposición y la posterior infección por el VIH. Por desgracia, durante el período anterior a la aparición de los anticuerpos, el virus está proliferando rápidamente. Este es el período de mayor probabilidad de transmisión. Por lo tanto, las pruebas habituales de anticuerpos pueden ser las menos útiles cuando más se necesitan.

Una posible alternativa al cribado con pruebas de anticuerpos es aquella con pruebas de antígenos, que detectan el ADN o el ARN del virus. Hoy en día, estas pruebas son costosas y pueden producir resultados falsos positivos. Sin embargo, los nuevos métodos pueden hacer que sea factible realizar pruebas de antígenos del VIH para detectar la enfermedad en etapa temprana. Se están investigando ampliamente nuevos abordajes para la detección y la intervención tempranas como formas de afrontar la continua epidemia del VIH.

El cribado del VIH ilustra la importancia de utilizar pruebas con una sensibilidad y especificidad muy altas. También subraya la limitación de incluso las mejores pruebas, que pueden no detectar la enfermedad en la etapa en que la intervención es más eficaz.

Como se vio, se necesita identificar los factores de riesgo de enfermedad que permitan caracterizar a un grupo de individuos que tienen una probabilidad de enfermedad antes de la prueba suficientemente alta. La edad es el factor de riesgo más frecuente, porque muchas enfermedades ocurren predominantemente entre grupos de edad particulares, como los bebés prematuros o los mayores de 50 años. Otros factores de riesgo pueden identificarse mediante criterios tales como antecedentes sexuales (p. ej., VIH), enfermedades previas (p. ej., colitis ulcerosa), exposición ocupacional (p. ej., benceno), antecedentes familiares (p. ej., cáncer de mama en la premenopausia) y etnia o raza (p. ej., rasgo de células falciformes).

Incluso si se puede identificar un grupo de alto riesgo con quizás el 1% de probabilidad de enfermedad antes de la prueba, generalmente es necesario utilizar al menos dos pruebas para diagnosticarla. Si se aplica la excelente prueba con 99% de sensibilidad y 98% de especificidad a un grupo de 10 000 personas con una probabilidad de enfermedad antes de la prueba del 1%, el valor predictivo del resultado positivo de una prueba se obtiene de la siguiente manera:

	Enfermedad (+)	Enfermedad (−)	Total
Prueba (+)	99	198	297
Prueba (−)	1	9 702	9 703
Total	100	9 900	

La probabilidad después de la prueba de la enfermedad una vez obtenido un resultado positivo, es decir, el valor predictivo positivo de una prueba, es la siguiente:

$$99 / 297 = 0.33 = 33\%$$

La probabilidad después de la prueba o el valor predictivo del resultado positivo de una prueba sigue siendo inferior al 50%. Esta probabilidad ciertamente no es adecuada para hacer un diagnóstico. Por lo tanto, en la detección sistemática, el uso de una segunda prueba es casi inevitable porque incluso con una excelente prueba de cribado y una población de riesgo relativamente alto, la mayoría de los positivos iniciales son en realidad falsos. Por lo tanto, se deben considerar las implicaciones de usar más de una prueba o combinar varias para desarrollar una estrategia de detección sistemática de enfermedades asintomáticas.

Estrategias para combinar pruebas[3,4]

Hay dos estrategias básicas para combinar dos pruebas. Usando la primera estrategia, se etiquetan los resultados como positivos si así ocurren en la primera prueba, y si también en una segunda administrada después de la primera. Esta estrategia *secuencial* también puede llamarse *positiva si ambas pruebas lo son*. Con la segunda estrategia para combinar dos pruebas, se pueden hacer ambas casi al mismo tiempo usando una estrategia *simultánea*. Con una estrategia simultánea, se etiquetan los resultados como positivos si alguno (o ambos) de los resultados de la prueba son positivos. Esta estrategia se puede llamar *positiva si una prueba positiva*.

Con la estrategia secuencial/positiva si ambas pruebas positivas, generalmente se aplica la segunda prueba solo a las personas que dan positivo en la primera prueba. La ventaja de esta estrategia es que requiere segundas pruebas en solo un pequeño porcentaje de personas. Por lo tanto, cuando sea posible, la estrategia secuencial suele ser el abordaje más deseable para la detección sistemática.[f]

Con la estrategia secuencial/positiva si ambas pruebas positivas, un grupo que se identificó con dos positivos consecutivos generalmente tiene una probabilidad muy alta de enfermedad. Esto se debe a que la probabilidad posprueba de enfermedad una vez realizada la primera prueba a menudo se puede utilizar como la probabilidad preprueba de enfermedad para la segunda. El cálculo de la probabilidad después de la prueba mediante las secuenciales se analiza en la sección *Aprenda más 10-2*.

Aprenda más 10-2. Detección sistemática mediante pruebas secuenciales

En la detección sistemática de enfermedades asintomáticas, las pruebas a menudo deben combinarse, ya que se vio que una prueba rara vez es suficiente para diagnosticar de forma definitiva una enfermedad. La forma más frecuente de combinar pruebas es usar una y luego usar una segunda solo si la primera resulta positiva.

Cuando se utiliza la prueba 1 seguida de la prueba 2, el teorema de Bayes puede permitir calcular la probabilidad (o probabilidades) después de la prueba de la enfermedad si dos o más secuenciales son positivas. Se hace esto asumiendo que la probabilidad (o probabilidades) después de la prueba una vez obtenidos los resultados de la primera se puede usar como probabilidad (o probabilidades) antes de la prueba para la 2, y así sucesivamente. Usando la forma de cociente de verosimilitudes (LR, *likelihood ratio*) del teorema de Bayes, se puede expresar esta relación de esta manera:

(Probabilidades antes de la prueba) (LR[+] de la prueba no. 1) (LR[+] de la prueba no. 2) = Probabilidad de enfermedad después de la prueba si ambas dan positivo

A menos que los resultados de usar esta estrategia para combinar pruebas se examinen realmente como parte de una investigación, se debe hacer una suposición importante al usar esta fórmula. Se debe asumir que un resultado falso positivo en una prueba no aumenta ni disminuye las probabilidades de uno en la otra. Esto se conoce como *presunción de independencia*. A veces, el uso de la probabilidad posprueba de la prueba 1 como la probabilidad preprueba de la prueba 2 producirá resultados menos favorables de lo esperado si las dos producen los mismos tipos de resultados falsos positivos o negativos, como se ilustra en el siguiente ejemplo:

(continúa)

---

[f]La combinación mediante las pruebas secuenciales no se limita a la detección sistemática. A menudo, se necesitan dos o más pruebas para el diagnóstico, incluso en presencia de síntomas.

Miniestudio 10-7 Se encontró que dos pruebas de cribado para el cáncer de vejiga tenían un alto LR para un resultado positivo. La prueba 1 se realizó primero y la prueba 2 se hacía solo si la primera resultaba positiva. Los investigadores utilizaron el teorema de Bayes para calcular la probabilidad de tener cáncer de vejiga. Los investigadores se sorprendieron por la gran cantidad de pacientes que dieron positivo en ambas pruebas, pero que resultaron sin cáncer de vejiga.

Es posible que tanto la prueba 1 como la prueba 2 produzcan falsos positivos para los mismos tipos de situaciones. En otras palabras, los resultados de las dos pruebas pueden no ser independientes entre sí; un falso positivo en una prueba puede indicar una probabilidad mayor que la debida al azar de un falso positivo en la otra. Quizás, la presencia de inflamación u otras afecciones cause falsos positivos para ambas pruebas. Cuando esta es la situación, la probabilidad posprueba de una prueba no se puede utilizar como la probabilidad preprueba de la segunda. Si dos pruebas no son independientes entre sí, combinarlas una tras otra producirá resultados decepcionantes. La mejor manera de solucionar este problema es investigar realmente la capacidad de esta estrategia secuencial para detectar y diagnosticar el cáncer de vejiga.[g]

Como se describió en la sección *Aprenda más 10-2*, generalmente se asume que las dos pruebas no son propensas a detectar o pasar por alto los mismos tipos de casos de enfermedad. A esto se le llama *presunción de independencia*. La presunción de independencia se viola cuando dos pruebas en realidad miden el mismo fenómeno y, por lo tanto, las pruebas tienden a obtener los mismos tipos de resultados falsos negativos y positivos. Si la presunción de independencia no se cumple, entonces la probabilidad de enfermedad después de la prueba una vez obtenidos dos resultados positivos será a menudo menos impresionante de lo esperado, como se ilustra en el siguiente ejemplo:

Miniestudio 10-8 Una estrategia de prueba para el cáncer gástrico incluyó una radiografía del tubo digestivo superior que se realizó primero. Después, un técnico realizó una endoscopia sin biopsia cuando el resultado de la prueba radiográfica era positivo. Los investigadores esperaban que aquellos sujetos con dos resultados positivos tuvieran una probabilidad muy alta de padecer cáncer gástrico y que luego el paciente se pudiera someter a una biopsia por parte de un gastroenterólogo. Los resultados del estudio, sin embargo, demostraron que esta estrategia era solo un poco mejor que usar cualquiera de las pruebas por separado.

Estos resultados no son sorprendentes porque los de la radiografía de tubo digestivo superior y la endoscopia brindan casi el mismo tipo de información. Ambas se basan en encontrar una alteración de la anatomía. Por lo tanto, los resultados de las dos pruebas no son independientes y las personas con dos resultados positivos tendrán una probabilidad menor de la esperada de padecer cáncer gástrico.[h]

Ahora, veamos la estrategia de prueba simultánea o positiva si una prueba es positiva. Esta estrategia puede implementarse haciendo que todos los individuos se sometan inicialmente a ambas pruebas de detección sistemática. Por ejemplo, cuando se realiza el cribado del cáncer de colon, el uso de pruebas de heces y una sigmoidoscopia flexible es ejemplo de una estrategia de positiva si una prueba es positiva. Esta estrategia es más útil cuando las dos pruebas tienden a detectar diferentes tipos de enfermedad o dolencias en ubicaciones anatómicas diversas. Por ejemplo, la sigmoidoscopia flexible puede ser mejor para detectar cánceres de colon izquierdo, mientras que la prueba de heces es mejor para el cáncer de colon derecho. Sin embargo, la estrategia de simultánea solo es útil cuando las pruebas detectan diferentes tipos de enfermedad. Si las pruebas detectan el mismo tipo de padecimiento, el uso de dos puede simplemente aumentar el costo sin incrementar el rendimiento diagnóstico, como se ilustra en el siguiente ejemplo:

[g]Uno de los problemas más confusos del cribado con la estrategia secuencial es qué prueba usar primero. Cuando la sensibilidad y especificidad de ambas pruebas son casi las mismas, el costo, la seguridad y la aceptación del paciente suelen dominar la decisión sobre qué prueba usar primero.
[h]En general, las pruebas basadas en diferentes mecanismos de detección de enfermedades (p. ej., esfuerzo con ejercicio, esfuerzo con talio y cateterismo) producirán resultados más independientes entre sí que las que se basan en el mismo tipo de datos, como la alteración de la anatomía.

Miniestudio 10-9 Se están estudiando la mastografía y la ecografía para determinar si una estrategia que utilice estas dos pruebas en todas las mujeres mayores de 50 años mejorará el diagnóstico de cáncer de mama. Se encontró que la mastografía permitió detectar el 90% de los cánceres, mientras que la ecografía, el 60%. Los investigadores esperaban poder detectar casi todos los cánceres de mama utilizando ambas pruebas. Se sintieron decepcionados cuando los resultados mostraron que la realización de las dos pruebas fue un poco mejor que la mastografía sola.

Si tanto la mastografía como la ecografía detectan el mismo tipo de cáncer de mama, la aplicación de ambas pruebas producirá resultados que no son mejores, pero sí más costosos, que la de la mastografía sola. Por lo tanto, la necesidad de utilizar pruebas que produzcan diferentes tipos de falsos positivos y negativos es importante para las simultáneas y secuenciales.

La detección sistemática es aceptable y eficiente

Antes de que se pueda poner en práctica una estrategia de prueba factible para su uso general, es importante considerar si es aceptable. Los problemas de aceptación pueden estar relacionados con la voluntad del paciente de someterse al procedimiento. La detección sistemática del cáncer de colon, por ejemplo, enfrenta problemas con la aceptación del paciente, aunque se ha demostrado que cumple con otros criterios, como se ilustra en el siguiente escenario:

Miniestudio 10-10 Un programa de detección sistemática de demostración para el cáncer de colon proporcionó un examen de sigmoidoscopia gratuito a todos los pacientes que se ofrecieron como voluntarios. El examen requirió enemas de limpieza, preparación dietética especial y registro telefónico. Se ofreció poca privacidad durante el examen. Los investigadores no pudieron entender por qué había muy pocos voluntarios.

Los problemas de aceptación del paciente pueden superarse parcialmente a medida que los procedimientos se vuelven sistemáticos y que aumentan las destrezas clínicas y la prestación de atención centrada en el paciente. Sin embargo, la aceptación de la detección sistemática también debe tener en cuenta los posibles daños y costos.

Los daños debidos a la detección sistemática incluyen eventos adversos asociados con los procedimientos, que pueden variar desde la perforación del colon por la sigmoidoscopia o colonoscopia hasta la ansiedad producida por los resultados falsos positivos. Además, deben tenerse en cuenta los daños asociados con los falsos positivos, así como con los positivos reales, como se ilustra en el siguiente ejemplo:

Miniestudio 10-11 Se demostró que una prueba de cribado para identificar a los pacientes con una alta probabilidad de sufrir un accidente cerebrovascular (ACV) identificaba con éxito a los de alto riesgo. Sin embargo, las pruebas de seguimiento necesarias produjeron una cantidad considerable de eventos adversos, incluidos los ACV embólicos debido al desprendimiento de placa.

Por lo tanto, los daños de las pruebas de detección sistemática deben evaluarse a la luz del estudio diagnóstico completo para obtener resultados positivos, no simplemente basándose en los daños causados por las pruebas de detección sistemática en sí.

Además de las consideraciones de seguridad y aceptación del paciente, se deben tener en cuenta las cuestiones de costo, es decir, un programa de cribado debe ser eficiente en términos del uso de recursos.

Un elemento importante para el costo total de una estrategia de detección sistemática es la frecuencia con la que se efectúa. La frecuencia de las pruebas de cribado es un tema importante que a menudo se examina en la literatura de investigación sanitaria. La frecuencia de las pruebas de detección sistemática puede influir en gran medida en el costo de cribar a grandes grupos de pacientes. Cuanto más prolongado sea el intervalo entre exámenes, más personas podrán ser estudiadas con los mismos recursos.

Se puede esperar que la detección sistemática de un grupo al que no se hizo la prueba antes y luego su repetición en una segunda ocasión, produzca resultados muy diferentes. La primera vez que se analiza un grupo, es posible detectar una enfermedad que ha estado presente durante un período prolongado, así como una que se desarrolló recientemente. Si hay una etapa presintomática prolongada, el cribado inicial puede identificar una gran cantidad de personas con la enfermedad. Suponiendo que estas personas se identifiquen y traten, las pruebas posteriores solo detectarán los casos de la enfermedad que se han desarrollado durante el período intermedio y, con suerte, la pequeña cantidad de casos que inicialmente se pasaron por alto. Por lo tanto, en general, se esperaría que en la detección sistemática posterior se identificara un número mucho menor de personas con la enfermedad. No apreciar este principio puede tener como resultado el siguiente error:

Miniestudio 10-12 Un programa de detección sistemática inicial del cáncer de mama en la única clínica de salud para mujeres en una comunidad arrojó una frecuencia del 1% de cáncer de mama entre las personas examinadas. Se continuó con la evaluación para cada paciente candidata que visitara la clínica. Durante los siguientes años, la frecuencia de detección de cáncer de mama disminuyó de manera notoria. Los investigadores concluyeron que la frecuencia del cáncer de mama estaba disminuyendo rápidamente en la comunidad.

La disminución en la frecuencia de detección del cáncer de mama puede no reflejar lo que realmente está sucediendo en la comunidad. Más bien, puede reflejar de forma predominante el hecho de que la repetición de las pruebas detecta principalmente los casos de reciente desarrollo de una enfermedad en lugar de los nuevos y los prolongados. La mayoría de los casos de larga duración se han detectado y, con suerte, tratado con éxito después de la primera evaluación.[i]

El intervalo entre las pruebas también debe considerar la evolución de la enfermedad. Por lo tanto, es posible que no sea necesario realizar la detección de cánceres de crecimiento lento con tanta frecuencia como la de los de crecimiento más rápido. Idealmente, cuanto más prolongada sea la etapa presintomática, con menos frecuencia se necesitará realizar el cribado. Sin embargo, la determinación de la frecuencia de detección basada exclusivamente en el conocimiento de la historia natural de una enfermedad puede no ser un método muy confiable, como se ilustra en el siguiente ejemplo:

Miniestudio 10-13 Un revisor que evaluó los resultados del frotis de Papanicolaou (PAP) concluyó que deben realizarse cada 6 meses para garantizar que todos los casos nuevos de enfermedad se detecten en una etapa temprana. Otro revisor recomendó la detección de pacientes cada 5 años, argumentando que el cáncer de cuello uterino es de crecimiento muy lento y, por lo tanto, no requiere una detección más frecuente.

Muchas pruebas de detección sistemática dependen de la idoneidad de la muestra obtenida. En la práctica clínica, el frotis de Papanicolaou puede no funcionar tan bien como en los estudios clínicos, porque la técnica de obtención del espécimen utilizada en la práctica puede muestrear inadecuadamente la unión endocervical, donde se cree que se origina el cáncer de cuello uterino. Si esto sucede y el intervalo recomendado es de 5 años, pueden pasar 10 años o más antes de que se obtenga una muestra adecuada. Por lo tanto, además de la historia natural de la enfermedad, también es importante considerar las realidades de las pruebas en un entorno clínico al evaluar la frecuencia de las pruebas de detección sistemática.

Un factor adicional que afecta la frecuencia de las pruebas de detección sistemática y, por lo tanto, los costos, se relaciona con los tipos de personas que buscan pruebas de cribado en la práctica clínica. Cuando la detección sistemática depende de los pacientes para iniciar una consulta, a menudo hay dos tipos de ellos: los que se examinan repetidamente y los que rara vez se someten a la detección sistemática. Esto puede producir un *sesgo de autoselección*. La repetición del cribado a intervalos frecuentes, que identifican en su mayoría casos nuevos, conduce a rendimientos que disminuyen rápidamente. Verificar que

---

[i] Esto es diferente del sesgo de duración, porque ocurre incluso si todas las enfermedades tuvieran la misma historia natural. Debe considerarse que la primera prueba de detección sistemática se realiza en una población y que el número de casos de enfermedad refleja su prevalencia. Si la detección sistemática se repite en un momento posterior, el número de casos refleja la incidencia de la enfermedad desde el cribado anterior más los casos perdidos.

aquellos que rara vez se someten a pruebas de cribado se incluyan entre los que lo hacen, puede producir beneficios mucho mayores. Las compensaciones se ilustran en el siguiente ejemplo:

Miniestudio 10-14 Un organizador de un programa pediátrico de cribado de intoxicación por plomo necesitaba elegir entre hacer pruebas a los pacientes cada vez que acudían para seguimiento o hacer visitas domiciliarias. Estas últimas permitirían hacer una prueba para cada niño, incluso para aquellos que nunca concertaron una cita. Los investigadores descubrieron para su sorpresa que podían identificar a muchas más personas con concentraciones altas de plomo realizando pruebas en el hogar, en las que evaluaron a todos los niños una vez.

A menudo, las personas que no buscan atención son las que más necesitan las pruebas de detección sistemática. Los factores que aumentan el riesgo de enfermedad pueden estar estrechamente relacionados con los que impiden que los pacientes busquen atención sanitaria. Los factores sociales y económicos a menudo tienen como resultado este sesgo de autoselección.

La detección sistemática de enfermedades asintomáticas se ha convertido en una importante intervención preventiva en la práctica clínica. Sin embargo, su éxito depende de poder cumplir con cuatro criterios ideales: morbilidad y mortalidad sustanciales, detección temprana que mejora el pronóstico, estrategia de detección sistemática viable con buen rendimiento diagnóstico y estrategia de prueba aceptable y eficiente. En la sección *Aprenda más 10-3* se analizan dos pruebas de detección sistemática ampliamente utilizadas y el grado en que cumplen estos criterios ideales.

Aprenda más 10-3. Detección sistemática de hipertensión arterial y cáncer de mama

Para comprender mejor la aplicación de los cuatro criterios ideales de la detección sistemática, veamos ejemplos de dos pruebas ampliamente utilizadas. Se examinará la detección sistemática de un factor de riesgo, la presión arterial alta, y una enfermedad, el cáncer de mama, para comprender qué tan bien su cribado cumple con cada uno de los cuatro criterios ideales correspondientes.

La detección sistemática de la presión arterial alta se encuentra entre las pruebas más utilizadas en la práctica clínica; su uso se acerca al de las pruebas universales. La hipertensión arterial está bien establecida como una causa que contribuye a la enfermedad vascular, incluyendo la arteriopatía coronaria, los ACV y la enfermedad renal, lo que produce una morbilidad y una mortalidad sustanciales. Grandes estudios controlados aleatorizados bien realizados establecieron que la detección temprana es posible y puede mejorar los resultados.

La viabilidad de la detección sistemática de la hipertensión asume que la enfermedad tiene una prevalencia lo suficientemente alta en la mayoría de las poblaciones como para justificar dicha detección universal con una prueba de sensibilidad y especificidad suficientemente altas. Las pruebas sistemáticas de presión arterial tienen un número sustancial de resultados falsos positivos y un falso negativo ocasional. La frecuencia de los resultados falsos positivos ha sido un tema difícil durante muchos años. Los procedimientos para las pruebas de seguimiento de las personas con cifras elevadas de presión arterial en las pruebas sistemáticas ahora pueden incluir la vigilancia de la presión arterial las 24 h para separar los positivos reales de los falsos positivos.

Los grados razonables de aceptación y seguridad del paciente y el costo de las pruebas de presión arterial permiten una detección sistemática generalizada. Sin embargo, es importante reconocer que existen efectos adversos de las pruebas de seguimiento, incluyendo el costo y los efectos adversos de los exámenes de diagnóstico y el costo y los sucesos adversos asociados con los medicamentos.

Las pruebas de cribado rara vez, o nunca, cumplen por completo los cuatro criterios ideales. La detección sistemática de la presión arterial alta se acerca.

Como segundo ejemplo, veamos la detección del cáncer de mama. Esta es la segunda causa más frecuente de mortalidad por cáncer en las mujeres y, dado que se presenta a edades relativamente jóvenes, produce el mayor número de años de vida perdidos prematuramente. Por lo tanto, se cumple el criterio de morbilidad y mortalidad sustanciales.

(continúa)

El segundo criterio de que la detección temprana mejora el resultado ha sido bien establecido con base en estudios controlados aleatorizados, especialmente entre mujeres de 50 años o más. Se ha desarrollado una estrategia de prueba factible utilizando la edad para definir un grupo con un riesgo suficientemente alto. La mastografía, a pesar de su sensibilidad y especificidad marginales, se ha convertido en la principal técnica de detección. Continúan los esfuerzos de investigación para mejorar la detección sistemática mediante otras técnicas, como la resonancia magnética (RM). Hasta ahora, el mayor número de resultados falsos positivos de la RM ha limitado su uso a mujeres con un riesgo especialmente alto.

Por último, la aceptación de las pacientes ha aumentado en los últimos años a medida que la mastografía se ha convertido en un estudio sistemático, y una gran mayoría de las mujeres ahora se somete a una mastografía, al menos cuando está totalmente cubierta por el seguro sanitario. Los métodos más nuevos con exposición reducida a la radiación han hecho que la mastografía sea aceptable en términos de cuestiones de seguridad. El costo de las pruebas de detección del cáncer de mama ha sido aceptable porque se ha considerado que su aumento vale el de los beneficios y las mastografías de detección sistemática, por lo general, están cubiertas por el seguro sanitario

Por lo tanto, el uso de la mastografía para la detección sistemática del cáncer de mama se ha convertido en una práctica clínica estándar. El hecho de que la detección sistemática mediante mastografía no cumpla por completo los cuatro criterios ideales ha llevado a que se siga investigando para definir quiénes deben someterse a esta detección y evaluar nuevas tecnologías con potencial para un mejor rendimiento diagnóstico.

PREGUNTAS DE REVISIÓN

1. **¿Cuál de estos problemas de detección sistemática se ilustra mejor en el siguiente ejemplo?**

   Un programa de detección sistemática permitió identificar el cáncer de páncreas en una etapa temprana asintomática. Sin embargo, el programa no mejoró el resultado de los así identificados.

   A. Sesgo de tiempo de espera
   B. Sesgo de duración
   C. Se produce una mayor frecuencia de identificación en la detección sistemática inicial en comparación con la posterior
   D. Error debido a la técnica utilizada para obtener la muestra de prueba
   E. Sesgo de autoselección

2. **¿Cuál de estos problemas de detección sistemática se ilustra mejor en el siguiente ejemplo?**

   Un programa de detección sistemática de un cáncer detectó una alta proporción de personas con progresión lenta de su enfermedad, cuyo resultado no se vio alterado por el programa.

   A. Sesgo de tiempo de espera
   B. Sesgo de duración
   C. Se produce una mayor frecuencia de identificación en la detección sistemática inicial en comparación con la posterior
   D. Error debido a la técnica utilizada para obtener la muestra de prueba
   E. Sesgo de autoselección

3. **¿Cuál de estas afirmaciones sobre la detección sistemática se ilustra mejor en este ejemplo?**

   Una comparación de los casos de cáncer de colon identificados por detección sistemática y los identificados en el curso de la atención médica indica que es posible detectar la enfermedad en una etapa asintomática.

   A. Cumple con los criterios de detección sistemática que requieren evidencia de que, si no se trata, la enfermedad da como resultado una morbilidad o mortalidad sustancial
   B. Cumple los criterios de detección sistemática que requieren evidencia de que la detección y el tratamiento tempranos mejoran los resultados
   C. Proporciona una estrategia práctica para la detección sistemática al permitir la identificación de grupos de alto riesgo con una adecuada probabilidad antes de la prueba de la enfermedad

D. Proporciona una estrategia práctica para la detección sistemática, utilizando dos o más resultados de pruebas

E. Ninguno de los anteriores

4. ¿Cuál de estas afirmaciones sobre la detección sistemática se ilustra mejor en el siguiente ejemplo?

El cáncer de colon es una de las principales causas de muerte tanto en hombres como en mujeres. El tratamiento después de que aparecen los síntomas no es eficaz para producir la curación o supervivencia a largo plazo.

A. Cumple con los criterios de detección sistemática que requieren evidencia de que, si no se trata, la enfermedad da como resultado una morbilidad o mortalidad sustancial

B. Cumple los criterios de detección sistemática que requieren evidencia de que la detección y el tratamiento tempranos mejoran los resultados

C. Proporciona una estrategia práctica para la detección sistemática al permitir la identificación de grupos de alto riesgo con una adecuada probabilidad antes de la prueba de la enfermedad

D. Proporciona una estrategia práctica para la detección sistemática, utilizando dos o más resultados de pruebas

E. Cumple con los criterios para que la detección sistemática sea adecuada en términos de seguridad, costos y aceptación del paciente

5. ¿Cuál de estas afirmaciones sobre la detección sistemática se ilustra mejor en el siguiente ejemplo?

Un estudio controlado aleatorizado compara a los pacientes asignados al azar a un programa de detección sistemática intensivo con los asignados al azar para la atención médica sistemática. La investigación demostró que los participantes en el programa de detección sistemática intensivo tenían una mayor identificación del cáncer de colon temprano y una vida más prolongada después de su detección.

A. Cumple con los criterios de detección sistemática que requieren evidencia de que, si no se trata, la enfermedad da como resultado una morbilidad o mortalidad sustancial

B. Cumple los criterios de detección sistemática que requieren evidencia de que la detección y el tratamiento tempranos mejoran los resultados

C. Proporciona una estrategia práctica para la detección sistemática al permitir la identificación de grupos de alto riesgo con una adecuada probabilidad antes de la prueba de la enfermedad

D. Proporciona una estrategia práctica para la detección sistemática, utilizando dos o más resultados de pruebas

E. Cumple con los criterios para que la detección sistemática sea adecuada en términos de seguridad, costos y aceptación del paciente

6. ¿Cuál de estas afirmaciones sobre la detección sistemática se ilustra mejor en el siguiente ejemplo?

Los pacientes mayores de 50 años de edad o aquellos con un familiar de primer grado con antecedente de cáncer de colon se incluyen en un programa para su detección sistemática porque se sabe que estos factores aumentan la probabilidad de desarrollarlo.

A. Cumple con los criterios de detección sistemática que requieren evidencia de que, si no se trata, la enfermedad da como resultado una morbilidad o mortalidad sustancial

B. Cumple los criterios de detección sistemática que requieren evidencia de que la detección y el tratamiento tempranos mejoran los resultados

C. Proporciona una estrategia práctica para la detección sistemática al permitir la identificación de grupos de alto riesgo con una adecuada probabilidad antes de la prueba de la enfermedad

D. Proporciona una estrategia práctica para la detección sistemática, utilizando dos o más resultados de pruebas

E. Cumple con los criterios para que la detección sistemática sea adecuada en términos de seguridad, costos y aceptación del paciente

7. **¿Cuál de estas afirmaciones sobre la detección sistemática se ilustra mejor en el siguiente ejemplo?**

Las recomendaciones de detección sistemática del cáncer de colon incluyen el uso de pruebas de ADN en heces y una sigmoidoscopia flexible inicial, seguida de una colonoscopia para cualquier resultado positivo.

    A. Cumple con los criterios de detección sistemática que requieren evidencia de que, si no se trata, la enfermedad da como resultado una morbilidad o mortalidad sustancial

    B. Cumple los criterios de detección sistemática que requieren evidencia de que la detección y el tratamiento tempranos mejoran los resultados

    C. Proporciona una estrategia práctica para la detección sistemática al permitir la identificación de grupos de alto riesgo con una adecuada probabilidad antes de la prueba de la enfermedad

    D. Proporciona una estrategia práctica para la detección sistemática, utilizando dos o más resultados de pruebas

    E. Cumple con los criterios para que la detección sistemática sea adecuada en términos de seguridad, costos y aceptación del paciente

8. **¿Cuál de las siguientes afirmaciones resume mejor qué prueba (A o B) se debe usar primero en una estrategia de detección sistemática secuencial?**

    A. Cualquiera de las dos pruebas se puede utilizar primero porque el resultado es idéntico

    B. Cuando el rendimiento de la prueba es comparable, se debe utilizar primero la más segura, menos costosa y más aceptable

    C. Ambas pruebas deben realizarse inicialmente

    D. Ninguna de las anteriores

9. **¿Con cuál de las siguientes opciones se calcula mejor la probabilidad antes de la prueba de la detección sistemática de una enfermedad asintomática?**

    A. Prevalencia de la enfermedad

    B. Prevalencia de la enfermedad y presencia de sus factores de riesgo

    C. Prevalencia de la enfermedad, presencia de sus factores de riesgo y síntomas compatibles

    D. Ninguna de las anteriores

10. **¿Cuál de las siguientes opciones describe mejor la principal desventaja de utilizar una estrategia de prueba secuencial?**

    A. Los resultados falsos negativos de las pruebas no se reconocen rápidamente

    B. Los resultados falsos positivos de las pruebas no se reconocen rápidamente

    C. Las pruebas secuenciales requieren más pruebas que las simultáneas

    D. Todas las anteriores

RESPUESTAS A LAS PREGUNTAS DE REVISIÓN

1. **La respuesta es A.** La capacidad para identificar enfermedades mediante pruebas de detección sistemática no es la misma que la de modificar la historia natural de la enfermedad. Cuando es posible la detección temprana pero no se dispone de un tratamiento eficaz, se dice que existe un sesgo de tiempo de espera. El sesgo de tiempo de espera implica que, entre los que se examinan, hay más tiempo entre el diagnóstico y la muerte que entre los que no, por lo que parece apoyar la detección sistemática. Sin embargo, cuando existe un sesgo de tiempo de espera, la esperanza de vida no aumenta, solo lo hace el intervalo entre el diagnóstico y la muerte.

2. **La respuesta es B.** Cuando se analiza una población asintomática para detectar una enfermedad, la población puede incluir individuos con su progresión lenta, así como con evolución rápida. Los pacientes con la forma de progresión lenta, por definición, permanecerán asintomáticos durante períodos más prolongados. Debido a que la enfermedad de progresión lenta está presente durante períodos más prolongados, la detección sistemática identificará relativamente más casos de esta que de la rápida.

La identificación desproporcionada de una enfermedad de progresión lenta puede dar una impresión falsamente optimista del resultado de los casos reconocidos mediante el cribado. Esta será la situación asumiendo que la enfermedad de progresión lenta es también el tipo que tiene un mejor resultado debido a dicha evolución. El resultado demasiado optimista para la detección sistemática debido a la identificación desproporcionada de casos con un mejor pronóstico se conoce como *sesgo de duración*.

3. **La respuesta es E.** La capacidad para detectar enfermedades en una etapa temprana asintomática no cumple en sí misma los criterios de detección sistemática. La detección temprana de enfermedades debe estar vinculada a la disponibilidad de un tratamiento eficaz. Además, el tratamiento debe ser más eficaz cuando se utiliza durante una fase temprana o asintomática de la enfermedad.

Este tipo de datos puede sugerir que vale la pena investigar la conveniencia de realizar pruebas de detección sistemática del cáncer de colon, pero no garantiza que valga la pena su identificación temprana.

4. **La respuesta es A.** Un criterio clave para justificar un programa de detección sistemática es que una enfermedad produce una morbilidad o mortalidad sustancial (o ambas) si no se trata o si se trata una vez que los síntomas están presentes. Por lo tanto, el hecho de que el cáncer de colon sea una de las principales causas de muerte y el tratamiento implementado después de volverse sintomático no es eficaz respalda este criterio.

5. **La respuesta es B.** Un estudio controlado aleatorizado es la forma ideal para establecer que la detección y el tratamiento tempranos no solo son posibles, sino que también mejoran el resultado. Los estudios controlados aleatorizados ayudan a garantizar que los sujetos asignados a la detección sistemática sean similares a los asignados para la atención médica habitual.

6. **La respuesta es C.** La detección sistemática es más eficaz cuando se realiza en grupos con una probabilidad de enfermedad relativamente alta antes de la prueba. Por lo tanto, es importante identificar los factores de riesgo que aumentan la probabilidad de que se presente la enfermedad.

Cuando la detección sistemática se realiza en grupos con alta probabilidad de enfermedad, habrá menos resultados falsos positivos, reduciendo así el costo y la cantidad de pruebas innecesarias y potencialmente peligrosas.

7. **La respuesta es D.** En general, se necesitan dos o más pruebas para la detección sistemática y el diagnóstico, incluso cuando se utilizan grupos de alto riesgo. Cuando se realiza una prueba de detección sistemática de una enfermedad asintomática, incluso una población de alto riesgo puede tener solo una probabilidad antes de la prueba del 1% o menos. Las pruebas únicas que son útiles para el diagnóstico en grupos con una alta probabilidad de enfermedad generalmente no son adecuadas para la detección sistemática. Por lo tanto, una estrategia de estudio que utilice dos o más pruebas a menudo es esencial al planificar la detección sistemática de enfermedades.

Se pueden usar dos pruebas juntas con base en una de las dos estrategias básicas: secuencial y simultánea. Cuando se utilizan ambas pruebas y el cribado se considera positivo cuando uno de los resultados (o ambos) son positivos, la estrategia se llama *de prueba simultánea*, como se ilustra en este ejemplo.

8. **La respuesta es B.** La cuestión de qué prueba realizar primero puede ser un tema complicado y confuso. En función de qué prueba se elija para realizar primero, habrá más falsos positivos o negativos, por lo que los resultados no serán idénticos. Si ambas pruebas se realizan inicialmente, entonces la estrategia es simultánea, en lugar de secuencial.

En la mayoría de los casos, los factores primordiales para determinar qué prueba usar primero serán la seguridad, el costo y la aceptación del paciente. Estos factores anulan el problema de los falsos positivos y negativos, especialmente cuando las dos pruebas tienen un rendimiento comparable.

9. **La respuesta es C.** La estimación de la probabilidad antes de la prueba de una enfermedad requiere tener en cuenta sus tres componentes: la prevalencia, la presencia de factores de riesgo y, si están presentes, los síntomas compatibles de la enfermedad.

10. La respuesta es A. La prueba secuencial implica que la segunda se utilizará solo si el resultado de la primera es positivo. Por lo tanto, se asumirá que los resultados falsos negativos son reales y cesarán las pruebas. Es necesario repetir las pruebas en el futuro para detectar estos resultados falsos negativos.

Las pruebas con resultados falsos positivos generalmente se detectarán en las secuenciales, porque en este método se utiliza una segunda prueba. Las pruebas secuenciales utilizan menos pruebas que las simultáneas, porque una se realiza la segunda solo cuando el resultado de la primera es positivo. Por otro lado, en las pruebas simultáneas, siempre se realizan dos.

Referencias

1. Guyatt G, Rennie D. *Users' Guides to the Medical Literature: A Manual for Evidence-Based Practice*. 3rd ed. Chicago, IL: AMA Press; 2014.
2. Weiss NS. *Clinical Epidemiology: The Study of the Outcome of Disease*. 3rd ed. New York, NY: Oxford University Press; 2006.
3. Morrison AS. *Screening in Chronic Disease*. 2nd ed. New York, NY: Oxford University Press; 1992.
4. Fletcher GS. *Clinical Epidemiology: The Essentials*. 6th ed. Baltimore. MD: Lippincott Williams & Wilkins; 2021.

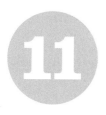

Reglas de predicción y decisiones

Se encuentran predicciones todos los días de la vida. Ya sea que se vea el pronóstico del clima, el mercado de valores, las elecciones o se apueste en eventos deportivos, se está rodeado de predicciones sobre lo que traerá el futuro cercano y no tanto. En las profesiones de la salud, se enfrentan predicciones cada vez que se estima el pronóstico de un individuo, su respuesta esperada al tratamiento o el impacto de un problema de salud en años futuros.[a]

La predicción busca pronosticar el futuro. En medicina clínica, la predicción sobre pacientes individuales se llama *pronóstico*. En el pronóstico se utilizan datos del pasado y del presente para estimar las probabilidades de que ocurra un resultado como la muerte o la discapacidad.

Los médicos están más interesados en la predicción que se puede aplicar a la toma de decisiones de forma individual o en cada paciente.[b]

Hay una amplia variedad de propósitos para los cuales se puede aplicar la predicción al tomar decisiones sobre pacientes individuales, como los siguientes:

- Ayudar a los médicos a identificar cuándo realizar intervenciones preventivas. Por ejemplo, una regla de predicción/decisión puede recomendar si tratar o no a un paciente asintomático para prevenir o retrasar el desarrollo de una complicación de una infección o un cáncer.

- Decidir el ingreso hospitalario de los pacientes frente al tratamiento ambulatorio y si ingresarlos en unidades especializadas, como la unidad de cuidados intensivos neonatales (UCIN) para los lactantes de alto riesgo, la unidad de cuidados coronarios (UCC) para los pacientes con dolor torácico o la unidad de cuidados intensivos (UCI) para aquellos con neumonía.

- Ayudar con el diagnóstico al recomendar cuándo usar pruebas costosas, como una resonancia magnética (RM) para el dolor de espalda, o cuándo solicitar pruebas de uso común, pero rara vez útiles, como las radiografías para evaluar una lesión de tobillo.

- Ayudar con el tratamiento al recomendar su mejor momento o intensidad para los pacientes con enfermedades potencialmente mortales, por ejemplo, la leucemia aguda o crónica.

Para comprender la predicción, se debe apreciar su relación con la explicación. La *explicación* tiene como objetivo establecer una causa contribuyente o la eficacia. Utiliza los tipos de estudios que se examinaron en «Estudiar un estudio», incluidos los de casos y controles, los de cohortes y los controlados aleatorizados (ECA).

---

[a] Las pruebas son la forma más básica de predicción. Tienen como objetivo predecir la probabilidad de padecer o no una enfermedad, es decir, el diagnóstico. Como se verá, predecir la probabilidad de un resultado o pronóstico es paralelo a clasificar la enfermedad como presente o ausente, pero requiere más que eso.

[b] En la salud pública, a diferencia de la medicina clínica, la atención se centra en la predicción basada en la población. Por ejemplo, la concentración actual de *Escherichia coli* o la proliferación de coliformes en un suministro de agua podría usarse para predecir el riesgo de padecer enfermedad diarreica. Estas predicciones podrían usarse como base para la decisión de aumentar la cloración o incluso detener la distribución del agua contaminada.

A diferencia de la predicción, la explicación busca comprender el pasado. Al igual que con la previsión meteorológica o el mercado de valores, comprender el pasado es un requisito previo importante para predecir el futuro, pero a menudo no es suficiente en sí mismo para mejorar la predicción.[c]

Asimismo, la explicación ayuda con la predicción porque suele ser su punto de partida. Sin embargo, la explicación por sí sola no hace el trabajo, como se ilustra en el siguiente escenario:

Miniestudio 11-1   Se ha establecido que fumar cigarrillos es una causa que contribuye al cáncer de pulmón. El hábito tabáquico explica un alto porcentaje de la probabilidad de padecer cáncer de pulmón. Un médico concluyó que fumar cigarrillos es un excelente factor predictivo de las probabilidades de contraer cáncer de pulmón. Se sorprendió al saber que, a pesar de la fuerte relación causal entre los fumadores de cigarrillos y el cáncer de pulmón, solo un pequeño porcentaje de los fumadores de larga evolución por mucho tiempo lo desarrollarán.

Todos los estudios explicativos analizan un *efecto principal* o la relación entre un factor, a menudo conocido como *de riesgo*, y un resultado. Los estudios explicativos toman a los factores distintos del efecto principal como posibles variables de confusión, que deben ajustarse o tenerse en cuenta para permitir que la investigación analice un factor a la vez, el efecto principal.

Por el contrario, la predicción tiene como objetivo determinar la probabilidad de los resultados. Al predecir, interesan todos los factores que ayudan a estimar la probabilidad de un resultado. Estos factores de predicción a veces se denominan *predictores*. Los factores de predicción incluyen aquellos que se ha demostrado son causas contribuyentes o intervenciones que tienen eficacia en los estudios explicativos. Sin embargo, la predicción no se limita a los factores que se ha demostrado son causa contribuyente de la eficacia. Los factores predictivos incluyen a cualquiera que esté disponible en el momento de la predicción y que se mostró que ayuda a estimar la probabilidad de un resultado. Para ilustrar la diferencia entre explicación y predicción, veamos el siguiente ejemplo.

Miniestudio 11-2   Para predecir la probabilidad de desarrollar cáncer de pulmón, los investigadores utilizaron una serie de factores incluidos en las publicaciones que aumentan la probabilidad de cáncer de pulmón, como el hábito tabáquico y la exposición al radón y al asbesto, que se han establecido como causas contribuyentes, así como la edad, la altitud de residencia, la exposición a la contaminación del aire y los antecedentes familiares. Estos últimos factores mejoraron la predicción, aunque no se han establecido definitivamente las relaciones de causa y efecto para el cáncer de pulmón.

El proceso de pensamiento detrás de la explicación difiere del de la predicción. Como se vio, los estudios explicativos, como los de casos y controles, los de cohortes y los ECA, comienzan con la hipótesis de una relación entre un factor y un resultado, lo que se conoce como el *efecto principal*. Otros factores se consideran posibles variables de confusión. Este tipo de pensamiento se ha denominado *pensamiento reduccionista* porque restringe el foco a un factor a la vez.

La predicción, por otro lado, considera que todos los factores tienen impactos potencialmente importantes en la capacidad para pronosticar o estimar la probabilidad de un resultado. Como se verá, al desarrollar una regla de predicción, el investigador debe seleccionar un número limitado de factores de predicción. La selección de los factores de predicción, su importancia relativa y la forma en la que interactúan o se relacionan entre sí, es el objetivo de los estudios predictivos. Este proceso de pensamiento se llama *pensamiento integrador*, porque analiza múltiples factores simultáneamente y pregunta cómo se relacionan entre sí o cómo funcionan juntos para predecir un resultado.

---

[c] El término *predictor* a menudo se usa incorrectamente para describir los factores incluidos en un análisis de regresión. El análisis de regresión debe verse como parte de la explicación y como el objetivo de explicar la mayor cantidad posible de variación o varianza en el resultado.

El siguiente escenario ilustra la diferencia en el proceso utilizado en un enfoque reduccionista dirigido a la explicación frente a un enfoque integrador dirigido a la predicción.

Miniestudio 11-3 Si se está tratando de explicar la aparición de la arteriopatía coronaria, se comenzaría por analizar el impacto de una única causa contribuyente potencial, como la presión arterial alta. También se harían ajustes por otras posibles variables de confusión, como la edad, el sexo, el hábito tabáquico y las lipoproteínas de baja densidad (LDL, *low-density lipoproteins*).

Si estamos interesados en predecir la aparición de la arteriopatía coronaria en individuos particulares, se estudiarían múltiples variables, que incluyen presión arterial alta, edad, sexo, hábito tabáquico, LDL, así como factores como el infarto de miocardio previo, la presencia de dolor torácico y los antecedentes familiares de tal infarto. Todos estos posibles factores de predicción, y su relación entre sí, se incluirían si hacen que sea más precisa, independientemente de si se ha demostrado que son causas contribuyentes.

Un pronóstico preciso requiere que se identifiquen múltiples factores de riesgo, se comprenda la fuerza de su impacto en los resultados y se incluyan interacciones cuando diferentes niveles de un factor afectan en gran medida el impacto de otro. Para lograr este objetivo, se necesita derivar y validar lo que se llama *reglas de predicción*. Las reglas de predicción son fórmulas que tienen como objetivo proporcionar un anuncio preciso del resultado con antelación.

La capacidad de anunciar con precisión y antelación el resultado mediante reglas de predicción puede ser todo lo que se busca en algunas situaciones. Sin embargo, a menudo se quiere utilizar reglas de predicción, en paralelo con el uso de pruebas, para tomar decisiones. Tomar una decisión requiere que se establezcan líneas de corte que definan los resultados positivos y negativos. Cuando se aplican líneas de corte que definen resultados positivos y negativos a las reglas de predicción para tomar decisiones, se les llama *reglas de predicción/decisión*.

Comencemos por observar el desarrollo de una regla de predicción/decisión importante y simple, la puntuación de Apgar. Luego, se usará el marco MAARIE básico para ver cómo se derivan y validan las reglas de predicción/decisión más complejas de la actualidad.

Los médicos han utilizado las reglas de predicción/decisión durante más de medio siglo desde que Virginia Apgar desarrolló la puntuación Apgar, quizás la regla más conocida de este tipo. La puntuación de Apgar se desarrolló identificando, en primer lugar, los factores que los médicos creían que eran predictivos de qué tan bien les iría a los recién nacidos, con un interés especial en identificar a los bebés de alto riesgo que necesitarían cuidados intensivos agudos. La puntuación de Apgar intenta predecir el pronóstico a corto plazo del recién nacido con base en las siguientes cinco variables o factores:

- **A**ctividad (tono muscular)
- **P**ulso
- **G**esticulación (irritabilidad refleja)
- **A**specto (color de la piel)
- **R**espiración

Para crear la regla de predicción de Apgar, cada uno de estos factores se puntúa en una escala de 0 a 2, siendo 2 la puntuación mejor o más favorable. Luego, se suman las puntuaciones para producir una general, con un máximo de 10 y un mínimo de 0. Esto constituye la regla de predicción de Apgar.

Para crear una regla de predicción/decisión de Apgar, se necesitan líneas de corte paralelas a los resultados positivos y negativos de la prueba. Por ejemplo, una regla de predicción/decisión podría decir: aquellos con una puntuación por debajo de 5 se ingresan en una UCIN; los que tienen una puntuación de 5 a 7, en una unidad que proporciona observación adicional; y quienes tienen una de 8 a 10, en una unidad hospitalaria estándar.

Esta regla de predicción/decisión de Apgar, como todas las de este tipo, comienza definiendo una fórmula o regla de predicción. Después se desarrollan las líneas de corte y se usan para desarrollar una regla de predicción/decisión, que se usa como base para tomar una decisión. La regla de predicción/decisión de Apgar usa una fórmula que se calcula fácilmente. Todos los factores de Apgar se puntúan en la misma escala, con un máximo de 2 y un mínimo de 0. Además, todos los factores reciben el mismo peso o importancia, es decir, las puntuaciones se suman para producir la de Apgar general.

Hoy, el proceso de desarrollar una regla de predicción/decisión es mucho más complejo).[1-3] Veamos lo que se necesita para desarrollar completamente una regla de predicción/decisión, reconociendo que este proceso completo es un esfuerzo sustancial que rara vez se comunica como una sola investigación. Se puede utilizar el marco MAARIE para examinar los pasos necesarios para desarrollar una regla de predicción/decisión clínicamente exitosa. Se puede pensar en estos pasos de la siguiente manera:

Método: una regla de predicción/decisión tiene como objetivo derivar y validar un modelo en el que se utiliza una fórmula matemática para predecir un resultado que posteriormente forma la base para recomendar una acción o decisión en una población definida. Es necesario identificar una gran base de datos de estudios de alta calidad, representativa de la población sobre la que se quiere realizar la predicción.

Asignación: se utiliza una *cohorte de derivación* o un subconjunto de individuos de la base de datos para desarrollar una regla de predicción inicial que luego se puede convertir mediante una o varias líneas de corte en una regla de predicción/decisión.

Análisis: la regla de predicción/decisión inicial se valida al principio utilizando un subconjunto diferente de individuos de la misma base de datos, llamado *cohorte de validación,* para proporcionar la validación inicial de la regla de predicción/decisión.

Resultados: los resultados de la regla de predicción/decisión se determinan utilizando medidas de desempeño que indagan qué tan bien funciona la regla de predicción/decisión en promedio, así como qué tan bien se desempeña en personas o situaciones de alto y bajo riesgo.

Interpretación: la regla de predicción/decisión se valida aún más mediante un proceso llamado *validación externa*, que evalúa el desempeño de la regla de predicción/decisión utilizando bases de datos adicionales similares y también bastante diferentes de la base de datos original.

Extrapolación: la regla de predicción/decisión se compara con el juicio clínico u otra regla de predicción/decisión en un estudio clínico, idealmente un ECA, y se implementa en la práctica clínica para comprender su desempeño y aceptación clínicos.

Para ilustrar este proceso, imagine que hoy se propuso desarrollar una regla de predicción/decisión que funcionó mejor que la de Apgar tradicional. A esta nueva regla de predicción/decisión se la llamará «Apgar II».

Método: pregunta de estudio, población, base de datos

El componente de *método* de las reglas de predicción/decisión prepara el escenario para los componentes posteriores al requerir que se pregunte: ¿cuál es la interrogante que se aborda? ¿A qué población se dirigirán o aplicarán los resultados? ¿Hay una base de datos de alta calidad, es decir, exacta y completa, lo suficientemente grande y representativa de la población objetivo?

El primer paso en el desarrollo de Apgar II es identificar la pregunta que está abordando la regla de predicción/decisión y el uso de los resultados. Es esencial aclarar el uso previsto de la regla, porque una de predicción/decisión puede funcionar muy bien para un propósito pero no para otro, como se ilustra en el siguiente ejemplo:

Miniestudio 11-4 La puntuación de Apgar II se desarrolló como una regla de predicción/decisión para recomendar si los recién nacidos deben ser ingresados en la UCIN. Funcionó muy bien para ese propósito. Sin embargo, cuando se utilizó la Apgar II como base para predecir el crecimiento y el desarrollo a 1 año, no hizo un buena labor de predicción.

No debería sorprender que una regla de predicción funcione bien para un propósito, pero no para otro. La clave para el uso exitoso de las reglas de predicción es definir el propósito y el momento en el que se utilizarán e investigar la regla propuesta para ese objetivo específico.

En general, las reglas de predicción que tienen como objetivo predecir resultados a largo plazo, como los pronósticos meteorológicos, tienen menos éxito que aquellas cuyo objetivo es predecir resultados a corto plazo. Las pequeñas inexactitudes en las predicciones a corto plazo tienden a magnificarse con el tiempo y producen mayores inexactitudes en las de largo plazo. Además, los resultados a más largo plazo pueden verse afectados por muchos factores, conocidos y desconocidos.

La pregunta que se aborda también puede requerir que se especifique con qué método de decisión se comparará una nueva regla de predicción/decisión. Por lo tanto, antes de comenzar el desarrollo de una regla de predicción/decisión, es importante aclarar cómo se juzgará, es decir, ¿con qué se comparará? A continuación, se ilustra un ejemplo de cómo se podría hacer una comparación de una nueva regla de predicción/decisión como la de Apgar II.

Miniestudio 11-5 La Apgar II está diseñada como una regla de predicción/decisión que se utilizará como base para decidir sobre el ingreso de recién nacidos a la UCIN. El procedimiento actual se basa en el juicio clínico de los médicos con el que se comparará la Apgar II.

En general, la comparación debe hacerse con el método aceptado actualmente para tomar la decisión. Por lo tanto, los investigadores querrían comparar las decisiones recomendadas por la Apgar II con las realmente tomadas por los médicos respecto a los ingresos de recién nacidos a la UCIN. En esta situación, también pueden querer comparar la decisión de Apgar II con la recomendada por la de Apgar original.

Una vez que el objetivo de la regla de predicción/decisión está claro y se ha establecido la comparación, el siguiente paso es identificar una base de datos de alta calidad para derivar y validar dicha regla. La base de datos ideal debe incluir datos exactos y completos; debe reflejar o ser representativa de la población a la que se quiere aplicar la regla de predicción/decisión. Además, la base de datos debe ser grande. El desarrollo de la Apgar II puede requerir datos sobre 30 000 a 50 000 recién nacidos e incluir una cantidad sustancial de resultados indeseables, a menudo en el rango del 10% o más, porque los resultados raros son especialmente difíciles de predecir.[d]

La base de datos también debe incluir una gran cantidad de factores que posiblemente puedan considerarse predictivos. Cada uno de estos posibles factores de predicción debe incluir a personas con una variedad completa de niveles clínicamente relevantes. El siguiente ejemplo ilustra el significado de una base de datos adecuada.

Miniestudio 11-6 Los investigadores identificaron una base de datos que se construyó obteniendo datos sobre todos los recién nacidos en un estado grande de los Estados Unidos durante un período de 1 año. Alrededor del 10% de esos recién nacidos tuvieron un resultado clínico deficiente a corto plazo. Se incluyeron más de 50 000 nacimientos y más de 30 factores de predicción potenciales en la base de datos, lo que refleja todos los que se recopilaron de forma sistemática en el momento del nacimiento. También se dispone de datos que indican dónde ingresó cada recién nacido, es decir, en la UCIN, una unidad de cuidados especiales o en una unidad estándar, y el resultado en términos de morbilidad y mortalidad.

Este es un tipo de base de datos ideal, porque incluye una gran cantidad de recién nacidos con un número sustancial de resultados deficientes a corto plazo, además de numerosos factores predictivos potenciales. El uso de todos los pacientes en un área geográfica extensa hace que sea probable que la población sea representativa de todos los pacientes en los que se podría aplicar la regla. Además, la base de datos incluye una variedad completa de valores que probablemente se observarán en la práctica clínica para cada uno

---

[d] Los resultados raros también significan que el intervalo de confianza alrededor de las predicciones será grande, lo que dificulta la reproducción de la predicción utilizando otras bases de datos. Como se usa en el ejemplo, el tamaño mínimo necesario para la derivación y validación de una base de datos se puede estimar mediante la siguiente regla general. El tamaño de muestra necesario se puede estimar mediante la siguiente fórmula: (100 × número de factores de predicción independientes) / proporción de resultados adversos esperados. Por ejemplo, si la base de datos tiene 30 variables independientes o predictivas y se espera que el 10% de los recién nacidos necesiten atención en la UCIN, entonces el tamaño mínimo de la base de datos se puede calcular como (100 × 30) / 0.1 = 30 000.

de los factores de predicción potenciales. Por ejemplo, si el contar con atención prenatal es un factor predictivo importante, entonces también lo es que la base de datos incluya a los recién nacidos con poca o ninguna atención prenatal, así como aquellos con una completa. Finalmente, para desarrollar una regla de predicción/decisión, es clave que la decisión sobre dónde se ingresó al recién nacido y su resultado se incluya en la base de datos.[e]

ASIGNACIÓN

El siguiente paso para derivar y validar la regla de predicción/decisión es dividir los datos de la base inicial en dos grupos, uno llamado *cohorte de derivación* y el otro denominado *cohorte de validación*. La cohorte de derivación se utiliza para obtener y medir el desempeño de la regla de predicción. La cohorte de validación se puede usar para determinar si los resultados se pueden repetir empleando una segunda muestra de la misma base de datos.[f]

Veamos cómo funciona este proceso de obtener una regla de predicción/decisión utilizando una cohorte de derivación en el siguiente ejemplo:

Miniestudio 11-7 Usando la base de datos que incluía a todos los recién nacidos de un estado grande de los Estados Unidos, un grupo de investigadores creó una cohorte de derivación y validación asignando al azar a los individuos en dos cohortes de igual tamaño. Mediante la cohorte de derivación, el grupo realizó un análisis de regresión para determinar qué combinación de las 30 variables tuvo el mejor desempeño para predecir los resultados. Identificaron ocho variables que contribuyeron de forma sustancial a la predicción y también se incorporaron interacciones entre estas variables cuando tuvieron un impacto sustancial en la capacidad para predecir el resultado.

Miniestudio 11-8 Utilizando el análisis de regresión, se seleccionaron ocho variables para su inclusión en la regla de predicción y a cada una se le asignaron ponderaciones que reflejan su importancia. El estado respiratorio recibió un peso varias veces mayor que el de otros factores. Se dio una importancia intermedia a factores como el peso al nacer y el grado de actividad. Una vez que desarrolló la regla de predicción, el grupo de investigadores seleccionó líneas de corte mediante un proceso similar al establecimiento de una línea para una prueba. Las líneas de corte convirtieron la regla de predicción en una regla de predicción/decisión, que se utilizó para recomendar el ingreso a la UCIN, una unidad de cuidados especiales o una unidad hospitalaria estándar.

Este proceso de derivar una regla de predicción difiere en varios aspectos del descrito para la derivación de la puntuación de Apgar original. En primer lugar, veamos que, a diferencia del proceso descrito anteriormente para el desarrollo de la puntuación de Apgar, estos investigadores no comienzan por hacer sus mejores conjeturas sobre qué factor será importante en la predicción. Más bien, buscan una base de datos con una amplia variedad de posibles factores de predicción y dejan que los datos les indiquen cuáles son los mejores.

En segundo lugar, la regla de predicción para la Apgar II, a diferencia de la de Apgar, tiene ocho variables y no todas reciben la misma importancia o ponderación. Aquí, el estado respiratorio recibe el

---

[e] La selección de factores para incluir en la regla de predicción/decisión a menudo utiliza métodos de regresión logística, que proporcionan coeficientes que se pueden usar como ponderaciones para la regla de decisión de predicción.

[f] La división de la cohorte en dos grupos puede resultar en grupos más pequeños de lo deseable para la derivación y validación. Hay otros métodos estadísticos disponibles para crear cohortes de derivación y validación que reutilizan los individuos seleccionados, es decir, los individuos pueden incluirse tanto en la cohorte de derivación como en la de validación. Se utiliza comúnmente un método conocido como de *inicialización*, que permite obtener cohortes de derivación y validación más grandes a partir de la misma base de datos.

mayor peso. Finalmente, la gran cantidad de variables y los complicados pesos asignados a cada variable significan que la Apgar II, a diferencia de la Apgar original, no se puede recordar o calcular fácilmente. Es posible que se necesite un programa informático para permitir el uso oportuno de la información.[g]

ANÁLISIS: VERIFICACIÓN INICIAL DE LA REGLA DE PREDICCIÓN/DECISIÓN

La cohorte de validación se utiliza como el desafío inicial para determinar si se mantiene la capacidad de predicción obtenida utilizando la cohorte de derivación. El método más simple para crear una cohorte de validación es dividir aleatoriamente la base de datos grande en dos partes y usar una como cohorte de derivación y la otra como cohorte de validación. Cuando el tamaño de la base de datos no es lo suficientemente grande como para dividirse en dos cohortes iguales, se dispone de técnicas de muestreo que permiten al investigador utilizar la base de datos para obtener dos cohortes lo suficientemente grandes como para servir como de derivación y validación inicial.

A menudo, los esfuerzos iniciales para verificar la regla de predicción utilizando una cohorte de validación concluirán que la regla de predicción no funciona muy bien. Esto es tan común que tiene un nombre: *sobreajuste* (*overfitting*). Veamos qué se quiere decir con sobreajuste en el siguiente ejemplo.

 Miniestudio 11-9 Se utilizó una cohorte de derivación para obtener una regla de predicción para la Apgar II. La regla de predicción tuvo en cuenta las características únicas de la cohorte de derivación, pero cuando se usó en la cohorte de validación, no funcionó bien.

Cuando este es el caso, los investigadores deben volver a la cohorte de derivación y ver si pueden hacerlo mejor. El sobreajuste es muy común, debido al hecho de que las reglas de predicción obtenidas de una cohorte de derivación capturan no solo los factores relacionados con el resultado, sino también las características únicas de la cohorte de derivación no relacionadas con el resultado. Se están utilizando métodos nuevos y emergentes llamados de *contracción* para tener en cuenta el hecho de que el sobreajuste de una cohorte de derivación es muy común. Como su nombre lo indica, los métodos de contracción tienen como objetivo limitar el impacto de los factores que son exclusivos de una cohorte de derivación.[h]

Una vez que se ha abordado el problema del sobreajuste, se está listo para ver cómo se mide el desempeño de la regla de predicción/decisión en el componente de *resultados* del marco MAARIE.

RESULTADOS

¿Cómo se juzga el éxito de una regla de predicción? Las reglas de predicción, como las pruebas de diagnóstico, se comparan con el rendimiento perfecto, es decir, la predicción perfecta del resultado. El objetivo, que rara vez se alcanza, es una *capacidad de discriminación* del 100% o una predicción perfecta. La capacidad de discriminación para las reglas de predicción/decisión, al igual que con las pruebas de

---

[g]Además de incluir los factores que mejor sirven como predictores, los investigadores deben considerar si también incluir los términos de interacción. Las interacciones entre factores son bastante frecuentes en las situaciones clínicas. A veces, las interacciones son lo suficientemente fuertes como para justificar su inclusión en una regla de predicción/decisión. Esto es especialmente cierto cuando la interacción es lo suficientemente fuerte como para cambiar la recomendación con frecuencia. Los investigadores pueden dudar en incluir términos de interacción en las reglas de predicción/decisión porque complican los cálculos y hacen que sean más difíciles de explicar. No obstante, es necesario considerar los términos de interacción cuando se necesitan las mejores predicciones posibles. En el desarrollo de reglas de predicción, las interacciones no necesitan ser estadísticamente significativas, como suele ocurrir cuando se considera si se deben incluir los términos de interacción en un análisis de regresión. Más bien, el criterio para la inclusión de un término de interacción en una regla de predicción es si la interacción tiene un impacto sustancial en la capacidad para predecir el resultado. Por lo tanto, debe esperarse ver más términos de interacción incluidos en las reglas de predicción que en la situación general al utilizar el análisis de regresión como explicación.

[h]Aunque es ideal tener una gran cantidad de factores de predicción potenciales para elegir, su incorporación en una regla de predicción/decisión más una gran cantidad de variables de interacción, aumenta las posibilidades de sobreajuste y, por lo tanto, no se recomienda.

diagnóstico, puede calcularse como el promedio de la sensibilidad más la especificidad, que es el mismo que la superficie bajo la curva ROC (característica operativa del receptor). En paralelo con las pruebas de diagnóstico, la capacidad de discriminación expresa el porcentaje de una predicción perfecta que se puede obtener de la regla de predicción/decisión bajo investigación.

Al convertir una regla de predicción en una regla de predicción/decisión, los investigadores también deben establecer líneas de corte. Establecer líneas de corte requiere una compensación entre los resultados falsos positivos y negativos. A menudo, los investigadores dan un valor o importancia diferente a un resultado falso negativo en comparación con uno positivo. Cuando esta es la situación, el investigador puede querer establecer las líneas de corte para reducir al mínimo los falsos negativos (o, a veces, los falsos positivos), como se ve en el siguiente ejemplo.

Miniestudio 11-10 Al revisar el desempeño de la puntuación de Apgar II, los investigadores concluyeron que tenía una capacidad de discriminación superior al 95%. Por lo tanto, pudo identificar correctamente el mejor sitio de atención para los recién nacidos la gran mayoría de las veces. Sin embargo, cuando no se identificó el mejor sitio para la atención, el recién nacido generalmente fue ingresado en un nivel menos intensivo y experimentó una mayor probabilidad de morbilidad y mortalidad. Por lo tanto, los investigadores decidieron modificar las líneas de corte y ahora encontraron que los errores resultaban en el ingreso a un sitio de atención más intensivo. Usando las nuevas líneas de corte, la capacidad de discriminación era aproximadamente la misma, pero los investigadores ahora creían que las predicciones incorporaron la importancia relativa que los médicos daban a los resultados falsos positivos y negativos.[i]

Las reglas de predicción/decisión requieren una medida adicional de rendimiento que no es necesario en las pruebas de diagnóstico. Para usar una regla de predicción/decisión en la práctica clínica para conjeturar el resultado individual, debe funcionar bien para la predicción de resultados importantes no solo en el caso promedio, medido por su capacidad de discriminación, sino también en los casos inusuales.

La predicción exacta para casos promedio es más fácil de lograr que la correspondiente para el individuo inusual que tiene un riesgo especialmente alto o bajo de tener el resultado. Por lo tanto, además de la capacidad de discriminación, que mide qué tan bien se desempeña la regla de predicción/decisión en el caso promedio, se usa una medida conocida como *calibración* para medir el desempeño.

La calibración mide el rendimiento de aquellos individuos con un riesgo especialmente alto y bajo, en comparación con el promedio incluido en los datos. La calibración a menudo se muestra como un gráfico, como en las figuras 11-1 y 11-2.

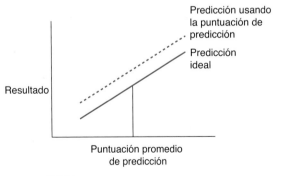

FIGURA 11-1 **Calibración adecuada con desempeño para los individuos de alto y bajo riesgo igual al de los individuos promedio.**

---

[i] Al igual que con las pruebas de diagnóstico, es posible ajustar la importancia relativa de los resultados falsos positivos y negativos; sin embargo, la práctica habitual es incorporar estas consideraciones al establecer la(s) línea(s) de corte. La superficie bajo la ROC o la capacidad de discriminación a menudo se presenta como un *estadístico C* o *índice C*.

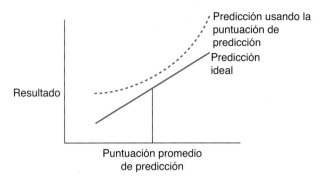

La figura 11-1, que muestra el resultado estimado usando la regla de predicción frente al resultado observado e indicando la predicción generalmente menos precisa para aquellos con alto y bajo riesgos, presenta la calibración ideal. El desempeño observado de la regla de predicción, como se refleja en la línea punteada, es el mismo para los individuos de alto y bajo riesgos que para los que se encuentran en la media o promedio. La figura 11-2 muestra una mala calibración: refleja una situación común en la que la regla de predicción funciona mejor para el individuo promedio y no tan bien para los de bajo o alto riesgo.

La calibración mide hasta qué punto los resultados previstos y los observados son iguales. Se puede utilizar una medida cuantitativa conocida como *pendiente de calibración* para medir la calibración. Una pendiente de calibración de 1 indica una correspondencia o calibración perfecta entre el resultado predicho y el observado en todo el rango de pacientes de bajo a alto riesgo. El grado en que la pendiente de calibración cae por debajo de 1 indica el promedio de *error de calibración* o discrepancia entre los resultados previstos y observados.

La calibración perfecta rara vez lograda tiene un valor de 1, lo que indica que una predicción funciona tan bien en la situación de alto o bajo riesgo como en el caso promedio. Por lo tanto, una regla de predicción/decisión ideal tiene una capacidad discriminativa de 1 (o 100%) después de considerar la importancia relativa de los falsos negativos y positivos.

Además, una regla de predicción/decisión ideal tiene una pendiente de calibración cercana a 1, lo que indica que la predicción y los resultados reales son los mismos en todo el rango, desde los individuos de bajo riesgo hasta los de alto riesgo. Ahora se tienen dos medidas básicas del desempeño de una regla de predicción/decisión: la capacidad de discriminación y la calibración; ambas pueden incluirse en una escala de 0 a 1, donde 1 indica un rendimiento perfecto.[j]

Al igual que con las pruebas de diagnóstico, rara vez se logra un rendimiento ideal. Dado el desempeño prometedor de la regla de predicción/decisión usando las cohortes de derivación y validación, el siguiente paso es ver si su desempeño se puede reproducir o validar usando bases de datos adicionales.

Interpretación: validación externa estrecha y amplia

Antes de investigar una regla de predicción/decisión en la práctica clínica, debe probarse en bases de datos adicionales existentes. Esto es necesario porque un estudio de una regla de predicción/decisión en un entorno clínico es una empresa importante que puede producir más daño que beneficio. Si la decisión clínica se toma sobre la base de una regla de ejecución inesperadamente inexacta, se pueden realizar diagnósticos incorrectos y producirse resultados peores de lo esperado.

Antes de que una regla de predicción/decisión esté lista para su uso clínico, es importante establecer lo que se llama *validez externa*. La validez externa implica que la regla de predicción/decisión ha sido evaluada utilizando nuevas bases de datos similares a la inicial, así como una proveniente de una(s)

---

[j]El grado en que la pendiente de calibración difiera de 1 indica el correspondiente de error de calibración. La mala calibración se utiliza cada vez más para determinar el grado de sobreajuste y la necesidad de revisar la regla de predicción/decisión. Sin embargo, tenga en cuenta que una capacidad discriminativa de 0.5 indica que no se obtiene información adicional utilizando una prueba o una regla de predicción. La capacidad de discriminación de 1 implica una predicción perfecta del promedio. No garantiza una calibración perfecta.

población(es) diferente(s). La aplicación exitosa de la regla a una población similar da como resultado lo que se ha llamado *validez estrecha*. La aplicación exitosa de la regla a una población que es diferente de la base de datos utilizada para la derivación y la validación iniciales se llama *validez amplia*.

Veamos cómo se puede realizar una validación estrecha y amplia en el siguiente ejemplo del uso de la Apgar II.

Miniestudio 11-11 Se realizó una validación estrecha de la Apgar II utilizando la misma base de datos estatal de todos los recién nacidos, excepto que ahora los datos se obtuvieron 3 años después. Se realizó una validación amplia aplicando la Apgar II a una base de datos nacional de recién nacidos que fueron ingresados bajo el sistema Medicaid. Ambas bases de datos indicaron que la Apgar II funcionó tan bien o mejor que la Apgar original.

El uso de la misma base de datos de un año posterior es un método común para realizar una validación limitada. Ayuda a asegurar a los investigadores y lectores que el pronóstico no cambia con el tiempo de una manera que invalide la regla de predicción/decisión. La validación amplia utilizando un grupo de pacientes relevante, quizás de alto riesgo, ayuda a asegurar la generalización.

Además, la validación estrecha o amplia también puede indicar que hay factores de predicción alternativos que servirán aproximadamente tan bien como los utilizados en la regla de predicción/ decisión original. Algunos factores pueden ser más económicos, fáciles de obtener o aceptables para los médicos que otros. Esto puede ser visto como una ventaja por el investigador porque proporciona una selección de factores de predicción que son más adecuados para su uso en la práctica clínica, como se ilustra en el siguiente ejemplo.

Miniestudio 11-12 Como parte de la validación externa, los investigadores examinaron factores de predicción adicionales. Demostraron que la Apgar II funcionó igual de bien cuando se midió la dificultad del trabajo de parto utilizando una puntuación clínica, en lugar de requerir la medición de la vigilancia fetal por medios electrónicos.

Una regla de predicción/decisión que no requiera esa vigilancia fetal puede reducir el costo y hacer que la regla sea más fácil de usar. Para los médicos que no utilizan de forma sistemática la vigilancia fetal por medios electrónicos, también puede aumentar la aceptación de la regla de predicción/decisión si se recomienda su uso y cuando se haga en la práctica clínica. Siempre que se pueda elegir qué factores emplear, el investigador debe considerar cuáles mejorarán el rendimiento y la facilidad de uso. Por lo tanto, los factores que son objetivos y obtenidos de forma reproducible tienen una ventaja sobre los subjetivos y menos reproducibles.

Juntas, las validaciones limitadas y amplias brindan al investigador una idea mucho mejor de la reproducibilidad de la predicción y sus aplicaciones potenciales en entornos similares (validación estrecha) y para diferentes poblaciones (validación amplia). Además, le dan al investigador la oportunidad de mejorar la regla en formas que apuntan a hacerlo no solo en su desempeño sino también en su facilidad o costo de uso y su aceptación clínica.[k]

Habiendo hecho un esfuerzo por establecer la validez externa y mejorar la regla de predicción/ decisión como parte del componente de interpretación, el investigador está listo para proceder al componente de extrapolación.

---

[k] Como parte del proceso de validación, es importante que los investigadores examinen los casos en los que la regla no funciona bien. Esto es clave para mejorar el desempeño de la regla de predicción/decisión. Por ejemplo, con la Apgar, se reconoció que la regla de predicción/ decisión no siempre funciona bien para los recién nacidos con alto y bajo riesgo. Se demostró que el rendimiento podría mejorarse repitiendo la puntuación después de 5 minutos.

Extrapolación: implementación de un estudio clínico y aplicación en la práctica[4]

Idealmente, la Apgar II ahora se pone a prueba en un estudio clínico, idealmente un ECA, en el que el grupo de estudio usa la regla de predicción/decisión como base para la decisión, mientras que el grupo de control usa el proceso de toma de decisiones actualmente aceptado como Apgar y/u otra regla de predicción/decisión. Una vez aprobado por una Junta de Revisión Institucional, el ECA podría proceder de la siguiente manera.

Miniestudio 11-13 Un consorcio de hospitales organizó un ECA sobre el uso de la puntuación de Apgar II en comparación con la de Apgar en un entorno que reflejaba el uso previsto de la primera. Dos mil recién nacidos consecutivos se asignan al azar para utilizar la Apgar original o la II como base para la decisión de ingresar en la UCIN, una unidad de cuidados especiales o la unidad de cuidados estándar. En la investigación bien realizada se encontró que la Apgar II tenía una mayor capacidad de discriminación que la Apgar y una mejor calibración.

Un ECA de una regla de predicción/decisión debe cumplir con todos los estándares y procedimientos habituales para su realización, incluida la aleatorización de los pacientes, la ocultación doble (doble ciego) cuando sea posible, la evaluación objetiva de los resultados y un análisis que incluya la corrección de las diferencias entre grupos, incluso cuando estas diferencias se deban al azar. Una diferencia sustancial y estadísticamente significativa entre los grupos de Apgar y Apgar II es el mejor método para demostrar el desempeño superior del último.[1]

Al realizar un ECA de una regla de predicción/decisión, hay métodos disponibles para resumir el desempeño de la nueva regla de predicción/decisión utilizada en el grupo de estudio en comparación con el método empleado en el grupo de control. Cuando se comparan las reglas de predicción/decisión en la práctica clínica, en lugar de medir la capacidad de discriminación más la calibración, a menudo se informa una medida conocida como *utilidad clínica*.

La utilidad clínica indaga qué tan bien funciona una regla de predicción/decisión en comparación con el juicio clínico u otra regla. La exactitud de una regla de predicción/decisión se mide usando la siguiente fórmula:[m]

Exactitud = (predicciones falsas negativas + predicciones falsas positivas) / # de predicciones

Hay medidas de utilidad clínica disponibles que permiten comparar la capacidad de dos métodos para tomar decisiones exactas, y se conocen como *índices de mejoría neta de reclasificación* (NRI, *net reclassification index*). Un NRI, conocido como *NRI absoluto*, expresa el número de personas que se clasificarían con precisión utilizando la mejor regla de predicción/decisión.[n]

Al comparar una nueva regla de predicción/decisión con otra de predicción o con el juicio clínico, los NRI son la única medida necesaria. Esto es así porque los NRI incorporan tanto la capacidad de discriminación como la calibración.

El siguiente ejemplo demuestra cómo se pueden comunicar los resultados de un estudio clínico del uso de una regla de predicción/decisión en la práctica clínica.

---

[l] Es posible realizar un ECA de ausencia de inferioridad de una regla de predicción/decisión en lugar del ECA de superioridad antes descrito. Un ECA de ausencia de inferioridad podría ser apropiado si la nueva regla de predicción/decisión fuera más aceptable clínicamente o tuviera otras ventajas, pero el tamaño de muestra más grande requerido puede hacer que un estudio de ausencia de inferioridad sea poco realista.

[m] Esta fórmula asume que la importancia relativa de los resultados falsos negativos y positivos se ha tenido en cuenta al establecer la(s) línea(s) de corte.

[n] Por lo general, se usa el NRI aditivo; sin embargo, su magnitud se ve alterada por la probabilidad de un resultado no deseado, que no es el caso con el NRI absoluto. El NRI absoluto asume que los falsos positivos y negativos son de igual importancia o que más probablemente su importancia relativa se tuvo en cuenta al establecer las líneas de corte para la regla de decisión.[3]

Miniestudio 11-14 La Apgar II se comparó con la puntuación de Apgar en un ECA. Se evaluaron 1000 recién nacidos utilizando cada regla de predicción/decisión. La reclasificación neta absoluta fue de 50 utilizando la Apgar II en comparación con la Apgar. Por lo tanto, los investigadores concluyeron que 50 por cada 1000, o el 5% de los recién nacidos, se clasificarían con mayor exactitud utilizando la Apgar II en comparación con la Apgar.

Por lo tanto, al leer una investigación clínica donde se comparan dos reglas de predicción/decisión, la medida clave que se usa a menudo es el NRI absoluto, en lugar de la capacidad discriminativa y la calibración. Como en este ejemplo, el NRI también se puede expresar como una proporción o porcentaje de las decisiones tomadas para ayudar a comparar el desempeño de diferentes reglas de predicción/decisión.

El desempeño de la regla de predicción/decisión en un ensayo clínico es importante, pero no garantiza la aceptación el desempeño de la regla cuando se usa en la práctica clínica. La aceptación de una regla de predicción/decisión puede enfrentar resistencia porque incluye factores diferentes a los que se utilizan actualmente en el proceso de toma de decisiones. Pueden introducirse nuevos factores de predicción o excluirse los existentes.

No es raro que algunos factores comúnmente aceptados tengan poco o ningún valor predictivo, sobre todo después de que se incluyen otros factores relacionados. Por el contrario, las variables predictivas antes no reconocidas pueden resultar bastante útiles en la predicción. Estos tipos de factores pueden influir en la aceptación clínica de una regla de predicción/decisión, como se ilustra en este ejemplo:

Miniestudio 11-15 La Apgar II, a diferencia de la puntuación de Apgar, no utilizó el aspecto o la actividad (tono muscular) como factores de predicción porque, después de considerar otras variables, estas no aumentaron sustancialmente la capacidad de predicción. La Apgar II incluyó otros seis factores nuevos, como la saturación de oxígeno capilar y las mediciones de la vigilancia electrónica prenatal. Los médicos no estaban convencidos de que las nuevas mediciones debieran usarse para reemplazar la puntuación de Apgar probada y verdadera, a pesar de que la Apgar II se había comparado con la Apgar en un ECA y se encontró que era superior.

Incluso cuando, o quizás especialmente cuando, las reglas de predicción/decisión se han integrado en la práctica clínica, el cambio puede ser difícil. Los médicos, como la mayoría de las personas, a menudo creen que se debe «dejar lo que está suficientemente bien en paz» y «cuando no esté roto, no lo arregle». Las reglas de predicción/decisión, incluso las bien desarrolladas que han demostrado mejorar los resultados, a menudo enfrentan esta barrera para la implementación, especialmente cuando asumen un proceso de toma de decisiones con una reputación muy respetada y de larga tradición.

Incluso las mejores reglas de predicción/decisión pueden no ser aceptadas con entusiasmo. Algunas razones de la falta de éxito en su aplicación clínica están en manos de los investigadores. Otras están claramente fuera de su alcance. Los médicos a menudo necesitarán aprender más sobre la derivación y validación de las reglas de predicción/decisión antes de que se pueda esperar que adopten su uso en la práctica.

Los problemas de las barreras administrativas y financieras también pueden ser impedimentos graves para la implementación, incluso entre quienes aceptan y apoyan el uso de reglas de predicción/decisión. Puede haber una mayor aceptación de las reglas de predicción/decisión cuando se pueden digitalizar y los cálculos se pueden delegar a quienes no tienen formación o experiencia clínica. La cobertura de seguros para este proceso y la evidencia de que el uso de la regla es lo suficientemente aceptado como para brindar protección legal para los malos resultados, pueden alentar el uso generalizado de una regla de predicción/decisión. Veamos las cuestiones de aceptación clínica en el siguiente ejemplo hipotético.

Miniestudio 11-16 Sobre la base del ECA, los investigadores intentaron convencer a los médicos del hospital local para que adoptaran la Apgar II como procedimiento sistemático. Cuando abogaron por este método, los médicos inicialmente se resistieron diciendo que la regla era demasiado

compleja. ████████████████████ y pagar por
el uso de l█████████████████████dos los recién
nacidos, sie████████████████████siones que
produjeran un██████

Un mes desp█████████████████████ se suspendió cuando se
detectó que se ignoraba la regla y ██████ utilizaba la puntuación de Apgar como
base para las decisiones de ingreso.

Numerosas cuestiones pueden presentar obstáculos para la aceptación de las reglas de predicción/decisión. Sin embargo, estos problemas solo son relevantes después de que hay evidencia sustancial de que la regla funciona mejor que el método alternativo de toma de decisiones en la práctica clínica.

Los pasos complejos que se requieren hoy en día para la aceptación de una regla de predicción/decisión ayudan a garantizar que sea realmente de mejoría, antes de que se acepte para un uso clínico generalizado. Las notorias diferencias entre el desarrollo y la aceptación de la puntuación de Apgar y el hipotético Apgar II ilustraron cuánto han cambiado las cosas en la medicina clínica desde que Virginia Apgar desarrolló su regla de predicción/decisión en la década de 1950.

En la actualidad, las reglas de predicción/decisión se utilizan para una amplia variedad de decisiones clínicas, desde los ingresos hospitalarios hasta la solicitud de pruebas y el momento del tratamiento. Es posible que puedan mejorar los juicios clínicos, especialmente en lo que respecta al pronóstico. A pesar de la importancia de la experiencia clínica, las reglas de predicción/decisión tienen ventajas sobre el uso del juicio clínico. Los médicos, como todos los seres humanos, no son capaces de manipular informalmente la gran cantidad de variables y los pesos que las acompañan y se incluyen en las reglas de predicción/decisión. Por el contrario, la experiencia clínica utilizada para el pronóstico se ve limitada por la derivación, el seguimiento y el recuerdo selectivos. Las reglas de predicción/decisión tienen como objetivo eludir todas estas limitaciones.

A pesar de las limitaciones inherentes del juicio clínico, también tiene ventajas. Los médicos pueden incorporar factores que son difíciles de medir e incorporar en las reglas cuantitativas de predicción/decisión, como se ilustra en el siguiente ejemplo:

Miniestudio 11-17 Los médicos desarrollaron una Apgar para adultos, diseñada para estimar las probabilidades de que los pacientes regresen a casa dentro de una semana después de una cirugía mayor. Se descubrió que los médicos obtuvieron mejores resultados que la regla de decisión/ predicción cuantitativa de comparación. Al explorar por qué ocurrió esta diferencia, se encontró que los médicos consideraron factores predictivos importantes como la voluntad de vivir y el apoyo familiar, que no se incorporaron en la regla de predicción/decisión.

Los médicos a menudo incorporan factores subjetivos difíciles de medir, como la voluntad de vivir y el apoyo familiar, al hacer predicciones sobre el curso clínico de una enfermedad. En situaciones como esta, donde estos factores son especialmente importantes, el juicio clínico sigue siendo de vital importancia para la predicción.

Los nuevos métodos para desarrollar reglas de predicción/decisión están comenzando a combinar los abordajes cuantitativos que se describieron con juicios clínicos intuitivos. La combinación de estos dos abordajes puede resultar mejor que cualquiera de los dos utilizado por separado.

PREDICCIÓN FRENTE A EXPLICACIÓN

Las reglas de predicción/decisión son relativamente nuevas en la medicina clínica y la salud pública, mientras que los estudios que apuntan a la explicación han sido mucho más comunes y están bien establecidos, lo que está empezando a cambiar. Una nueva declaración llamada *Informe transparente de un modelo de predicción de variables múltiples para el pronóstico o diagnóstico individual* (TRIPOD) se está utilizando para guiar la publicación de artículos sobre reglas de predicción/decisión.[5]

te reconocer las diferencias entre pred

En   ción y predicción utilizando el marco MA

Tabla 11-1 Diferencia ganizadas según **el marco MAARIE**

	Explicación	Predicción
Método Pregunta abordada	Aplicar datos del pasado para sacar conclusiones sobre causa y efecto o eficacia en una población mayor o diferente (explicar la relación entre la variable independiente principal y la variable dependiente)	Aplicar datos del pasado de una población para desarrollar una fórmula para estimar la probabilidad de sucesos futuros, como la probabilidad de que un individuo en particular desarrolle una enfermedad o experimente un resultado (predecir una enfermedad o un resultado)
Método Punto de partida	Declaración de hipótesis	Identificación de una gran base de datos de alta calidad con un número sustancial de resultados deseables e indeseables, además de múltiples factores de predicción potenciales para permitir la derivación y validación del modelo
Método Tipo de datos preferido	Datos experimentales con aleatorización exitosa	Base de datos de observación de alta calidad representativa de la población de interés
Asignación	Factor único de «efecto principal» con factores adicionales incluidos para abordar los factores de confusión y las interacciones	Cohorte de derivación Selección y ponderación de factores más los términos de interacción y la medida única del resultado No se requiere relación causal. Los factores debidos a la causalidad inversa pueden incluirse si están disponibles en el momento de la toma de decisiones
Análisis	Mide el resultado una o varias veces	La cohorte de validación seleccionada de la misma base de datos permite comparar los resultados con la cohorte de derivación para verificar el sobreajuste y la modificación de la regla de predicción, por ejemplo, los métodos de contracción Establecer la(s) línea(s) de corte para convertir a la regla de predicción/decisión
Resultados Evaluación inicial de desempeño	Se utilizan a menudo la significación estadística y la magnitud del efecto, el riesgo relativo/cociente de probabilidades (*odds ratio*), con corrección para los factores de confusión en la población investigada	Se utiliza la regla de predicción/decisión revisada para estimar la capacidad de discriminación y la calibración en la base de datos original

Tabla 11-1 Diferencias entre explicación y predicción, organizadas según el marco MAARIE (*continuación*)

	Explicación	Predicción
Interpretación Evaluación de significado	Significado para aquellos sujetos incluidos en la investigación con uso del porcentaje de eficacia cuando se estableció, o el porcentaje de varianza explicado	Validación externa estrecha y amplia utilizando múltiples bases de datos para evaluar la capacidad de discriminación y la calibración para mejorar el rendimiento o la facilidad de uso
Extrapolación Generalizabilidad	Significado para poblaciones similares más situaciones no incluidas en la investigación utilizando medidas como el riesgo atribuible a la población y el número prevenido en la población	Utilidad clínica cuando se utiliza en estudios clínicos en comparación con los métodos de control Al comparar reglas de predicción/decisión El índice de mejoría neta de reclasificación (NRI) permite realizar comparaciones del rendimiento

También es importante reconocer cuando la predicción es extremadamente difícil y el éxito es poco probable. Como se comentó, la predicción es especialmente difícil en las siguientes situaciones:

- Presagiar sucesos raros: cuando la muerte es poco probable durante una intervención quirúrgica, puede ser difícil predecir quién fallecerá, porque desarrollar una regla de predicción basada en resultados raros, como la muerte, es intrínsecamente difícil y requiere una base de datos excepcionalmente grande.

- Predecir a largo plazo: las predicciones a corto plazo suelen ser mejores que las de más largo plazo porque se basan en datos pasados y asumen que nada cambiará al respecto. Cuanto más largo sea el período, más difícil será realizar una buena predicción. La predicción a largo plazo se hace aún más difícil porque las pequeñas inexactitudes a corto plazo tienden a magnificarse durante un período más largo y reducen en gran medida su exactitud.

Por lo tanto, se debe ser realista en las expectativas de predicción en estas situaciones difíciles.

Incluso cuando las condiciones para desarrollar reglas de predicción/decisión son óptimas, la predicción es inherentemente más difícil que la explicación. Los desafíos inherentes de una predicción precisa se pueden comprender comparando los métodos básicos descritos para evaluar el desempeño de la explicación y la predicción. Para explicarlo, la medida básica de desempeño es el riesgo relativo o el cociente de probabilidades (*odds ratio*) como una aproximación. Para la predicción, la capacidad de discriminación medida por la superficie bajo la ROC es la medida básica del desempeño.

La figura 11-3 muestra la relación entre el cociente de probabilidades y la capacidad de discriminación medida por la superficie bajo la ROC.[6] Recuerde que una capacidad de discriminación del 50% implica que no se agrega información adicional.

En la figura 11-3, los números de 1.0 a 171.0 son los cocientes de probabilidades utilizados como una estimación del riesgo relativo. Cuando un cociente de probabilidades es igual a 2, el porcentaje de riesgo atribuible es del 50%; sin embargo, tenga en cuenta que la capacidad de discriminación está solo un poco por encima del 50%, lo que indica que la predicción solo mejora ligeramente, porque una capacidad de discriminación del 50% señala que no se obtiene información. El cociente de

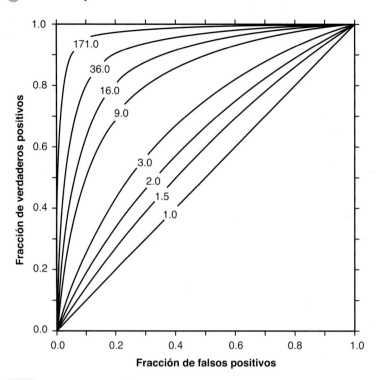

FIGURA 11-3 **Correspondencia entre la fracción de resultados verdaderos positivos (FVP) y la de falsos positivos (FFP) de un marcador binario y el cociente de probabilidades.** Los valores (de FVP, FFP) que producen el mismo cociente de probabilidades están conectados (datos de Pepe MS, Janes H, Longton G, et al. Limitations of the odds ratio in gauging the performance of a diagnostic, prognostic, or screening marker. *Am J Epidemiol.* 2004;159:882–890).

probabilidades necesita ser de 36, extremadamente alto, antes de que la capacidad de discriminación se acerque a un rango mínimamente útil, del 80% o más.°

Por lo tanto, no debería sorprender que la predicción sea más difícil que la explicación. Una gran cantidad de investigación se centra ahora en mejorar la predicción y utilizarla como base para la toma de decisiones. El pronóstico clínico es difícil, pero a menudo esencial para la toma de decisiones, como se verá en el siguiente capítulo sobre análisis de decisiones.

° La relación entre el cociente de probabilidades y la superficie bajo la ROC o la capacidad de discriminación se calcula utilizando la siguiente fórmula:

Cociente de probabilidades = (sensibilidad) (especificidad) / (1 – sensibilidad) (1 – especificidad)

Otra forma de apreciar la dificultad de obtener altos grados de capacidad de discriminación es mediante el uso de esta fórmula, para ver qué tan grande debe ser el cociente de probabilidades para lograr diferentes grados de capacidad de discriminación. A menudo, se considera necesaria una capacidad de discriminación del 90% para lograr una predicción útil. Se requiere un cociente de probabilidades de 81 para lograr una capacidad de discriminación del 90%, lo que representa uno muy grande y difícil de alcanzar. Sin embargo, tenga en cuenta que el cociente de probabilidades no tiene por qué ser resultado de la relación entre un solo factor y un resultado. Refleja el impacto combinado de todos los factores utilizados en el desarrollo de la regla de predicción. Por lo tanto, a pesar del gran cociente de probabilidades necesario, puede ser factible lograr una capacidad de discriminación adecuada.

Preguntas por formular: Reglas de predicción/decisión

Métodos: pregunta de estudio, población y base de datos.

1. **Pregunta de estudio:** ¿cuál es el objetivo de la regla de predicción/decisión? ¿Con qué se comparará, es decir, otra regla de predicción/decisión frente a juicio clínico?
2. **Población:** ¿en qué población está diseñada para usarse la regla de predicción/decisión, es decir, la población objetivo?
3. **Base de datos:** ¿es adecuada la base de datos que se utilizará para la derivación y validación? En otras palabras, ¿es representativa de la población objetivo y de alta calidad en términos de exactitud y completud? ¿Tiene un número adecuado de participantes, factores de predicción potenciales y resultados indeseables?

Asignación: cohorte de derivación.

1. **Identificar cohortes de derivación y validación:** ¿cómo se dividió la base de datos en cohortes de derivación y validación?
2. **Desarrollar la regla de predicción:** ¿la regla de predicción incluyó los factores predictivos, ponderaciones que reflejan la fuerza relativa de cada factor de predicción y los términos de interacción?
3. **Establecer línea(s) de corte:** ¿se convirtió la regla de predicción en una regla de predicción/decisión teniendo en cuenta la importancia de los resultados falsos positivos y negativos?

Análisis: cohorte de validación.

1. **Aplicar la regla de predicción/decisión:** ¿se desarrolló la regla de predicción/decisión utilizando la cohorte de derivación aplicada a la cohorte de validación?
2. **Evaluar el sobreajuste:** ¿dieron como resultado las características únicas de la cohorte de derivación un rendimiento reducido en la cohorte de validación?
3. **Modificar la regla de predicción/decisión:** ¿se modificó la regla de predicción/decisión para tomar en cuenta el sobreajuste?

Resultados: rendimiento.

1. **Capacidad de discriminación:** ¿se midió el desempeño de la regla de predicción/decisión utilizando la superficie bajo la ROC para determinar la capacidad de discriminación?
2. **Calibración:** ¿se examinó la calibración de la regla de predicción/decisión midiendo la relación entre los resultados previstos y observados entre individuos y grupos de alto y bajo riesgo?
3. **Determinar si el rendimiento es adecuado:** ¿se llegó a una conclusión sobre si el rendimiento era adecuado para continuar con la validación?

Interpretación: aplicar a otras bases de datos.

1. **Validación estrecha:** ¿se determinó la capacidad de discriminación e hizo la calibración de la regla de predicción/decisión en bases de datos nuevas pero similares?
2. **Validación amplia:** ¿se determinó la capacidad de discriminación e hizo la calibración de la regla de predicción/decisión en bases de datos nuevas pero diferentes, para precisar el alcance de sus aplicaciones potenciales?
3. **Mejoras potenciales:** ¿se consideraron mejoras para hacer que la regla de predicción/decisión sea más fácil, menos costosa o más aceptable para su uso clínico?

Extrapolación: aplicación clínica.

1. **Estudio clínico:** ¿se realizó un estudio clínico, idealmente un ECA, de comparación de la regla de predicción/decisión en el grupo de estudio con otras reglas de predicción/decisión de control y/o de juicio clínico?

2. **Medir la utilidad clínica:** ¿se comparó el rendimiento de la regla de predicción/decisión con el del grupo de control utilizando un método NRI?

3. **Aceptación clínica:** ¿se evaluó la aceptación y el uso en la práctica clínica común, incluidas las barreras técnicas, administrativas y legales para el uso de la regla de predicción/decisión?

PREGUNTAS DE REVISIÓN

1. **¿Cuál de los siguientes pasos requiere la derivación de una regla de decisión/predicción inicial?**
   A. Creación de cohortes de derivación y validación extraídas de una base de datos cuidadosamente seleccionada
   B. Identificación de los factores o variables que se utilizarán en la regla de predicción inicial y determinación de su importancia relativa
   C. Inclusión de interacciones entre los factores que se eligen para la regla de predicción
   D. Establecer línea(s) de corte para usar como base para la toma de decisiones
   E. Todos los anteriores

2. **¿Cuáles de las siguientes medidas se utilizan para juzgar el desempeño de las reglas de predicción/decisión?**
   A. Capacidad de discriminación
   B. Calibración
   C. Capacidad de discriminación y calibración
   D. Ninguna capacidad de discriminación o calibración

3. **Todas las siguientes son razones por las que las reglas de predicción/decisión pueden superar los juicios clínicos sobre el pronóstico, EXCEPTO:**
   A. Las reglas de predicción/decisión pueden incorporar más factores de los que puede manejar un médico individual
   B. Las reglas de predicción pueden incorporar un peso dado a cada factor más fácilmente que los médicos
   C. La experiencia de los médicos con el pronóstico está limitada por un número reducido, un recuerdo y un seguimiento selectivos
   D. Los médicos utilizan factores difíciles de cuantificar, como la voluntad de vivir y el apoyo familiar, cuando hacen predicciones

4. **¿Para cuál de los siguientes propósitos se pueden usar las reglas de predicción?**
   A. Ajuste por diferencias de pronóstico en los estudios de cohortes
   B. Predecir el riesgo de desarrollar una enfermedad con el tiempo para las personas sin síntomas
   C. Hacer predicciones sobre la probabilidad de presentar complicaciones para recomendar un nivel de atención
   D. Hacer predicciones sobre la probabilidad de que se presente una enfermedad para recomendar si se debe solicitar una prueba de diagnóstico
   E. Todos los anteriores

5. **Se deben tomar todos los pasos siguientes antes de comenzar la derivación de una regla de predicción, EXCEPTO:**
  - A. Identificar la población para la que se pretende utilizar la regla de predicción
  - B. Determinar el método con el que se comparará la regla de predicción
  - C. Determinar el propósito de la regla de predicción
  - D. Seleccionar las variables a incluir en la regla de predicción
  - E. Identificar una base de datos apropiada

6. **¿Cuál de los siguientes distingue mejor entre el objetivo y los métodos de la explicación y la predicción?**
  - A. La predicción tiene como objetivo utilizar datos pasados para estimar la probabilidad de sucesos futuros, mientras que la explicación tiene como objetivo establecer una asociación para investigar la causa contribuyente o eficacia
  - B. La predicción utiliza la capacidad de discriminación y la calibración para medir el resultado, mientras que la explicación utiliza la significación estadística y estimaciones de la fuerza de la relación observada para medir el resultado
  - C. La explicación usa el pensamiento reduccionista para examinar una posible asociación a la vez, mientras que la predicción usa el pensamiento integrador para examinar el impacto combinado de las múltiples asociaciones posibles
  - D. Todos estos permiten distinguir los objetivos y métodos de la explicación y la predicción

7. **¿Cuáles de las siguientes son razones por las que la predicción es una tarea particularmente difícil para los médicos?**
  - A. La predicción tiene como objetivo tener un rendimiento excelente, no solo para el individuo promedio, sino también para aquellos con alto y bajo riesgo
  - B. Las predicciones derivadas de la experiencia clínica se ven limitadas por la cantidad y el tipo de experiencia individual de los médicos
  - C. Las predicciones derivadas de la experiencia clínica se ven limitadas por la exhaustividad del seguimiento y la memoria selectiva
  - D. Todas los anteriores

8. **Todo lo siguiente es cierto para las reglas de predicción/decisión, EXCEPTO:**
  - A. Las reglas de predicción/decisión pueden tener como objetivo augurar los resultados para pacientes individuales
  - B. Las reglas de predicción/decisión pueden incorporarse en recomendaciones basadas en la evidencia para la atención clínica
  - C. Las reglas de predicción/decisión pueden incorporar interacciones en sus presagios sin requerir que las interacciones sean estadísticamente significativas
  - D. Una regla de decisión y predicción bien calibrada debería poder presagiar los resultados casi tan bien para aquellos con niveles de riesgo bajo y alto, en comparación con quienes tienen niveles de riesgo promedio
  - E. Las reglas de predicción/decisión bien calibradas son 100% correctas para predecir los resultados individuales

9. **Las barreras potenciales para la aceptación de las reglas de predicción/decisión en la práctica clínica incluyen todas las siguientes, EXCEPTO:**
  - A. La ausencia de evidencia de que las reglas de predicción/decisión funcionen mejor que el juicio clínico de los médicos
  - B. La omisión de los factores de predicción esperados por los médicos
  - C. La inclusión de factores de predicción no esperados por los médicos
  - D. Fórmulas complicadas que requieren cálculos computarizados

10. **¿Cuál es el siguiente paso después de la derivación exitosa y la validación interna de una regla de predicción/decisión?**

    A. Se necesita una validación posterior utilizando otras bases de datos antes de utilizar la regla en la práctica clínica

    B. Utilizar la regla de predicción/decisión en la práctica clínica

    C. Usar la regla de predicción/decisión como herramienta para la toma de decisiones en las poblaciones

    D. Todos los anteriores

RESPUESTAS A LAS PREGUNTAS DE REVISIÓN

1. **La respuesta es E.** La derivación de una regla de decisión y predicción inicial es un proceso complicado que requiere todos estos pasos. El investigador necesita identificar una gran base de datos con un conjunto completo de variables. Las cohortes de derivación y validación deben obtenerse de esta base de datos. A continuación, utilizando un método de regresión, es necesario identificar los factores que ayudan a predecir el resultado que se investiga. Una vez seleccionados estos factores, es necesario asignarles ponderaciones que indiquen su importancia relativa.

    Las interacciones entre estos factores deben incorporarse a la regla de predicción para intentar mejorarla. Finalmente, para convertir una regla de predicción a una regla de predicción/decisión, es necesario establecer líneas de corte que se pueden utilizar para la toma de decisiones. Por lo tanto, todas las respuestas son correctas.

2. **La respuesta es C.** La capacidad de discriminación se usa a menudo como base para medir el desempeño de una regla de predicción/decisión. Cuando un resultado falso positivo no tiene la misma importancia que uno negativo, es necesario incorporar la importancia relativa de ambos para determinar la capacidad de discriminación.

    La capacidad de discriminación mide el desempeño promedio de una predicción y una regla. Cuando se usa una regla de predicción/decisión, también es importante considerar qué tan bien funciona para aquellos con alto y bajo riesgo. La calibración mide el desempeño de la regla para aquellos que están por encima y por debajo del riesgo promedio. Por lo tanto, las reglas de predicción/decisión requieren altos niveles de rendimiento medidos por la capacidad de discriminación y la calibración.

3. **La respuesta es D.** La predicción es una tarea difícil que requiere incorporar grandes cantidades de datos. La limitada capacidad de manejo de datos de los seres humanos limita su posibilidad de utilizarlos en grandes cantidades. Los sistemas informáticos pueden incorporar muchos más factores de los que puede manejar un médico individual. Además, se pueden asignar ponderaciones a estos factores que indican su importancia relativa, con relación al análisis de grandes bases de datos.

    Las percepciones de los médicos sobre los factores que influyen en el pronóstico se producen a menudo sobre la base de su propia experiencia. La experiencia de un médico individual es limitada debido al pequeño número, el recuerdo y el seguimiento selectivo. Sin embargo, los médicos pueden utilizar medidas importantes que a menudo no se miden o no se incluyen en las bases de datos utilizadas para desarrollar reglas de predicción/decisión. Factores como la voluntad de vivir o el apoyo familiar son ejemplos que pueden tener una influencia importante en el resultado.

4. **La respuesta es E.** Las reglas de predicción se pueden usar para crear puntuaciones de propensión para el emparejamiento respecto al pronóstico en los estudios de cohortes. También se pueden utilizar para presagiar la probabilidad de desarrollo de enfermedades como la arteriopatía coronaria o el cáncer de pulmón en el futuro.

    La capacidad de predecir el resultado permite utilizar reglas de predicción para recomendar niveles de atención. Finalmente, ser capaz de predecir la probabilidad de enfermedad antes de la prueba ayuda a determinar si se debe solicitar una prueba de diagnóstico. Por lo tanto, las reglas de predicción pueden usarse con todos estos propósitos y todas las respuestas son correctas.

5. **La respuesta es D.** El proceso de desarrollo de una regla de predicción requiere que la selección de variables para su inclusión se base en los datos de la cohorte de derivación. Por lo tanto, no sería apropiado seleccionar las variables para su inclusión en la regla de predicción antes de comenzar la derivación de las reglas de predicción.

   Todas las demás opciones son pasos importantes a seguir antes de comenzar la derivación de una regla de predicción.

6. **La respuesta es D.** Los objetivos de la predicción y la explicación son diferentes. La predicción tiene como objetivo estimar la probabilidad de sucesos futuros, mientras que la explicación tiene como objetivo establecer una asociación para investigar la causa contribuyente o la eficacia.

   La predicción utiliza la capacidad de discriminación y la calibración para medir su éxito. La explicación usa la significación estadística y la fuerza de las relaciones observadas empleando medidas como el riesgo relativo y el porcentaje de riesgo atribuible para determinar si ha tenido éxito en la identificación de asociaciones.

   La explicación examina una relación a la vez, con otras variables incluidas como posibles factores de confusión. La predicción utiliza múltiples variables, incorporando su magnitud e interacciones para predecir la probabilidad de los resultados. Por lo tanto, todas las respuestas son correctas.

7. **La respuesta es D.** Para ser útil, la predicción debe tener éxito para las personas de alto y bajo riesgo y no solo para las de riesgo promedio. Los médicos, incluso los especialistas en un área, ven solo un número limitado de pacientes que pueden no ser representativos de todos los individuos potenciales con una enfermedad específica. Las bases de datos de la atención clínica pueden incluir una población de pacientes más grande y representativa.

   Los médicos también se ven limitados por lo completo del seguimiento, incluida la probabilidad de obtener uno más completo para aquellos con peores resultados. El recuerdo de su experiencia por los médicos puede no ser objetivo, lo que los lleva a recordar a aquellos pacientes que evolucionaron especialmente bien o mal.

   Por lo tanto, todas las respuestas son correctas.

8. **La respuesta es E.** Las reglas de predicción/decisión pueden apuntar a augurar resultados para individuos o poblaciones. Cuando tienen como objetivo predecir resultados individuales, pueden incorporarse en recomendaciones basadas en la evidencia para la atención clínica. Las reglas de predicción/decisión incorporan activamente interacciones entre factores sin requerir que estas sean estadísticamente significativas.

   Las reglas de predicción/decisión bien calibradas, por definición, son casi tan buenas para predecir los resultados de las personas de alto y bajo riesgo como para los de las personas promedio. Sin embargo, no se puede esperar que las reglas de predicción/decisión bien calibradas sean 100% correctas.

9. **La respuesta es A.** Hay abundante evidencia de que las reglas de predicción/decisión de alta calidad pueden funcionar mejor que los médicos individuales para predecir muchos tipos de resultados clínicos, pero no todos.

   Las otras respuestas representan barreras de práctica para la aceptación de las reglas de predicción/decisión en la práctica clínica. Las reglas de predicción/decisión que incluyen factores que tienen sentido intuitivo para los médicos tienen más probabilidades de ser aceptadas que las que los omiten o incluyen factores que ellos no esperan. La facilidad de cálculo fomenta la aceptación, mientras que las fórmulas complicadas que requieren un equipo informático tienen menos probabilidades de ser aceptadas por los médicos.

10. **La respuesta es A.** El siguiente paso después de la derivación y validación interna de una regla de predicción/decisión es realizar lo que se llama *validación externa*, aplicando la regla de predicción/decisión a bases de datos distintas de la utilizada inicialmente.

   Las reglas de predicción/decisión que han sido objeto de derivación y validación interna aún no son confiables para su uso en la práctica clínica o para predecir resultados en poblaciones.

Referencias

1. Strieber EW. *Clinical Prediction Models: A Practical Approach to Development, Validation, and Updating.* New York, NY: Springer; 2010.

2. Guyatt G, Rennie D. *Users' Guides to the Medical Literature: A Manual for Evidence-Based Practice.* 3rd ed. Chicago, IL: AMA Press; 2014.

3. Alba AC, Agoritsas T, Walsh M, et al. Discrimination and calibration of clinical prediction models user's guide to the medical literature. *JAMA.* 2017;318(140):1377–1384. doi:101001/jama.2017.12126.

4. Reilly BM, Evans AT. Translating clinical research into clinical practice: impact of using prediction rules to make decisions. *Ann Intern Med.* 2006;144:201–209.

5. Equator Network. Transparent reporting of a multivariable prediction model for individual prognosis or diagnosis (TRIPOD): The TRIPOD statement. https://www.equator-network.org/reporting-guidelines/tripod-statement/. Consultado el 3 de junio de 2020.

6. Pepe MS, Janes H, Longton G, et al. Limitations of the odds ratio in gauging the performance of a diagnostic, prognostic, or screening marker. *Am J Epidemiol.* 2004;159:882–890.

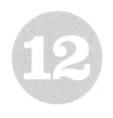

Análisis de decisiones y de rentabilidad: MAARIE. Marco: método, asignación y análisis

INTRODUCCIÓN[1,2]

La toma de decisiones en el cuidado de la salud y la salud pública se ha basado tradicionalmente en juicios subjetivos, opiniones de expertos y decisiones no cuantitativas. Hoy, se confía cada vez más en los métodos cuantitativos. Las intervenciones potenciales, desde la prevención hasta la paliación, están sujetas a mediciones de resultados que tienen en cuenta los deseables (beneficios), los indeseables (daños) y, cada vez más, los costos financieros. Por lo tanto, la toma de decisiones se ha convertido en el arte y la ciencia de equilibrar los beneficios y los daños mientras se consideran los costos. Los beneficios, los daños y los costos se han convertido en medidas de la medicina.

¿Por qué ha ocurrido este cambio? Equilibrar los beneficios y los daños al considerar los costos ha dejado cada vez más claro que la toma de decisiones cualitativa y subjetiva se ve afectada por limitaciones inherentes a la forma en la que el cerebro procesa la información.

Al no ser computadoras, se tiene una capacidad limitada para almacenar y manipular la información, y se puede sesgar en la forma en que se estructuran los procesos de toma de decisiones, que pueden clasificarse como limitaciones en el manejo y el marco de los datos.

Las limitaciones en el manejo de datos se relacionan con la capacidad limitada para considerar y emplear simultáneamente grandes cantidades de información. Para abordar estas limitaciones, a menudo se usan métodos simplificados o reglas prácticas llamadas *heurísticas* para ayudar en la toma de decisiones. Para muchas actividades, incluidas las complejas (p. ej., hacer un diagnóstico), estas reglas generales funcionan muy bien. Sin embargo, al examinar y seleccionar simultáneamente entre las opciones disponibles para intervenciones que incorporan datos sobre beneficios, daños y costos, las reglas generales a menudo revelan sus limitaciones.

Un abordaje simplificador común utilizado en la toma de decisiones es comparar solo dos opciones a la vez, incluso cuando hay una gran cantidad disponible. Al seleccionar lentes para mejorar la visión, los pacientes solo tienen dos opciones a la vez, a pesar de la existencia de varias alternativas. Lo mismo ocurre a menudo con las opciones terapéuticas, como las de cirugía o medicación. En la sección *Aprenda más 12-1* se analizan las limitaciones del abordaje de dos a la vez para la toma de decisiones.

Aprenda más 12-1. Toma de decisiones: dos opciones frente a múltiples opciones

A las personas a menudo les resulta más fácil comparar dos opciones a la vez y decidir cuál es la mejor «en paralelo». Cuando hay más de dos opciones, es común seleccionar dos de las más prometedoras y decidir cuál se prefiere. Después, las otras opciones se comparan una por una con las preferidas actualmente para ver si la actual sigue siendo la mejor o si es necesario reemplazarla por otra.[a]

(continúa)

---

[a] Idealmente, al utilizar este abordaje, la selección inicial debe compararse con las rechazadas por escaso margen para permitir sopesar la opción preferida con estas. Este abordaje puede utilizarse con bastante éxito, por ejemplo, al elegir la mejor corrección de la visión.

A menudo, este abordaje funciona bien. Sin embargo, también tiene el potencial de ser manipulado por el orden en el que se presentan las opciones, especialmente cuando no se tiene una segunda oportunidad para confirmar la elección. Por ejemplo, la toma de decisiones puede estar estructurada como un proceso político, con una elección primaria seguida de una elección general con solo dos candidatos. Al igual que con las elecciones primarias, la elección final puede depender en gran medida de cómo se estructuran aquellas. Imagínese el siguiente ejemplo:

Miniestudio 12-1 Se está decidiendo entre observación frente a intervención quirúrgica o medicación como tratamiento. Las preferencias para estas tres opciones se pueden expresar de la siguiente manera:

- La observación es mejor que la intervención quirúrgica.
- La intervención quirúrgica es mejor que la medicación.
- La medicación es mejor que la observación.

En las siguientes comparaciones, la decisión se toma en función de las preferencias, como se describió anteriormente.

Abordaje # 1
Primero, se decide entre observación e intervención quirúrgica: gana la observación.
Ahora se elige entre la observación frente a la medicación; se prefiere la medicación.

Abordaje # 2
Primero, se decide entre la medicación y la intervención quirúrgica: gana la cirugía.
Ahora se elige entre la intervención quirúrgica y la observación; se prefiere la observación.

Abordaje # 3
Primero, se decide entre observación y medicación: gana la medicación.
Ahora se elige entre intervención quirúrgica y medicación; se prefiere la cirugía.

Tenga en cuenta que cuando una decisión se estructura como una de dos opciones, la preferencia final puede ser manipulada por el orden en el que se presentan las opciones. El análisis de decisiones puede ayudar a prevenir el impacto del orden de presentación de las opciones al introducir múltiples alternativas en paralelo mientras se comparan sus ventajas y desventajas.

La toma de decisiones cuantitativa tiene como objetivo superar estas limitaciones utilizando parámetros cuantitativos en lugar de conclusiones cualitativas y combinándolos de forma objetiva. Hay una serie de ventajas potenciales de la toma de decisiones cuantitativa sobre la de las subjetivas, no cuantitativas, incluida la capacidad para hacer lo siguiente:

- Comparar simultáneamente tres o más opciones.
- Considerar objetivamente sucesos con baja probabilidad.
- Indicar de manera explícita qué factores se están considerando al tomar una decisión.
- Identificar las razones de los desacuerdos.
- Identificar los factores que tienen mayor influencia sobre la opción preferida.
- Identificar las necesidades específicas para obtener mejores datos.

Por estas y otras razones, la toma de decisiones cuantitativa es cada vez más importante en la atención médica y la salud pública. Como se verá, la toma de decisiones cuantitativa tiene ventajas para estructurarla objetivamente e identificar áreas que son críticas para seleccionar entre diversas opciones. Sin embargo, también se verá que la toma de decisiones cuantitativa tiene limitaciones inherentes que se deben reconocer al leer la literatura de investigación sobre la toma de decisiones en rápido crecimiento.

Método	Asignación	Análisis	Resultados	Interpretación	Extrapolación

Propósito y población objetivo del investigador

Opción → Resultado

Opción → Resultado

Comparación de resultados

Conclusiones para la población objetivo

Conclusiones para otras poblaciones

FIGURA **12-1** **Aplicación del marco MAARIE a las investigaciones de toma de decisiones.**

Las investigaciones para la toma de decisiones se pueden utilizar como base para hacer recomendaciones o emitir pautas basadas en evidencia. Sin embargo, estas recomendaciones o pautas, por lo general, requieren consideraciones adicionales, más allá de las que se pueden hacer cuantitativamente en una investigación para la toma de decisiones.

El proceso de investigación cuantitativa para la toma de decisiones puede ser bastante complejo. No obstante, las investigaciones que examinan cuantitativamente la toma de decisiones se pueden revisar utilizando el marco MAARIE. La figura 12-1 ilustra la aplicación del marco MAARIE a las investigaciones de toma de decisiones.

Una investigación de toma de decisiones a menudo requiere que el investigador haga lo siguiente:

1. **Modelar la decisión:** esto requiere definir las alternativas que se están considerando y las vías que eventualmente conducen a posibles resultados. Las investigaciones de toma de decisiones requieren que el investigador identifique qué opciones se están comparando y qué resultados se están considerando.

2. **Incorporar probabilidades:** el investigador determina qué probabilidades usar para medir los resultados favorables y desfavorables. Estas probabilidades pueden provenir de la literatura de investigación, pero es posible que sea necesario «calcularlas» según la opinión de los expertos.

3. **Incorporar utilidades:** se requiere una medición del valor o grado de importancia que se le da a cada uno de los resultados, favorables y desfavorables. Como se verá, estas preferencias se miden utilizando lo que se denomina *utilidades.*

4. **Incorporar costos:** debido a que el costo de la atención médica ha aumentado junto con la cantidad de opciones disponibles, se espera cada vez más que los investigadores midan y comparen las consecuencias financieras de cada opción que se considere.

Por lo tanto, la literatura de investigación en salud ahora incluye más que estudios de medición de la probabilidad de beneficios o daños. Cada vez más, las investigaciones apuntan a medir o cuantificar todo el proceso de toma de decisiones. Estas investigaciones tienen como objetivo modelar el proceso de toma de decisiones, medir cada uno de los componentes y, en ocasiones, emitir recomendaciones o pautas basadas en la investigación. Las investigaciones sobre la toma de decisiones aparecen ahora en la mayoría de las principales revistas de atención médica clínica, gestión de la atención sanitaria y salud pública.

Al examinar las investigaciones sobre la toma de decisiones, se centrará en dos ejemplos hipotéticos.

Miniestudio 12-2 El primer ejemplo examina tres alternativas para el tratamiento de la arteriopatía coronaria de un solo vaso. El tratamiento convencional es una combinación de medicamentos, angioplastia e intervención quirúrgica. También hay dos nuevos tratamientos. Uno se llama *coronarioplastia transtorácica con láser* (CTL). El otro es un nuevo fármaco llamado *Cardiomagic*. Se verá cómo poder comparar estas alternativas para decidir cuál es la más eficaz para el tratamiento y cuál es la más rentable.

El segundo ejemplo examina opciones para abordar una enfermedad que se llamará *paresia A*. Examinemos la siguiente situación:

 Miniestudio 12-3 La paresia A es una enfermedad contagiosa común de la infancia que suele ser autolimitada. Sin embargo, un pequeño porcentaje de niños que experimentan la enfermedad desarrollan parálisis, y algunos más, complicaciones potencialmente mortales. Puede haber una parálisis prolongada y complicaciones tardías. El tratamiento convencional para la paresia A ha sido de apoyo. Recientemente, se puso a disposición una vacuna costosa para prevenir la paresia A. Se discutirá cómo poder comparar la vacuna con el abordaje convencional.

Este tipo de investigaciones de toma de decisiones requiere una amplia variedad de información extraída de múltiples fuentes. Por lo tanto, pueden resultar confusas de leer y comprender. Por suerte, las investigaciones de toma de decisiones, al igual que los otros tipos de estudios que se examinaron, se pueden entender utilizando el marco MAARIE.

MÉTODO[2-4]

Las preguntas de los métodos para las investigaciones de toma de decisiones piden identificar 1) las preguntas del estudio y el tipo de investigación, 2) la población objetivo de la investigación y 3) lo que se llamará la *perspectiva de la investigación*.

Pregunta y tipo de estudio

Las investigaciones para la toma de decisiones difieren de las de otros tipos examinadas, porque por lo general no comienzan con la declaración de una hipótesis de estudio. Más bien, se inician definiendo una pregunta de estudio y luego identificando las opciones que se considerarán para abordarla. Por lo tanto, el investigador no comienza con la hipótesis de qué opción es la mejor. Más bien, la pregunta del estudio del investigador debe ser identificar y comparar de manera justa las opciones con el uso de criterios predefinidos.

Las investigaciones de toma de decisiones pueden abordar una variedad de preguntas de estudio. El tipo específico de investigación para la toma de decisiones que se utilice debería depender de la pregunta que se aborde.

Comencemos por delinear los tipos comunes de investigaciones de toma de decisiones. Entonces debería ser posible determinar si el tipo de estudio es apropiado para la pregunta correspondiente.

Las investigaciones para la toma de decisiones se pueden dividir en dos tipos generales. El primer tipo incluye los esfuerzos para considerar los beneficios y los daños, es decir, los efectos favorables y desfavorables para la salud. Este tipo de investigación a menudo se denomina *análisis de decisiones*.[b]

El segundo tipo de investigación para la toma de decisiones se denomina *análisis de rentabilidad* (*cost-effectiveness*). «Análisis de rentabilidad» se utilizará como una denominación general que incluye todo tipo de investigaciones de toma de decisiones que consideran los costos y los relacionan con una medida de resultados favorables y adversos.[c]

Tanto el análisis de decisiones como el de rentabilidad se pueden subdividir en varios tipos diferentes de investigaciones, según los factores que se consideren.

---

[b] La denominación «análisis de decisiones» se ha utilizado de forma más restringida para implicar el uso de un árbol de decisiones como método para modelar las opciones que se están considerando.

[c] Como se describirá más adelante en este capítulo, la denominación «rentabilidad» (*cost-effectiveness*) también se usa para describir un tipo particular de investigación de toma de decisiones en la que el investigador está interesado en comparar diferentes alternativas para obtener el mismo resultado. En este tipo especial de investigación, los resultados se expresan como costos adicionales por resultado adicional. El término «efectividad», tal como se utiliza en relación con la rentabilidad, tiene un significado diferente que cuando se utiliza en la sección «Estudiar un estudio» de este libro. La efectividad en el contexto de la rentabilidad combina los resultados favorables y adversos. Cuando se vieron los resultados anteriormente, se consideró que la efectividad incluía solo los resultados favorables. Las consideraciones de los resultados adversos o la seguridad se describieron por separado. Por lo tanto, en las investigaciones de toma de decisiones, se debe considerar que el término «efectividad» implica efectividad neta.

Análisis de decisión

Un tipo de análisis de decisiones en la literatura es el *abordaje de resultados*.

La tabla 12-1 muestra los resultados favorables y desfavorables con CTL y Cardiomagic. Un abordaje que proporciona una cantidad considerable de datos que pueden ser útiles para tomar decisiones. Sin embargo, no conduce en sí o para sí a la preferencia por una opción sobre otra. El perfil de resultados en realidad plantea una serie de preguntas que deben tenerse en cuenta al tomar decisiones que pueden incorporarse a investigaciones más complejas.

Analicemos la tabla 12-1 para ver qué información se proporciona y cuál se omite. Primero, tenga en cuenta que el abordaje de resultados proporciona estimaciones de la probabilidad de tener resultados favorables y adversos. Sin embargo, en un abordaje de resultados, el momento de los sucesos no se hace necesariamente explícito. Además, no se intenta combinar o resumir el impacto de los resultados favorables y adversos o impactos a largo y corto plazo. Este proceso se deja al lector. Un abordaje de resultados no proporciona una conclusión y puede que no permita determinar cuál es la mejor alternativa. Por lo tanto, se puede considerar que un abordaje de resultados es una investigación de toma de decisiones preliminar, parcial o incompleta.

Un abordaje de resultados puede proporcionar suficiente información para tomar una decisión sobre si está claro que tanto los daños como los beneficios de un tratamiento como la CTL son más favorables que los daños y beneficios de Cardiomagic. Sin embargo, es importante reconocer que los resultados de la CTL y Cardiomagic no son directamente comparables. Observar los efectos adversos de estos dos tratamientos requiere comparar dos resultados: muerte y ceguera. Estos tienen implicaciones muy diferentes. Posiblemente necesitemos cuantificar la importancia de resultados como la muerte y la ceguera e incorporar estas mediciones en una investigación de toma de decisiones si deseamos comparar la CTL y Cardiomagic. En las investigaciones de toma de decisiones, la incorporación de la importancia relativa de un suceso se logra midiendo la utilidad.[d]

Una *utilidad* está diseñada para medir la preferencia de un tomador de decisiones por un resultado o estado de salud en particular. Como se verá, hay una variedad de métodos para medir las utilidades y una controversia considerable sobre cuál es el mejor. Independientemente del método elegido, el objetivo es medir las utilidades en la misma escala que las probabilidades. Al hacerlo, es posible combinar probabilidades y utilidades.

Por lo tanto, el objetivo es medir las utilidades de la ceguera y la muerte en la misma escala numérica. Además, el objetivo es combinar las medidas de utilidades que se obtienen para ceguera y muerte con las probabilidades de que ocurran.

Recuerde que las probabilidades se miden utilizando una escala de 0 a 1, que a menudo se convierte en porcentajes de 0 a 100%. En esta escala, no hay medidas mayores que 1 ni menores que 0. La escala de utilidad generalmente define a 0 como muerte y 1 como salud total, o el estado de salud de un individuo en ausencia de enfermedad u otras condiciones relacionadas.

Una vez que la utilidad y la probabilidad se miden en la misma escala, la probabilidad se puede multiplicar por la utilidad para producir lo que se llama una *utilidad esperada*. Se puede considerar que la

Tabla 12-1 Resultados favorables y desfavorables con CTL y Cardiomagic

Resultados de la CTL (%)	Resultados de Cardiomagic (%)
Exitoso, 96	Exitoso, 80
Sin éxito, 3.9	Sin éxito, 19.8
Muerte, 0.1	Ceguera, 0.2

CTL, coronarioplastia transtorácica con láser.

---

[d]En ocasiones, los perfiles de resultados pueden ser adecuados para la toma de decisiones cuando una opción es claramente mejor que la otra, independientemente de la utilidad que se le dé a cada resultado. En las investigaciones de toma de decisiones, cuando una alternativa es claramente más favorable que otra, se dice que es *predominante*.

utilidad esperada es la probabilidad de un resultado que tenga en cuenta su valor o utilidad. El cálculo de las utilidades esperadas es un paso esencial en la realización de una investigación de toma de decisiones, que intenta comparar opciones y sacar conclusiones. Por lo tanto, una investigación que mide las utilidades y las combina con probabilidades se denomina *análisis de decisión de la utilidad esperada*.

La probabilidad de que ocurra la muerte plantea un factor adicional a considerar en una investigación para la toma de decisiones. A veces es deseable considerar la esperanza de vida que se pierde como resultado de la muerte. La esperanza de vida es la medida estándar promedio de la extensión de la vida, así como el número esperado de años por vivir más allá de una edad específica. Para los casos en los que se espera devolver a un individuo a su estado de salud completo, se pueden usar medidas de esperanza de vida, derivadas de la edad o la edad promedio de los sujetos que están siendo tratados, para estimar la esperanza de vida restante.[e]

La esperanza de vida se puede incorporar en las investigaciones de toma de decisiones junto con las utilidades. Cuando se hace esto, la investigación generalmente produce una medición llamada *años de vida ajustados por calidad* (AVAC).[f]

Los análisis de decisiones que utilizan los AVAC para tener en cuenta la esperanza de vida y las utilidades representan lo que muchos expertos consideran un análisis de decisiones completamente desarrollado. Se llama a esta forma de análisis de decisión *de años de vida ajustados por su calidad* (análisis de decisiones AVAC).

Hasta ahora se han definido tres tipos de análisis de decisión:

1. **Perfil de resultados:** este tipo de investigación simplemente establece las probabilidades de los resultados favorables y adversos conocidos de cada una de las alternativas consideradas.
2. **Análisis de decisiones de utilidad esperada:** este tipo de investigación combina las probabilidades y utilidades de cada resultado favorable y adverso y resume los resultados como utilidades esperadas en general. Por lo tanto, los análisis de decisiones de utilidad esperada, a diferencia de un perfil de resultados, resumen los resultados de cada alternativa y permiten compararlos directamente.
3. **Análisis de decisiones por AVAC:** al igual que los análisis de decisiones de utilidad esperada, estos permiten comparaciones directas de alternativas, teniendo en cuenta los resultados favorables y adversos. Sin embargo, los análisis de decisiones por AVAC van más allá de la utilidad esperada, ya que incorporan la esperanza de vida.

Análisis de rentabilidad[2,4]

Los análisis de rentabilidad, a diferencia de los de decisiones, incorporan costos así como consideraciones de resultados favorables y adversos. Los análisis de rentabilidad, como los de decisiones, se pueden dividir en varios tipos.

Al igual que con un perfil de resultados, el análisis de rentabilidad puede medir o describir los diversos costos, así como las probabilidades de los resultados potenciales. Después, el lector debe combinar estos resultados para llegar a conclusiones. Este tipo de investigación se denomina *análisis de costos y consecuencias*. Los datos de un análisis de costos y consecuencias pueden verse como en la tabla 12-2.

---

[e] Si el investigador está tratando con una enfermedad que se presenta exclusivamente en mujeres, se debe utilizar la esperanza de vida por edad y sexo. De manera similar, si el autor se refiere a una enfermedad que generalmente se limita a los sujetos de ascendencia africana, como la anemia de células falciformes, sería apropiado usar la esperanza de vida por edad y etnia. Como se analiza en el próximo capítulo, la esperanza de vida relevante no siempre es derivada de los datos de la población. Para las enfermedades que reducen sustancialmente la esperanza de vida, las medidas adecuadas de este parámetro tienen en cuenta la esperanza para una enfermedad en particular, así como la definida por la edad y, posiblemente, el sexo y la etnia. La esperanza de vida hace la suposición poco realista de que nada cambiará en los años futuros. Por lo tanto, puede subestimarse cuando mejoran la salud y la longevidad.

[f] El de AVAC es el método estándar, pero no el único, para incorporar utilidades y esperanza de vida. Un método conocido como *esperanza de vida ajustada a la salud* (HALE, *health-adjusted life expectancy*) está ganando reconocimiento por combinar medidas de esperanza y calidad de vida a nivel de la población. La HALE está ganando aceptación para el análisis de rentabilidad en salud pública, por ejemplo, al comparar inversiones en toda la población. Sin embargo, la HALE no se puede utilizar para examinar el impacto de una enfermedad o afección en particular. Otra medida conocida como *años de vida ajustados por discapacidad* (AVAD), es útil cuando se comparan diferentes causas de mortalidad y morbilidad. Los AVAC son la medida sistemática recomendada que se utiliza en un análisis de decisión completamente desarrollado o uno de rentabilidad para medir la efectividad.

Tabla 12-2 Posibles datos de un análisis de costos y consecuencias para la paresia A

Vacuna contra la paresia A	
Resultados	Inmunización exitosa, 97%
	Inmunización fallida, 2.9%
	Complicaciones, 0.1%
Costos	$50 por dosis

Los análisis de costos y consecuencias son parciales porque no permiten comparar directamente dos o más alternativas. Para comparar alternativas, los investigadores deben aportar datos o juicios externos.[g]

Lamentablemente, hay un segundo tipo de análisis de rentabilidad que se denominó *análisis de costo y efectividad*. El uso de esta denominación para describir un tipo específico de análisis de rentabilidad puede resultar confuso, sobre todo en inglés (*cost-effectiveness* frente a *cost-and-effectiveness*).

Un estudio de costo y efectividad analiza los costos necesarios para producir una unidad adicional del resultado deseado. Por ejemplo, imagine la siguiente situación con la paresia A:

Miniestudio 12-4 El costo de la nueva vacuna para la paresia A, incluidos los costos totales de proporcionar la vacuna y tratar cualquier complicación, es de $15 000 por cada caso de paresia A que se previene.

En este tipo de investigación se compara el costo por resultado adicional deseado. No indaga la importancia del resultado o la esperanza de vida de las personas tratadas. En otras palabras, los estudios de costo y efectividad no consideran la utilidad ni la esperanza de vida. Este tipo de análisis de rentabilidad se puede utilizar para comparar cualquier resultado, como la prevención de enfermedades o el diagnóstico correcto, así como las vidas salvadas. Sin embargo, la mayoría de las comparaciones de opciones de intervención producen más de un resultado, de los que casi todos requieren consideración de las utilidades y la esperanza de vida.

Un análisis completo de rentabilidad incorpora consideraciones de utilidad y esperanza de vida, así como el costo. Este tipo de análisis de rentabilidad se denomina *análisis de costo y utilidad* o, como se puede describir, *análisis de rentabilidad utilizando los AVAC*, como medida de efectividad. Veamos qué se quiere decir con análisis de costo y utilidad:

Miniestudio 12-5 Se vio que la vacuna para la paresia A reduce el costo en $2 000 por AVAC ahorrado cuando se compara con el abordaje convencional. La investigación consideró la utilidad de los resultados, así como la esperanza de vida de las personas que tuvieron resultados favorables y adversos.

Esta forma de análisis de rentabilidad representa uno completamente desarrollado. Permite comparar cualquier alternativa, teniendo en cuenta todos los costos y resultados de salud relevantes, incluidas la probabilidad y la utilidad de los resultados favorables y adversos, así como la esperanza de vida. Los análisis de costo y utilidad se consideran cada vez más de elección para la mayoría de las tomas de decisiones en el cuidado de la salud. Permiten comparar las alternativas directamente y determinar los costos en relación con sus consecuencias para la salud.

---

[g]Un tipo adicional de evaluación económica o de rentabilidad se denomina *análisis de minimización de costos* (AMC). En un AMC, se requiere que las consecuencias de las intervenciones comparadas sean equivalentes y solo se incluyen los costos relativos.

Análisis de costo-beneficio

En ocasiones, la pregunta planteada en un análisis no se relaciona con comparar los costos y las consecuencias para la salud de una intervención. La toma de decisiones puede requerir analizar las relaciones entre el dinero gastado en salud y el gastado en otros resultados importantes, como la protección del medio ambiente, el crecimiento económico o la educación. Para hacer este tipo de comparaciones, es necesario traducir tanto la efectividad como los costos en términos monetarios.

La forma de análisis que convierte tanto la efectividad como los costos en términos monetarios se conoce como *análisis de costo-beneficio*. Examinemos cómo se vería un análisis de costo-beneficio:

Miniestudio 12-6 Se realizó un análisis para comparar los costos económicos y las consecuencias de brindar cobertura de seguro para una vacuna contra la parálisis en comparación con la alternativa de brindar becas universitarias. El análisis asume que se podría colocar una cantidad monetaria en AVAC. La investigación encontró que la cobertura de la parálisis proporciona $2 en beneficios por cada $1 en costo. La alternativa de pagar la matrícula universitaria proporcionó $3 de beneficio por cada $1 de costos. Por lo tanto, pagar la matrícula universitaria se consideró la mejor alternativa.

Tenga en cuenta que los análisis de costo-beneficio deben convertir los AVAC en dólares. Este es un gran paso y no hay acuerdo sobre el valor de un año de vida. Por lo tanto, este tipo de análisis sigue siendo controvertido. Por suerte, a menudo no es necesario comparar de manera directa los gastos en salud con otros usos del dinero. Así, los análisis de costo-beneficio no se ven con frecuencia en la literatura de investigación en salud. Esto puede cambiar en años futuros a medida que los costos crecientes de la atención médica reduzcan los recursos que se pueden gastar en otras actividades valiosas.

No se examinarán más los análisis de costo-beneficio. Sin embargo, la conversión de un estudio de costo-utilidad a un estudio de costo-beneficio es mecánicamente simple, aunque representa un gran salto intelectual. La clave es determinar el valor monetario adecuado para asignarle a un año de vida. Una vez que se acuerde la conversión monetaria de AVAC a dólares u otra moneda, esa cifra monetaria simplemente reemplazará a cada AVAC.

Así, las investigaciones para la toma de decisiones se pueden clasificar de la siguiente manera:

Análisis de decisión

- Perfil de resultados: probabilidades de resultados favorables y desfavorables.
- Análisis de decisión de utilidad esperada: probabilidades y utilidades de los resultados favorables y desfavorables.
- Análisis de decisión de AVAC: probabilidades, esperanza de vida y utilidades de cada resultado.

Rentabilidad

- Análisis de costos y consecuencias: costos y probabilidad de resultados favorables y desfavorables.
- Estudio de costo y efectividad (o estudios de rentabilidad): costos para producir una unidad adicional del resultado deseado, como vidas salvadas.
- Análisis de costo-utilidad: los costos se comparan con una unidad de resultado que incorpora las utilidades y la esperanza de vida; a menudo se mide en AVAC.

Análisis de costo-beneficio

- Costos comparados con los resultados de salud que se convierten a un valor monetario.

Población objetivo

La población objetivo es el grupo al que se aplicarán los resultados. Como en todas las investigaciones, es importante definir la población objetivo, porque expresará tres cosas:

1. ¿Qué tipo de personas se incluyen y excluyen?
2. ¿Qué tipo de fuentes se pueden utilizar para proporcionar los datos necesarios?
3. ¿Qué tipo de extrapolaciones a poblaciones similares serán razonables si los resultados favorecen una de las alternativas?

La población que es el objetivo del estudio de toma de decisiones debe orientar al investigador sobre el tipo de datos a utilizar. Por desgracia, es posible que no se disponga de datos de la población objetivo. Para comprender las implicaciones de la elección de los datos, se vuelve al ejemplo de arteriopatía coronaria y se pregunta: ¿qué datos de la población deben utilizarse para abordar la siguiente pregunta del estudio?

 Miniestudio 12-7 Se están evaluando los costos y la efectividad de tres tipos de tratamientos para la arteriopatía coronaria de un solo vaso: el tratamiento convencional, es decir, 1) una combinación de medicamentos, angioplastia e intervención quirúrgica, 2) CTL y 3) Cardiomagic.

Al obtener datos para abordar la efectividad o la rentabilidad de los tres tratamientos alternativos, es importante que los datos provengan de personas con arteriopatía coronaria de un solo vaso. Tenga en cuenta que estos tratamientos también se pueden usar en pacientes con una enfermedad más extensa. Es probable que estos individuos sean mayores y tengan otras enfermedades arteriales relacionadas. Por lo tanto, los datos derivados de una población de pacientes con arteriopatía coronaria grave no serían del tipo que debería utilizarse para abordar la pregunta del estudio. Ahora veamos la otra situación hipotética:

 Miniestudio 12-8 Se están evaluando los costos y la efectividad de una nueva vacuna para la paresia A, una enfermedad contagiosa común de la infancia que, por lo general, remite espontáneamente pero puede producir complicaciones a corto y largo plazo.

Al obtener los datos para abordar los costos y la efectividad de esta vacuna, debe hacerse de una población similar a la que se utilizará. No sería útil obtener datos de una población de niños gravemente enfermos, especialmente si tuvieran una alta frecuencia de complicaciones, porque en esta población se pueden requerir grandes gastos. Asimismo, no sería útil obtener datos de una población en la que ya existía un alto nivel de inmunidad natural y, por lo tanto, rara vez se experimentaba la forma por completo desarrollada de la enfermedad.

En consecuencia, al examinar una investigación de toma de decisiones, el lector debe preguntarse: «¿De qué población (o poblaciones) se obtuvieron los datos?» y «¿Es la población adecuada para la pregunta del estudio?».

Perspectiva

Para evaluar si se incluyeron datos apropiados en una investigación, es importante considerar la *perspectiva* del estudio. La perspectiva indaga ¿qué tan amplio se debería mirar al medir la efectividad y los costos de una alternativa? Examinemos algunas de las posibles perspectivas volviendo al uso de la vacuna contra la paresia A. Se podrían ver los costos y la efectividad de la vacuna desde las siguientes perspectivas:

- El paciente que recibe la vacuna y la paga de su bolsillo.
- La compañía de seguros que paga la vacuna y los costos a corto plazo del tratamiento de la paresia A.
- El sistema de seguro del gobierno que paga la atención de las personas que desarrollan paresia A.
- La sociedad que, a través de un mecanismo de pago u otro, es quien recibe los beneficios de la efectividad y paga los costos de la administración de la vacuna y de la enfermedad.

Las primeras tres pueden verse como *perspectivas de usuario*. Reflejan diferentes formas en que los receptores o pagadores ven los costos y la efectividad de la vacuna. En teoría, una investigación podría realizarse desde la perspectiva de su usuario.

La cuarta es una *perspectiva social*. Una perspectiva social implica que interesa el impacto de la efectividad y los costos independientemente de quién obtenga los beneficios, sufra los daños o pague los costos. La elección de la perspectiva guía al investigador para determinar qué debe incluirse o excluirse al medir los beneficios, los daños y los costos. Por lo tanto, se puede considerar la perspectiva como paralela a los criterios de inclusión y exclusión utilizados en otros tipos de investigaciones.[h]

Idealmente, las investigaciones de toma de decisiones deberían utilizar la perspectiva social. Se pueden utilizar otras perspectivas, como la de un sistema de salud gubernamental o incluso de una compañía de seguros. Hay dos razones básicas para usar la perspectiva social. Primero, es la única perspectiva que nunca considera un resultado adverso para un individuo como un resultado favorable para otro. De manera similar, la perspectiva social es la única que nunca cuenta una pérdida financiera para un individuo como una ganancia financiera para otro.

Por lo tanto, la perspectiva social es la única que considera todos los resultados favorables y adversos y todos los costos, independientemente de dónde ocurran en la sociedad. No obstante, si la rentabilidad debe guiar la toma de decisiones, las perspectivas de los sistemas y del seguro de salud son importantes porque a menudo constituyen la base para la toma de decisiones en el cuidado de la salud.

La perspectiva elegida debe aplicarse a los beneficios, los daños y los costos. Si se utilizan diferentes perspectivas para cada uno, no se puede comparar o resumir de manera justa la relación entre la efectividad neta y los costos. Reconocer la perspectiva utilizada en una investigación es especialmente importante cuando se intenta extrapolar los resultados a personas o situaciones no incluidas en el estudio.

En resumen, al leer una investigación sobre la toma de decisiones, primero se deben abordar las tres preguntas básicas del diseño del estudio:

- ¿Cuál es la pregunta del estudio? ¿Se está utilizando un tipo de estudio apropiado para abordarla?
- ¿Cuál es la población objetivo?
- ¿Cuál es la perspectiva del estudio?

Habiendo abordado estas preguntas, se puede centrar la atención en la asignación y ver qué se entiende por modelo de toma de decisiones. En la siguiente sección, se examina la efectividad neta usando probabilidades, utilidades y esperanza de vida, y se consideran los costos así como dicha efectividad usando la perspectiva social.

---

[h] La perspectiva de la investigación para la toma de decisiones debe distinguirse de la identidad de quien la efectúa. Por ejemplo, un médico puede hacer una recomendación tratando de ver la situación desde la perspectiva de un paciente individual, una institución o incluso la sociedad en su conjunto.

ASIGNACIÓN[2-4]

Opciones

El proceso de asignación en una investigación de toma de decisiones implica modelar, diagramar o estructurar de otro modo las opciones. La selección de las opciones por considerar está bajo el control del investigador. Como lector, es muy importante revisar qué opciones se han seleccionado y, a la inversa, qué opciones potenciales no se han incluido.

Primero, examinemos lo que se quiere decir con modelar el proceso de toma de decisiones. Para realizar una investigación de toma de decisiones, el investigador debe proponer lo que se llama un *modelo de toma de decisiones*, que describe los pasos que seguirá el investigador y los resultados finales. Por *resultados finales* se hace referencia a los resultados que pueden ocurrir al completar la opción de decisión.[i] Con la CTL y Cardiomagic, el modelo de toma de decisiones se puede describir de la siguiente manera:

Miniestudio 12-9 Se compararán la CTL y Cardiomagic. Se puede elegir CTL o Cardiomagic, pero no ambos. Los resultados de la CTL son exitosos, no exitosos y mortales. No se puede utilizar ningún otro tratamiento si la CTL no tiene éxito. Como alternativa, se puede elegir usar Cardiomagic. Los resultados de Cardiomagic son exitosos, no exitosos y de ceguera. Si Cardiomagic no tiene éxito, se realizará una intervención quirúrgica. Los resultados de la intervención quirúrgica son exitosos, no exitosos y la muerte. No habrá ninguna otra intervención.

Un método común para diagramar el proceso de toma de decisiones es un árbol de decisiones. Un *árbol de decisiones* representa gráficamente las opciones y las elecciones que deben hacerse para implementar cada decisión. El árbol de decisiones también describe los sucesos que ocurren a través de un proceso casual, fuera del control del tomador de decisiones. El nombre de *tomador de decisiones* evade intencionalmente la cuestión de quién toma la decisión. Por lo tanto, en ocasiones, quien toma las decisiones puede ser un médico, un paciente, un administrador, etcétera.

Usemos el ejemplo de la CTL y Cardiomagic para demostrar los componentes esenciales de un árbol de decisiones.

La figura 12-2 representa un árbol de decisiones que describe la elección entre CTL y Cardiomagic para pacientes con arteriopatía coronaria de vaso único sintomática. Tenga en cuenta lo siguiente: primero, hay dos y solo dos opciones para elegir, CTL y Cardiomagic. Las alternativas de CTL y Cardiomagic son las opciones de decisión. En segundo lugar, considere que hay un cuadro que conecta las dos opciones de decisión. Este cuadro se llama *nodo de decisión*. Un nodo de decisión está conectado con cada una de las opciones mediante una línea vertical. El tomador de decisiones debe elegir una de las opciones disponibles. Una vez que se ha elegido la opción, el árbol de decisiones muestra el curso posterior de los sucesos.[j]

En el árbol de decisiones de la CTL que se muestra en la figura 12-3, solo se ven sucesos que posteriormente ocurren por casualidad.

---

[i] El término «resultado final» no es de uso común. Se utiliza aquí para distinguir los resultados en el extremo derecho del árbol de decisiones de los intermedios. En los análisis de decisiones, los resultados en el lado derecho del árbol de decisiones son los de interés. Por lo tanto, la muerte es la muerte y la salud plena es la salud completa independientemente del proceso para llegar allí. El análisis de decisiones se centra en los resultados finales, no en el proceso para llegar allí.

[j] Los árboles de decisión pueden ser mucho más complejos que los ilustrados aquí. Por ejemplo, los nodos de elección pueden volver a aparecer más adelante en un árbol de decisiones, lo que implica que el responsable de su toma deberá elegir una alternativa posterior como parte de la implementación de una opción específica. No hay límite para la cantidad de opciones que se pueden considerar, siempre que se disponga de datos adecuados sobre cada opción.

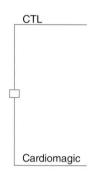

FIGURA 12-2 **Árbol de decisiones que describe la elección entre la coronarioplastia transtorácica con láser (CTL) y Cardiomagic para pacientes con arteriopatía coronaria de vaso único sintomática.**

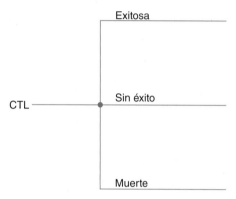

FIGURA 12-3 **Árbol de decisión para la coronarioplastia transtorácica con láser (CTL) que muestra tres ramas de decisión que indican sucesos que ocurren por casualidad.**

Para la CTL, ocurre uno de los tres resultados finales: exitoso, no exitoso o la muerte. Cualquier individuo puede experimentar solo uno de estos resultados, es decir, se los considera mutuamente excluyentes.[k]

Estos tres resultados finales están conectados por un *nodo de probabilidad*. Los nodos de probabilidad están representados por un círculo o un punto oscuro. Los resultados finales «exitosos», «no exitosos» y «de muerte» nos llevan al final de la parte de la CTL del árbol de decisiones.

La figura 12-4 muestra la opción de usar la CTL y también la de usar Cardiomagic. Este último, a diferencia de la CTL, puede venir seguido de una intervención quirúrgica si no tiene éxito. Así, en la alternativa Cardiomagic, hay dos nodos de probabilidad. El primero refleja el hecho de que el resultado puede ser exitoso, no exitoso o de ceguera. El segundo nodo de probabilidad muestra que la intervención quirúrgica posterior a Cardiomagic fallido será exitosa, no exitosa o de muerte.

Opciones relevantes y resultados realistas

Ahora, veamos qué se logró y qué no con el árbol de decisiones. Al mirar un árbol de decisiones, se debe preguntar si las opciones que se están considerando son relevantes para la pregunta del estudio. También se debe preguntar si los resultados son realistas, es decir, si incluyen aquellos resultados finales que son importantes en la práctica.

---

[k] La suposición mutuamente excluyente a veces puede hacer que el árbol de decisiones sea menos que un verdadero reflejo de la realidad. De hecho, cualquier individuo puede experimentar tanto un procedimiento fallido como un efecto adverso. Cuando se produce más de un resultado, puede incluirse como uno potencial adicional. Con frecuencia, los resultados combinados no se incluyen. La aparición inusual de más de un resultado a menudo tiene poco efecto general sobre las recomendaciones derivadas del análisis. Sin embargo, para el individuo que experimenta tanto un procedimiento fallido como un evento adverso, este es un resultado particularmente pobre.

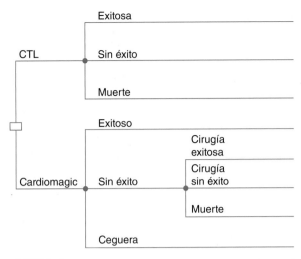

FIGURA 12-4 **Árbol de decisiones que muestra las opciones de uso de la coronarioplastia transtorácica láser (CTL) o Cardiomagic.**

Al mirar un árbol de decisiones, la primera pregunta que debe hacerse es: «¿Se consideraron las opciones relevantes?». Tenga en cuenta que no existe la opción de utilizar un tratamiento convencional, como intervención quirúrgica, angioplastia o medicamentos. Además, no se incluye como opción la observación del curso natural de los sucesos sin intervenir. La inclusión de estas opciones en un árbol de decisiones depende de la pregunta que se haga y del estado actual de los conocimientos. La elección entre la CTL y Cardiomagic puede ser apropiada si uno de estos debe seleccionarse para un grupo particular de individuos o si se ha demostrado claramente que ambos son superiores a las otras opciones disponibles. Cuando se considera otra opción, debe incluirse en el árbol de decisiones.

La otra pregunta clave que debe hacerse al examinar un árbol de decisiones es: «¿Incluye el proceso de decisión los resultados finales que son importantes en la práctica? Es decir, ¿reflejan una toma de decisiones realista?». Esta pregunta es más complicada de lo que parece, porque todos los árboles de decisiones simplifican el proceso real de su toma. Los árboles de decisiones, por lo general, omiten los sucesos inusuales, especialmente si no están relacionados de forma directa con el tratamiento. Por ejemplo, un procedimiento que requiere hospitalización puede producir efectos secundarios no relacionados con el tratamiento en sí. La hospitalización puede aumentar las posibilidades de desarrollar una neumonía adquirida en el hospital o experimentar un error de medicación; sin embargo, no se espera que un árbol de decisiones incorpore explícitamente este tipo de sucesos.

Además, como ya se vio, un árbol de decisiones a menudo omite opciones potenciales. En particular, en el árbol de decisiones de este ejemplo no se permitió detenerse después de que los resultados del tratamiento Cardiomagic carecieran de éxito. Cuanto mayor sea el número de nodos de probabilidad, más datos se necesitarán para completar el árbol de decisiones. Por lo tanto, estos tipos de simplificación suelen ser necesarios y aceptables para hacer manejable el modelo de toma de decisiones.

La forma ideal de construir un árbol de decisiones es pensar en todos los posibles resultados finales basados en las opciones que se están considerando y mostrar uno que los refleje. Este proceso generalmente producirá una gran cantidad de resultados inusuales y una serie de otros similares. Después, el investigador combina resultados que son similares y decide si aquellos tan inusuales o intrascendentes se pueden eliminar del árbol de decisiones. Esta práctica muy común se conoce como *poda del árbol de decisiones*.[1]

---

[1]Además, el lector debe plantearse las preguntas más importantes sobre si el abordaje utilizado para delinear el árbol de decisiones es un reflejo realista de la toma de decisiones clínicas o de salud pública. Recuerde que el árbol de decisiones utilizado aquí implicaba que la elección era entre CTL y Cardiomagic. Sin embargo, si existe una alternativa para usar Cardiomagic primero, y si no tiene éxito usar CTL, entonces el árbol de decisiones no refleja una toma de decisiones realista.

Cronología de los sucesos

El momento en el que ocurren los resultados potenciales es una consideración importante al estructurar las opciones en una investigación para la toma de decisiones.[m] Algunos sucesos ocurren inmediatamente y otros pueden tardar años en presentarse. Algunos sucesos pueden aparecer solo una vez, mientras que otros se pueden repetir en un futuro cercano o lejano. La inclusión de sucesos que ocurran en el futuro depende del *horizonte temporal* del estudio u *horizonte de análisis*.

El horizonte temporal es el período de seguimiento que determina qué resultados se incluyen en el modelo; asimismo, expresa qué tan lejos en el futuro buscar resultados favorables o desfavorables. La investigación puede estar interesada en los resultados a corto plazo, como la mortalidad hospitalaria, aquellos a largo plazo, como las recurrencias tardías, o incluso las consecuencias para la próxima generación. Observe que el árbol de decisiones de la CTL que se ha utilizado solo considera los resultados inmediatos. Sin embargo, ¿qué pasaría si la CTL pudiese dañar las arterias coronarias y aumentar la probabilidad de complicaciones tardías? Si este es el caso, un árbol de decisión para la CTL con un horizonte temporal más prolongado necesitaría nodos de probabilidad adicionales que muestren más resultados.

Idealmente, el horizonte temporal debería extenderse a lo largo de la vida de las personas que reciben la opción de una intervención. Cuando se utilizan horizontes temporales más breves, el lector debe preguntar: ¿fue el horizonte temporal lo suficientemente prolongado para incluir todos los resultados favorables o adversos importantes?

La elección de un horizonte temporal apropiado puede ser en sí misma bastante compleja. Con las intervenciones genéticas, el horizonte temporal apropiado puede extenderse a las generaciones futuras. El horizonte temporal también puede ser importante para determinar la estructura adecuada de un árbol de decisiones, incluidas las complicaciones por considerar. Por ejemplo, si el horizonte temporal se extiende lo suficiente, la enfermedad puede reaparecer, es decir, la arteria coronaria tratada puede experimentar reestenosis o quizás se desarrollen arteriopatías adicionales. Es posible construir árboles de decisión más complicados incorporando recurrencias y aplicando técnicas conocidas como *análisis de Markov* para incluir sucesos recurrentes. El análisis de Markov permite el desarrollo de modelos complejos en los que un individuo puede avanzar y retroceder a través de las etapas de la enfermedad durante períodos prolongados.

El proceso de asignación en las investigaciones de toma de decisiones se puede considerar como la estructuración del modelo de toma de decisiones. Una técnica importante para mostrar o diagramar un modelo de decisión es un árbol de decisión.[n] Una vez creado el modelo de toma de decisiones, el siguiente paso en el proceso es observar cómo se obtuvieron los datos del modelo. Este problema se aborda en el proceso de análisis.

ANÁLISIS[5-8]

El proceso de análisis en las investigaciones de toma de decisiones requiere que el investigador obtenga información de una variedad de fuentes. Después, esta información se conecta a un modelo de toma de decisiones que describe adecuadamente este proceso. Para comprender mejor esto, veamos qué se debe hacer para completar el árbol de decisiones sobre la CTL y Cardiomagic.

Un árbol de decisiones es una técnica para diagramar la toma de decisiones, porque le permite al investigador incorporar no solo probabilidades, sino también utilidades, expectativas de vida e incluso costos. Se verá cómo incorporar estas medidas, comenzando con las probabilidades.

---

[m] Al examinar un árbol de decisiones y considerar las opciones, es importante identificar el *marco temporal* del análisis. El marco temporal es el período durante el curso de la enfermedad en el que es posible utilizar la intervención. Aquí, la CTL y Cardiomagic se están utilizando en el momento en el que la arteriopatía coronaria de un solo vaso se ha vuelto sintomática. Si el marco temporal del análisis se hubiera extendido a un período anterior en el curso de la enfermedad, antes de que se desarrollaran los síntomas, podría haber sido posible seleccionar intervenciones preventivas. Por lo tanto, la elección del marco temporal puede ser muy importante al seleccionar las opciones de decisión.

[n] Los árboles de decisión no son la única técnica que se puede utilizar para diagramar las investigaciones de toma de decisiones. También se pueden utilizar *diagramas de influencia*, que muestran las relaciones entre los sucesos y los factores que se consideran relevantes para las decisiones. Si se construyen adecuadamente, los diagramas de influencia se pueden convertir en árboles de decisión, lo que puede hacer que cuando estos últimos sean complejos se vuelvan más fáciles de mostrar y comprender.

Probabilidades

Hasta ahora se examinaron los componentes del método y la asignación. En el ejemplo de arteriopatía coronaria, se describieron las opciones a considerar (CTL y Cardiomagic) y el significado de los nodos de decisión y los de probabilidad. Supongamos que la CTL y Cardiomagic son las opciones adecuadas a considerar y que no se pueden usar juntas. Antes de continuar, se hará referencia al árbol de decisiones. La figura 12-5 incluye las probabilidades de cada resultado potencial de CTL y Cardiomagic. Observe que los tres resultados potenciales de la CTL son exitoso (0.96), no exitoso (0.039) y de muerte (0.001). Las probabilidades suman 1 para cada opción. La figura 12-5 también describe los posibles resultados y probabilidades de Cardiomagic: éxito (0.80), fracaso (0.198) y ceguera (0.002). El cálculo de las probabilidades del resultado final de Cardiomagic requiere que se combinen. Se verá cómo hacerlo un poco más adelante en este capítulo.

Si es posible, las probabilidades deben obtenerse de los estudios que se encuentran en la literatura de investigación. Sin embargo, estas estimaciones a menudo no están disponibles y, en su lugar, deben utilizarse conjeturas fundamentadas. Cuando se utilizan conjeturas fundamentadas para obtener probabilidades, pueden denominarse *probabilidades subjetivas.*

Al usar probabilidades subjetivas, es importante reconocer que es muy difícil estimarlas con precisión, especialmente cuando son muy altas (de 99% o más) o muy bajas (de 1% o menos). Por lo tanto, este problema surge a menudo con las estimaciones de la probabilidad de efectos adversos. En estas situaciones, es una práctica común sobreestimar la probabilidad, magnificando las posibilidades de muerte, por ejemplo, o subestimar la probabilidad y, por lo tanto, ignorar la posibilidad de un efecto secundario poco común, como ceguera o muerte.

El lector de bibliografía sobre toma de decisiones necesita examinar de cerca cómo se midieron las probabilidades de sucesos raros pero graves. Cuando se basan en conjeturas fundamentadas o juicios subjetivos, estas probabilidades son especialmente propensas a errores, que deben tenerse en cuenta en el análisis.°

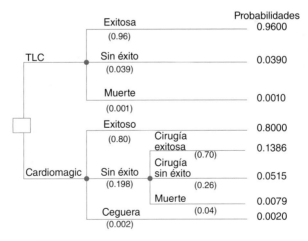

FIGURA **12-5** **Árbol de decisión que incluye las probabilidades de cada resultado potencial.**

°Las probabilidades generales se calculan sobre la base de la *presunción de independencia.* Esta suposición implica que la probabilidad de éxito en la intervención quirúrgica no está influida por el éxito de Cardiomagic. A veces, la presunción de independencia puede no ser válida en situaciones de toma de decisiones. Es posible que un factor que condujo al fracaso de Cardiomagic también influya en la probabilidad de que la intervención quirúrgica no tuviera éxito.

Utilidades

Es posible comparar directamente los resultados exitosos y no exitosos de la CTL y Cardiomagic utilizando solo las probabilidades. Sin embargo, no se puede comparar directamente las consecuencias de la muerte y la ceguera utilizando solo las probabilidades. Por lo tanto, para completar el árbol de decisiones, es necesario incluir una medida del valor relativo o la importancia de la muerte y la ceguera. Esto se realiza mediante las utilidades.

La figura 12-6 incluye las utilidades para todos los resultados finales. El éxito recibe una utilidad de 1, lo que implica que el individuo recupera la salud por completo. A la muerte se le da una utilidad de 0, que representa la utilidad más baja posible. A la ceguera se le da una utilidad de 0.5, lo que implica que se considera que está a medio camino entre la salud plena y la muerte. Más adelante en este capítulo se exploran los métodos para medir estas utilidades y sus implicaciones con mayor detalle. Por ahora, se examina cómo se incorporan las utilidades en el árbol de decisiones.

Cuando se usan utilidades en una investigación para la toma de decisiones, deben medirse en la misma escala de 0 a 1 que las probabilidades.[p] Usar la misma escala permite combinar probabilidades con utilidades, lo que se realiza multiplicándolas para obtener las *utilidades esperadas*. Una utilidad esperada puede verse como una probabilidad que tiene en cuenta la utilidad del resultado. En el análisis de decisiones de las utilidades esperadas, se comparan estas últimas. Veamos cómo se calcularían las utilidades esperadas para la CTL y Cardiomagic observando la figura 12-6.

Las utilidades esperadas de cada resultado se obtienen mediante un proceso conocido como *análisis inverso del árbol de decisiones*. Con este proceso, se calcula la probabilidad de cada uno de los resultados finales que pueden ocurrir en el proceso de decisión. Una vez que se calcula la probabilidad de cada resultado final, se multiplica la probabilidad por la utilidad de ese resultado. Para la opción de Cardiomagic en este ejemplo, pueden ocurrir los siguientes resultados: 1) exitoso; 2)intervención quirúrgica fallida y luego exitosa; 3) sin éxito cuando la intervención quirúrgica resultó fallida; 4) sin éxito y luego la muerte por la intervención quirúrgica; y 5) ceguera.

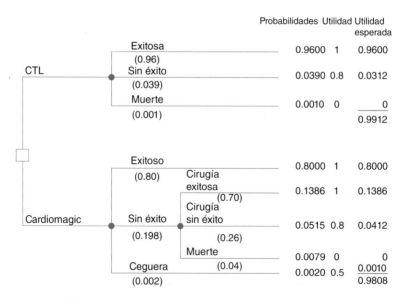

FIGURA **12-6** **Árbol de decisión que muestra probabilidades y utilidades para todos los resultados.**

---

[p]A menudo, surge la pregunta sobre a quién se le debe pedir que evalúe la utilidad. ¿Debería el investigador preguntar a las personas que ya son ciegas y, por lo tanto, han adquirido experiencia con la ceguera, o a las personas que pueden quedar ciegas como resultado de optar por usar Cardiomagic? En la literatura científica se expresa que las personas que ya experimentaron una afección tienden a calificarla con una utilidad ligeramente más alta que aquellas que no. En otras palabras, las personas que han experimentado la ceguera tienden a adaptarse a su limitación y no la encuentran tan mal como las que enfrentan una ceguera potencial. La diferencia, sin embargo, no es grande y los estudios de utilidades pueden incluir personas que han experimentado o no la condición para obtener medidas de utilidad.

Los resultados 2, 3 y 4 requieren combinar dos probabilidades para obtener la del resultado final. Por ejemplo, la probabilidad de no tener éxito con Cardiomagic seguida de una intervención quirúrgica exitosa se calcula multiplicando la probabilidad de no tener éxito con Cardiomagic (0.198) por la de experimentar una intervención quirúrgica exitosa (0.70). Esto equivale a 0.1386, que es la probabilidad del resultado final.

La figura 12-6 muestra las probabilidades y utilidades del resultado final. Estas probabilidades se multiplican por su utilidad para producir las utilidades esperadas para cada resultado final potencial de la CTL y Cardiomagic, las dos opciones de decisión.

Se debe completar un paso más antes de poder comparar directamente los resultados finales de las opciones de CTL y Cardiomagic. Este paso resume cada una de las opciones agregando las utilidades esperadas relevantes para cada una. Este proceso se conoce como *promedio de las utilidades esperadas*. Al promediar las utilidades esperadas para la CTL y Cardiomagic, se realizarían los siguientes cálculos utilizando los datos de los resultados finales en la figura 12-6:

$$\text{Utilidades esperadas de la CTL} = 0.9600 + 0.0312 + 0 = 0.9912$$

$$\text{Utilidades esperadas de Cardiomagic} = 0.8000 + 0.1386 + 0.0412 + 0 + 0.0010$$
$$= 0.9808$$

Ahora se retrocedió y promedió para calcular las utilidades totales esperadas. Para un análisis de decisión de utilidad esperada, estos números representan el último paso. Reflejan un árbol de decisiones completo. Este árbol de decisiones lleva a la conclusión de que la CTL es una mejor opción que Cardiomagic, porque tiene una mayor utilidad general esperada.

Como ya se comentó, las utilidades deben medirse en una escala de 0 a 1, la misma que se usa para evaluar las probabilidades. Las utilidades, a diferencia de las probabilidades, son inherentemente subjetivas; dependen de cómo las ve cada individuo. Cada persona mide las utilidades de manera diferente. Por lo tanto, no existe una utilidad correcta.

Entonces, ¿qué se mide cuando se intenta cuantificar las utilidades? Cuando se llevan a cabo desde la perspectiva social las investigaciones de toma de decisiones, el investigador intenta medir la utilidad promedio para las personas que se ven potencialmente afectadas por el resultado. En la sección *Aprenda más 12-2* se analiza cómo se pueden medir las utilidades.

Aprenda más 12-2. Medición de las utilidades

Hay varias técnicas que se usan para medir las utilidades, y cada una corresponde a un fenómeno ligeramente diferente. Actualmente, no hay consenso sobre cuál técnica es mejor.[q]

El método más sencillo para medir las utilidades se llama método de *escala de evaluación*. Usando el método de la escala de evaluación, los individuos indican su propia utilidad para la ceguera usando una escala lineal de 0 a 1, como se ve en el siguiente ejemplo:

[q] La técnica utilizada aquí para calificar directamente las puntuaciones de utilidades en una escala de 0 a 1 se conoce como el abordaje de la *escala de evaluación*. Hay un número creciente de métodos alternativos para calificar las utilidades. Se suelen usar los métodos de *compensación temporal* y *apuesta de referencia*. Existe una controversia considerable sobre el mejor método por utilizar. Ninguno de los métodos disponibles actualmente es ideal. El método de compensación temporal le pide al tomador de decisiones que determine el porcentaje de su vida útil restante que compensaría por un retorno a la salud completa (una utilidad de 1). Incorpora consideraciones de esperanza de vida y descuentos. Los métodos de apuesta de referencia le piden al evaluador que elija entre un resultado seguro en una utilidad específica y una apuesta que los llevará a la salud completa (una utilidad de 1) o, alternativamente, producirá la muerte (una utilidad de 0). Por lo tanto, los métodos de apuesta de referencia incorporan el asumir riesgos en la medición. La medición de la escala de calificación tiene la ventaja de que se puede utilizar para medir la calidad de la salud en un momento determinado sin incorporar cuestiones de esperanza de vida, descuento por tiempo o actitud de asumir riesgos.

Miniestudio 12-10 Imagine la calidad de vida de alguien si quedara permanente y completamente ciego. Indique en la siguiente escala el valor relativo de la ceguera. Observe que la escala se extiende desde 0, que significa la muerte inmediata, hasta 1, que representa un estado de salud plena.

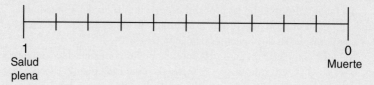

¿Cómo se calificó la utilidad para la ceguera?

Cuando se promedian las puntuaciones de los individuos, la utilidad de la ceguera suele ser de aproximadamente 0.50. Sin embargo, existe una gran variabilidad de un individuo a otro. Quizás se puntuó la ceguera permanente y completa con una utilidad tan alta como de 0.80 o tan baja como de 0.20. Este tipo de variabilidad no es inusual.

Además, no siempre es obvio por qué un individuo percibe que una condición conlleva una gran utilidad y otro la percibe como con baja utilidad. Conocer a alguien que ha experimentado el resultado y ver cómo afectó su vida puede influir en gran medida en la utilidad que una persona le da a un resultado. En ocasiones, la profesión, la edad o el estado actual de actividad de un individuo pueden ayudar a explicar cómo califica la utilidad de una afección. Sin embargo, con mayor frecuencia existe una gran diferencia entre individuos similares sin una explicación evidente. La mejor manera de estimar la utilidad de una alteración para un individuo es preguntárselo.

Las estimaciones de la utilidad promedio son a menudo bastante similares de una población a otra, pero difieren mucho de un individuo a otro. Por lo tanto, es importante reconocer que a menudo existe una amplia e impredecible variación en las utilidades de una persona a otra y debe tenerse en cuenta si el análisis de decisiones se usa para la toma de decisiones individuales.

La escala de 0 a 1 empleada para medir la utilidad crea problemas en sus dos extremos. En el extremo superior, 1 se considera de salud plena para el individuo. Para muchas afecciones médicas, es imposible llevar a una persona a la salud completa. Esto es especialmente cierto para aquellos con discapacidades preexistentes graves. Por lo tanto, cuando se compara una intervención diseñada para personas discapacitadas con una para quienes potencialmente pueden recuperar la salud plena, las primeras se encuentran en desventaja en términos del grado de mejoría que es posible medido por las utilidades. Una intervención puede tener un mayor potencial para mejorar la puntuación de utilidad entre los individuos potencialmente sanos y los discapacitados. Para comprender por qué este puede ser el caso, considere el uso de Cardiomagic en la siguiente situación:

Miniestudio 12-11 Cardiomagic está siendo evaluado para su uso en hombres de mediana edad, por lo demás sanos, en comparación con aquellos que requieren diálisis. A pesar de sus probabilidades comparables de éxito, sin éxito y ceguera, se encontró que el procedimiento produce una mayor utilidad esperada cuando se usa en individuos por lo demás sanos.

Cuando los pacientes en diálisis regresan a su estado de salud anterior, no lo hacen a una utilidad de 1. Más bien, regresan al estado de salud de un paciente de diálisis que está bien. Esto explica la mayor utilidad esperada cuando Cardiomagic se usa en individuos por lo demás sanos. Cuando los pacientes de diálisis regresan a su estado de salud anterior, su utilidad solo puede aumentar a 0.6, en comparación con uno previamente sano cuya salud puede volver a una utilidad de 1. Como sugiere este ejemplo, las investigaciones sobre toma de decisiones han sido criticadas por tener un sesgo contra los sujetos discapacitados.

También hay problemas en el otro extremo de la escala. En la mayoría de las investigaciones de toma de decisiones, 0 se define como de muerte inmediata. Una investigación considerable y la experiencia diaria nos dicen que, para muchas personas, hay condiciones peores que la muerte inmediata. Los estados vegetativos prolongados, la incapacidad mental grave y el dolor intratable se consideran típicamente como con una utilidad peor que la muerte inmediata. Para utilizar una escala que sea igual a la empleada para las probabilidades, no es posible usar una de utilidades negativas.[r]

Esperanza de vida

Las preguntas abordadas hasta ahora pueden ser las únicas en una investigación para la toma de decisiones. Si es así, la investigación es un análisis de decisión de utilidad esperada, es decir, considera solo la probabilidad de resultados favorables y desfavorables y las utilidades asociadas con estos resultados finales.

Cuando un análisis de decisiones incorpora medidas de esperanza de vida, los resultados suelen presentarse utilizando los AVAC como medida de eficacia. En la sección *Aprenda más 12-3* se examina lo que se entiende por esperanza de vida y cómo se puede utilizar como parte del análisis de decisiones.

Aprenda más 12-3. Uso de la esperanza de vida en el análisis de decisiones

La esperanza de vida obtenida a partir de datos de población hace uso de la probabilidad de muerte en cada edad en un año en particular para obtener una instantánea de la experiencia de mortalidad de esa población en un año determinado. La esperanza de vida a cualquier edad se puede calcular utilizando *tablas de mortalidad transversales.*

Las tablas de mortalidad transversales se crean a partir de una cohorte hipotética de 100 000 individuos nacidos en un año en particular, como el 2020. Los cálculos utilizan la probabilidad de muerte en cada edad para determinar el número que se espera que sobreviva cada año subsiguiente. Para hacer esto, se usan las probabilidades de muerte comunicadas en cada edad en el año de la tabla de mortalidad, como 2020.

Por lo tanto, la esperanza de vida derivada de las tablas de mortalidad transversales hace el gran supuesto de que las probabilidades de muerte en cada edad en el 2020 se mantendrán sin cambios en el futuro. En otras palabras, se asume que nada cambiará, lo cual es una suposición muy grande. En la medida en que las probabilidades de muerte en diferentes edades cambien, con suerte para mejor, la esperanza de vida calculada no será una buena estimación de la longevidad futura, especialmente a largo plazo, como se ilustra en el siguiente ejemplo:

Miniestudio 12-12
La esperanza de vida para los hombres estadounidenses obtenida en la década de 1950 reflejaba altas tasas de muerte por arteriopatía coronaria entre los de mediana edad. Para los nacidos en 1950, se esperaba que un porcentaje sustancial muriera durante las primeras décadas del siglo XXI. Los investigadores se sorprendieron al descubrir que la gran mayoría de los nacidos en la década de 1950 todavía estaban vivos en el 2020.

Los avances en la prevención y el tratamiento han cambiado enormemente la esperanza de vida. Por suerte, la esperanza de vida media de los nacidos en la década de 1950 ha superado con creces la calculada a partir de las tablas de mortalidad transversales de 1950. La mayoría de los hombres nacidos en 1950 todavía viven en la tercera década del siglo XXI.

La denominación *esperanza de vida* parece que permite predecir el futuro. Debido a que la capacidad para predecir las tasas futuras de muerte es limitada, también lo es la de los cálculos de la esperanza de vida para predecir el futuro. No obstante, la esperanza de vida suele ser la mejor medida disponible para estimar la longevidad para su uso en análisis de decisiones. Cuando se trata con individuos representativos de una población general, a menudo se puede obtener su esperanza de vida en función de la edad y quizás el sexo o la etnia, como se ilustra en el siguiente ejemplo.

---

[r]Es posible establecer a la muerte inmediata como mayor que 0 y a 0 como un estado peor que la muerte. A pesar de la posibilidad de utilizar esta escala, rara vez se ve en la literatura sobre la toma de decisiones. Existe un problema adicional inherente a la escala de utilidades. La escala de utilidades es lineal, es decir, la diferencia entre 0.00 y 0.01 es la misma que aquella entre 0.50 y 0.51 o entre 0.80 y 0.81. Sin embargo, 0.00 es muerte y 0.01 implica que la vida continúa. La vida y la muerte no se miden en una escala continua; son condiciones discretas. Por lo tanto, es importante reconocer que la escala utilizada para medir las utilidades no puede reflejar verdaderamente la situación real, en especial en el extremo inferior de la escala.

Miniestudio 12-13 Los cálculos de la esperanza de vida para los individuos promedio que recibieron la vacuna de la paresia A se hicieron a partir de una tabla de mortalidad transversal para 2020, que indicó que la esperanza de vida para los niños de 2 años era de 80 años.

Cuando se recomienda un tratamiento para todos o casi todos los niños de 2 años, se puede usar la esperanza de vida general.[s] Cuando se dirige a grupos de personas con una enfermedad, también se debe tener en cuenta la reducción de la longevidad que se puede esperar por esta, como se ilustra en el ejemplo de la arteriopatía coronaria de un solo vaso:

Miniestudio 12-14 Se estima que el individuo promedio con arteriopatía coronaria de un solo vaso tiene 64 años. La esperanza de vida para las personas de 64 años obtenida de una tabla de mortalidad transversal se estima en 18 años. Sin embargo, para aquellos sin un tratamiento exitoso, se ha demostrado que la esperanza de vida promedio es de solo 5 años.

El análisis de decisiones a menudo requiere expectativas de vida que tengan en cuenta la o las enfermedades potencialmente mortales de los pacientes. Estas expectativas de vida se pueden calcular a partir de *tablas de mortalidad longitudinales*, que se pueden obtener de un estudio de cohortes o de uno controlado aleatorizado de personas con la enfermedad.

La esperanza de vida de quienes padecen una enfermedad es una combinación del impacto de la tasa de mortalidad específica por edad y su tasa de mortalidad específica por enfermedad. Un método comúnmente utilizado para combinar estos factores se conoce como la *aproximación exponencial decreciente de la esperanza de vida*. Con este método se suman los impactos de las tasas de mortalidad específicas por edad y por enfermedad. Se asume que estos dos impactos son independientes entre sí. Se encontró que esta suposición es generalmente precisa entre los mayores de 50 años, pero cada vez menos precisa en edades más jóvenes.

El uso de datos de la esperanza de vida derivados de los de población y de estudios controlados aleatorizados limita la aplicación directa del análisis de decisiones a pacientes individuales. Se debe considerar que los resultados de los análisis de decisiones reflejan la esperanza de vida del paciente promedio de una edad determinada, con o sin la enfermedad. Los pacientes individuales pueden tener un pronóstico sustancialmente mejor o peor que el del paciente promedio.

Ahora, veamos cómo poder incorporar la esperanza de vida en el proceso de toma de decisiones utilizando los siguientes datos:[t]

Miniestudio 12-15 Al examinar las opciones, suponga que el individuo promedio que se está considerando para el tratamiento tiene 64 años. Suponga además que, si el tratamiento tiene éxito, volverá a tener una esperanza de vida promedio de 18 años. Si no tiene éxito, asuma que tendrá una esperanza de vida de 5 años. La muerte produce una esperanza de vida de 0.

---

[s] Tenga en cuenta que la esperanza de vida de los niños de 2 años puede ser un poco más prolongada que aquella al nacer, lo que a menudo se denomina *expectativa de vida*. Aquellos que sobreviven hasta los 2 años han superado a las causas de muerte durante ese lapso. Por lo tanto, se puede esperar que vivan un poco más que el recién nacido promedio. Esta discrepancia aumenta a medida que lo hace la edad. Así, a los 80 años, la esperanza de vida puede extenderse por otra década o más.

[t] Este abordaje para alinear las medidas de esperanza de vida junto con las utilidades y probabilidades como los resultados de un árbol de decisiones rara vez se utiliza en la literatura científica. Sin embargo, ilustra cuestiones clave. También señala la necesidad de definir qué se incluye en una utilidad. Si la esperanza de vida se contempla como una medida separada, las utilidades no deben considerar la longevidad. Por desgracia, esta distinción no siempre se hace en la literatura científica.

Tabla 12-3 Años de vida ajustados por calidad (AVAC) para la CTL y Cardiomagic

	Probabilidad	Utilidad	Esperanza de vida	AVAC
CTL				
Exitosa	0.9600	1	18	17.28
Fallida	0.0390	0.8	5	0.16
Muerte	0.0010	0	0	0
AVAC totales				17.44
Cardiomagic				
Exitoso	0.8000	1	18	14.40
Exitoso después de la intervención quirúrgica	0.1386	1	18	2.49
Sin éxito después de la intervención quirúrgica	0.0515	0.8	5	0.21
Muerte después de la intervención quirúrgica	0.0079	0	0	0
Ceguera	0.0020	0.5	18	0.02
AVAC totales				17.12

CTL, coronarioplastia transtorácica con láser.

Para ver cómo estas medidas de esperanza de vida se pueden incorporar en el proceso de análisis de decisiones, veamos la tabla 12-3.

Los AVAC para cada resultado final se obtienen multiplicando la probabilidad y la utilidad de cada uno, y la esperanza de vida del individuo promedio que lo experimenta. Sumando los AVAC, se pueden promediar y obtener los siguientes resultados:

$$\text{CTL} = 17.44 \text{ AVAC}$$

$$\text{Cardiomagic} = 17.12 \text{ AVAC}$$

Una vez más, se puede concluir que la CTL es una mejor opción.

Las implicaciones de la disminución de la esperanza de vida de las personas enfermas se ilustran en el siguiente ejemplo:

Miniestudio 12-16 Se está llevando a cabo una investigación para la toma de decisiones para determinar si el uso de la CTL o Cardiomagic es mejor para los pacientes en diálisis con arteriopatía coronaria cuya edad promedio es de 50 años. Se supone que una persona promedio de 50 años tiene una esperanza de vida de 30 años.

El paciente promedio de 50 años puede tener una esperanza de vida de 30 años según los datos de la tabla de mortalidad de una población, pero quienes reciben diálisis pueden tener una mucho más breve, independientemente del éxito o fracaso del tratamiento de su arteriopatía coronaria. Por lo tanto, la esperanza de vida que debe incorporarse en cada resultado de un árbol de decisiones es la del individuo promedio en diálisis. En otras palabras, si se trata de pacientes en diálisis, la esperanza de vida relevante puede ser de 10 años en lugar de 30.

El impacto de la esperanza de vida es aún más notorio cuando el objetivo es comparar dos tratamientos muy diferentes, uno dirigido a los jóvenes y otro dirigido a una población mayor. Por ejemplo, considere lo siguiente:

Miniestudio 12-17 El análisis de decisiones de AVAC examinó los resultados favorables y desfavorables del tratamiento de la arteriopatía coronaria de un solo vaso con CTL o Cardiomagic en las personas con una edad promedio de 62 años y comparó estos resultados con la prevención de la paresia A utilizando una vacuna en los niños. Se demostró que la prevención de la paresia A produce considerablemente más AVAC que el tratamiento de la arteriopatía coronaria de un solo vaso.

Al comparar un tratamiento o una intervención preventiva que se aplica a grupos de edad muy diferentes, es importante reconocer que una intervención exitosa entre los niños da como resultado una mejora mucho mayor en la esperanza de vida que una intervención igualmente exitosa entre las personas de 62 años. Por lo tanto, muchos más AVAC son resultado de esfuerzos exitosos para prevenir la paresia A en los niños, en comparación con el tratamiento de la arteriopatía coronaria en personas de 62 años.

Las investigaciones de toma de decisiones que incorporan la esperanza de vida, es decir, cuando se utilizan AVAC, tienden a favorecer a los jóvenes. Esta tendencia puede o no estar justificada, pero el lector debe reconocerla, especialmente cuando se comparan diferentes tipos de tratamientos dirigidos a grupos de edad diversos.

Ahora que se delinearon las medidas que entran en la evaluación del resultado de una opción en un análisis de decisiones, se retrocede y reconoce que quienes toman las decisiones pueden estar interesados en más que los resultados de una intervención. También pueden estar interesados en el proceso.

En los análisis de decisiones, el meollo es el resultado, no el proceso para obtenerlo. Por lo tanto, una intervención que previene una enfermedad tiene la misma importancia que una que requiere una intervención quirúrgica repetida o múltiples hospitalizaciones, siempre que los resultados en las dos opciones sean los mismos. Sin embargo, al mirar el árbol de decisiones, es importante observar los caminos efectuados para llegar a los resultados. Muchos de quienes toman las decisiones, incluidos los pacientes, concluirán que el proceso es importante, no solo el resultado.

Como se describe en la siguiente sección, los costos son un factor importante que depende del proceso requerido para implementar una opción. Sin embargo, el proceso es más que costos, se trata del dolor, la ansiedad, el tiempo perdido y todos los demás inconvenientes menores y mayores que conlleva el someterse a una intervención médica. Aunque el análisis de decisiones ignora todas estas consecuencias, los pacientes y los médicos no lo hacen ni deberían hacerlo.

Costos

Por lo general, los costos no se incorporan directamente a un árbol de decisiones. Más bien, el árbol de decisiones se utiliza para calcular la efectividad neta y los costos se comparan luego con esta.[u] Para apreciar los costos que deben considerarse en un análisis de rentabilidad, se retoma el ejemplo de la paresia A:

Miniestudio 12-18 La paresia A es una enfermedad contagiosa común de la infancia que suele remitir de forma espontánea. Sin embargo, un pequeño porcentaje de niños que la experimentan desarrollan la complicación de una parálisis permanente, y unos pocos más, complicaciones potencialmente mortales. También pueden producirse parálisis a largo plazo y complicaciones tardías. El tratamiento convencional para la paresia A ha sido de cuidados de apoyo. Recientemente, se tuvo disponibilidad de una vacuna costosa diseñada para prevenir la paresia A. Una complicación poco común de la vacuna es el desarrollo de una forma de parálisis que es similar, pero, por lo general, menos grave que la enfermedad en sí.

---

[u] En ocasiones, los costos se incorporan directamente a un árbol de decisiones como medida de resultado. Cuando se hace esto, el resultado debe denominarse *valor esperado* en lugar de utilidad esperada.

Se verá cómo poder comparar los costos de la vacuna con el abordaje convencional. Al evaluar los costos de una intervención, es necesario considerar los tipos de costos que se deben incluir y los que no.[v]

Costos de la atención médica a corto plazo

Los costos de atención médica incluyen el de brindar el servicio y el de tratar las complicaciones a corto plazo. Para el tratamiento convencional de síntomas y complicaciones, los costos incluyen consultas para atención médica, el de la hospitalización y el del tratamiento. Para la vacuna de la paresia A, esto incluiría los costos de la vacuna y los asociados de administrarla, así como los de tratar las complicaciones a corto plazo que aparecen como resultado. También incluiría los costos de la atención y las complicaciones para quienes desarrollaron parálisis a pesar del uso de la vacuna.

En general, se puede considerar de corto plazo a los costos que se presentan dentro de un año de tratamiento.

Costos no relacionados con la atención médica a corto plazo

Los costos no relacionados con la atención médica incluyen el tiempo y aquellos necesarios para acceder a la atención por parte del paciente, así como para cualquier otra persona que deba proporcionar servicios, sean pagados o no. Estos incluyen los de brindar servicios fuera del sistema de atención de la salud, incluso cuando sean otorgados por miembros de la familia sin cargo. La inclusión de estos costos depende de la perspectiva utilizada en la investigación. Estos costos deben incluirse al tomar una perspectiva social.

Para el abordaje convencional, no hay costos de obtener la vacuna, pero los habrá considerables de atender la enfermedad y las complicaciones a corto plazo.

Para la vacuna de la paresia A, estos costos incluyen el tiempo necesario para que el padre u otro cuidador obtenga la vacuna y el tiempo necesario para atender las complicaciones a corto plazo de la vacuna o la enfermedad si la vacuna no tiene éxito.

Costos de la atención médica a largo plazo

En teoría, los costos de atención médica a largo plazo se pueden dividir en los que están y no están relacionados con la enfermedad o el tratamiento. Los costos de atención médica relacionados y no con el cuidado de las consecuencias a largo plazo de la enfermedad o su tratamiento, deben incluirse en un análisis de rentabilidad.[w]

Para el tratamiento convencional, los costos de la atención médica a largo plazo incluyen el correspondiente de cuidar a quienes padecen la enfermedad y sobreviven a los efectos que amenazan su vida a corto plazo.

Para la vacuna de la paresia A, los costos de atención médica a largo plazo relacionados incluyen los de brindar atención continua a todos aquellos que experimentan las complicaciones de la vacuna y los del tratamiento prolongado de aquellos que experimentan la enfermedad a pesar de recibir la vacuna. Se puede pensar que el largo plazo comienza 1 año después del tratamiento y continúa durante toda la vida del individuo.[x]

---

[v]Se presenta la separación de los costos de atención médica a corto plazo y futuros para aclarar una distinción importante para el lector. El uso de 1 año a corto plazo implica que no se necesitan descuentos por daños, beneficios o costos para los resultados que ocurren en ese lapso. La omisión del uso del término «directo» es un intento de evitar la confusión con otros usos, como el «directo» e «indirecto», para indicar el costo del programa y los institucionales, respectivamente. Ambos costos se incluyen en el concepto directo, tal como se utiliza en el análisis de rentabilidad. Tenga en cuenta que en esta sección no se intenta definir los métodos utilizados para medir realmente los costos. La precisión de la medición de los costos es un tema importante, pero que está fuera del alcance de esta sección. Sin embargo, es importante distinguir entre costos y precios. Los costos tienen como objetivo medir el uso de recursos, en contraposición a los precios, que se ven afectados por factores adicionales, especialmente en la atención médica.

[w]Los costos no relacionados incluyen el de tratar otras enfermedades que no ocurren debido a la que se está tratando. Para una condición como la paresia A, estos costos deben ser aproximadamente los mismos para la vacuna y el tratamiento convencional. Es controvertido incluir el costo de los años adicionales de vida. Neumann y cols.[2] recomiendan que se incluyan los costos del tratamiento de las enfermedades relacionadas y no, incluso durante los años adicionales de vida que no se habrían logrado sin la intervención.

[x]La cuestión de si incluir los costos no sanitarios a largo plazo es compleja y controvertida. Por lo general, se incluyen los costos incurridos durante los años de vida esperados sin la intervención cuando el análisis se realiza desde la perspectiva social. Neumann y cols. recomiendan incluir los costos no relacionados con la atención de la salud durante los años adicionales de vida.[2] Sin embargo, se puede argumentar que la inclusión de estos costos crea un desincentivo para los años adicionales de vida y puede verse como una mala política pública. El lector debe reconocer cuándo se incluyen estos costos, porque pueden ser sustanciales para las intervenciones que prolongan la vida pero no permiten que los pacientes regresen al empleo.

En este capítulo se utiliza el marco MAARIE para analizar las investigaciones de toma de decisiones que describen las preguntas por formular en los componentes de métodos, asignación y análisis. En una investigación completa de toma de decisiones, el proceso de evaluación requiere que el investigador incluya la mejor estimación disponible de las probabilidades, las utilidades, la esperanza de vida y los costos de cada opción. Estas se denominan *estimaciones del caso base*. Cuando existen dudas sobre la precisión de las estimaciones del caso base, como suele suceder, el investigador debe realizar conjeturas fundamentadas sobre los que se denominan valores *realistas altos* y *bajos*. Estos proporcionan un medio para incorporar cuantitativamente la incertidumbre en el proceso de toma de decisiones.

En el siguiente capítulo se comienza con el componente de resultados del marco MAARIE. Se examina cómo se presentan los resultados y se observa cómo se pueden utilizar las estimaciones realistas altas y bajas para incorporar la incertidumbre en la investigación de toma de decisiones.

PREGUNTAS DE REVISIÓN

1. **Identifique el tipo de investigación para la toma de decisiones que se ilustra mejor en el siguiente ejemplo:**

Un investigador midió los daños y beneficios de dos tratamientos alternativos para la arteriopatía coronaria y calculó el producto de probabilidades × utilidades de cada resultado potencial.

   A. Perfil de resultados
   B. Estudio de utilidad esperada
   C. Estudio de AVAC
   D. Ninguno de los anteriores

2. **Identifique el tipo de investigación para la toma de decisiones que se ilustra mejor en el siguiente ejemplo:**

Un investigador mide las probabilidades, las utilidades y los cambios en la esperanza de vida asociados con los resultados de una nueva alternativa terapéutica, así como la intervención convencional para el tratamiento de la arteriopatía coronaria.

   A. Perfil de resultados
   B. Estudio de utilidad esperada
   C. Estudio de AVAC
   D. Ninguno de los anteriores

3. **Identifique el tipo de investigación para la toma de decisiones que se ilustra mejor en el siguiente ejemplo:**

Un investigador mide las probabilidades, las utilidades y los cambios en la esperanza de vida asociados con los resultados de un tratamiento para la arteriopatía coronaria.

   A. Perfil de resultados
   B. Estudio de utilidad esperada
   C. Estudio de AVAC
   D. Ninguno de los anteriores

4. **Identifique el tipo de investigación para la toma de decisiones que se ilustra mejor en el siguiente ejemplo:**

Un investigador mide las probabilidades de los beneficios, los daños y los costos de dos tratamientos alternativos para la arteriopatía coronaria y compara sus beneficios, daños y costos.

   A. Estudio de costos y consecuencias
   B. Estudio de rentabilidad
   C. Estudio de costo-utilidad o de rentabilidad utilizando AVAC
   D. Estudio de costo-beneficio

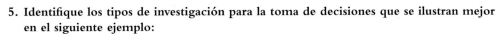

5. **Identifique los tipos de investigación para la toma de decisiones que se ilustran mejor en el siguiente ejemplo:**

   Un investigador mide los costos de dos tratamientos alternativos que se consideran de igual efectividad neta para lograr el éxito en la arteriopatía coronaria.

   A. Análisis de costos y consecuencias
   B. Estudio de rentabilidad
   C. Estudio de costo-utilidad o de rentabilidad utilizando AVAC
   D. Estudio de costo-beneficio

6. **Identifique el tipo de investigación para la toma de decisiones que se ilustra mejor en el siguiente ejemplo:**

   Un investigador mide las probabilidades, las utilidades y los cambios en la esperanza de vida de dos tratamientos alternativos, y también mide los costos de cada uno para la arteriopatía coronaria.

   A. Análisis de costos y consecuencias
   B. Estudio de rentabilidad
   C. Estudio de costo-utilidad o de rentabilidad utilizando AVAC
   D. Estudio de costo-beneficio

7. **Identifique el tipo de investigación para la toma de decisiones que se ilustra mejor en el siguiente ejemplo:**

   Un investigador calcula los AVAC y los costos de dos alternativas terapéuticas. Luego asume que un AVAC vale $50 000 y compara directamente las dos opciones en función de las razones financieras de costos y efectividad neta.

   A. Análisis de costos y consecuencias
   B. Estudio de rentabilidad o de costo-eficacia
   C. Estudio de costo-utilidad o de rentabilidad utilizando AVAC
   D. Estudio de costo-beneficio

8. **En un árbol de decisiones se hacen las siguientes suposiciones, EXCEPTO:**

   A. Solo se comparan dos opciones
   B. Las probabilidades de cada uno de los resultados de una intervención se suman al 1% o al 100%
   C. Las probabilidades secuenciales son independientes entre sí y por eso pueden multiplicarse juntas
   D. Los resultados incorporados en el árbol de decisiones son un reflejo realista de los resultados importantes que se producen en la práctica

9. **Todas las siguientes declaraciones sobre las utilidades son verdaderas, EXCEPTO:**

   A. Las utilidades deben poder variar de 0 a 1 para combinarlas con las probabilidades y calcular las utilidades esperadas
   B. La muerte se establece en 0 de utilidad, aunque puede haber condiciones peores que la muerte
   C. Las utilidades se diferencian de las probabilidades en que los individuos, por lo general, no consideran que las utilidades estén igualmente espaciadas o sean lineales, en especial, la diferencia entre 0 y pequeñas utilidades como 0.1
   D. El uso de utilidades favorece a aquellos con discapacidades existentes porque sus utilidades ya están por debajo de 1

10. **¿Cuál de las siguientes es la afirmación más precisa sobre el uso de la esperanza de vida en las investigaciones de toma de decisiones?**

    A. La esperanza de vida ganada se multiplica por el número de probabilidades y por la utilidad para calcular los AVAC ganados
    B. La esperanza de vida a una edad determinada calculada a partir de una población nacional se puede utilizar para determinar los AVAC obtenidos al realizar pruebas de detección de enfermedades asintomáticas
    C. La esperanza de vida calculada a partir de una población nacional debe combinarse con la esperanza de vida de quienes padecen la enfermedad
    D. Todos estos son exactos

RESPUESTAS A LAS PREGUNTAS DE REVISIÓN

1. **La respuesta es B.** Este investigador calculó el producto de probabilidades × utilidades, y así, lo que se llama *utilidad esperada* o la probabilidad ajustada por la calidad de la salud medida por las utilidades. Por lo tanto, este es un estudio de la utilidad esperada. Es una forma de investigación para la toma de decisiones que mide la efectividad, pero no los costos, y no tiene en cuenta la esperanza de vida.

2. **La respuesta es C.** En esta investigación se utilizaron medidas de probabilidades, utilidades y cambios en la esperanza de vida. La combinación de estas medidas da como resultado un cálculo de lo que se conoce como AVAC. Esto se hace para dos opciones que luego se comparan. Por lo tanto, esta investigación es un estudio de AVAC.

3. **La respuesta es D.** En esta investigación se utilizaron medidas de probabilidades, utilidades y cambios en la esperanza de vida. La combinación de estas medidas da como resultado un cálculo de lo que se conoce como AVAC. Aquí, los AVAC se calculan para una sola opción; por lo tanto, no se realiza ninguna comparación y la investigación no cumple con los requisitos para un estudio de AVAC.

4. **La respuesta es A.** Este investigador incluye las probabilidades de beneficios, daños y costos de dos tratamientos alternativos. Después, hace una comparación de beneficios, daños y costos. Por lo tanto, este es un estudio de costos y consecuencias, porque las medidas de beneficio, daño y costo no se combinan en una sola.

5. **La respuesta es B.** En esta investigación se considera que los tratamientos alternativos tienen la misma efectividad neta y luego se comparan los costos. Por lo tanto, se compara la efectividad neta asumiendo que esta es igual para las distintas alternativas. Los costos son todo lo que se está comparando como parte de la investigación. Esta forma de investigación se conoce como estudio de costo y efectividad o de rentabilidad. La denominación costo-efectividad es confusa, porque también es genérica para todo tipo de investigaciones que involucran costos y una medida de efectividad.

6. **La respuesta es C.** En esta investigación, la efectividad neta se mide usando probabilidades, utilidades y cambios en la esperanza de vida y, por lo tanto, se pueden calcular los AVAC. También se están midiendo los costos. Así, todas las medidas están disponibles para obtener los costos por AVAC. En consecuencia, esta es la investigación de toma de decisiones completamente desarrollada conocida como *estudio de costo-utilidad* o *de rentabilidad que utiliza AVAC*.

7. **La respuesta es D.** Este es un análisis de costo-beneficio. En este análisis, la efectividad neta se convierte en dólares estadounidenses. Esto permite comparaciones directas basadas completamente en estas u otras monedas. Un análisis de costo-beneficio requiere que el investigador asigne un valor financiero a un AVAC. Un análisis de costo-beneficio permite realizar comparaciones financieras de las opciones para lograr objetivos muy diferentes, como salud, educación, recreación o desarrollo económico.

8. **La respuesta es A.** En los árboles de decisión se supone que la probabilidad de los resultados se sumará al 1 o al 100%. Por lo tanto, se asume que los resultados son mutuamente excluyentes. En los árboles de decisión también se asume que los resultados en cada nodo de probabilidad son independientes de los que ocurrieron en un nodo de probabilidad anterior. Esto permite que dos o más probabilidades se multipliquen para calcular una probabilidad de vía.

   Los resultados que se incorporan a un árbol de decisiones no necesitan incluir todos los posibles resultados, pero deben ser un reflejo realista de los resultados importantes que se producen en la práctica.

   Una ventaja de los árboles de decisión es su capacidad para considerar una gran cantidad de opciones simultáneamente. Por lo tanto, el número de opciones que se comparan en un árbol de decisiones no se limita a dos.

9. **La respuesta es D.** Las utilidades miden la calidad subjetiva de la salud. Una utilidad se multiplica por una probabilidad para calcular lo que se conoce como *utilidad esperada*. Para multiplicar

probabilidades × utilidades, es necesario medir las utilidades en la misma escala que las probabilidades, es decir, de 0 a 1.

La muerte generalmente se considera la calidad de salud más baja posible y se establece en una utilidad 0 independientemente de la vía hacia la que ocurra. El estado de salud no se ajusta de manera natural a una escala igualmente espaciada que se extiende de 0 a 1, donde 0 equivale a muerte y 1 equivale a salud plena. Por ejemplo, la diferencia entre 0.1 y 0 no se percibe como igual a la diferencia entre 0.6 y 0.7, porque la diferencia entre 0.1 y 0 es la diferencia entre la vida y la muerte.

El beneficio logrado por el tratamiento exitoso de aquellos con una discapacidad existente puede conducir a un beneficio menor que el correspondiente de una persona que tiene el potencial de recuperar la salud por completo. El uso de las utilidades crea un sesgo en contra de los sujetos discapacitados, en lugar de favorecer a aquellos con discapacidades.

10. **La respuesta es D.** La esperanza de vida ganada multiplicada por la probabilidad y por la utilidad de un resultado arroja los AVAC ganados. Se supone que la esperanza de vida utilizada para quienes no tienen síntomas de una enfermedad es la misma que la edad promedio de las personas que son objeto de la detección sistemática. Por lo tanto, los datos nacionales sobre la esperanza de vida se pueden usar teniendo en cuenta la edad promedio de los que se someten a los exámenes de detección.

Cuando un individuo recibe tratamiento por una enfermedad, la esperanza de vida utilizada también debe incorporar la que se basa en la que se está tratando. Por lo tanto, todas las afirmaciones son exactas.

Referencias

1. Hastie R, Dawes RM. *Rational Choice in an Uncertain World: The Psychology of Judgment and Decision Making.* 2nd ed. Thousand Oaks, CA: Sage Publications; 2010.
2. Neumann PJ, Sanders GW, Russell LB, et al. *Cost-Effectiveness in Health and Medicine.* 2nd ed. New York, NY: Oxford University Press; 2017.
3. Petitti DB. *Meta-Analysis, Decision Analysis, and Cost-Effectiveness Analysis: Method for Quantitative Synthesis. in Medicine.* 2nd ed. New York, NY: Oxford University Press; 2000.
4. Husereau D, Drummond M, Petrou S, et al. Consolidated Health Economic Reporting Standards (CHEERS) statement. *BMJ.* 2013;346:f1049.
5. Greenberg RS. *Medical Epidemiology: Population Health and Effective Health Care.* 5th ed. New York, NY: Lange Medical Books; 2015.
6. Guyatt G, Rennie D. *Users' Guides to the Medical Literature: A Manual for Evidence-Based Practice.* 3rd ed. Chicago, IL: AMA Press; 2014.
7. Sox HC, Blatt MA, Higgins MC, et al. *Medical Decision Making.* Boston, MA: Butterworth-Heinemann; 1988.
8. Levin HM, McEwan PJ. *Cost-Effectiveness Analysis: Methods and Applications.* 2nd ed. Thousand Oaks, CA: Sage Publications; 2001.

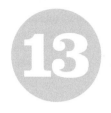

Análisis de decisiones y de rentabilidad: MAARIE. Marco: resultados, interpretación y extrapolación

El componente de *resultados* del marco MAARIE para investigaciones de toma de decisiones pide abordar los problemas de estimación, inferencia y corrección. El objetivo de la estimación es proporcionar la mejor determinación posible de la fuerza de la relación. La inferencia produce lo que se llama un *intervalo de credibilidad* con el uso de un análisis de sensibilidad que es paralelo a los intervalos de confianza en otros tipos de investigaciones. La corrección generalmente tiene como objetivo considerar las diferencias clave entre los momentos de los sucesos mediante un proceso llamado *descuento*.

Observemos más de cerca lo que se entiende por estimación, inferencia y corrección en una investigación de toma de decisiones.[1,2]

ESTIMACIÓN

La *estimación* es una medida resumida que resulta de una investigación. Cada tipo de investigación de toma de decisiones produce una o más mediciones resumidas. Sin embargo, la medición es diferente si se trata de un análisis de decisión de utilidad esperada, uno de decisión de años de vida ajustados por calidad (AVAC), uno de costo y efectividad o uno de costo-utilidad.

Las diferencias entre las mediciones resumidas empleadas en las diferentes investigaciones de toma de decisiones dependen en gran medida de los factores que se utilizan para medir los resultados. Se pueden usar solo las probabilidades o se puede incorporar la esperanza de vida. Puede utilizarse el costo o la investigación puede centrarse exclusivamente en la efectividad neta, es decir, los beneficios menos los daños.

Para ver lo que se quiere decir con estas diferentes estimaciones, se vuelve al ejemplo de coronarioplastia transtorácica con láser (CTL) y Cardiomagic.

La figura 13-1 reproduce el árbol de decisiones anterior para la CTL y Cardiomagic, incorporando las probabilidades y utilidades de cada resultado final. La medición resumida para esta investigación de toma de decisiones es la diferencia en la utilidad esperada:

$$0.9912 - 0.9808 = 0.0104$$

Esta medida puede tener poco significado intuitivo por sí misma. Sin embargo, se puede calcular un *número necesario para tratar ajustado por calidad* como 1 dividido entre las diferencias de las utilidades esperadas. Aquí, el número necesario para tratar ajustado por calidad es igual a lo siguiente:

$$1 \div 0.0104 \approx 96$$

Este número necesario para tratar ajustado por calidad expresa que, en promedio, se requiere tratar a 96 personas con CTL en lugar de Cardiomagic para producir una vida adicional con plena salud.[a]

---

[a] El número necesario para tratar ajustado por calidad se interpreta como la cantidad de personas que se necesita tratar con la CTL en lugar de Cardiomagic para obtener vida adicional con salud plena que, de otro modo, habría dado un resultado con una utilidad de 0 (muerte inmediata) si el tratamiento era con Cardiomagic. En otras palabras: cuántas personas, que de otro modo habrían muerto, necesitan ser tratadas para obtener el equivalente a una vida salvada con salud plena. Como ocurre con todos los usos de la utilidad esperada, el significado de los resultados asume que se está dispuesto a sumar los cambios en la utilidad de diferentes individuos. Por lo tanto, se asume que prevenir dos casos de ceguera, que proporcionan a dos personas un aumento de la utilidad de 0.5 a 1, vale lo mismo que proporcionar salud completa con una utilidad de 1 en comparación con la muerte, con una utilidad de 0 para un individuo.

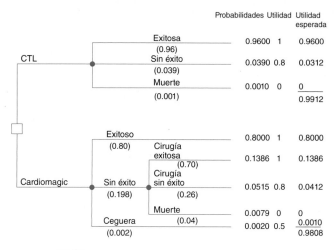

FIGURA 13-1 Árbol de decisiones que incorpora probabilidades y utilidades para cada resultado de la CTL.

Ahora veamos la medición resumida que se puede utilizar cuando una investigación de toma de decisiones produce resultados medidos en AVAC. Los datos del análisis de decisiones con AVAC que se trataron anteriormente se presentan en la tabla 13-1.

Estos datos permiten mostrar fácilmente la diferencia en AVAC por uso restando los 17.12 AVAC para Cardiomagic de los 17.44 para la CTL:

$$17.44 - 17.12 = 0.32$$

Tabla 13-1 Años de vida ajustados por calidad (AVAC) para la CTL y Cardiomagic

	Probabilidad	Utilidad	Esperanza de vida	AVAC
CTL				
Exitosa	0.9600	1	18	17.28
No exitosa	0.0390	0.8	5	0.16
Muerte	0.0010	0	0	0
AVAC totales				17.44
Cardiomagic				
Exitoso	0.8000	1	18	14.40
Exitoso después de la intervención quirúrgica	0.1386	1	18	2.49
Sin éxito después de la intervención quirúrgica	0.5150	0.8	5	0.21
Muerte después de la intervención quirúrgica	0.0079	0	0	0
Ceguera	0.0020	0.5	18	0.02
AVAC totales				17.12

CTL, coronarioplastia transtorácica con láser.

Una vez más, esto puede no tener mucho significado por sí solo. Paralelamente a la medición de las utilidades esperadas, se puede calcular un número necesario para tratar ajustado por calidad de la siguiente manera:

$$1 \div 0.32 \approx 3$$

Por lo tanto, en promedio, se obtiene un AVAC adicional al tratar a alrededor de 3 pacientes con CTL en lugar de Cardiomagic. El número necesario para tratar ajustado por calidad para producir una vida adicional o, en su defecto, un AVAC adicional, son, por lo tanto, medidas resumidas útiles de la efectividad. Expresan el número de individuos que necesitan ser objeto de la intervención de interés, en comparación con la alternativa, para producir una vida adicional o, en su lugar, un año de vida adicional con salud plena.

Como se vio, el análisis de decisiones AVAC produce recomendaciones que incorporan probabilidades, utilidades y esperanza de vida. No tiene en cuenta otros factores que a menudo afectan la elección entre opciones. Dos factores relacionados importantes que afectan las preferencias para ciertos tipos de intervenciones son:[3,4]

- La tendencia a tomar riesgos o evitarlos
- La tendencia a la acción frente a la observación

En la sección *Aprenda más 13-1* se analiza el impacto de las actitudes hacia la toma de riesgos. En *Aprenda más 13-2* se examinan las preferencias de acción frente a observación.

Aprenda más 13-1. Actitudes de toma de riesgos

El análisis de decisiones y las recomendaciones basadas en la evidencia suponen que las personas son *neutrales al riesgo*. Cuando se enfrentan a una utilidad esperada igual, es decir, probabilidad multiplicada por la utilidad de daños y beneficios, considerarán la situación como una «pérdida». Sin embargo, en la práctica, se percibe que existen pocas situaciones de pérdida. Todos tienden a favorecer una opción u otra cuando se enfrentan opciones de igual utilidad esperada, según lo definido por los análisis de decisiones. Veamos las formas en que las personas pueden expresar sus actitudes de riesgo en los siguientes escenarios.

Situación A
Supongamos que se padece una enfermedad grave que ha resultado en una calidad de salud equivalente a 0.8 en comparación con su estado anterior de salud sin enfermedad (es decir, 1). Imagine que se le ofrece el siguiente par de opciones, pero puede seleccionar solo una de las dos. ¿Cuál de las siguientes dos alternativas se prefiere?
 # 1 Seleccionar un tratamiento con los siguientes resultados posibles:

- 50% de probabilidad de elevar la calidad de la salud de 0.8 a 1 y
- 50% de probabilidad de un resultado que disminuya la calidad de la salud de 0.8 a 0.6

 # 2 Rechazar el tratamiento y aceptar una calidad de salud de 0.8.

Situación B
Supongamos que se padece una enfermedad grave que ha tenido como resultado una calidad de salud equivalente a 0.2, en comparación con el estado anterior de plena salud (es decir, 1). Imagine que se le ofrece el siguiente par de opciones, pero puede seleccionar solo una de las dos. ¿Cuál de las siguientes dos alternativas se prefiere?
 # 1 Seleccionar un tratamiento con los siguientes resultados posibles:

- 10% de probabilidad de un resultado que eleve la calidad de su salud de 0.2 a 1 y
- 90% de probabilidad de un resultado que disminuya la calidad de su salud de 0.2 a 0.11

 # 2 Rechazar el tratamiento y aceptar una calidad de salud de 0.2.
 Las figuras 13-2 y 13-3 muestran estas decisiones utilizando árboles de decisión.
 ¿Se respondió # 2 en la situación A y # 1 en la situación B? La mayoría de la gente lo hace. Para comprender este ejercicio, debe entenderse que, en términos de la evidencia,

según lo definido por la utilidad esperada, las opciones # 1 y # 2 son idénticas o casi, tanto en el escenario A como en el escenario B. Es decir, se trata de una «pérdida» entre estas dos opciones cuando solo se incluyen probabilidades y utilidades, como se muestra en las figuras 13-2 y 13-3. Por lo tanto, la evidencia no defiende una opción sobre la otra. La elección realmente depende de la actitud ante el riesgo.

¿Qué significa elegir la opción # 2 en la situación A y la opción 1 en la situación B? En la situación A, se comienza con una utilidad de 0.8. Para muchas personas, esta es una situación tolerable y no quieren correr riesgos que puedan conducir a una utilidad disminuida e intolerable. Quieren garantizar la continuación en un nivel de salud tolerable. A esto se le puede llamar el «efecto garantía».

En la situación B, se comienza con una utilidad de 0.2. Para muchas personas, esta es una situación intolerable. Estas personas, por lo general, están dispuestas a correr el riesgo de empeorar aún más con la esperanza de una mejoría importante en su salud. Cuando la calidad de vida es lo suficientemente mala, la mayoría de las personas están dispuestas a arriesgarse e «intentarlo». Este comportamiento de toma de riesgos se puede llamar «de posibilidad remota».

Las opciones para buscar y evitar riesgos son comunes, defendibles y razonablemente predecibles en tipos específicos de situaciones. Las opciones de búsqueda de riesgos son particularmente prominentes entre los enfermos graves, mientras que las de evitar riesgos son comunes entre las personas sanas o asintomáticas. Es importante reconocer que las recomendaciones que conllevan incluso una baja probabilidad de muerte o daños graves pueden ser rechazadas por las personas que gozan de bastante buena salud. Sin embargo, quienes están gravemente enfermos pueden buscar una opción que conlleve una probabilidad sustancial de muerte o daños graves.

Una minoría de personas prefiere la opción # 1 en ambas situaciones. Estos individuos eligen correr un riesgo incluso cuando se enfrentan a una situación en la que la mayoría de las personas lo evita. Estos individuos se denominan *tomadores de riesgos*. Alternativamente, una minoría de personas prefiere la opción # 2 en ambas situaciones, pues elige evitar el riesgo incluso cuando se enfrenta una situación en la que la mayoría sería de asumidores de riesgos. Estos individuos se denominan *evitadores de riesgos*.

Se debe reconocer que la mayoría de las recomendaciones basadas en la evidencia no se hacen pensando en las decisiones para asumir riesgos o evitarlos. Se realizan bajo el supuesto de neutralidad frente al riesgo, aunque quienes toman las decisiones a menudo no son neutrales al respecto. Por lo tanto, no debería sorprendernos que incluso las recomendaciones basadas en evidencia elaboradas con más cuidado no siempre tengan un sentido intuitivo para los pacientes o los médicos.[b]

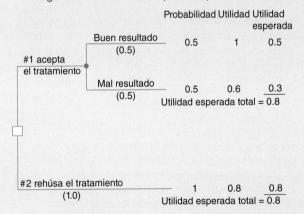

FIGURA 13-2 **Árbol de decisión para la situación A que muestra que la opción # 1 y la opción # 2 son como «tirar una moneda al aire» en términos de utilidad esperada.**

---

[b] Un pequeño número de personas elegirá la opción # 1 en el escenario A y la opción # 2 en el escenario B, que pueden ser más difíciles de explicar. Suelen relacionarse con la interpretación del significado de una utilidad en particular.

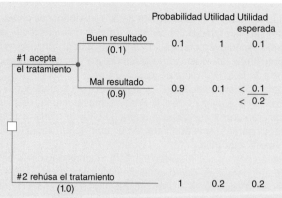

FIGURA 13-3 Árbol de decisión para la situación B que muestra que la opción # 1 y la opción # 2 son como «tirar una moneda al aire» en términos de utilidad esperada.

Aprenda más 13-2. ¿Existe una preferencia por la acción frente a la observación?

Los tomadores de decisiones, ya sean pacientes o médicos, quizás tengan una preferencia por las opciones dependiendo de que requieran una intervención activa o, alternativamente, permitan un abordaje de no hacer nada, que se puede llamar *observación*. Las posibles consecuencias de los errores de omisión frente a los de comisión, así como los problemas relacionados con el arrepentimiento y la responsabilidad, pueden influir en la forma en que consideramos las opciones. Es importante recordar que el análisis de las decisiones cuantitativas es inherentemente neutral al riesgo en estos aspectos.

Echemos un vistazo a un ejemplo para ilustrar estos aspectos.

¿Cuál de las siguientes situaciones prefiere, # 1 o # 2?

1 El paciente se está tratando con el medicamento A. Considera cambiarse al medicamento B, pero decide no hacerlo. Más tarde, descubre que lo más probable es que hubiera tenido un mejor resultado si hubiese cambiado al medicamento B.

2 El paciente se está tratando con el medicamento B. Se le ofrece la opción de cambiar al medicamento A y decide hacerlo. Más tarde, se entera de que probablemente hubiese tenido un mejor resultado si se hubiera quedado con el medicamento B.

Estas dos opciones se consideran iguales cuando se incorporan en un análisis de decisiones; sin embargo, la mayoría de los pacientes y médicos pueden percibirlas como bastante diferentes. La opción # 1 puede considerarse un *error de omisión*, es decir, la observación produjo el resultado menos óptimo. La opción # 2 puede verse como un *error de comisión*, o sea, la acción produjo un resultado menos óptimo. Desde la perspectiva del resultado, así como desde la ética de la toma de decisiones, estas dos opciones pueden considerarse iguales. Un análisis de decisiones no reconocería ninguna diferencia.

Sin embargo, los pacientes, los médicos y, posiblemente, el sistema legal, sí los consideran diferentes. La forma en la que vemos la opción de actuar o, en su defecto, de observar, puede verse afectada por nuestras actitudes respecto a actuar. Algunas personas ven la acción o "hacer algo" como algo positivo, mientras que otras prefieren la reflexión y observación como algo positivo. Por lo tanto, al ver una recomendación de un análisis de decisión, debemos reconocer que no refleja una preferencia a favor o en contra de una acción o la observación. Las recomendaciones basadas en la evidencia no favorecen la acción o la inacción. Son neutrales en términos de las preferencias de acción u observación.

Medidas de rentabilidad

En contraste con las medidas de efectividad, las estimaciones de los análisis de costo-utilidad se presentan de dos formas que deben entenderse y distinguirse. La tabla 13-2 nos muestra los AVAC producidos por la CTL y Cardiomagic y los costos de ambos tratamientos. La tabla también muestra estos datos para el

Tabla 13-2 Costo y AVAC de los tratamientos de CTL, Cardiomagic y convencional

	Costo	AVAC
CTL	$116 600	17.44
Cardiomagic	$50 000	17.12
Tratamiento convencional	$20 000	15

Cocientes de rentabilidad
CTL, $116 600/17.44 = $6 686/AVAC
Cardiomagic, $50 000/17.12 = $2 920/AVAC
Tratamiento convencional, $20 000/15 = $1 333/AVAC

AVAC, años de vida ajustados por calidad; CTL: coronarioplastia transtorácica con láser.

tratamiento convencional. Estos datos nos permiten calcular dos tipos de medidas resumidas. Uno es el cociente de rentabilidad. El otro se conoce como *cociente de rentabilidad incremental*.[c]

Examinemos los datos para la decisión utilizando las tres alternativas para la arteriopatía coronaria de un solo vaso (tabla 13-2).

Los cocientes de rentabilidad de las alternativas de decisión para la arteriopatía coronaria de un solo vaso se calcularían de la siguiente manera:

$$\text{Cociente de rentabilidad de la CTL} = \$116\,600/17.44 \text{ AVAC} = \$6\,686/\text{AVAC}$$

$$\text{Cociente de rentabilidad de Cardiomagic} = \$50\,000/17.12 \text{ AVAC} = \$2\,920/\text{AVAC}$$

Los cocientes de rentabilidad miden el costo promedio de una opción dividido entre el resultado de salud promedio si se usa esa opción. La comparación que se utiliza en un cociente de rentabilidad es una opción hipotética, que tiene costos finales cero y produce cero AVAC. Los cocientes de rentabilidad permiten comparar opciones de intervenciones para diferentes enfermedades o afecciones, porque todas se comparan con la misma opción de costo cero y efectividad cero.[d]

Los cocientes de rentabilidad incremental, a diferencia de los de rentabilidad solos, hacen lo que a menudo es una comparación más realista entre dos opciones, es decir, preguntan por el costo adicional para obtener una efectividad neta adicional. Los cocientes de rentabilidad incremental comparan la opción de interés con el tratamiento convencional o estándar. Los cocientes de rentabilidad incrementales son la comparación preferida cuando se pregunta sobre la mejor opción para abordar una enfermedad o afección en particular.

Usando los datos de la tabla 13-2, veamos los cocientes de rentabilidad incrementales comparando la CTL y Cardiomagic con el tratamiento convencional.

CTL frente al tratamiento convencional

$$= \frac{\$116\,600 - \$20\,000}{17.44 \text{ AVAC} - 15 \text{ AVAC}} = \frac{\$96\,600}{2.44 \text{ AVAC}} = \$39\,590/\text{AVAC}$$

---

[c] Un tipo especial de análisis de rentabilidad, llamado *estudio de costo y efectividad*, puede usar cocientes de rentabilidad y de rentabilidad incremental. Sin embargo, para estos estudios, el cociente de rentabilidad es el costo por resultado, como aquel por vida salvada o por diagnóstico realizado. El cociente de rentabilidad incremental mide el costo adicional requerido para lograr un resultado adicional, como una vida salvada o la realización de un diagnóstico.

[d] Cuando se utiliza un cociente de rentabilidad, se comparan los costos con una opción hipotética de costo y efectividad cero, que se supone que tiene un costo financiero cero y produce cero AVAC, aunque esa no es una posibilidad realista. Por ejemplo, incluso cuando no hay intervención, puede haber costos como el de cuidados de custodia. A veces, esta opción se ha denominado una de «no hacer nada». Esta denominación no se utiliza aquí porque incluso una opción como la observación no debería implicar que no se está haciendo nada.

Tratamiento con Cardiomagic frente al convencional

$$= \frac{\$50\,000 - \$20\,000}{17.12\,\text{AVAC} - 15\,\text{AVAC}} = \frac{\$30\,000}{2.12\,\text{AVAC}} = \$14\,151/\text{AVAC}$$

Considere que los cocientes de rentabilidad incrementales son mucho mayores que los de rentabilidad. Esta es la situación habitual y refleja las diferentes cuestiones que abordan estos dos tipos de cocientes. El cociente de rentabilidad indaga sobre el costo promedio de obtener un resultado, como un AVAC. Este costo realmente se está comparando con la opción poco realista de costo y efectividad cero.

Por otro lado, los cocientes de rentabilidad incrementales suelen comparar una nueva intervención con la convencional existente. En la medida en que la intervención convencional ya tenga un grado razonable de efectividad neta, no debería sorprender que haya costos sustanciales por unidad adicional de efectividad neta (es decir, por AVAC). Por lo tanto, es importante reconocer que el cociente de rentabilidad incremental indaga por el costo adicional por unidad de efectividad neta medida como AVAC.

La pregunta que se haga determinará qué proporción utilizar. Por lo general, la pregunta tiene que ver con la elección entre tratamientos alternativos. En esta situación, el cociente de rentabilidad incremental es el más informativo. De hecho, ahora se esperan cocientes de rentabilidad incrementales como parte de un análisis de rentabilidad.

Inferencia: análisis de sensibilidad

En «Estudiar un estudio», se mostró cómo se pueden usar los intervalos de confianza para realizar inferencias. Un abordaje similar, llamado de *intervalos de credibilidad*, se utiliza en las investigaciones de toma de decisiones. Los intervalos de credibilidad se desarrollan sobre la base de un proceso conocido como *análisis de sensibilidad*. «Análisis de sensibilidad» es una denominación general utilizada para describir una serie de métodos para aislar factores en una investigación de toma de decisiones y determinar la influencia que cada uno tiene en los resultados.

Los análisis que se examinaron hasta ahora utilizan medidas que se denominan *estimaciones del caso base*. Las estimaciones del caso base representan los mejores datos disponibles o la mejor estimación de los investigadores sobre el valor real del factor. Los análisis de sensibilidad son un esfuerzo por examinar las consecuencias cuando la estimación del caso base no resulta precisa. Por lo tanto, los investigadores a menudo intentan definir un valor alto y uno bajo realistas que reflejen el rango potencial de valores. Se puede pensar en estos juntos como paralelos al intervalo de confianza del 95%. Este intervalo se ha denominado *intervalo de credibilidad*.

Los análisis de sensibilidad a menudo se clasifican como *unidireccionales* o *múltiples*. En un análisis de sensibilidad unidireccional, se examina un factor a la vez para determinar si la variación de su nivel dentro del intervalo de credibilidad altera las conclusiones de la investigación.

Veamos cómo se podría realizar un análisis de sensibilidad unidireccional:[e]

La tabla 13-3 resume los resultados de un análisis de sensibilidad unidireccional que varía la utilidad de la ceguera para la comparación del tratamiento Cardiomagic frente al convencional. Para este análisis de sensibilidad unidireccional, se utilizan las estimaciones alta y baja además de la del caso base que se usó en el análisis original. La estimación alta está diseñada para reflejar el límite superior de lo que se considera un rango realista de valores posibles, mientras que la baja lo está para reflejar el límite inferior de dicho rango.

Al observar los resultados de un análisis de sensibilidad unidireccional, interesa determinar si las relaciones entre las opciones de decisión cambian cuando la estimación alta o baja se sustituye por la del caso base. Si la estimación realista alta o baja de un factor (costo, probabilidad o utilidad) altera la preferencia por una opción sobre otra, entonces la recomendación es sensible a un factor en particular. Por ejemplo, al construir el árbol de decisiones para Cardiomagic, se usa una utilidad de caso base para la ceguera de 0.5. Ahora veamos lo que sucede en la tabla 13-3 si se modifica la utilidad de la ceguera de un máximo de 0.8 a un mínimo de 0.2. Este cambio tiene muy poco impacto en la utilidad esperada y

---

[e]Otras técnicas de sensibilidad unidireccional se utilizan con fines especiales. Uno es el *análisis del umbral*, que varía factores clave para determinar el nivel de estos factores que alteraría las conclusiones obtenidas de una investigación de toma de decisiones en particular. Los análisis de umbral tienen como objetivo determinar los puntos de lanzamiento o umbrales en los que se haría una recomendación diferente.

Tabla 13-3 Cardiomagic frente al tratamiento convencional: análisis de sensibilidad unidireccional para la utilidad de la ceguera

	Costo incremental (línea de base)	AVAC incrementales	Cociente de rentabilidad incremental
Utilidad de la ceguera 0.8 (alta)	$30 000	2.13	$14 085
Utilidad de la ceguera 0.5 (caso base)	$30 000	2.12	$14 151
Utilidad de la ceguera 0.2 (baja)	$30 000	2.11	$14 218

AVAC, años de vida ajustados por calidad.

la recomendación de usar Cardiomagic no se ve afectada. Cuando una decisión no se ve afectada por los cambios en un factor dentro de su rango realista, se dice que la decisión no es sensible a ese factor.

La tabla 13-4 muestra un análisis de sensibilidad unidireccional que varía el costo y compara a Cardiomagic con el tratamiento convencional. Tenga en cuenta que el impacto de las estimaciones realistas de alto y bajo costo en el cociente de rentabilidad incremental es sustancial. Sin embargo, incluso el uso de la estimación alta produce un cociente de rentabilidad incremental de $28 302 por AVAC, que está muy por debajo del cociente de rentabilidad incremental de $39 590 por AVAC para la CTL. Por lo tanto, a pesar del cambio sustancial en el costo por AVAC, la conclusión de que Cardiomagic es más rentable que la CTL no es sensible a las estimaciones de costo.[f]

Es importante observar los factores clave uno a la vez y examinar cómo sus valores altos y bajos realistas pueden influir en una recomendación. Sin embargo, estos análisis de sensibilidad unidireccionales subestiman la incertidumbre que hay, porque, en la práctica, la variación en más de un factor está en juego al mismo tiempo. Por lo tanto, a menudo es importante que los investigadores realicen un análisis de sensibilidad de múltiples vías, alterando dos o más factores simultáneamente.

Una forma extrema, pero de uso común y fácil de entender, de un análisis de sensibilidad de múltiples vías se denomina análisis del *mejor/peor caso*. El análisis del mejor/peor caso refleja el intento de los investigadores de crear escenarios en los que dos o más factores clave son favorables (el mejor de los casos) o desfavorables (el peor de los casos) dentro de un rango realista. Estos escenarios no están diseñados para reflejar los peores o mejores resultados posibles, sino los extremos del rango realista.

Tabla 13-4 Cardiomagic frente al tratamiento convencional: análisis de sensibilidad unidireccional para costos

	Costo adicional	AVAC incrementales (línea de base)	Cociente de rentabilidad incremental
Costo alto de Cardiomagic	$60 000	2.12	$28 302/AVAC
Costo base de Cardiomagic por caso	$30 000	2.12	$14 151/AVAC
Costo bajo de Cardiomagic	$20 000	2.12	$9 434/AVAC

AVAC, año de vida ajustado por calidad.

---

[f] Por desgracia, la conclusión de que una investigación para la toma de decisiones es sensible a un factor puede tener dos significados diferentes. Puede indicar que la recomendación de una investigación para la toma de decisiones cambia dependiendo de las modificaciones en el factor dentro del rango realista, como se indicó anteriormente. Como alternativa, puede indicar que hay un cambio sustancial o grande en el resultado de una opción, incluso si no cambia la recomendación de la investigación de toma de decisiones. Por lo tanto, el lector debe preguntarse qué definición se está utilizando cuando la investigación indica que los resultados son sensibles al nivel de un factor específico.

Tabla 13-5 Rentabilidad de la CTL frente al tratamiento convencional: análisis del mejor/peor caso

	Costo adicional	Cociente de rentabilidad incremental
Éxito en el mejor de los casos de CTL = 98%	$85 000	$31 202/AVAC
Éxito del caso base de CTL = 96%	$96 600	$40 000/AVAC
Éxito en el peor de los casos de CTL = 90%	$120 000	−$500 000/AVAC

AVAC, año de vida ajustado por calidad; CTL: coronarioplastia transtorácica con láser.

La tabla 13-5 muestra cómo podría verse un análisis del mejor/peor caso en el caso de los cocientes de rentabilidad incrementales de la CTL en comparación con el tratamiento convencional. Dos factores importantes, la probabilidad de éxito y el costo, se establecen inicialmente en las estimaciones realistas más favorables, y luego, ambos se establecen como las estimaciones realistas menos favorables.

Cuando la probabilidad de éxito y el costo de la CTL se establecen en su nivel realista más favorable (mejor caso), el cociente de rentabilidad incremental frente al tratamiento convencional es de $31 202 por AVAC. Esta situación en el mejor de los casos para la CTL sigue siendo mucho mayor que la estimación del caso base de $14 151 por AVAC para Cardiomagic. Esto proporciona evidencia convincente de que Cardiomagic es más rentable que CTL, y esta conclusión no es sensible al costo de CTL o su efectividad dentro de los rangos realistas.

Cuando la probabilidad de éxito y el costo de la CTL se establecen en su nivel realista menos favorable (el peor de los casos), el cociente de rentabilidad incremental es de −$500 000. Este número negativo implica que, dadas estas suposiciones desfavorables, la CTL es ahora menos rentable que el tratamiento convencional. Si estas suposiciones desfavorables son ciertas, entonces al gastar $500 000 en la CTL, se está reduciendo la efectividad neta en 1 AVAC en comparación con el uso del tratamiento convencional. Por lo tanto, el análisis de sensibilidad de múltiples vías ha generado cierto grado de incertidumbre sobre si la CTL es realmente un mejor tratamiento que el convencional.[g]

Corrección y descuento

En general, la corrección se realiza para tener en cuenta las diferencias en las alternativas que pueden afectar los resultados. En las investigaciones de toma de decisiones, la cronología de los sucesos es un factor importante que debe tenerse en cuenta como parte de la corrección. La cronología de los sucesos es importante tanto para el análisis de decisiones como para el de rentabilidad.

Para comprender el impacto de la cronología de los sucesos, echemos otro vistazo a la CTL. Recuerde que utilizando la estimación del caso base, se ha descubierto que la CTL es más eficaz en el tratamiento de la arteriopatía coronaria de un solo vaso en comparación con el convencional. Produce una probabilidad sustancialmente mayor de resultados favorables a corto plazo a pesar de su ligero aumento de los adversos.

La efectividad neta a corto plazo, en comparación con el tratamiento convencional, todavía deja preguntas abiertas sobre el impacto de la CTL en los resultados favorables, así como los posibles resultados adversos a largo plazo. Supongamos que ahora está disponible la siguiente información:

---

[g] El análisis de sensibilidad del mejor/peor caso a menudo se considera un método demasiado exigente, porque es poco probable que las incertidumbres en múltiples variables clave actúen en la misma dirección. Se están utilizando cada vez más otras formas de análisis de sensibilidad de múltiples vías para calcular los intervalos de confianza o los de credibilidad. Se usan varios métodos matemáticos complicados para obtener estas estimaciones. El más conocido es la *simulación de Monte Carlo,* cuyo objetivo es establecer intervalos de credibilidad mediante la selección aleatoria de niveles de cada una de las variables clave mediante simulaciones informáticas. Al realizar una gran cantidad de estas simulaciones, se puede obtener una distribución de resultados y usarla para calcular un intervalo de credibilidad.

Miniestudio 13-1 Más de una década después de que comenzara el uso generalizado de la CTL, se reconoció que los efectos tardíos sobre la arteria coronaria aumentaban la probabilidad de que se cerrara, produciendo una mayor incidencia de infarto de miocardio tardío.

En la mayoría de las situaciones de toma de decisiones, no todos los sucesos ocurren al mismo tiempo. Los impactos del tratamiento pueden ser inmediatos o diferirse durante muchos años. Incluso en ausencia de una intervención, es posible que una enfermedad no tenga un impacto hasta muchos años después. Tenga en cuenta que las personas que experimentan el efecto tardío en la arteria coronaria todavía han recibido la ventaja del resultado favorable a corto plazo, es decir, en promedio, han vivido más.

El método más común y aceptado para tener en cuenta las consecuencias de la sincronización de los sucesos es el *descuento*.[h] El descuento considera el hecho de que se da menos importancia a los beneficios, daños y costos que ocurren en el futuro que a los inmediatos. El concepto de «descuento» proviene de la economía y se entiende más fácilmente en términos de costos. Sin embargo, es importante reconocer que se debe realizar el descuento o tener en cuenta el momento de los sucesos para los costos, beneficios y daños.

Un resultado adverso en un futuro lejano no es tan malo como uno que ocurre de inmediato. Un resultado favorable en un futuro lejano no se valora tanto como uno que sucede de inmediato. Por ejemplo, con la vacuna de la paresia A, el resultado favorable de la prevención de la parálisis no ocurre necesariamente de inmediato. Un caso de paresia A que se evita puede ocurrir varios años después.

El concepto de descuento puede entenderse reconociendo que la mayoría de la gente prefiere recibir $100 hoy en lugar de dentro de un año. Esta es la situación incluso si la recompensa dentro de un año tiene en cuenta la inflación, es decir, la mayoría de la gente prefiere $100 ahora a recibirlos con un ajuste garantizado por inflación dentro de un año. Como lo ven los economistas, si recibe $100 hoy, puede invertir el dinero y, en promedio, recibir una *tasa de rendimiento real*. La tasa de rendimiento real significa que, dentro de 1 año, tendrá más de $100 incluso después del ajuste por inflación.

Visto de otra manera, la mayoría de la gente preferiría pagar $100 pasado un año a partir de ahora en lugar de hoy. Un dólar pagado en el futuro no es tan costoso como el pagado hoy. De hecho, al realizar el descuento, el investigador realmente está calculando la cantidad de dinero que necesita invertir hoy para pagar las facturas que no vencen hasta una fecha futura. La cantidad de dinero que debe invertirse hoy se denomina *valor actual descontado* o *valor presente*. Para calcular el valor actual descontado, el investigador debe elegir lo que se denomina una *tasa de descuento*. La elección de una tasa de descuento anual del 3% implica que deben reservarse e invertirse hoy aproximadamente $97 para garantizar la disponibilidad de $100 ajustados por inflación dentro de un año. Si la tasa de descuento es del 5%, solo se deben reservar $95 hoy para garantizar la disponibilidad de $100 ajustados por inflación dentro de un año.[i]

¿Cuál es la tasa de descuento adecuada? Los economistas generalmente están de acuerdo en que los costos deben descontarse para reflejar la tasa de rendimiento real, que es la que se puede esperar en el caso de invertir dinero después de tener en cuenta el impacto de la inflación. Sin embargo, la tasa de rendimiento real no es constante ni totalmente predecible. El rango aceptado de tasas de descuento está entre el 3 y el 5%. Se recomienda una tasa de descuento del 3% al realizar un análisis de sensibilidad. También se puede hacer un segundo análisis para determinar las consecuencias de usar tasas de descuento del 5% (realistamente alta) y del 1% (realistamente baja).

---

[h] Los dos abordajes básicos para tener en cuenta los efectos de la sincronización son el descuento y la incorporación de la sincronización de los sucesos en las utilidades. La mayoría de los expertos consideran que el descuento de costos, resultados favorables y adversos es el método adecuado para el análisis de decisiones y también para el de rentabilidad. Sin embargo, en el análisis de decisiones, el momento de los sucesos puede incorporarse en ocasiones a las utilidades. Tenga en cuenta que los árboles de decisión están estructurados para reflejar la secuencia de sucesos, pero no dicen mucho sobre los intervalos entre ellos. Las consecuencias a largo plazo no se distinguen necesariamente de aquellas a corto plazo en un árbol de decisiones. A menos que ocurra un descuento explícito, los resultados, por lo general, se tratan como si ocurrieran simultáneamente. En otras palabras, se puede implicar una tasa de descuento del 0% cuando se incorpora el impacto de la sincronización en la medición de las utilidades.

[i] Tenga en cuenta que si la tasa de descuento es del 0%, entonces deben reservarse $100 para garantizar la disponibilidad de $100 dentro de un año. Por lo tanto, si no se realiza el descuento, el investigador realmente está asumiendo una tasa de descuento del 0%.

La tasa de descuento para efectos favorables y adversos debe ser la misma que la utilizada para los costos. Si se usan diferentes tasas, puede ocurrir la siguiente situación:

Miniestudio 13-2 Al descontar los costos y los resultados favorables y adversos de la vacuna contra la paresia A, se hizo al 5%, pero los resultados favorables al 3%. Los autores concluyeron que debido a que las intervenciones que podrían implementarse en el futuro eran mucho menos costosas, es deseable esperar para implementar una campaña de vacunación contra la paresia A.

Descontar los costos a una tasa de descuento mayor que los resultados favorables siempre fomenta la demora. Si los costos se descuentan a una tasa mayor que los resultados favorables, siempre parecerá deseable esperar hasta el próximo año, porque costará menos producir un resultado favorable en el futuro. Por lo tanto, independientemente de la tasa de descuento que se utilice, es importante considerar el costo, los resultados favorables y los adversos con la misma tasa de descuento.

No basta con descontar los costos. Los resultados favorables y adversos también deben descontarse a la misma tasa, generalmente en el rango del 1-5%. Como se comentó, estas tasas reflejan la de rendimiento real esperada de las inversiones. No reflejan la forma en la que muchas personas descartan beneficios y daños futuros. Para aquellos que están gravemente enfermos, el próximo año puede ser de especial importancia, lo que los lleva a descontar en gran medida los sucesos futuros, a menudo muchas veces las tasas de descuento utilizadas en los análisis de rentabilidad.

Hasta ahora se examinaron los resultados que se producen a través de una investigación de toma de decisiones. Ahora dirigimos nuestra atención al componente de interpretación del marco MAARIE.

INTERPRETACIÓN

Significado del cociente de rentabilidad incremental[5,6]

Como se vio, el cociente de rentabilidad incremental es la medida clave para presentar los resultados de un análisis de rentabilidad. El cociente de rentabilidad incremental compara los costos y la efectividad de una nueva intervención con la convencional.

Los gráficos de costo-calidad ayudan a interpretar el significado de la relación costo-efectividad incremental. Se muestra un gráfico de costo-AVAC en la figura 13-4.

Cada uno de los cuatro cuadrantes tiene una implicación diferente. El cuadrante D, donde se encuentra la vacuna contra la paresia A, es el ideal. Aquí, hay una mayor efectividad neta medida

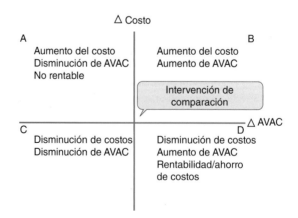

FIGURA 13-4 **Gráfico de costo-AVAC. Divide las intervenciones en cuatro cuadrantes según el costo por AVAC incremental frente a la intervención de comparación, que suele ser el tratamiento convencional.**

por AVAC y un costo reducido medido en la moneda de elección. Por lo tanto, el cociente de rentabilidad incremental en el cuadrante D es negativo. Cuando una opción se ubica en el cuadrante D, el ahorro de costos y la efectividad neta aumentan. Esta es una situación especial en la que se puede decir inequívocamente que los resultados son rentables.[j]

Al interpretar las opciones de decisión que caen en el cuadrante C, es importante reconocer que pueden etiquetarse como rentables si el tomador de decisiones concluye que una reducción relativamente pequeña en los AVAC vale la reducción sustancial en el costo. En ocasiones, puede ser razonable reducir sustancialmente los costos, aunque la efectividad neta también disminuya ligeramente.

El cuadrante A también es un resultado claro. En este cuadrante, los costos aumentan y la efectividad neta disminuye. Por lo tanto, ni los costos ni la efectividad neta respaldan una opción de decisión que se encuentre en el cuadrante A, y tales opciones deben etiquetarse como no rentables.

La mayoría de las alternativas consideradas por los estudios de rentabilidad por AVAC terminan en el cuadrante B: aumentan tanto los costos como la efectividad neta. En el cuadrante B, es muy importante determinar la magnitud del cociente de rentabilidad y asegurarse de que su significado sea claro.

Cuando los tratamientos se ubican en el cuadrante B, donde tanto los costos como la efectividad neta aumentan, se enfrenta la difícil cuestión de dónde trazar la línea. Se deben utilizar cocientes de rentabilidad incrementales en lugar de los de rentabilidad, para indagar: ¿cuánto vale un AVAC adicional?

Revisemos los datos obtenidos sobre los cocientes de rentabilidad incrementales para la CTL y Cardiomagic:

Miniestudio 13-3 El cociente de rentabilidad incremental para la CTL en comparación con el tratamiento convencional es de aproximadamente $40 000 por AVAC y el de rentabilidad incremental para Cardiomagic en comparación con el tratamiento convencional es de aproximadamente $14 000 por AVAC. ¿Debería considerarse rentable alguna de estas opciones o ambas?

La respuesta depende de cómo se defina la rentabilidad. Existe una controversia considerable con respecto a los métodos para interpretar estos resultados y decidir qué tratamientos deben etiquetarse como rentables. Se ha utilizado una variedad de métodos para clasificar los resultados de los cocientes de rentabilidad incrementales para poder establecer un nivel que se considere rentable. Esto ha sido controvertido porque determinar qué cifra en la moneda de elección usar para trazar una línea requiere asignar un valor monetario a un AVAC. En la sección *Aprenda más 13-3* se aborda esta pregunta.

Aprenda más 13-3. ¿Cuánto vale un AVAC?

Una interrogante importante y controvertida en el análisis de rentabilidad es: ¿cuánto vale un AVAC? Hay varios abordajes potenciales para responderla.

Un método utilizado en el pasado fue asignar un valor monetario a un AVAC, el *abordaje de capital humano*, que intenta convertir un AVAC en un valor en la moneda de elección según la capacidad del receptor para contribuir económicamente. Este método ha sido criticado porque solo incluye actividades que resultan en pagos financieros y subvalora a quienes trabajan sin pagos monetarios, los jubilados y los grupos de salarios bajos.

Se han realizado esfuerzos para utilizar lo que los economistas llaman un *abordaje de disposición para pagar*. Estos métodos son atractivos para los economistas, pero han sido muy difíciles de implementar. Las prácticas pasadas basadas en indemnizaciones por negligencia y las decisiones de responsabilidad legislativa se han utilizado como evidencia de la disposición para pagar de una sociedad. En general, el uso de indemnizaciones por negligencia da como resultado la asignación de un valor monetario

---

[j]A veces, esta situación se denomina *ahorro de costos*. El uso de este nombre genera una confusión considerable porque, como se verá, también pueden producirse ahorros de costos cuando se reduce el número de AVAC. Esto es así cuando los resultados están en el cuadrante C, en el que hay una reducción de costos acompañada de la correspondiente de la efectividad neta medida por AVAC disminuidos. El cuadrante C está etiquetado con mayor precisión como de reducción de costos/eficacia.

alto a un AVAC, mientras que el uso de fórmulas de reembolso legislativo otorga un valor monetario bajo a un AVAC.

Un método simple pero útil es utilizar el ingreso per cápita o el producto interno bruto per cápita de la nación en la que se realiza la investigación o en la que se aplicarán los resultados. La pregunta entonces es ¿qué puede permitirse un país? en lugar de ¿cuánto vale un AVAC?

Hoy existe un consenso general de que la cuestión realmente es ¿qué puede permitirse una sociedad?, no ¿cuánto vale un AVAC? A menudo, el producto interno bruto (PIB) per cápita se utiliza como una aproximación de lo que una sociedad puede permitirse pagar por un AVAC. Por lo tanto, los rangos aceptables e inaceptables dependen en gran medida de la riqueza económica de una sociedad. La cifra de US$14 000 dólares está claramente dentro del PIB per cápita de Estados Unidos y la mayor parte de Europa y Japón. Sin embargo, los US$40 000 dólares por AVAC pueden no considerarse rentables incluso en muchos países desarrollados.

Además, ninguna de estas opciones se consideraría rentable en un país en desarrollo con un ingreso per cápita de US$3 000 dólares. Sin embargo, en naciones con bajos ingresos per cápita, los costos también pueden ser sustancialmente más bajos.

Cuando se establece un valor definitivo en un AVAC, la investigación es en realidad un análisis de costo-beneficio, porque equiparar un AVAC con una cifra monetaria establecida permite que todos los resultados se conviertan en dólares. Recuerde que la diferencia esencial entre un análisis de rentabilidad y uno de costo-beneficio es que, en estos últimos, los resultados y los costos se miden en unidades monetarias.

En los Estados Unidos y en muchos países desarrollados, a menudo se utiliza el siguiente abordaje:

- Los cocientes de rentabilidad incrementales de menos de US$50 000 por AVAC se consideran rentables.
- Los cocientes de rentabilidad incrementales de US$50 000-100 000 se consideran rentables limítrofes.
- Los cocientes de rentabilidad incrementales de US$100 000 o más no se consideran rentables.

Este abordaje deja en claro que el costo adicional de US$14 000 por AVAC de Cardiomagic se considera rentable. El costo incremental de US$40 000 por AVAC para la CTL también se consideraría rentable siempre que se utilice el tratamiento convencional como opción de comparación.[k]

En la sección *Aprenda más 13-4* se proporcionan algunos ejemplos y prácticas para interpretar el significado de los cocientes de rentabilidad incrementales.

Aprenda más 13-4. Tres significados de la rentabilidad

Echemos un vistazo a los siguientes tratamientos y cómo aparecería su rentabilidad incremental frente al tratamiento convencional sobre un costo-AVAC como en la figura 13-4.

#1. El tratamiento cuesta US$10 000 por cada AVAC adicional que produce.
#2. El tratamiento cuesta US$130 000 por cada AVAC adicional que produce.
#3. El tratamiento reduce el costo en US$60 000 por cada AVAC perdido.
#4. El tratamiento aumenta el costo en US$10 por cada pérdida de un AVAC.
#5. El tratamiento reduce el costo en US$100 por cada aumento de un AVAC.

El tratamiento # 1 se ubica en el cuadrante B. Es uno que aumenta la efectividad neta, pero a un costo modesto, muy por debajo del umbral de rentabilidad de US$50 000 por

---

[k] Es importante reconocer que una intervención que ha sido declarada no rentable desde una perspectiva social puede verse muy diferente desde una perspectiva individual. Una persona que tenga los recursos personales o una cobertura de seguro adecuada puede preferir el uso de la CTL en lugar de Cardiomagic, a pesar de su costo extremadamente alto por AVAC adicional.

AVAC. Por lo tanto, se puede clasificar como rentable porque se considera que la eficacia neta adicional vale la pena el costo adicional.

El tratamiento # 2 también se ubica en el cuadrante B. Sin embargo, es uno que aumenta el costo a un precio alto, muy por encima del umbral de rentabilidad por AVAC. Por lo tanto, no se considera rentable porque la efectividad neta adicional no vale la pena el costo adicional.

El tratamiento # 3 se ubica en el cuadrante C. Es uno que reduce modestamente la efectividad neta, pero va acompañado de una gran reducción en el costo. Por lo tanto, se puede catalogar como rentable porque la pequeña reducción en la efectividad neta puede considerarse que vale la pena la gran disminución en el costo.

El tratamiento # 4 se ubica en el cuadrante A. Es uno que reduce la efectividad neta y al mismo tiempo aumenta los costos. Por lo tanto, no es rentable porque la efectividad neta cae mientras los costos aumentan.

El tratamiento # 5 se ubica en el cuadrante D. Es uno que aumenta la efectividad neta al tiempo que reduce los costos. Esta es la situación ideal y se considera rentable.

Tenga en cuenta que los tratamientos # 1, # 3 y # 5 pueden considerarse rentables, pero tienen significados muy diferentes. El tratamiento # 1 aumenta el costo, mientras que los tratamientos # 3 y # 5 lo disminuyen. Los tratamientos # 1 y # 5 aumentan la efectividad neta, mientras que el tratamiento # 3 la reduce. Por lo tanto, existen tres tipos de intervenciones rentables con significados muy diferentes.

Cuando se enfrenta la conclusión de que una intervención es rentable, es importante preguntarse cuál de los tres significados se está utilizando.

Subgrupos: efectos distributivos

Ya se vio que los análisis de rentabilidad pueden verse como sesgados a favor de los jóvenes sobre los mayores. Además, se vio que existe un sesgo en el análisis de rentabilidad hacia los sanos en contraposición a los discapacitados permanente y gravemente. En situaciones particulares, puede haber tendencias adicionales para favorecer a un grupo sobre otro. Para comprender estos impactos, es importante examinar los resultados de una investigación de toma de decisiones para determinar qué tipos de personas reciben los resultados favorables y cuáles experimentan los adversos. Además, es importante centrarse en los tipos de personas que soportan los costos financieros. Esto es paralelo a mirar subgrupos.

El proceso de interpretación de los resultados de una investigación para la toma de decisiones no se limita a las medidas resumidas, como los cocientes de rentabilidad incrementales. Las medidas resumidas, por definición, son promedios. Están diseñadas para resumir los resultados promedio. Los resultados promedio no cuentan toda la historia por dos razones fundamentales. Primero, el promedio no dice mucho sobre qué tipos de personas experimentan los resultados favorables y cuáles tipos los adversos o deben pagar los costos adicionales. Examinar los tipos de personas que experimentan los resultados favorables y adversos en las investigaciones de toma de decisiones se conoce como examinar los *efectos distributivos* de la intervención.

Para ilustrar los efectos distributivos, veamos nuevamente el ejemplo de la paresia A y consideremos un aspecto de la vacuna en el que no se hizo hincapié antes: ¿qué tipo de individuo experimentó los resultados favorables y adversos de la vacuna?

El resultado favorable de la vacuna contra la paresia A es la prevención de la parálisis. El resultado adverso es la rara aparición de una enfermedad similar a la paresia A entre los hijos de padres que voluntariamente los vacunaron.

Es una lástima que alguien experimente los resultados adversos de una intervención. Sin embargo, cuando los niños (o sus padres) aceptan voluntariamente el tratamiento después de enterarse de los efectos adversos conocidos, están aceptándolos como parte de este. Esa no es la situación si el tratamiento no se acepta voluntariamente. Imagine que la siguiente nueva información sobre el impacto de la vacuna contra la paresia A se encontrara disponible:

Miniestudio 13-4 Se ha descubierto que el virus contenido en la vacuna se puede transmitir a otros niños. Los niños expuestos a sus compañeros vacunados a menudo están protegidos, mientras que algunos expuestos sin saberlo a los vacunados pueden experimentar la enfermedad parecida a la paresia A.

Por lo tanto, el impacto de los efectos adversos de la vacuna puede recaer en personas que nunca aceptaron voluntariamente recibirla. Algunos pueden argumentar que someter a las personas a un daño sin su consentimiento (o el de sus padres) no es un abordaje aceptable, incluso si, en promedio, provee mejores resultados a costos reducidos. Independientemente de cómo vea esta controversia, es importante reconocer los efectos distributivos.[1]

Significado desde otras perspectivas

Como se vio, el análisis inicial en una investigación de toma de decisiones puede realizarse desde la perspectiva social. Al utilizar una perspectiva social, el investigador debe considerar los daños, los beneficios y los costos, independientemente de quién experimente los beneficios o los daños y de quién pague los costos.

Sin embargo, cada vez más, las investigaciones sobre la toma de decisiones se realizan desde otras perspectivas, como la del usuario. Estos usuarios pueden ser compañías de seguros que paguen las facturas a corto plazo; sistemas de seguros gubernamentales que pagan las facturas a largo plazo; u hospitales, sistemas de salud o grupos de profesionales que reciben pagos por brindar servicios.

Cuando un análisis se realiza desde la perspectiva del usuario en lugar de desde una perspectiva social, por lo general, no se incluyen los costos no relacionados con la atención médica. Esto puede dar lugar a interpretaciones contradictorias, como se ilustra en el siguiente ejemplo:

Miniestudio 13-5 En una investigación de toma de decisiones realizada desde la perspectiva social, se encontró que la CTL cuesta aproximadamente $40 000 y Cardiomagic casi $14 000, por AVAC. Los datos también se examinaron desde las perspectivas de un sistema hospitalario y una compañía de seguros. El sistema hospitalario recibió el pago por el procedimiento de la CTL y favoreció su uso. La compañía de seguros no fue responsable del costo de los medicamentos y sus hallazgos favorecieron fuertemente el uso de Cardiomagic.

Además del enfoque en el reembolso, los proveedores de atención también se preocupan por sus costos de prestación de servicios. Los costos desde la perspectiva social son muy diferentes de aquellos desde la perspectiva de un proveedor, como se ilustra en el próximo ejemplo:

Miniestudio 13-6 Un revisor de la literatura médica sobre la CTL, Cardiomagic y la vacuna para la paresia A examinó los costos relativos y la efectividad neta desde la perspectiva social. Concluyó que, por el mismo gasto, se podrían obtener más AVAC proporcionando a todos los niños la vacuna contra la paresia A y reduciendo el uso de la CTL. Un administrador del hospital cuya institución realizó un gran número de procedimientos de CTL argumentó que si dichos procedimientos se reducían a la mitad, aumentaría sustancialmente el costo de realizar los restantes.

---

[1] Los efectos distributivos a menudo plantean problemas de justicia social relacionados con el impacto en los grupos de la sociedad con un nivel socioeconómico más bajo o que están en desventaja. Los impactos negativos desproporcionados en los grupos que ya están en desventaja social se consideran a menudo como una violación de los principios de la justicia social.

las instituciones tienen costos fijos, como equipos, que permanecen independientemente de cuántos procedimientos de CTL se realicen. Las perspectivas social e institucional pueden ser ambas verdaderas, desde diferentes puntos de vista.[m]

Estos ejemplos indican algunas de las implicaciones de los análisis de rentabilidad cuando se realizan desde perspectivas de usuario específicas. La mayoría de los usuarios, como organizaciones de proveedores o de seguros, están interesados principalmente en sus propios reembolsos o costos. Por lo tanto, el análisis de rentabilidad puede presentarse desde la perspectiva del usuario, pero los resultados deben interpretarse con cautela.

La investigación sobre la toma de decisiones llevada a cabo desde la perspectiva social suele ser útil para establecer políticas que se aplican a un gran número de instituciones o una gran población. Como se vio, la interpretación puede verse muy afectada por la perspectiva que se utilice.

Examinemos cómo los resultados de una investigación de toma de decisiones se pueden aplicar al tipo de individuo incluido en ese modelo. Finalmente, al igual que con otros tipos de investigaciones, se dirige la atención a los esfuerzos para extrapolar los datos.

EXTRAPOLACIÓN[7,8]

En las investigaciones de toma de decisiones, como en otros estudios, se debe considerar el impacto de la extrapolación a poblaciones similares, más allá de los datos, y a otras poblaciones. Primero se debe considerar el efecto de extrapolar los resultados a todas las personas similares a las incluidas en la investigación.

A poblaciones similares

Las investigaciones para la toma de decisiones pueden constituir la base para el desarrollo de recomendaciones para la práctica. Antes de que las investigaciones para la toma de decisiones puedan servir como base para recomendaciones o pautas de práctica, se deben examinar sus implicaciones para individuos y grupos similares a la población modelada en la investigación.

Supongamos que una investigación de toma de decisiones indicó que se pueden obtener AVAC adicionales a un costo que se considera rentable. Si se quiere extrapolar estos resultados a una población similar en un entorno de práctica, debe considerarse el impacto que se producirá en la práctica.

Para empezar, es importante abordar el significado de la efectividad neta. Los AVAC ganados no los obtienen igualmente todas las personas que se someten al tratamiento. Algunos experimentarán un resultado positivo importante, otros ningún cambio y algunos un efecto adverso.

Una apreciación del impacto de los AVAC obtenidos ayuda a evitar la siguiente extrapolación común, pero incorrecta, de los resultados de un estudio de rentabilidad:

Miniestudio 13-7 Un revisor de la literatura sobre rentabilidad señaló que la efectividad neta de Cardiomagic fue de 17.12 AVAC por uso en comparación con 15 AVAC por uso para el tratamiento convencional. El revisor concluyó que se trataba de una diferencia bastante pequeña, especialmente porque el impacto se produce al agregar años al final de la vida.

Los 2.1 AVAC adicionales obtenidos por uso son realmente impresionantes. Pocas intervenciones proporcionan un aumento tan grande de AVAC. Cardiomagic se utiliza para tratar la arteriopatía coronaria de un solo vaso, una afección que puede ser inmediatamente mortal en los pacientes de mediana edad. Para quienes experimentan el beneficio, el impacto es inmediato y sustancial, es decir, cuando es efectivo, se puede esperar que prolongue la vida de las personas más jóvenes, así como que

---

[m] Las instituciones pueden tener costos de personal que no se pueden reducir para volúmenes más bajos, porque necesitan que el equipo cuente con el personal independientemente del volumen de servicios. Además, el cambio en sí mismo implica costos económicos (y psicológicos). Las instituciones pueden tener preocupaciones especiales con respecto al efecto que tendrá el cambio en su reputación, flujo de efectivo u otros efectos locales. La perspectiva social ve todos los costos y resultados como promedios para el futuro y no toma en cuenta ninguno de estos factores. Por lo tanto, cualquier institución que considere un estudio de rentabilidad no necesariamente estará de acuerdo en que se le apliquen las conclusiones extraídas desde la perspectiva social.

extienda la longevidad de las mayores. Por lo tanto, los AVAC obtenidos no deben considerarse agregados solo al final de una vida prolongada.

Además, para comprender el impacto de un estudio de toma de decisiones en una población objetivo similar a la incluida en la investigación, es importante apreciar el impacto total o *agregado*. Al extrapolar a una gran población, los investigadores están interesados en el impacto total o agregado, que puede medirse en los AVAC totales obtenidos. El impacto agregado a menudo dependerá del tamaño de la(s) población(es) objetivo.

Veamos qué se quiere decir con *impacto agregado* comparando los resultados de la la CTL y la vacuna contra la paresia A en el próximo ejemplo:

Miniestudio 13-8   Un revisor de la literatura sobre la rentabilidad de Cardiomagic y la vacuna para la paresia A señaló que el primero proporciona, en promedio, 2.5 AVAC adicionales por uso, mientras que la vacuna contra la paresia A mucho menos de 1 AVAC por uso. No obstante, señaló que en los Estados Unidos, el uso de Cardiomagic para todos los pacientes con arteriopatía coronaria de un solo vaso proporcionará 1.5 millones de AVAC, en comparación con el tratamiento convencional. Debido a la gran cantidad de niños que son susceptibles a la paresia A y la correspondiente de AVAC obtenidos por caso prevenido, el uso de la vacuna para todos los niños proporcionará 4 millones de AVAC. Por lo tanto, concluyó que la vacuna contra la paresia A produce una mayor efectividad neta agregada que Cardiomagic.

Por lo tanto, es importante distinguir entre el rendimiento incremental de una intervención en particular y el impacto agregado que podría tener cuando se aplica a una gran población. El impacto en la gran población se ve muy afectado por el número de personas que pueden ser candidatas a la intervención.[n]

Más allá de los datos

La extrapolación a menudo requiere ampliar los resultados a situaciones para las que no se tienen datos. Se llama a esta *extrapolación más allá de los datos*. Un investigador puede realizar esta forma de extrapolación mediante la *extrapolación lineal*, es decir, el investigador puede asumir que un mayor esfuerzo para implementar una intervención producirá AVAC adicionales en proporción directa. Esta suposición lineal puede no ser cierta, especialmente cuando se extiende más allá del rango de los datos.

El costo, por ejemplo, puede no aumentar de manera lineal a medida que aumenta el volumen. Los costos de aumentar la escala o el volumen de los servicios prestados se denominan *costos marginales*. Veamos qué se entiende por costos marginales en el siguiente ejemplo:[o]

Miniestudio 13-9   A medida que se implementaron los programas de la vacuna de la paresia A, se encontró que el costo por vacuna administrada disminuyó inicialmente a medida que el programa crecía y podía administrarse al personal de manera más eficiente y publicitarlo utilizando los medios de comunicación. Sin embargo, a medida que el programa continuó expandiéndose, los costos por vacuna administrada comenzaron a aumentar nuevamente, porque se necesitaban esfuerzos adicionales para identificar y obtener acceso a las personas más difíciles de alcanzar.

---

[n] Se debe tener cuidado al utilizar medidas de efectividad neta agregada para comparar diferentes tipos de intervenciones que se aplican a dos poblaciones objetivo muy diferentes. Los cocientes de rentabilidad incrementales abordan el impacto en un grupo con la alteración. El impacto agregado aborda una cuestión diferente a los cocientes de rentabilidad incrementales. El impacto agregado plantea preguntas que dependen de la composición y el tamaño particulares de la población objetivo. El cálculo del impacto agregado requiere datos adicionales y supuestos adicionales que no forman parte de los resultados del análisis de rentabilidad.

[o] El nombre *costos marginales* a veces se equipara con el de costos incrementales, y los dos no se utilizan de forma coherente en la literatura. Sin embargo, es importante distinguir entre dos conceptos muy diferentes. El costo incremental aborda la cuestión de los costos adicionales que se producen al comparar una opción con otra en las condiciones que se modelan. El costo marginal se relaciona con los cambios en el costo que ocurren cuando se utilizan las condiciones de la práctica en lugar de las condiciones modeladas en la investigación. Específicamente, las condiciones de la práctica a menudo incluyen una escala de operación mayor que la asumida en la investigación de toma de decisiones.

Los economistas se refieren a *economías y deseconomías de escala*. El costo inicial reducido por vacuna administrada es un ejemplo de una economía de escala, mientras que el eventual aumento en el costo por vacuna administrada es un ejemplo de una deseconomía de escala.

A otras poblaciones

La extrapolación a poblaciones con características diferentes puede conducir a resultados engañosos. Veamos primero la posible aparición de problemas cuando se extrapolan los resultados de una investigación de toma de decisiones a una nueva población, nación o cultura.

Miniestudio 13-10 Se introdujo la vacuna para la paresia A en las zonas rurales de un país en desarrollo donde no siempre se podía asegurar una fuente confiable de electricidad para refrigerarla. En ese contexto, los resultados de la intervención fueron muy diferentes, ya que el costo se redujo considerablemente, pero también la efectividad neta. Una vez que se abordaron los problemas con el manejo de la vacuna, se descubrió que la intervención costaba solo $1 500 por AVAC. Por desgracia, esto se consideró más de lo que la nación en desarrollo podía pagar.

Este ejemplo ilustra muchos de los problemas de extrapolar de una población a otra. Los costos de mano de obra y de prestación de servicios pueden ser mucho menores en un país en desarrollo. Sin embargo, si se necesita capacitación o equipo especial para lograr una efectividad neta, también se puede reducir la efectividad neta. Incluso si los cocientes de rentabilidad incrementales son sustancialmente más bajos en una nación en desarrollo, es posible que no pueda pagar el tratamiento. Por lo tanto, es muy difícil extrapolar datos y resultados de rentabilidad de una sociedad a otra.

La extrapolación a grupos con características diferentes también puede producir conclusiones engañosas. Por ejemplo, imagine la siguiente extrapolación de los resultados de CTL y Cardiomagic:

Miniestudio 13-11 El uso exitoso de Cardiomagic para la arteriopatía coronaria de un solo vaso fue tan convincente que los resultados se extrapolaron ampliamente para recomendar el uso de Cardiomagic para los pacientes con la forma grave de la arteriopatía en dos o más vasos. Los resultados favorables no fueron tan buenos y los resultados adversos aumentaron considerablemente cuando se aplicó Cardiomagic a este nuevo grupo de personas.

No es sorprendente que los resultados sean diferentes cuando se aplica una intervención a grupos con enfermedades más graves o diferentes. Por lo tanto, al igual que en otros tipos de investigaciones, es importante en las de toma de decisiones examinar cuidadosamente los tipos de individuos que están incluidos en las opciones que se comparan. La extrapolación a otros grupos conlleva supuestos que pueden no ser ciertos entre el nuevo grupo de individuos a quienes se extrapolan los resultados.

Finalmente, es importante recordar que las investigaciones de rentabilidad, como todos los estudios, se realizan asumiendo un conjunto de alternativas y datos actuales. Las alternativas pueden cambiar rápidamente y, desafortunadamente, los análisis de rentabilidad a veces se consideran obsoletos cuando se completan. Las alternativas utilizadas en una investigación de toma de decisiones son a menudo una simplificación del proceso de tal toma utilizado en la práctica clínica.

A pesar de los posibles problemas y dificultades para realizar investigaciones para la toma de decisiones, es importante reconocer las contribuciones que este tipo de investigaciones pueden hacer a la atención clínica y la salud pública. Los requisitos para medir y expresar los resultados cuantitativamente pueden mejorar la comunicación. Las investigaciones de toma de decisiones requieren que el investigador aplique números a términos vagos como «raro», «común», «probable» e «improbable». La necesidad de definir explícitamente el proceso de toma de decisiones significa que se deben determinar las consecuencias y reconocer las incertidumbres. La incertidumbre siempre existe en la toma de decisiones. Las investigaciones formales de toma de decisiones ayudan a medir y determinar el impacto de la incertidumbre.

La literatura sobre toma de decisiones es una parte importante del movimiento hacia la toma de decisiones basada en la evidencia para la atención sanitaria y la salud pública. Las investigaciones para la toma de decisiones requieren que el investigador explique con gran detalle la evidencia disponible y las suposiciones que se han hecho para llenar los huecos donde no está disponible. En las investigaciones de toma de decisiones, el investigador debe poder responder a las demandas para mostrar la evidencia y justificar los supuestos.

Las formas de investigación de toma de decisiones que incorporan costos han agregado una dimensión completamente nueva a la literatura de investigación en salud. Anteriormente, la toma de decisiones clínicas y de salud pública se basaba casi exclusivamente en cuestiones de beneficios y daños, es decir, resultados favorables y adversos. Los avances tecnológicos de los últimos años han abierto tantas alternativas terapéuticas y preventivas que ninguna sociedad puede permitirse hacer todo. Los estudios de rentabilidad, a pesar de sus muchas limitaciones, a menudo presentan el mejor método disponible para elegir sistemáticamente entre las opciones disponibles. Por esta razón, los estudios de rentabilidad ahora se publican ampliamente en la literatura de investigación en salud.

Preguntas por formular: análisis de decisión y rentabilidad

Estas preguntas se pueden utilizar como una lista de verificación al leer análisis de decisiones y de rentabilidad.

Método: propósito de la investigación y población objetivo.

1. **Pregunta y tipo de estudio:** ¿cuál es la pregunta de estudio y el tipo de investigación para la toma de decisiones?
2. **Población objetivo:** ¿cuál es la población objetivo a la que el investigador desea aplicar los resultados?
3. **Perspectiva:** ¿desde qué perspectiva se está llevando a cabo la investigación?

Asignación: opciones y resultados investigados.

1. **Opciones:** ¿qué opciones se están evaluando?
2. **Opciones relevantes y resultados realistas:** ¿cómo se modelan las opciones? ¿Son las opciones relevantes para las preguntas del estudio e incluyen resultados realistas?
3. **Cronología de los sucesos:** ¿está incorporada adecuadamente la cronología de los sucesos en el proceso de decisión?

Análisis: medición de los resultados.

1. **Probabilidades y utilidades:** ¿cómo se obtienen las probabilidades y las utilidades? ¿Son exactas y precisas?
2. **Esperanza de vida:** ¿se utilizan las expectativas de vida y, de ser así, son apropiadas para la pregunta del estudio?
3. **Costos:** ¿cómo se obtienen los costos? ¿Reflejan con exactitud y precisión la perspectiva social u otras perspectivas?

Resultados: comparación.

1. **Estimación:** ¿se expresa adecuadamente la medición resumida, por ejemplo, AVAC y rentabilidad incremental?
2. **Inferencia:** ¿se realiza un análisis de sensibilidad adecuado?
3. **Corrección:** ¿se utiliza un método apropiado de descuento por valor presente?

Interpretación: conclusiones para la población objetivo.

1. **Cocientes de rentabilidad:** ¿se interpretan correctamente las estimaciones, como los cocientes de rentabilidad incremental?
2. **Subgrupos:** ¿se examinan los efectos distributivos en los subgrupos?
3. **Significado desde otras perspectivas:** ¿cuáles son las implicaciones desde perspectivas distintas a la social?

Extrapolación: conclusiones para otras poblaciones.

1. **A poblaciones similares:** ¿se abordan el significado para el individuo promedio en la población objetivo así como el impacto agregado?
2. **Más allá de los datos:** si se realizó una extrapolación más allá de los datos, ¿se utiliza una extrapolación lineal y se consideran los efectos marginales de la escala de operación?
3. **A otras poblaciones:** si se realiza una extrapolación a otras poblaciones, ¿se tienen en cuenta las diferencias respecto a la población objetivo de la investigación?

PREGUNTAS DE REVISIÓN

1. **Asuma los siguientes costos y efectividad neta:**

   El abordaje de no hacer nada (costo cero, efectividad cero) = costo = $0; AVAC = 0

   El abordaje convencional: costo = $5 000; AVAC = 2

   Tratamiento «nuevo»: costo = $1 000; AVAC = 4

   El cociente de rentabilidad del tratamiento «nuevo» es igual a:

   A. Menos $250 por AVAC
   B. Menos $2 000 por AVAC
   C. $250 por AVAC
   D. $11 800 por AVAC

2. **Asuma los siguientes costos y efectividad neta:**

   El abordaje de no hacer nada (costo cero, efectividad cero) = costo = $0; AVAC = 0

   El abordaje convencional: costo = $5 000; AVAC = 2

   Tratamiento «nuevo»: costo = $1 000; AVAC = 4

   La rentabilidad incremental del tratamiento «nuevo» en comparación con el convencional equivale a:

   A. Menos $250 por AVAC
   B. Menos $2 000 por AVAC
   C. $250 por AVAC
   D. $11 800 por AVAC

3. **Identifique la descripción más precisa de los resultados del análisis de rentabilidad en el siguiente ejemplo:**

   Un tratamiento tiene cociente de rentabilidad incremental de menos $1 000, que se logra al reducir el costo en comparación con el tratamiento convencional, sin cambio en la efectividad neta.

   A. Rentable porque los costos se reducen y la efectividad neta, medida en AVAC, no cambia
   B. Rentable porque la efectividad neta, medida en AVAC, aumenta y se considera que vale la pena el costo
   C. Puede ser rentable si se considera que los costos ahorrados valen la pena por la efectividad neta reducida, medida en AVAC

D. No es rentable porque los costos aumentan y la efectividad neta, medida en AVAC, se reduce

E. No es rentable porque los costos aumentan y el aumento en la efectividad neta, medida en AVAC, no se considera que valga la pena

4. Identifique la descripción más precisa de los resultados del análisis de rentabilidad en el siguiente ejemplo:

Un tratamiento tiene un cociente de rentabilidad incremental de $150 000 por AVAC que se logra aumentando la efectividad neta y el costo en comparación con el tratamiento convencional.

A. Rentable porque los costos se reducen y la efectividad neta, medida en AVAC, no cambia

B. Rentable porque la efectividad neta, medida en AVAC, aumenta y se considera que vale la pena el costo

C. Puede ser rentable si se considera que los costos ahorrados valen la pena por la efectividad neta reducida, medida en AVAC

D. No es rentable porque los costos aumentan y la efectividad neta, medida en AVAC, se reduce

E. No es rentable porque los costos aumentan y el incremento en la efectividad neta, medida en AVAC, no se considera que valga la pena

5. Identifique la descripción más precisa de los resultados del análisis de rentabilidad en el siguiente ejemplo:

Un tratamiento tiene un cociente de rentabilidad de menos $150 000 por AVAC, que se logra reduciendo sustancialmente el costo y modestamente la efectividad neta.

A. Rentable porque los costos se reducen y la efectividad neta, medida en AVAC, no cambia

B. Rentable porque la efectividad neta, medida en AVAC, aumenta y se considera que vale la pena el costo

C. Puede ser rentable si se considera que los costos ahorrados valen la pena por la efectividad neta reducida, medida en AVAC

D. No es rentable porque los costos aumentan y la efectividad neta, medida en AVAC, se reduce

E. No es rentable porque los costos aumentan y el incremento en la efectividad neta, medida en AVAC, no se considera que valga la pena

6. Identifique el tipo de análisis de sensibilidad que se ilustra mejor en el siguiente ejemplo:

Se realizó una investigación para la toma de decisiones utilizando estimaciones del caso base y luego se hicieron análisis de sensibilidad usando estimaciones realistas bajas y altas para la utilidad asignada a un resultado.

A. Análisis de sensibilidad unidireccional

B. Sensibilidad en el mejor/peor caso

C. Análisis de Monte Carlo

D. Ninguno de los anteriores

7. Identifique el tipo de análisis de sensibilidad que se ilustra mejor en el siguiente ejemplo:

Se realizó un análisis de sensibilidad variando una gran cantidad de factores al mismo tiempo. Se calculó una gran cantidad de resultados potenciales sobre la base de la selección aleatoria y simultánea de valores numéricos para cada factor. Los resultados se trazaron para crear un «intervalo de credibilidad».

A. Análisis de sensibilidad unidireccional

B. Sensibilidad en el mejor/peor caso

C. Análisis de Monte Carlo

D. Ninguno de los anteriores

8. Indique cuál de las cuestiones de extrapolación de rentabilidad se ilustra mejor en el siguiente ejemplo:

El cociente de rentabilidad incremental de un nuevo medicamento se redujo en gran medida cuando se utilizaron nuevas técnicas de producción en masa.

    A. Efectos agregados o impacto general de aplicar el tratamiento a una población

    B. Extrapolación más allá de la escala de operación sin tener en cuenta el impacto de los costos marginales basados en economías/deseconomías de escala

    C. Extrapolación a otras poblaciones sin reconocer las diferencias

    D. Extrapolación a otras perspectivas utilizadas para definir costos

9. **Indique cuál de las cuestiones de extrapolación de rentabilidad se ilustra mejor en el siguiente ejemplo:**

El cociente de rentabilidad incremental del tratamiento «antiguo» es de $2 000 por AVAC.

El cociente de rentabilidad incremental del tratamiento «nuevo» es de $1 000 por AVAC.

Ambos tratamientos se consideran rentables, pero se recomienda el «antiguo» porque se puede utilizar en todas las personas con la enfermedad.

    A. Efectos agregados o impacto general de aplicar el tratamiento a una población

    B. Extrapolación más allá de la escala de operación sin tener en cuenta el impacto de los costos marginales basados en economías/deseconomías de escala

    C. Extrapolación a otras poblaciones sin reconocer las diferencias

    D. Extrapolación a otras perspectivas utilizadas para definir costos

10. **Indique cuál de las cuestiones de extrapolación de rentabilidad se ilustra mejor en el siguiente ejemplo:**

Un nuevo tratamiento tiene un cociente de rentabilidad incremental de US$30 000 dólares por AVAC en los Estados Unidos, que se supone que es la misma situación en un país en desarrollo. Cuando se utilizó la misma definición de costos para calcular aquellos en el país en desarrollo, el costo por AVAC incremental fue de US$5 000 dólares.

    A. Efectos agregados o impacto general de aplicar el tratamiento a una población

    B. Extrapolación más allá de la escala de operación sin tener en cuenta el impacto de los costos marginales basados en economías/deseconomías de escala

    C. Extrapolación a otras poblaciones sin reconocer las diferencias

    D. Extrapolación a otras perspectivas utilizadas para definir costos

RESPUESTAS A LAS PREGUNTAS DE REVISIÓN

1. **La respuesta es C.** El cociente de rentabilidad es igual a los costos de una alternativa de tratamiento dividida entre la efectividad neta medida en AVAC. Por lo tanto, aquí el costo es $1 000 dividido entre 4 AVAC o $250 por AVAC. Al calcular un cociente de rentabilidad, los costos de un tratamiento no se comparan explícitamente con otra alternativa. Sin embargo, al calcular estos costos, los investigadores a menudo los comparan implícitamente con lo que se ha llamado el abordaje de no hacer nada. Este último implica que hay costos cero y efectividad neta cero.

2. **La respuesta es B.** En cociente de rentabilidad incremental compara la diferencia de costo dividida entre la diferencia de efectividad neta entre una opción de interés y la opción convencional actual. La diferencia en el costo es menos $4 000 y la diferencia en efectividad es de 2 AVAC. Por lo tanto, el cociente de rentabilidad incremental es menos $4 000/2 AVAC o menos $2 000 por AVAC. Menos $2 000 implica que por cada AVAC ganado por el nuevo tratamiento en comparación con el convencional, hay un ahorro de $2 000. Ahorrar dinero al mismo tiempo que se aumenta la efectividad es un objetivo que se busca con frecuencia pero que rara vez se logra.

3. **La respuesta es A.** Cuando un cociente de rentabilidad es negativo y los resultados se logran reduciendo costos, esta se considera la situación ideal. En esta situación única en la que los costos se reducen al tiempo que se aumenta la efectividad neta, es posible declarar que la alternativa es rentable.

4. **La respuesta es E.** Cuando un cociente de rentabilidad es negativo y los resultados se logran reduciendo costos, esta se considera la situación ideal. En esta situación única en la que los costos se reducen al tiempo que se aumenta la efectividad neta, es posible declarar que la alternativa es rentable.

   Aquí, los costos y la efectividad aumentan. La pregunta entonces es si el aumento en la efectividad neta compensa los costos incrementados. Utilizando el criterio de que la rentabilidad se juzga en los Estados Unidos, cuando el costo por AVAC adicional en comparación con el tratamiento convencional excede los \$100 000, la alternativa generalmente se considera no rentable. En muchas partes del mundo, los costos por AVAC muy por debajo de \$100 000 todavía no se considerarían rentables.

5. **La respuesta es C.** Cuando un cociente de rentabilidad es negativo y los resultados se logran reduciendo costos, esta se considera la situación ideal. En esta situación única en la que los costos se reducen al tiempo que se aumenta la efectividad neta, es posible declarar que la alternativa es rentable.

   En esta situación, hay una gran reducción de costos, pero se produce al reducir la efectividad neta. Esta situación puede considerarse rentable si quien toma las decisiones cree que el ahorro sustancial de costos vale la modesta reducción en la efectividad neta. Por lo tanto, este es potencialmente un ejemplo de la situación en la que la rentabilidad puede implicar una reducción de la eficacia neta.

6. **La respuesta es A.** Los análisis de sensibilidad constituyen un esfuerzo por determinar cómo se ven afectados los resultados al alterar los supuestos en comparación con la mejor suposición o la estimación del caso base. Se utilizan estimaciones realistas altas y bajas. Las estimaciones altas están diseñadas para reflejar aquellas elevadas pero realistas, mientras que las estimaciones bajas lo están para reflejar aquellas bajas pero realistas.

   Un análisis de sensibilidad unidireccional a menudo se lleva a cabo utilizando estimaciones tanto altas como bajas para un factor, como la utilidad asignada a un resultado. Luego, los resultados se examinan para ver si hay un cambio sustancial en la evolución o si se modifica la recomendación de la investigación para la toma de decisiones.

7. **La respuesta es C.** Esto describe el método básico de Monte Carlo. Para realizar un análisis de sensibilidad de Monte Carlo, el investigador debe identificar las variables más importantes y establecer las distribuciones que utilizará un programa informático para seleccionar niveles específicos para cada factor. Una vez hecho esto, el programa puede realizar una gran cantidad de «tareas», cada una de las cuales produce un resultado del árbol de decisiones. Estos resultados se grafican para producir el intervalo de credibilidad, que se puede interpretar como paralelo a un intervalo de confianza.

8. **La respuesta es B.** Cuando se aplica una intervención a grandes grupos de personas, los costos y, a veces, la efectividad neta, pueden ser muy diferentes que cuando se examina en una escala más pequeña. La implementación a gran escala puede reducir el costo por persona al aprovechar lo que se denomina *economías de escala*. En ocasiones, la producción a mayor escala puede conducir a ineficiencias que se denominan *deseconomías de escala*.

   El cambio en los costos cuando la escala de operación cambia sustancialmente recibe el nombre de *costos marginales*. Los costos marginales deben distinguirse de los costos incrementales. Los costos incrementales abordan los adicionales de una unidad más de efectividad neta, como un AVAC. Los costos marginales se refieren a aumentos o disminuciones en el costo por unidad de efectividad neta para cambios importantes en la escala de uso de la intervención.

9. **La respuesta es A.** La selección entre intervenciones alternativas depende no solo de la rentabilidad y la efectividad neta, sino también de la aplicabilidad de la intervención para llegar a aquellos a quienes se busca tratar, es decir, la población objetivo. Por lo tanto, un tratamiento muy económico, que solo se puede aplicar a una parte de la población afectada, no logra el objetivo deseado.

   Cuando se enfrenta a la selección de un solo tratamiento, es importante reconocer lo que se denomina *efecto agregado* o *impacto general* de la intervención. En este caso, el tratamiento «antiguo» puede aumentar el efecto agregado más que el tratamiento «nuevo», porque puede aplicarse a todos los que padecen la enfermedad.

10. La respuesta es C. Aquí, los costos se obtienen en una población o sociedad y los resultados se aplican a otra población o sociedad, sin tomar en cuenta las diferencias entre ellas. Es importante reconocer cómo las diferencias en las poblaciones pueden afectar la extrapolación de los resultados. Los costos de brindar un servicio pueden depender de los salarios de las personas que los brindan. Por lo tanto, los costos, incluso cuando son precisos y se basan en la misma perspectiva o definición, pueden ser bastante diferentes en un país en desarrollo.

Referencias

1. Neumann PJ, Sanders GW, Russell LB, et al. *Cost-Effectiveness in Health and Medicine.* 2nd ed. New York, NY: Oxford University Press; 2017.
2. Petitti DB. *Meta-Analysis, Decision Analysis, and Cost-Effectiveness Analysis: Method for Quantitative Synthesis in Medicine.* 2nd ed. New York, NY: Oxford University Press; 2000.
3. Tversky A, Kahneman D. Judgment under uncertainty: heuristics and biases. *Science.* 1974;185:1124–1131.
4. Hastie R, Dawes RM. *Rational Choice in an Uncertain World: The Psychology of Judgment and Decision Making.* 2nd ed. Thousand Oaks, CA: Sage Publications; 2010.
5. Sox HC, Blatt MA, Higgins MC, et al. *Medical Decision Making.* Boston, MA: Butterworth-Heinemann; 1988.
6. Greenberg RS. *Medical Epidemiology: Population Health and Effective Health Care.* 5th ed. New York, NY: Lange Medical Books; 2015.
7. Guyatt G, Rennie D. *Users' Guides to the Medical Literature: A Manual for Evidence-Based Practice.* 3rd ed. Chicago, IL: AMA Press; 2014.
8. Levin HM, McEwan PJ. *Cost-Effectiveness Analysis: Methods and Applications.* 2nd ed. Thousand Oaks, CA: Sage Publications; 2001.

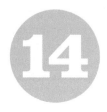

Una guía de las guías

La mayoría de los médicos encuentra evidencia en su práctica diaria mediante el uso de guías (pautas o directrices). Las guías basadas en la evidencia o las recomendaciones basadas en la evidencia intentan sintetizar la evidencia para proporcionar una amplia gama de recomendaciones para la toma de decisiones. Las guías para la práctica clínica no son nuevas; son tan antiguas como la enseñanza de las profesiones sanitarias. Lo que es diferente en las guías de hoy es el énfasis en la evidencia en lugar de la autoridad o la eminencia. Es decir, se pasó de recomendaciones basadas en eminencias a las basadas en evidencia.

Al revisar una recomendación o guía basada en la evidencia, es posible utilizar el marco MAARIE para organizar el abordaje y ayudar a identificar las preguntas que se deben formular. La figura 14-1 ilustra la aplicación del marco MAARIE para revisar las guías o pautas.

MÉTODO[1-3]

El propósito de las guías

El movimiento para desarrollar guías clínicas basadas en la evidencia fue fuertemente motivado por el hallazgo de que los médicos en comunidades similares a menudo tienen prácticas muy diferentes para tomar decisiones comunes o costosas. Estas decisiones varían desde si se debe realizar una intervención quirúrgica y cuándo hasta a quién hospitalizar. A partir de estas investigaciones, se concluyó que las diferencias en la práctica que no se basan en pruebas resultan en costos y variaciones en la calidad innecesarios. Solo la evidencia podría determinar qué prácticas eran las mejores, y solo el desarrollo y la aceptación de guías basadas en la evidencia podrían reducir estas variaciones. Estas son las raíces del movimiento para desarrollar guías basadas en la evidencia.

Los propósitos originales de las guías clínicas fueron descritos por la Academia Nacional de Medicina de los Estados Unidos de la siguiente manera:

1. Ayudar a pacientes y profesionales a tomar decisiones clínicas.
2. Instruir a individuos o grupos.
3. Evaluar y asegurar la calidad de la atención.
4. Orientar la asignación de recursos para la atención médica.
5. Reducir el riesgo de responsabilidad por atención negligente.

Las guías basadas en la evidencia inicialmente tenían como objetivo la toma de decisiones individuales por parte de los médicos individuales. En la actualidad, se han desarrollado guías basadas en

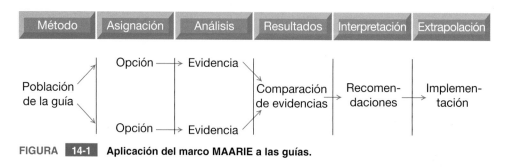

FIGURA 14-1 Aplicación del marco MAARIE a las guías.

la evidencia para toda la variedad de actividades clínicas, desde la prevención hasta la paliación. Quizás como un reflejo del éxito del movimiento de las guías basadas en la evidencia, hoy se están aplicando guías no solo para la atención de pacientes individuales por parte de médicos individuales, sino también para la toma de decisiones institucional y basada en la población. Las pautas institucionales, como las que se utilizan para reducir el riesgo de la anestesia, prevenir la infección por el virus de la inmunodeficiencia humana (VIH) después de un pinchazo de aguja o tratar la tuberculosis en un hospital, se utilizan ahora ampliamente.

Las guías comunitarias se han vuelto fundamentales en los esfuerzos de salud pública para mejorar la salud de la población. Asimismo, están aportando cada vez más pruebas de una intervención eficaz, como las que se utilizan para regular el consumo de tabaco, la exposición a la pintura con plomo y la obesidad infantil. Las guías para responder a crisis desde el bioterrorismo hasta la contaminación ambiental ahora se aceptan como procedimientos operativos estándar.

Por lo tanto, se inicia el examen de las guías preguntando sobre su objetivo. ¿Qué pretende lograr y a qué nivel: del paciente o el médico individual, la institución o la comunidad? Para ilustrar cuestiones clave en el desarrollo y la implementación de recomendaciones basadas en la evidencia, se usará el cáncer de colon como ejemplo. Imagine que se está examinando el siguiente tipo de pauta sobre la detección y prevención del cáncer de colon:

Miniestudio 14-1 Las guías para el cáncer de colon tienen como objetivo establecer indicaciones y métodos para la detección de personas con riesgo promedio del padecimiento. También tienen como objetivo proporcionar una pauta para el uso de la dieta para la posible prevención del cáncer de colon.

Este tipo de pauta está dirigida a nivel clínico individual cuando se dirige al objetivo de detectar sistemáticamente pacientes individuales. Cuando aborda el tema de la promoción de la dieta para la prevención del cáncer de colon, se centra en la población o en la comunidad, así como a nivel individual. Ambos abordajes tienen el objetivo de disminuir la tasa de mortalidad por cáncer de colon, pero tienen como objetivo intervenir de diferentes maneras. Por lo tanto, la primera pregunta que se debe hacer cuando se analiza una guía es: ¿cuál es su objetivo y cómo se espera lograrlo?

La población objetivo de una guía

Es clave comprender la población objetivo o el grupo con base en la práctica para la que está destinada la guía. Las guías pueden estar dirigidas a grupos estrictamente definidos, o a un gran número de personas definidas solo por edad o sexo, como se ilustra en el siguiente ejemplo:

Miniestudio 14-2 Las guías para la detección del cáncer de colon se desarrollan para el hombre o la mujer promedio de 50 años o más, con o sin antecedentes familiares del padecimiento. No están diseñados para aplicarse a personas con enfermedades que los predisponen al cáncer de colon, como colitis ulcerosa o poliposis familiar.

Esta descripción brinda una comprensión clara de la población objetivo de la guía. Indica que la guía está diseñada para la detección sistemática, lo que implica que está dirigida a pacientes asintomáticos. El grupo objetivo son las personas de 50 años o más y se aplica tanto a aquellas con o sin antecedentes familiares de cáncer de colon. Esto es importante porque los antecedentes familiares son un factor de riesgo conocido para el cáncer de colon, y la guía podría haber excluido o abordado a este grupo por separado.

Además, la descripción indica que la guía no se aplica al grupo mucho más pequeño de personas que tienen un mayor riesgo debido a enfermedades predisponentes. Es importante apreciar desde el principio quiénes están incluidos y excluidos. Las guías, como las investigaciones, suelen tener criterios de inclusión y exclusión.

La perspectiva de la guía

El movimiento de las guías ha generado un número creciente de «actores» que las están desarrollando rápidamente, a menudo para servir a agendas específicas o incluso de particulares. La amplia variedad de guías y sus desarrolladores hace útil clasificarlos para tener una mejor idea de las perspectivas de los autores. Los desarrolladores de guías se podrían clasificar de la siguiente manera:

- Agencias gubernamentales que buscan individuos calificados y ampliamente representativos para un comité o grupo de trabajo para desarrollar de manera independiente guías basadas en la evidencia. En los Estados Unidos, agencias como el U.S. Preventive Services Task Force (USPSTF, de la Agency for Healthcare Research and Quality [AHRQ]), los National Institutes of Health (NIH) y los Centers for Disease Control and Prevention (CDC) han seguido este abordaje.
- Sociedades profesionales como el American College of Surgeons, el American College of Physicians y muchas otras sociedades profesionales con orientación clínica.
- Grupos sin fines de lucro orientados a pacientes, como la American Heart Association y la American Cancer Society.
- Proveedores de atención con y sin fines de lucro, incluidos Kaiser-Permanente y las asociaciones nacionales de planes de salud.[a]

Cada una de estas organizaciones tiene sus propios enfoques, prioridades y, a veces, también sesgos. Por lo tanto, es importante apreciar la autoría de la guía para que el usuario potencial pueda buscar posibles conflictos de intereses que influyan sutilmente, o no tanto, en la forma en la que se desarrolló o estructuró la guía, como se ilustra en el siguiente ejemplo:

Miniestudio 14-3 Un grupo de trabajo del gobierno, una sociedad de endoscopistas y una sociedad nacional del cáncer orientada al consumidor hicieron recomendaciones para la detección del cáncer de colon. Las recomendaciones de los endoscopistas hicieron énfasis en el uso de la colonoscopia, que permite el examen de todo el colon. La sociedad orientada al consumidor hizo hincapié en el uso de pruebas de ADN en heces y sigmoidoscopia periódica para los pacientes que buscaban la detección sistemática. El grupo de trabajo del gobierno recomendó llegar a la mayor cantidad posible de pacientes usando varias opciones de cribado.

Incluso asumiendo la mejor de las intenciones, diferentes grupos interpretarán la evidencia de manera diversa. Aquellos con experiencia e interés en un procedimiento técnico, como la colonoscopia, a menudo se inclinan a recomendar su uso. Quienes representan a los consumidores a menudo insistirán en satisfacer los deseos de quienes buscan atención y reducir al mínimo su daño o incomodidad. Los grupos ampliamente representativos pueden intentar llegar a un gran número de personas con la esperanza de beneficiar a la mayor cantidad posible. Aquellos que buscan llegar a un gran número de personas pueden dejar abiertas tantas opciones de implementación como sea posible para eludir las cuestiones más controvertidas, como cuál es el mejor método de detección sistemática.

No existe un abordaje universalmente aceptado para desarrollar y presentar guías. Se usa el método básico de la USPSTF a lo largo de este capítulo.

Una vez definido el propósito, la población objetivo y la perspectiva de las guías, se abordan las cuestiones de la asignación.

---

[a]Las corporaciones con fines de lucro, como las empresas farmacéuticas, rara vez desarrollan guías por sí mismas, debido a sus evidentes conflictos de intereses. Sin embargo, pueden proporcionar financiación para que otros grupos desarrollen guías. Por lo tanto, también es importante conocer la fuente de financiación que respalda el desarrollo de la guía.

ASIGNACIÓN[1,2,4]

El proceso de asignación aborda las opciones por considerar, los tipos de evidencia por incluir y el método de toma de decisiones, es decir, decidir cómo decidir. Echemos un vistazo a cada una de estas tres preguntas de la asignación, al comenzar a examinar la selección de opciones por considerar.

Opciones bajo evaluación

Las guías deben identificar las opciones que se están evaluando, así como las que probablemente se omitan, como se ilustra en el siguiente ejemplo:

 Miniestudio 14-4 Un grupo de guías de detección del cáncer de colon compara la sigmoidoscopia, la colonoscopia y la colonoscopia virtual. No considera el enema de bario de doble contraste ni las pruebas de ADN en heces.

Estas pautas son explícitas sobre qué métodos incluyen para su consideración y cuáles omiten. A menudo, las pautas solo indicarán qué opciones se consideran y dejarán al lector la tarea de reconocer cuáles se omiten. Es importante reconocer tanto las omisiones como las inclusiones, porque la exclusión implica que no se recomiendan las omisiones.

Evidencia: estructura y tipos por incluir

Muchos de los métodos que se trataron ya se combinan e integran en el desarrollo de las guías basadas en la evidencia. Estos métodos a menudo se integran en la forma en que se estructura y se utiliza la evidencia.

Como se vio, la toma de decisiones se puede organizar utilizando un árbol de decisiones que define las opciones, las decisiones y los resultados de cada una, que a menudo incluye las utilidades de los resultados y sus probabilidades. El uso de un árbol de decisiones a veces puede guiar la construcción de una guía. Cuando ese es el caso, el árbol de decisiones debería aparecer idealmente en la guía.

A menudo, se utilizan otros marcos y métodos analíticos. Como se vio en la descripción sobre la detección sistemática, el marco para evaluar un procedimiento de cribado idealmente debería requerir el cumplimiento de cuatro criterios: morbilidad y mortalidad sustanciales, la detección temprana mejora el resultado, es factible y es aceptable y eficiente.

Las reglas de predicción/decisión pueden incluirse en las guías basadas en la evidencia. Pueden utilizarse como base para las decisiones de detección sistemática, tratamiento o centrarse en la prevención.

La evidencia necesaria para desarrollar guías basadas en la evidencia se puede obtener y organizar mediante una revisión sistemática, que, como se describió, puede incluir un metaanálisis. La revisión sistemática es un esfuerzo por obtener y presentar toda la evidencia de investigación relevante para abordar cuestiones clínicas o de salud pública específicas. Como se vio, las revisiones sistemáticas pueden combinar métodos cuantitativos y cualitativos y, a menudo, abordan una variedad de cuestiones relevantes para la toma de decisiones basada en la práctica. Se puede utilizar un metaanálisis como parte de una revisión sistemática centrada en un tema bien definido, en el que las investigaciones ya están disponibles.

Por lo tanto, un artículo que presenta una guía basada en la evidencia debe indicar cómo se organiza la evidencia, como se señala en el siguiente ejemplo:

 Miniestudio 14-5 Se realizó una revisión sistemática de estudios controlados aleatorizados y de cohortes, de detección sistemática del cáncer de colon para abordar cuestiones de indicaciones, métodos, costos y frecuencia del cribado, así como la aceptación del paciente. Se utilizó un metaanálisis para examinar si había diferencias en la eficacia de los diferentes métodos de detección.

Como ilustra este ejemplo, los métodos para presentar la evidencia pueden combinarse. Las revisiones sistemáticas suelen ser el punto de partida para recopilar y presentar la evidencia. A continuación, la evidencia puede estructurarse para abordar preguntas clave utilizando métodos como el metaanálisis.[b]

Los tipos de evidencia que se incluyen, por lo general, se organizan en beneficios, daños y costos financieros.[c] Estas categorías amplias suelen ser adecuadas para incluir una amplia variedad de consideraciones importantes. Es posible que no se incluyan todas estas categorías de evidencia. Además, pueden incluirse o no otros problemas potencialmente relevantes, como la aceptación del paciente y del proveedor, como se ilustra en el siguiente ejemplo:

Miniestudio 14-6 En una guía para la detección del cáncer de colon se hacen recomendaciones basadas en la efectividad neta, es decir, el beneficio menos el daño de las técnicas. No se consideraron cuestiones de costo, aceptación del paciente y reembolso del proveedor.

Por lo tanto, el proceso de asignación requiere que el investigador defina las categorías de evidencia que se incluirán y se excluirán.

Abordaje de toma de decisiones

Además de decidir si se deben tener en cuenta los beneficios, daños y costos, así como otros problemas potenciales, también es importante comprender cómo se combinarán. La combinación de datos se rige por el método de toma de decisiones que se utilice. Por ejemplo, imagine la siguiente situación:

Miniestudio 14-7 Al evaluar las opciones para la detección sistemática del cáncer de colon, primero se examinó la efectividad neta de los métodos potenciales, es decir, se consideraron sus beneficios y daños. Para los dos métodos que demostraron la mayor efectividad neta, se consideró después el costo para determinar qué técnica recomendar.

No es inusual que los desarrolladores de guías separen las cuestiones de los beneficios y los daños de aquellas referentes a los costos. Pueden argumentar que no hay razón para considerar los costos, a menos que una opción alcance un cierto nivel de efectividad neta. Este abordaje puede tener el efecto de excluir aquellas opciones que han disminuido considerablemente los costos y de manera moderada la efectividad.

Como se vio, el análisis de decisiones y el de rentabilidad son métodos formales que pueden utilizarse para combinar consideraciones de beneficios, daños y costes. El análisis de decisiones y el de rentabilidad se basan en criterios de decisión que se denominan *utilidad esperada*. En otras palabras, cuando se usa un método de utilidad esperada, se busca maximizar la efectividad o los beneficios netos para la persona promedio.

Maximizar la utilidad esperada no es el único abordaje posible de la toma de decisiones para combinar beneficios, daños y costos. Otros métodos pueden incluir minimizar el daño o maximizar los beneficios potenciales, como se ilustra en el siguiente ejemplo:

Miniestudio 14-8 La detección sistemática del cáncer de colon mediante sigmoidoscopia flexible se consideró una opción a realizar por los médicos de atención primaria. Sin embargo, al utilizar esta opción, si se necesita una biopsia, se recomienda encarecidamente que un gastroenterólogo repita el examen y la biopsia.

---

[b] Hay varios otros métodos para organizar y presentar datos. En conjunto, estos se han denominado *marcos analíticos.* En el USPSTF, por ejemplo, se desarrollaron marcos analíticos para cada una de sus áreas de interés, es decir, cribado, inmunización, asesoramiento y quimioprevención.
[c] No todas las consideraciones en la toma de decisiones se relacionan directamente con los beneficios, los daños y los costos. Las cuestiones éticas, por ejemplo, pueden no estar directamente relacionadas con ninguno de estos resultados. Las guías pueden y deben hacer lo más explícito posible los tipos de evidencia que se están considerando.

En este caso, la opción de la sigmoidoscopia flexible no permite a los médicos de atención primaria realizar una biopsia incluso si esto, en promedio, reduciría el costo o incluso aumentaría el beneficio. La posibilidad de un mayor daño a través de la perforación, cuando el procedimiento es realizado por personas con menos formación y experiencia, presumiblemente es primordial para recomendar esta opción.[d]

Por lo tanto, el proceso de asignación puede resumirse como el de definir las opciones, organizar la evidencia y decidir cómo decidir. Una vez finalizado este proceso, se puede pasar al de análisis.

ANÁLISIS[2,3,5]

El proceso de análisis en las recomendaciones basadas en la evidencia requiere que se reflexione sobre los resultados de cada una de las opciones que se están considerando. El proceso de análisis utiliza el abordaje de toma de decisiones para hacer las recomendaciones establecidas en el componente de asignación. Como parte del proceso de análisis, se deben examinar las fuentes de los datos sobre los resultados, cómo se midieron estos y cómo se manejaron los vacíos en la evidencia.

Fuentes de la evidencia sobre los resultados

Una guía basada en la evidencia debe identificar sus fuentes específicas sobre los resultados. Además, debe proporcionar información específica que permita un análisis posterior de la calidad de la evidencia. Específicamente, son importantes los tipos de investigaciones, el número de participantes y las medidas de resultados específicas que se utilizan. Esto se puede ilustrar de la siguiente manera:

Miniestudio 14-9 La evidencia de un gran estudio controlado aleatorizado estableció los beneficios y daños de la detección sistemática del cáncer de colon. El estudio demostró que las pruebas de ADN en heces disminuyen la mortalidad por cáncer de colon en personas asintomáticas de 50 años o más, independientemente de sus antecedentes familiares. Los estudios de cohortes prospectivos bien diseñados sugieren que la sigmoidoscopia cada 3-5 años además de las pruebas de ADN en heces disminuyen aún más la mortalidad. Un gran estudio controlado aleatorizado constató que la colonoscopia virtual es aproximadamente tan eficaz como la acostumbrada, para detectar pólipos grandes, pero no pequeños.

Como se verá, los tipos de investigaciones que se utilizan para obtener la evidencia sobre los resultados se convertirán en temas importantes cuando los desarrolladores de la guía intenten calificar la calidad de la evidencia.

Medición de los resultados

La medición de los resultados puede incluir beneficios, daños y costos. Las definiciones utilizadas para evaluar los resultados deben hacerse explícitas, como parte del proceso de evaluación, como se ilustra en el siguiente ejemplo:

Miniestudio 14-10 Se midieron los daños y beneficios de la detección del cáncer de colon durante la vida del individuo. Los costos desde una perspectiva social se tomaron en cuenta solo cuando las opciones tenían aproximadamente la misma efectividad neta y también al considerar la frecuencia de detección sistemática.

---

[d] Tenga en cuenta que cada uno de estos métodos implica que las opciones pueden examinarse una al lado de la otra, es decir, toda la información necesaria está disponible al mismo tiempo. A menudo, sin embargo, es necesario tomar una decisión antes de que toda la información necesaria esté disponible sobre todas las opciones relevantes. En esta situación, el método de decisión que se ha denominado *satisfactorio* puede resultar especialmente útil. El abordaje *satisfactorio* tiene como objetivo lograr una solución suficientemente buena, que sea aceptable para el tomador de decisiones.

Esta guía proporciona información clave sobre cómo se realizaron las mediciones. Aporta el horizonte temporal para la medición, o sea, la vida de los individuos. También indica cómo se calcularon los costos, es decir, con uso de una perspectiva social. Se espera que las guías proporcionen muchos más detalles. Sin embargo, es posible que estos detalles no estén disponibles como parte de un artículo publicado. No obstante, deberían estarlo cada vez más en un sitio web complementario que acompañe a un artículo publicado sobre guías.

Llenar los vacíos en la evidencia

Las guías basadas en la evidencia difieren de manera más notoria del abordaje tradicional de las recomendaciones en la forma en que tratan la opinión de los expertos. En el abordaje tradicional, un experto eminente revisó la investigación, con frecuencia integró su propia experiencia y llegó a sus conclusiones utilizando su propio enfoque, a menudo subjetivo. En las guías basadas en la evidencia, se considera fundamental usar un método estructurado que utilice evidencia cuantitativa de investigaciones bien realizadas.

En las guías basadas en la evidencia, la opinión de expertos se considera en sí misma una forma de evidencia. Sin embargo, en términos de calidad, la opinión de los expertos se considera la forma de evidencia menos confiable. Por lo tanto, la opinión de los expertos a menudo se usa solo cuando hay espacios vacíos en la evidencia que no pueden ser llenados por las investigaciones disponibles u otros datos.

Debido a que la opinión de los expertos se considera en sí misma una forma de evidencia, las guías basadas en la evidencia a menudo utilizan un proceso sistemático para recopilarla e incorporarla. En lugar de seleccionar a un experto en particular, pueden usar un proceso diseñado para determinar si existe acuerdo entre los expertos. Si hay poco o ningún acuerdo, las guías pueden desarrollar un rango realista de valores basados en la opinión de expertos.

Dos métodos básicos para obtener opiniones de expertos se han denominado la *conferencia de consenso* y el *método Delphi*. El abordaje de la conferencia de consenso, originado por los National Institutes of Health, tiene como objetivo reunir cara a cara a una amplia variedad de expertos para determinar si pueden ponerse de acuerdo sobre un conjunto predefinido de preguntas. Se hace todo lo posible por definir aquellos temas en los que un grupo de expertos puede llegar a un acuerdo. Utilizando un abordaje de conferencia de consenso, cuando no es posible llegar a un acuerdo, se puede definir el rango de valores realistas.

En el método Delphi, se incluye nuevamente un grupo representativo de expertos. Sin embargo, en este abordaje, los participantes nunca se reúnen y no conocen sus identidades. El sistema comienza haciendo que cada participante responda a las preguntas planteadas, seguido de una retroalimentación formal de todas las respuestas a todos los participantes. Después, cada participante puede cambiar su respuesta o justificar aún más su opinión inicial. El proceso continúa hasta que los participantes hayan llegado a un consenso o hayan dejado claro que existe una variedad de opiniones.

Veamos cómo se pueden utilizar estos abordajes para incorporar la opinión de expertos al desarrollo de guías basadas en la evidencia, como en el siguiente ejemplo:

 Miniestudio 14-11 La evidencia sobre los daños de la colonoscopia en la práctica no estaba disponible en la literatura científica. Un grupo de expertos que utilizó un método Delphi concluyó que, en promedio, el uso de la colonoscopia como forma de detección sistemática inicial daría como resultado una probabilidad de perforación de aproximadamente 1 por cada 1000 usos. Con base en el método Delphi, se obtuvo esta estimación de mejor conjetura de la probabilidad de perforación junto con estimaciones de bajo y alto realismo.

La opinión de los expertos aquí se ha traducido en lo que anteriormente se llamó *estimaciones de mejor conjetura* más estimaciones de alto y bajo realismo. Este ejemplo ilustra el grado en que los desarrolladores de recomendaciones basadas en la evidencia consideran la opinión de los expertos como una forma de datos que deben obtenerse y presentarse sistemáticamente.

RESULTADOS[1,4]

El componente *resultados* de las guías basadas en la evidencia consiste en la síntesis de aquella en la que se basan las recomendaciones. Por lo tanto, al analizar los resultados, se centrará en la calidad de la evidencia, los métodos para tratar las incertidumbres en la evidencia y las opciones que se descartaron con base en ella.

Puntuación de la calidad de la evidencia

La calidad general de la evidencia se puede juzgar utilizando los siguientes tres criterios clave:

1. Diseño del estudio y realización de las investigaciones que produjeron la evidencia
2. Relevancia de las investigaciones para la población objetivo
3. Coherencia de la evidencia que apoya la causa contribuyente y la mejora en los resultados clínicamente importantes

Se referirá a estos criterios como de diseño y realización del estudio, relevancia y coherencia. Veamos qué se entiende por cada uno de estos criterios.

Diseño y realización del estudio

Los desarrolladores de guías basadas en la evidencia deben comenzar por reunir las investigaciones disponibles relacionadas con las recomendaciones potenciales. Al igual que con un metaanálisis, es importante que realicen una búsqueda completa de la evidencia disponible.

Los desarrolladores de guías a menudo evalúan la evidencia de la investigación utilizando una jerarquía de tipos de investigación, comenzando con el tipo de diseño de estudio de mayor calidad de la siguiente manera:

- Estudios controlados aleatorizados
- Estudios de cohortes prospectivos
- Estudios de cohortes retrospectivos y de casos y controles

Los diseños de menor calidad utilizan lo que se llama una *serie de tiempo* o lo que se ha llamado *estudio de antes y después*. En una serie de tiempo, no hay un grupo de control simultáneo. En un estudio de antes y después, el grupo de estudio después de una intervención puede compararse con los resultados del mismo grupo antes de la intervención. Una forma de serie de tiempo se ejemplifica con la introducción de la penicilina en la década de 1940, en la que los notorios resultados comparados con los controles históricos que recibieron el tratamiento anterior dejaron en claro su eficacia, al menos a corto plazo.

En las guías basadas en la evidencia, la de menor calidad se reserva para autoridades respetadas, estudios descriptivos sin un grupo de control e informes de casos individuales.

Los metaanálisis a menudo se evalúan en función de los tipos de investigaciones incluidas. Por lo tanto, un metaanálisis compuesto exclusivamente por estudios controlados aleatorizados puede considerarse la forma más alta de evidencia.

Sin embargo, es importante reconocer que el tipo de diseño del estudio por sí solo no garantiza la calidad de la investigación. Aunque los estudios de cohortes prospectivos, por definición, carecen de aleatorización, su tamaño y los esfuerzos por identificar y ajustar las variables de confusión pueden compensar esta limitación inherente. Asimismo, las tendencias inherentes a los sesgos en los estudios de cohortes retrospectivos y los de casos y controles pueden superarse parcial o totalmente mediante un buen diseño. Por lo tanto, los autores de las guías deben considerar tanto el diseño como la ejecución de las investigaciones que producen la evidencia utilizada en las guías basadas en ella. La tabla 14-1 describe el sistema de clasificación del diseño y la realización del estudio que ha sido empleado por el USPSTF al calificar la evidencia.

Por lo tanto, al desarrollar recomendaciones basadas en la evidencia, el primer paso es determinar el grado en el que los estudios clave tienen tipos de diseño altos en la jerarquía de diseños de investigación y son bien realizados. El USPSTF se refiere a esta evaluación como una determinación de la *validez interna agregada*. Específicamente, la validez de intervalo agregada corresponde al grado en el que los estudios brindan evidencia para la población y el entorno en el que se llevan a cabo.

Tabla 14-1 Jerarquía de los diseños de investigación

Categoría de los diseños de estudio	Tipo de diseño del estudio	Aspectos de la realización del estudio
Categoría I	Evidencia obtenida de al menos un estudio controlado adecuadamente aleatorizado	Poder estadístico, éxito de la aleatorización y de la ocultación, completud del seguimiento
Categoría II-1	Evidencia obtenida de estudios bien diseñados sin aleatorización (estudios de cohortes prospectivos)	Poder estadístico, comparabilidad de los grupos de estudio y control, exhaustividad y duración del seguimiento, corrección por posibles variables de confusión
Categoría II-2	Evidencia obtenida de estudios de cohortes retrospectivos o de casos y controles bien diseñados	Comparabilidad de casos y controles, sesgos en la evaluación, exhaustividad de la evaluación, ajuste para posibles factores de confusión, variables, potencial de causalidad inversa
Categoría II-3	La evidencia obtenida de múltiples series de tiempo con o sin la intervención, o resultados notorios en experimentos no controlados (como los resultados de la introducción del tratamiento con penicilina en la década de 1940) también podrían considerarse como este tipo de evidencia (cambios notorios en las tasas)	Calidad de las comparaciones históricas: aquellas a corto plazo antes y después con medidas de resultado claras son más confiables
Categoría III	Opiniones de autoridades respetadas con base en la experiencia clínica, estudios descriptivos e informes de casos o informes de comités de expertos	¿Se utilizó un método para establecer un consenso de la opinión de expertos, es decir, era representativo de la experiencia de los expertos?

Adaptado de la Agency for Healthcare Research and Quality. *U.S. Preventive Services Task Force Guide to Clinical Preventive Services.* Vol 1. Rockville, MD: Agency for Healthcare Research and Quality. AHRQ Publication No02-500; 2001.

Relevancia

Además de evaluar la calidad de las investigaciones, también es importante evaluar su relevancia. La *relevancia* se refiere al grado en el que se ha investigado la intervención de interés en grupos o poblaciones similares, es decir, la población objetivo a la que está destinada la intervención. En el USPSTF se llama a la evaluación de relevancia *validez externa agregada*.[e]

Puede ser necesaria la opinión de expertos para evaluar la relevancia. Sin embargo, el proceso debe comenzar examinando la evidencia en sí. Para evaluar la relevancia de una investigación, los desarrolladores de guías deben hacer preguntas como: ¿son típicos los tipos de pacientes estudiados y los métodos utilizados de los correspondientes que se encuentran en la práctica clínica típica? Por ejemplo, la práctica de atención primaria si la intervención está diseñada para la atención primaria. La tabla 14-2 resume los tipos de factores que pueden afectar la relevancia de una investigación y da un ejemplo de cada uno.

---

[e] El USPSTF está interesado en las aplicaciones de los servicios preventivos a la atención primaria. Por lo tanto, define la *validez externa agregada* como la medida en que la evidencia es relevante y generalizable a la población y las condiciones de la práctica típica de atención primaria.

Tabla 14-2 Factores que afectan la relevancia de la evidencia

Factor	Significado	Ejemplo
Relevancia del paciente: analogía biológica	¿Existen razones biológicas para creer que los resultados obtenidos en un estudio serán diferentes en otra población?	Los datos sobre el cáncer de colon pueden extrapolarse de hombres a mujeres, pero aquellos sobre la arteriopatía coronaria tal vez no
Relevancia del paciente: diferencias demográficas, de riesgo y clínicas	¿Fueron las poblaciones estudiadas diferentes de aquellas a las que está destinada la intervención en formas que puedan afectar los resultados?	Es posible que los estudios en pacientes mayores y gravemente enfermos no se apliquen a individuos más jóvenes, por lo general, sanos
Relevancia de la intervención: relación de la intervención con la práctica clínica	¿El método de intervención utilizado en las investigaciones fue similar a los disponibles de forma rutinaria o factibles en la práctica habitual?	Una investigación en la que se utilizó equipo especial para vigilar a los pacientes, un incentivo especial para aumentar el cumplimiento del tratamiento o métodos especiales para reducir o detectar efectos secundarios puede no ser directamente relevante para su uso en la práctica clínica
Relevancia de la intervención: relación del entorno de las investigaciones con la práctica clínica	¿Es probable que las características especiales de los entornos de investigación afecten los resultados?	¿Es probable que diferencias como la disponibilidad de consultores, la cobertura de 24 h o una mayor atención como parte de la investigación, alteren el resultado en el entorno clínico habitual?

Adaptado de la Agency for Healthcare Research and Quality. *U.S. Preventive Services Task Force Guide to Clinical Preventive Services.* Vol 1. Rockville, MD: Agency for Healthcare Research and Quality. AHRQ Publication No02-500; 2001.

Coherencia

Por último, además de evaluar el diseño y la realización del estudio y la relevancia de la evidencia, es importante hacer lo que se llamarán *preguntas de coherencia*: ¿cuadra la evidencia? La evidencia coherente requiere que se pregunte:

- ¿Existen espacios vacíos en la evidencia o se mantiene unida como una cadena convincente que demuestra la eficacia o la causa contribuyente?
- ¿Se ha demostrado que la intervención mejora realmente resultados importantes de salud? Es decir, ¿se ha demostrado la eficacia de los resultados importantes para la calidad o la duración de la vida?

Por lo tanto, la evidencia de alta calidad debería permitirnos demostrar tanto la efectividad como la eficacia. Idealmente, se quiere demostrar que se mejoran los criterios de valoración clínicamente importantes y no solo los sustitutos tempranos, a menos que se pueda constatar que estos últimos se correlacionan estrechamente con los primeros.

Puntuación de la calidad de la evidencia

Por lo tanto, los desarrolladores de guías deben combinar consideraciones de diseño y conducta con preguntas de relevancia y coherencia para producir una medición general de la calidad de la evidencia.

Tabla 14-3 Calificación de la calidad general de la evidencia

Calidad general de la evidencia	Definición del USPSTF	Significado
Buena calidad	La evidencia incluye resultados coherentes de estudios bien diseñados y realizados en poblaciones representativas que evalúan directamente los efectos sobre los resultados de salud	Al considerar el diseño y la realización de las investigaciones, la relevancia de los estudios y la coherencia de la evidencia, se puede presentar un caso convincente de efectividad en la práctica
Calidad regular	La evidencia es suficiente para determinar los efectos sobre los resultados de salud, pero la fuerza de la evidencia está limitada por el número, la calidad o la consistencia de los estudios individuales; generalizabilidad a la práctica de rutina; o naturaleza indirecta de la evidencia sobre los resultados de salud	Al considerar el diseño y la conducción de las investigaciones, la relevancia de los estudios y la coherencia de la evidencia, no existen fallas o espacios vacíos fatales en la evidencia que invaliden una conclusión de efectividad en la práctica
Mala calidad	La evidencia es insuficiente para evaluar los efectos en los resultados de salud debido al número limitado o al poder de los estudios, fallas importantes en su diseño o realización, brechas en la cadena de evidencia o falta de información sobre resultados de salud importantes	Al considerar el diseño y la realización de las investigaciones, la relevancia de los estudios y la coherencia de la evidencia, existen fallas o espacios vacíos fatales en la evidencia que invalidan una conclusión de efectividad en la práctica

USPSTF, U.S. Preventive Services Task Force.
Adaptado de la Agency for Healthcare Research and Quality. *U.S. Preventive Services Task Force Guide to Clinical Preventive Services.* Vol 1. Rockville, MD: Agency for Healthcare Research and Quality. AHRQ Publication No02-500; 2001.

El USPSTF ha utilizado un sistema de puntuación para la evidencia general. Clasifica la calidad general de la evidencia como:

- Buena
- Regular
- Mala

En la tabla 14-3 se describe la definición de cada categoría de calidad y su significado. Cuando se utilizan estos juicios sumarios con respecto a la calidad de la evidencia, el lector de las guías necesita apreciar los tipos de revisiones y conclusiones que deben estar detrás de la puntuación final. Por ejemplo, imagine las siguientes conclusiones sobre la calidad de la evidencia:

Miniestudio 14-12　Se llevó a cabo una revisión formal de todas las pruebas disponibles sobre el uso de la colonoscopia con fines de detección sistemática del cáncer de colon. Los autores de las guías concluyeron que la calidad de la evidencia era buena.

Una conclusión de buena evidencia implica que se hizo un esfuerzo sistemático para identificarla, se derivó de tipos de estudios de alta calidad y las investigaciones se realizaron bien. También implica que las poblaciones de los estudios fueron relevantes para las guías y la evidencia produjo una conclusión coherente de que la intervención mejora los resultados clínicamente importantes. Por lo tanto, detrás de la declaración resumida de buena, regular y mala calidad, se encuentra una gran cantidad de revisión cuidadosa y, en ocasiones, una considerable de juicio subjetivo.

A menudo es difícil obtener una puntuación de buena evidencia. La identificación de fallas fatales suele ser relativamente sencilla. Por lo tanto, una puntuación de regular suele ser la calificación predeterminada.

Abordar las incertidumbres

Debido a la limitación inherente de la evidencia y la necesidad de una opinión subjetiva al calificarla, es importante que los desarrolladores de guías hagan esfuerzos para abordar las incertidumbres que inevitablemente permanecen.

Como se vio al tratar los análisis de decisiones y rentabilidad, un método para abordar las incertidumbres restantes es el análisis de sensibilidad. En ocasiones, las guías pueden estar sujetas a un análisis de sensibilidad formal, especialmente cuando se basan en árboles de decisión u otros modelos formales de decisión cuantitativa, como se ilustra en el siguiente ejemplo hipotético:

Miniestudio 14-13 Usando un análisis de decisión formal, la efectividad neta de la colonoscopia virtual no fue sensible respecto a que los procedimientos se realizasen o no cada 5 o 10 años. Sin embargo, llevar a cabo exámenes de colonoscopia virtual con mayor frecuencia aumentaría sustancialmente los costos.

Más a menudo, las incertidumbres restantes se abordan subjetivamente, como se ilustra en el siguiente ejemplo:

Miniestudio 14-14 Se cree que la efectividad neta de la colonoscopia como técnica de detección sistemática del cáncer de colon depende de la disponibilidad de colonoscopistas capacitados que puedan examinar todo el colon de manera rápida y confiable. Las estimaciones del número de colonoscopistas actualmente disponibles y el número que podría esperarse en el futuro en función de las tasas de reembolso actuales, llevaron a la conclusión de que la colonoscopia no era una opción que pudiese recomendarse actualmente para uso general en la detección sistemática.

Detrás de este tipo de resultado se encuentra una serie de juicios cuantitativos y subjetivos que abordan las incertidumbres sobre la utilidad de la colonoscopia como técnica de detección sistemática. Este tipo de análisis de sensibilidad informal se utiliza a menudo para sacar conclusiones a pesar de las incertidumbres que persisten.

Descartar opciones

El proceso de examen de los resultados finaliza con un esfuerzo por determinar si alguna de las opciones que se están considerando puede descartarse para mayor consideración. La eliminación de opciones, como abordar las incertidumbres, se puede realizar de manera formal o informal.

El método formal de la eliminación de opciones indaga si alguna puede descartar mediante lo que se denomina *dominio* y *dominio extendido*. Veamos qué se quiere decir por dominio y dominio extendido en el siguiente ejemplo:

Miniestudio 14-15 Cuando se consideraron el costo y la efectividad neta, el enema de bario de doble contraste cada 3-5 años fue más costoso y menos efectivo que la sigmoidoscopia flexible con la misma periodicidad. Por lo tanto, el enema de bario de doble contraste se eliminó de una

consideración adicional. Se eliminó la sigmoidoscopia cada año porque era más cara y tenía aproximadamente la misma eficacia que aquella que se hace cada 3-5 años más pruebas de ADN en heces anuales.

Cuando una opción es más efectiva y menos costosa que otra, se dice que es *dominante*. La opción menos efectiva y más costosa es dominada por la opción más eficaz y menos cara. Por lo tanto, la opción dominada puede descartarse de una consideración adicional, como se ilustra en el ejemplo anterior para el enema de bario de doble contraste.

El dominio extendido, por lo general, implica que dos opciones son de efectividad aproximadamente igual, pero una cuesta más para producir el mismo efecto. Se dice que la opción que cuesta menos tiene un dominio extendido. Por lo tanto, en este ejemplo, la sigmoidoscopia cada 3-5 años ha extendido el dominio sobre la anual, y puede descartarse de una consideración adicional.[f]

En resumen, el componente de *resultados* del marco MAARIE para las guías clínicas analiza la calidad de la evidencia, los esfuerzos para incorporar la incertidumbre restante y la eliminación de opciones. El componente de resultados es la base para producir las guías basadas en la evidencia. Sin embargo, antes de hacer recomendaciones basadas en la evidencia, los investigadores deben continuar examinando los componentes de interpretación y extrapolación.

INTERPRETACIÓN[4,6,7]

La interpretación pide al investigador que vaya más allá de calificar la calidad de la evidencia y requiere que juzgue la magnitud del impacto. Una vez que se ha puntuado la magnitud del impacto, se puede combinar con la puntuación de la calidad de la recomendación para producir una calificación general de la solidez de la recomendación. Como se verá, las recomendaciones se clasifican como A, B, C, D o I. Finalmente, la interpretación aborda los problemas de perspectiva mirando cómo la interpretación de las recomendaciones puede verse afectada por la perspectiva de los usuarios.

Puntuación del impacto de la intervención

Las recomendaciones requieren más que evidencia de alta calidad: requieren conclusiones sobre la magnitud del impacto en los resultados de salud. Cuando la calidad de la evidencia es buena o regular, es importante también emitir un juicio sobre la magnitud del beneficio para la salud que se puede esperar en la persona promedio para quien se recomienda el servicio o la intervención. Por lo tanto, se debe preguntar no solo si funciona, sino también qué tan bien lo hace, es decir, ¿tiene un impacto clínicamente importante?

La magnitud del impacto puede clasificarse en términos cuantitativos utilizando medidas tales como cocientes de probabilidad o riesgo relativo, número necesario a tratar, vidas salvadas o años de vida ajustados por calidad. Cualquiera de estas medidas se puede utilizar, dependiendo de las circunstancias.

El USPSTF usa estas medidas cuantitativas como base para calificar la magnitud del impacto utilizando la siguiente escala:

- Sustancial
- Moderada
- Pequeña
- Nula/negativa

Por desgracia, no hay reglas aceptadas para lo que se cumple con cada una de estas puntuaciones. Por lo tanto, intervienen los juicios subjetivos. Para comprender mejor este proceso, echemos un vistazo a cómo se puede clasificar una intervención como *sustancial*.

---

[f]Esta definición de dominio extendido implica que la efectividad neta es más importante que el costo como criterio inicial. El costo solo se toma en cuenta cuando las opciones tienen una efectividad neta casi igual. Esto refleja el enfoque que se usa a menudo en el desarrollo de las guías, aunque es posible imaginar un abordaje de dominio extendido en el que el costo se considere primero debido a un presupuesto fijo.

La calificación general debe tener en cuenta tanto el daño como el beneficio para producir una puntuación de la efectividad neta (beneficio menos daño). Sin embargo, al clasificar la magnitud del efecto, a menudo es útil puntuar por separado las magnitudes del beneficio y el daño.

El beneficio puede ser sustancial desde una perspectiva individual si tiene un gran impacto para una afección poco frecuente que representa una carga importante para el paciente individual. La detección sistemática de la fenilcetonuria en recién nacidos es un ejemplo de este tipo de impacto.

Como alternativa, el beneficio puede considerarse sustancial si tiene al menos un pequeño impacto en una afección frecuente de una gran población. La disminución de la arteriopatía coronaria en una comunidad mediante el aumento de la actividad física puede ser un ejemplo de este tipo de impacto.

La magnitud del daño puede ser sustancial, porque ocurre con frecuencia, como los efectos secundarios de muchos medicamentos. Por otro lado, puede ser sustancial incluso cuando es poco frecuente, debido a su potencial para causar la muerte, como anafilaxia, anemia aplásica o arritmia cardíaca.

Además, al considerar los daños de una intervención, los autores de la guía deben definir qué daños se consideran relevantes. Por ejemplo, el USPSTF define los daños como aquellos producidos directamente por el servicio, como los efectos secundarios y las complicaciones. También tiene en cuenta lo que denomina *daño indirecto*, como las consecuencias del aumento de las pruebas de seguimiento y la detección sistemática, los efectos psicológicos y la pérdida de asegurabilidad.

La puntuación de la magnitud del impacto de la intervención requiere que los autores de la guía sigan los pasos básicos que se describieron en el análisis de decisiones, es decir, necesitan medir los beneficios y los daños y otorgar utilidad a los resultados.

Por lo tanto, al hacer recomendaciones basadas en la evidencia, a menudo es importante incorporar las utilidades. Pero, ¿las utilidades de quién? El USPSTF utiliza utilidades que reflejan los «valores generales de la mayoría de las personas». Cuando hay poco acuerdo sobre las utilidades, se puede usar una promedio.

Calificación de las recomendaciones

Hasta ahora se vieron los pasos bastante complicados que se necesitan para calificar la calidad de la evidencia y el impacto de la intervención. A pesar de la naturaleza complicada del proceso, las conclusiones pueden presentarse utilizando una calificación general de A, B, C, D o I. Al igual que en muchas instituciones educativas, estas calificaciones generales reflejan las puntuaciones obtenidas a lo largo del camino, así como un poco de juicio subjetivo. Al igual que las calificaciones en los cursos, hay una categoría para incompleto, lo que se llama «I» para insuficiente. La tabla 14-4 incluye las categorías de calificación utilizadas por el USPSTF. Tenga en cuenta que cuando la evidencia es pobre, independientemente de la magnitud de la efectividad neta, el grado de la recomendación siempre es «I».

Por lo tanto, detrás de la calificación de la recomendación hay evidencia considerable, así como juicio. Cada vez más, las recomendaciones se presentan con estas puntuaciones de letras, como se ilustra en el siguiente ejemplo:

Tabla 14-4 Calificación de la fuerza de las recomendaciones

Calidad de la evidencia	Beneficio neto sustancial	Beneficio neto moderado	Beneficio neto pequeño	Beneficio neto nulo/negativo
Buena	A	B	C	D
Regular	B	B	C	D
Mala	I	I	I	I

Sistema de calificación de recomendaciones basadas en la evidencia que incorpora las puntuaciones sobre su calidad y la magnitud del impacto.

Adaptado de la Agency for Healthcare Research and Quality. *U.S. Preventive Services Task Force Guide to Clinical Preventive Services.* Vol 1. Rockville, MD: Agency for Healthcare Research and Quality. AHRQ Publication No02-500; 2001.

Miniestudio 14-16 Las recomendaciones para el tratamiento de hombres y mujeres con cáncer de colon en estadio 2 se basaron en la evidencia de estudios controlados aleatorizados bien realizados en una muestra representativa. La evidencia demostró que los hombres y mujeres con cáncer de colon en estadio 2 que recibieron el tratamiento recomendado tuvieron el doble de supervivencia a los 10 años en comparación con aquellos que recibieron el tratamiento convencional.

Esta recomendación recibiría una calificación de A. La evidencia se obtiene de estudios controlados aleatorizados bien realizados que la colocan en la cima de la jerarquía de los tipos de estudios. La evidencia es relevante porque se obtiene de una muestra representativa de la población objetivo, es decir, hombres y mujeres con cáncer de colon en estadio 2. Finalmente, es coherente porque mide un resultado clínicamente importante, o sea, la supervivencia.

Además de tener una puntuación de evidencia de buena calidad, la recomendación también tiene una magnitud de la puntuación de impacto sustancial, porque la intervención tiene un gran impacto, de duplicación de la tasa de supervivencia a largo plazo. Combinando la puntuación de buena para la calidad de la evidencia y la de sustancial para la magnitud del impacto con el uso de la tabla 14-4, la calificación general para la fuerza de la recomendación es A. La tabla 14-5 describe el significado de las calificaciones potenciales de la solidez de las recomendaciones.

Tabla 14-5 Significado de las calificaciones para la fuerza de las recomendaciones

Niveles de recomendación	Acción	Justificación	Implicaciones
A	En el USPSTF se recomienda encarecidamente que los médicos brinden el servicio de manera sistemática a los pacientes candidatos	Buena evidencia de beneficio sustancial para la salud	Esta categoría representa una recomendación basada en la evidencia para brindar el servicio de manera sistemática a todos aquellos a quienes está destinado
B	En el USPSTF se recomienda que los médicos brinden el servicio de manera sistemática a los pacientes elegibles	La calidad de la evidencia es buena o regular y el beneficio neto es al menos moderado	En esta categoría, se puede dar prioridad a los servicios de nivel A sobre los del B, considerando las limitaciones de tiempo y recursos, es decir, los costos
C	En el USPSTF no se hace ninguna recomendación a favor o en contra de la prestación sistemática del servicio	Hay al menos evidencia razonable, pero el balance de beneficios y daños es demasiado cercano para justificar una recomendación general	Los médicos pueden optar por ofrecer el servicio por otros motivos. Por ejemplo, se puede esperar que un paciente individual obtenga un beneficio mayor que otro promedio observado en los estudios, o los valores o utilidades de uno individual son lo suficientemente inusuales como para justificar el servicio

Tabla 14-5 Significado de las calificaciones para la fuerza de las recomendaciones (*continuación*)

Niveles de recomendación	Acción	Justificación	Implicaciones
D	En el USPSTF se recomienda no brindar de manera sistemática el servicio a pacientes asintomáticos	Hay al menos evidencia moderada de que el servicio es ineficaz (tiene un beneficio neto nulo) o que los daños superan a los beneficios	Esta categoría representa una recomendación con base en la evidencia de no prestar el servicio de forma sistemática
I	En el USPSTF se concluye que la evidencia es insuficiente para recomendar a favor o en contra de la prestación sistemática del servicio	La evidencia se clasifica como deficiente o contradictoria y no se puede determinar el equilibrio de beneficios y daños	Esta categoría implica que no se puede hacer una recomendación basada en la evidencia, y que las decisiones sobre la prestación del servicio deben tomarse por motivos distintos a la evidencia científica

USPSTF, U.S. Preventive Services Task Force.
Adaptado de la Agency for Healthcare Research and Quality. *U.S. Preventive Services Task Force Guide to Clinical Preventive Services.* Vol 1. Rockville, MD: Agency for Healthcare Research and Quality. AHRQ Publication No02-500; 2001.

La clasificación de las recomendaciones puede estar vinculada con implicaciones específicas para la implementación. Las recomendaciones se pueden clasificar de la siguiente manera:[g]

- Estándares
- Orientación
- Alternativas

Los «estándares» implican que la intervención está destinada a un uso sistemático cuando se cumplen condiciones específicas, es decir, se espera que se implemente. Clínicamente, los estándares pueden verse como indicaciones. La implicación es que un estándar «debe» implementarse.[h]

La «orientación» implica que la decisión de utilizar o no una intervención depende de la presencia o ausencia de indicaciones más contraindicaciones. La implicación de la orientación es que «debería» realizarse una intervención, a menos que haya una contraindicación.

Las «alternativas» implican que hay más de una intervención posible, ninguna de las cuales puede recomendarse en general sobre las demás. La elección entre las intervenciones se realiza sobre la base de la preferencia individual del proveedor de atención o del paciente. Por lo tanto, la implicación de las alternativas es que la intervención «puede» utilizarse.

---

[g] El término «guía» se utiliza a menudo en lugar de orientación. Dado que «guía» también se refiere al conjunto general de recomendaciones, su uso en este contexto puede causar confusión. El término «opción» se utiliza a menudo en lugar de «alternativa». Debido a que «opción» también se usa para indicar una intervención en particular, no se usará tampoco para indicar que se puede elegir más de una.
[h] A veces, los estándares pueden implicar que no se debe realizar una implementación.

El siguiente ejemplo muestra cómo se pueden incluir estándares, orientaciones y alternativas en la misma guía basada en la evidencia:[i]

Miniestudio 14-17 La detección sistemática del cáncer de colon está indicada para todas las personas de 50 años o más. Por lo general, se debe utilizar un método que eficazmente haga el cribado en el colon proximal y distal y el recto. Esto puede incluir una prueba anual de ADN en las heces, más una sigmoidoscopia flexible cada 3-5 años, una colonoscopia convencional cada 10 años o una colonoscopia virtual cada 5-10 años.

Esta guía incorpora estándares, orientación y alternativas. La detección sistemática está indicada para todos los hombres y mujeres de 50 años o más. Esto implica que el cribado «debe» ofrecerse. Se proporciona orientación, recomendando que «debería» usarse un método de detección sistemática que de manera eficaz incluya tanto el colon proximal como el distal más el recto. El uso del término «debería» implica que pueden haber contraindicaciones para una detección sistemática completa en el colon. Finalmente, la guía establece tres alternativas que «pueden» usarse, lo que implica que cualquiera de estos métodos cumple con su intención.

El abordaje del USPSTF que se describe aquí no es el único que se utiliza para calificar las recomendaciones basadas en la evidencia. En *Aprenda más 14-1* se presenta el relativamente nuevo sistema de pautas GRADE (Calificación de recomendaciones, análisis, desarrollo y evaluaciones).

Aprenda más 14-1. El sistema GRADE para las guías[7]

El sistema GRADE (Calificación de recomendaciones, análisis, desarrollo y evaluaciones) es un marco para desarrollar y presentar resúmenes de evidencia para hacer recomendaciones de práctica clínica.

El sistema GRADE tiene cuatro niveles de evidencia, es decir, de su calidad o certeza: muy baja, baja, moderada y alta. La evidencia de los estudios controlados aleatorizados comienza con alta calidad y la basada en estudios observacionales comienza con baja calidad. La certeza de las pruebas aumenta o disminuye en función de las características específicas de las investigaciones.

En el sistema GRADE, las recomendaciones solo pueden ser fuertes o débiles, a favor o en contra de la intervención. Las recomendaciones fuertes sugieren que todas o casi todas las personas elegirían esa intervención. Las recomendaciones débiles implican que es probable que haya diferencias importantes en la decisión que probablemente tomen las personas informadas.

La fuerza de las recomendaciones implica acciones. Una recomendación débil indica que es esencial participar en un proceso de toma de decisiones compartido, mientras que una recomendación fuerte sugiere que, por lo general, no es necesario presentar múltiples opciones.

Es más probable que las recomendaciones sean débiles en lugar de fuertes cuando la certeza en la evidencia es baja, hay un equilibrio cercano entre las consecuencias deseables e indeseables, hay una variación sustancial o incertidumbre en los valores y preferencias de los pacientes, o las intervenciones requieren recursos considerables.

El sistema GRADE no permite distinguir claramente entre la calidad de la evidencia y la magnitud del impacto. No obstante, el uso del sistema GRADE para hacer recomendaciones se utiliza cada vez más para clasificar las guías de tratamiento.

---

[i] Se puede considerar que los estándares, la orientación y las alternativas tienen implicaciones legales y financieras. Las implicaciones de las guías para la negligencia y la cobertura de seguros aún están evolucionando y son controvertidas. Sin embargo, las guías están cada vez más vinculadas con la cobertura de seguros y las decisiones respecto a la responsabilidad.

Perspectiva de las recomendaciones

Las recomendaciones, como otras herramientas para la toma de decisiones, pueden tener una perspectiva social, es decir, deben incorporar beneficios, daños y, si se incluyen, los costos, independientemente de quién los experimente. También podrían utilizarse otras perspectivas, como la de un sistema de seguros como Medicare o un gran plan de salud como el de Kaiser-Permanente. Cuando se usan otras perspectivas para hacer la interpretación, la perspectiva necesita identificarse.

Las recomendaciones basadas en la evidencia también pueden considerar los impactos distributivos que conllevan. Esto puede requerir un énfasis especial en los grupos vulnerables o de alto riesgo.

Para comprender la perspectiva de las recomendaciones, también es importante considerar si se centran en personas, grupos/instituciones o comunidades/público en general. El enfoque de las recomendaciones puede estar en pacientes individuales, pero alternativamente en todos los hospitales con unidades de cuidados intensivos pediátricos o los servicios de urgencias en el centro de las ciudades. Las recomendaciones pueden abordar la necesidad de servicios basados en la población, que van desde la seguridad en el procesamiento de alimentos hasta la disminución del radón.

Las siguientes recomendaciones de detección demuestran cómo pueden tener una perspectiva social y enfocarse en múltiples niveles:

Miniestudio 14-18 Las recomendaciones para la detección sistemática del cáncer de colon enfatizan la necesidad de que esté ampliamente disponible y ofrecerla a todos los mayores de 50 años sin contraindicaciones. Debido a la baja tasa de aceptación de la detección sistemática, se motiva a los médicos a ofrecer múltiples métodos y a hacer muchas solicitudes durante varios años. Se alienta a los hospitales a proporcionar servicios convenientes y accesibles. Las compañías de seguros están obligadas a proporcionar a todos los asegurados la cobertura para los procedimientos. Los esfuerzos de información pública deben fomentar la detección del cáncer de colon y empeñar esfuerzos especiales para llegar a los grupos con tasas bajas antes de utilizar la detección sistemática.

Al incluir a todos los mayores de 50 años, no solo a los que actualmente buscan atención médica, las recomendaciones toman una perspectiva social. Estas recomendaciones se centran en la detección sistemática del cáncer de colon en los individuos, incluidos los que tienen un alto riesgo, debido a las bajas tasas previas de tal detección. Sin embargo, el enfoque de las recomendaciones no se limita a los médicos individuales. Instituciones como hospitales y compañías de seguros son parte de las recomendaciones, al igual que los esfuerzos basados en la población, diseñados para informar al público.

En *Aprenda más 14-2* se exploran las implicaciones de adoptar un abordaje de pensamiento sistémico más amplio para las recomendaciones basadas en la evidencia.

Aprenda más 14-2. Pensamiento sistémico y recomendaciones basadas en la evidencia

Las recomendaciones basadas en la evidencia están diseñadas para enfocarse en una intervención a la vez, con base en la mejor evidencia de investigación disponible. Los métodos de investigación que comunican las recomendaciones basadas en la evidencia utilizan diseños de estudio que toman en cuenta, corrigen o controlan las posibles variables de confusión. Se corrigen estas posibles variables de confusión con el fin de medir el impacto del único factor de interés primario, que a veces se denomina *efecto principal*. Al observar un factor a la vez, las recomendaciones basadas en la evidencia pueden perder la oportunidad para aprovechar las interacciones entre los factores de riesgo o las intervenciones, como se ilustra en el siguiente ejemplo.

Por lo tanto, en el futuro se espera ver recomendaciones basadas en la evidencia utilizando un enfoque de sistemas que reúne diversas estrategias y examina cómo hacer cambios a ese nivel, no solo cómo tratar a las personas.

Miniestudio 14-19 Un fumador crónico de dos paquetes de cigarrillos al día está tratando de reducir su riesgo de cáncer de pulmón, que se calcula como un riesgo relativo de 10. Las recomendaciones basadas en la evidencia se centran en el uso de medicamentos y sistemas de apoyo para ayudar a dejar de fumar. No se menciona la realización de pruebas en su hogar para detectar concentraciones altas de radón, que en sí conlleva un riesgo relativo de 5. Cuando están presentes tanto el tabaquismo prolongado como los altos niveles de exposición al radón, el riesgo de cáncer de pulmón se multiplica. Por lo tanto, el riesgo relativo de cáncer de pulmón es de aproximadamente 50. Si se elimina la exposición a altas dosis de radón, el riesgo relativo de cáncer de pulmón sería cercano a 10 en lugar de 50.

Considerar un factor o intervención a la vez se ha denominado *enfoque reduccionista*. Contemplar una intervención a la vez impide ver el potencial de interacciones entre factores de riesgo o tratamientos, que pueden aumentar el impacto del peligro o el de las intervenciones.

Además de considerar una intervención a la vez, las recomendaciones basadas en la evidencia se centran en gran medida en aquellas acciones individuales, especialmente las que pueden implementarse junto con un proveedor de atención sanitaria. Por lo tanto, las recomendaciones basadas en la evidencia para el hábito tabáquico pueden pasar por alto los tipos de intervenciones basadas en la población, que han demostrado su eficacia, como se ilustra en el siguiente ejemplo.

Miniestudio 14-20 Las recomendaciones basadas en la evidencia se enfocan en los esfuerzos por evitar que las personas comiencen a fumar cigarrillos, ayudar con los correspondientes por dejar de fumar, detectar el cáncer de pulmón y tratarlo una vez que se diagnostica. No abordan cuestiones a nivel de la población, como el impacto de los impuestos a los cigarrillos, las restricciones para fumar en lugares públicos o la regulación del contenido de nicotina de los cigarrillos, a pesar de que se ha demostrado que estas intervenciones ayudan a los fumadores que intentan dejar el hábito.

Las recomendaciones basadas en la evidencia se consideran cada vez más como un subconjunto de un enfoque más amplio para abordar los problemas conocidos como *pensamiento sistémico*. El pensamiento sistémico aborda la variedad completa de factores que causan enfermedades y la correspondiente de las intervenciones que previenen, curan y disminuyen la discapacidad.

El pensamiento sistémico se puede considerar como un proceso de tres pasos:

1. Identificar los factores de riesgo y las intervenciones que influyen en el curso de la enfermedad o afección.
2. Describir las interacciones entre los factores de riesgo y las intervenciones en busca de obstáculos que se puedan abordar para mejorar los resultados y aprovechar los puntos en los cuales enfocarse para aumentar el impacto de las intervenciones.
3. Comprender los cambios que se están produciendo a lo largo del tiempo para atisbar mejor lo que se puede esperar en el futuro.

Así, con respecto al tabaquismo, el pensamiento sistémico puede producir lo siguiente:

Fumar cigarrillos es una adicción que es mejor prevenir que tratar. El tratamiento debe interrumpir el ciclo de adicción, con base en sistemas de apoyo farmacológico y personal que lo logran.

Las características de comportamiento individuales, las acciones de los grupos de pares y las intervenciones en la población influyen todas en el proceso de comenzar a fumar cigarrillos y la facilidad para dejar de hacerlo. Los obstáculos incluyen las concentraciones altas continuas de nicotina en los cigarrillos. Los puntos de impulso incluyen la oportunidad de intervenir en las primeras etapas del embarazo, cuando las mujeres están especialmente motivadas para dejar de fumar.

Es probable que los esfuerzos nacionales para centrarse en el tabaquismo durante el embarazo y las concentraciones de nicotina en el tabaco eviten que un gran número de personas comiencen a fumar y ayuden a uno considerable a dejar de fumar. Para el 2030, es probable que quede un grupo de fumadores a largo plazo en los que la detección sistemática del cáncer de pulmón y su tratamiento serán aún más importantes que ahora.

Este tipo de pensamiento sistémico se está aplicando cada vez más a problemas de salud, que van desde la seguridad de los medicamentos hasta la de los alimentos, y problemas complejos, como las enfermedades cardiovasculares, las lesiones por colisiones de vehículos motorizados, el uso de opiáceos y la infección por VIH/sida.

Se puede considerar el pensamiento sistémico como un enfoque *integrador* en contraposición a uno reduccionista. Un enfoque integrador reúne evidencia de una variedad de fuentes y la utiliza para examinar un problema como un todo, considerando su curso clínico desde la prevención hasta la rehabilitación, así como las posibles intervenciones desde individuales, hasta grupales y poblacionales.

La interpretación de las recomendaciones proporciona la base para considerar los esfuerzos por implementarlas en la práctica, que es el foco de la extrapolación, el componente final del marco MAARIE.

EXTRAPOLACIÓN[8,9]

La extrapolación de las recomendaciones o guías basadas en la evidencia es el proceso de ir más allá de las conclusiones extraídas en el componente de interpretación para hacer preguntas sobre sus implicaciones para la práctica. La implementación de las guías en la práctica clínica o de salud pública requiere preguntarse cómo debe hacerse, para qué poblaciones se deben utilizar y si hay un proceso para actualizarlas o revisarlas.

Implementación en la población objetivo

Los problemas de implementación pueden incluir métodos para organizar la prestación de servicios, promoverla para quienes más los necesitan, documentar los esfuerzos por ofrecerla, etcétera.

El proceso de implementación de las guías puede presentarse como un algoritmo. Los algoritmos generalmente se construyen para proporcionar un proceso gradual de toma de decisiones, que se muestra como un diagrama de flujo gráfico. Los algoritmos permiten una percepción visual del proceso de toma de decisiones recomendado en una guía. Los algoritmos pueden ser bastante complejos. Independientemente de su complejidad, los algoritmos se construyen utilizando un conjunto de reglas muy similares a las usadas en la construcción de árboles de decisión.

En los algoritmos:

- Una elipse establece o define la decisión por tomar.
- Los hexágonos incorporan preguntas que necesitan respuesta.
- Los cuadros indican una acción que debe realizarse.

Por tradición, los algoritmos comienzan en la parte superior y se desplazan hacia abajo, lo que indica el orden del proceso.

Como se ilustra en la figura 14-2, los algoritmos generalmente plantean un problema como: ¿se debe realizar un examen de detección sistemática del cáncer de colon a este paciente? Después presentan interrogantes específicas para determinar si un individuo en particular es candidato para la detección sistemática. Este algoritmo podría ampliarse para decidir entre las posibles formas de detección sistemática y qué hacer si el paciente decide no someterse a una.[j]

Los métodos de implementación también incluyen problemas que ocurren antes o después de los abordados por los algoritmos. Por ejemplo, cómo se debe buscar a los pacientes para la detección o cómo se debe documentar la decisión. Echemos un vistazo a estos tipos de problemas en el siguiente ejemplo hipotético:

---

[j] Los algoritmos se utilizan a menudo para permitir delegar la implementación a aquellos con menos formación o experiencia. Los algoritmos también se usan para aclarar el proceso de pensamiento subyacente integrado en las guías, identificar probabilidades que no se abordan en ellas o para enseñar el método incluido. Los algoritmos son solo un método para la implementación de guías.

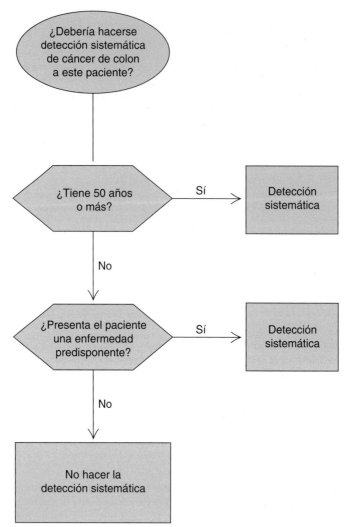

Miniestudio 14-21 La prioridad en los programas de detección sistemática para las personas de riesgo promedio debe ser cubrir ampliamente a la población con al menos una intervención de cribado, en lugar de realizar pruebas repetidas a las mismas personas. Por lo tanto, se debe implementar un sistema de recordatorio para identificar y recordar a todas las personas mayores de 50 años que no se hayan sometido a una prueba de detección de cáncer de colon recomendada, que deben programar una consulta.

Los algoritmos generalmente abordan qué hacer cuando se enfrenta a un paciente individual. Este problema de implementación va más allá. Aborda lo que se debe hacer para identificar a los pacientes y ofrecerles exámenes de detección sistemática. Este tipo de problema de implementación implica que los sistemas organizados de prestación de servicios de salud tienen una responsabilidad que se extiende más allá de la de quienes se presentan para recibir atención. Esta responsabilidad ampliada puede incorporarse a los métodos de implementación.

En el otro extremo del proceso están las cuestiones de implementación relacionadas con la documentación de lo que se ha hecho o no, como se ilustra en el siguiente ejemplo hipotético:

Miniestudio 14-22 Se debe recomendar a los pacientes que son atendidos en la práctica de atención primaria para otros fines, que se sometan a un procedimiento de detección sistemática aproximadamente a los 50 años. El registro de que se proporcionó este consejo debe incluirse en la historia clínica del paciente. A quienes indiquen que no desean someterse a una evaluación, se les debe solicitar que firmen un documento de descargo, donde indiquen que comprenden la recomendación y no desean cumplirla.

Por lo tanto, los procesos de implementación de las guías van más allá de ellas mismas. Piden extrapolar las pautas a la práctica. Al extrapolar a la práctica, se debe reconocer que es posible extender las recomendaciones a quienes no estaban incluidos en la población objetivo inicial. Por lo tanto, se necesita examinar hasta qué punto las guías se extienden más allá de la población objetivo.

Implementación más allá de la población objetivo

Al implementar realmente una guía, al igual que con la extrapolación de investigaciones, es importante considerar si se extiende más allá de la población objetivo. Esto puede ocurrir cuando una recomendación se extiende a aquellos pacientes con menor riesgo, quizás más jóvenes o sanos, o a otros países o regiones que tienen una prevalencia o gravedad diferente de una enfermedad, como se ilustra en el siguiente ejemplo:

Miniestudio 14-23 Las guías de detección sistemática del cáncer de colon acerca del uso de la colonoscopia desarrollada para los Estados Unidos también se recomiendan para otros países desarrollados con una alta tasa de mortalidad por el padecimiento, pero no para los menos desarrollados y las poblaciones con tasas de mortalidad correspondientes más bajas.

Este tipo de extrapolación es intencionalmente cauteloso. Va más allá de los datos, pero reconoce los peligros de extrapolar entre sociedades con distribuciones muy diferentes de enfermedades y recursos. Una recomendación para el uso generalizado de la detección sistemática del cáncer de colon mediante colonoscopia, por ejemplo, habría requerido una larga lista de suposiciones cuestionables.

Presentación, reevaluación y revisión[8,9]

Las recomendaciones basadas en la evidencia se utilizan ahora de forma generalizada. En los Estados Unidos, la ley Affordable Care Act (ACA) utilizó el sistema de clasificación ABCDI y ayudó a garantizar la cobertura de los servicios clínicos preventivos que reciben una calificación de A o B por parte del USPSTF y otras recomendaciones gubernamentales formales.

La creciente aceptación de las guías basadas en la evidencia exige cada vez más métodos estandarizados para presentarlas. En la Conference on Guideline Standarization (COGS, Conferencia sobre la Normalización de Guías) se desarrolló una lista de información esperada que debe incluirse en las guías. La lista de la COGS se resume en la tabla 14-6.

Como se vio, el desarrollo de guías generalmente requiere supuestos para los que hay pocos o ningún dato. Además, la incertidumbre a menudo se aborda mediante un proceso subjetivo, como el uso de la opinión de expertos. A medida que pasa el tiempo, es posible que haya pruebas disponibles que aborden estas incertidumbres y suposiciones. Además, pueden estar disponibles nuevas opciones que tengan mayores beneficios o menores daños o costos. Por lo tanto, al examinar una guía es importante determinar su fecha de publicación.

Tabla 14-6 Conferencia sobre normalización de guías: lista de información esperada

Tema	Descripción
1. Material de revisión	Resumen estructurado que incluye la fecha de publicación de la guía, el estado (original, revisada, actualizada) y fuentes impresas y electrónicas
2. Enfoque	La enfermedad/afección primaria e intervención/servicio/tecnología que aborda la guía. Indique cualquier intervención preventiva, diagnóstica o terapéutica alternativa que se consideró durante el desarrollo
3. Objetivo	El fin que se espera lograr siguiendo la guía, incluida la justificación para el desarrollo de una guía sobre este tema
4. Usuarios/entorno	Los usuarios previstos de la guía (p. ej., tipos de proveedores de atención, pacientes) y los entornos en los que se pretende utilizarla
5. Población objetivo	La población de pacientes candidatos para las recomendaciones de las guías y la lista de cualquier criterio de exclusión
6. Desarrollador	La(s) organización(es) responsable(s) del desarrollo de la guía y los nombres/credenciales/posibles conflictos de intereses de las personas involucradas en el desarrollo de la guía
7. Fuente de financiación/patrocinador	La fuente de financiación/patrocinador y describir su papel en el desarrollo o informe de la guía. Revelar posibles conflictos de intereses
8. Recolección de la evidencia	Los métodos utilizados para buscar en la literatura científica, incluido el rango de fechas y bases de datos, y los criterios aplicados para filtrar la evidencia recuperada
9. Criterios de calificación de la recomendación	Los criterios utilizados para calificar la calidad de la evidencia que respalda las recomendaciones y el sistema para describir su fuerza. La fuerza de la recomendación comunica la importancia de su cumplimiento y se basa tanto en la calidad de la evidencia como en la magnitud de los beneficios o daños previstos
10. Método para sintetizar la evidencia	Cómo se utilizó la evidencia para crear recomendaciones, por ejemplo, tablas de evidencia, metaanálisis, análisis de decisiones
11. Revisión preliminar	Cómo el desarrollador de la guía revisó o probó las guías antes de su publicación
12. Plan de actualización	Si existe o no un plan para actualizar la guía y, si corresponde, una fecha de vencimiento para esta versión
13. Definiciones	Términos desconocidos y críticos para la correcta aplicación de la directriz que podrían estar sujetos a malas interpretaciones
14. Recomendaciones y motivo	Acción recomendada con precisión y las circunstancias específicas en las cuales realizarla. Justifique cada recomendación describiendo el vínculo entre esta y la evidencia que la respalda. Indicar la calidad de la evidencia y la fuerza de la recomendación, con base en los criterios descritos en el tema 9

Tabla 14-6 Conferencia sobre normalización de guías: lista de información esperada (*continuación*)

Tema	Descripción
15. Posibles beneficios y daños	Beneficios anticipados y riesgos potenciales asociados con la implementación de las recomendaciones de la guía
16. Preferencias del paciente	El papel de las preferencias del paciente cuando una recomendación implica un elemento sustancial de elección personal o valores
17. Algoritmo	Cuando sea apropiado, una descripción gráfica de las etapas y decisiones en la atención clínica descritas por la guía
18. Consideraciones de implementación	Barreras previstas para la aplicación de las recomendaciones. Se proporciona la referencia a cualquier documento auxiliar para proveedores o pacientes que esté destinado a facilitar la implementación. Se sugieren criterios de revisión para medir los cambios en la atención cuando se implementa la guía

Adoptado del Yale Center for Medical Informatics. COGS: the conference on guideline standardization. http://gem.med.yale.edu/cogs/welcome.do. Consultado el 4 de junio de 2020.

Las guías deben incluir un proceso y un cronograma de revisión, como se ilustra en el siguiente ejemplo:

Miniestudio 14-24 La revisión de esta guía debe realizarse después de que se disponga de la evidencia adecuada para evaluar los beneficios, daños y costos de la colonoscopia virtual. La evidencia de la efectividad neta de la colonoscopia cada 10 años en comparación con la sigmoidoscopia cada 3-5 años más la prueba de ADN en heces anual debe revisarse en 3 años para determinar si se sigue recomendando el uso de estos métodos. Se debe realizar una revisión exhaustiva de las guías en 5 años.

El rápido ritmo de cambio que se está produciendo en la salud y su cuidado requiere que la mayoría de las guías se revisen formalmente cuando haya datos específicos disponibles o en un calendario establecido. Cuando una guía está desactualizada, el lector debe ser muy cauteloso al aceptar sus conclusiones.

Como se vio, las guías se han convertido en un método clave para integrar la evidencia en la práctica. El uso del marco MAARIE puede ayudar a organizar el método para revisar las guías y a identificar sus usos y limitaciones.

? Preguntas por formular: una guía de las guías

Las siguientes preguntas pueden servir como una lista de verificación al leer las guías basadas en la evidencia.

Método: propósito de la guía y población objetivo.

1. **Propósito:** ¿cuál es el propósito de las guías?
2. **Población objetivo:** ¿cuál es la población objetivo a la que están destinadas las guías?
3. **Perspectiva:** ¿cuál es la perspectiva de los autores de la guía?

Asignación: opciones, estructuración de la evidencia y criterios de decisión.

1. **Opciones:** ¿qué opciones se están considerando?
2. **Evidencia: estructura y tipos de evidencia por incluir:** ¿cómo se obtienen y organizan las pruebas y qué tipos de ellas se incluyen? Por ejemplo, beneficios, daños, costos.
3. **Abordaje de toma de decisiones:** ¿cómo se combinarán los tipos de evidencia para tomar decisiones o hacer recomendaciones?

Análisis: presentación de la evidencia sobre los resultados.

1. **Fuentes de la evidencia:** ¿qué fuentes de la evidencia se utilizan para medir los resultados?
2. **Medición de resultados:** ¿cómo se miden los resultados?
3. **Llenar los vacíos en la evidencia:** ¿cómo se abordan los vacíos en la evidencia? Por ejemplo, opinión de expertos, conferencia de consenso, método Delphi.

Resultados: sintetizar la evidencia.

1. **Puntuación de la calidad de la evidencia:** ¿se utiliza un sistema de puntuación para la calidad de la evidencia?
2. **Abordar las incertidumbres:** ¿cómo se abordan las incertidumbres restantes? Por ejemplo, análisis de sensibilidad, juicio subjetivo.
3. **Descartar opciones:** ¿qué método se utiliza para descartar opciones?

Interpretación: hacer recomendaciones.

1. **Puntuación de la magnitud del impacto:** ¿se utiliza un sistema de puntuación para la magnitud del impacto de la intervención?
2. **Calificación de la fuerza de la recomendación:** combinando puntuaciones para la calidad de la evidencia y la magnitud del impacto, ¿qué calificación se puede otorgar a la solidez de las recomendaciones?
3. **Perspectiva de las recomendaciones:** ¿se hacen las recomendaciones desde la perspectiva social u otras, y están enfocadas a individuos, instituciones o comunidades?

Extrapolación: implementación.

1. **Implementación en la población objetivo:** ¿incluyen las recomendaciones métodos de implementación en la población objetivo?
2. **Implementación más allá de la población objetivo:** ¿se hacen recomendaciones para su implementación más allá de la población objetivo?
3. **Presentación, reevaluación y revisión:** ¿se presentan las recomendaciones utilizando un método estandarizado? ¿Existe un calendario para la revisión de las guías?

PREGUNTAS DE REVISIÓN

1. **¿Cuál de las siguientes es la afirmación más precisa con respecto a la autoría de las guías basadas en la evidencia (es decir, recomendaciones basadas en la evidencia)?**
   A. Pueden ser desarrolladas por agencias gubernamentales
   B. Pueden ser desarrolladas por sociedades profesionales
   C. Pueden ser desarrolladas por grupos con un interés financiero en el uso de productos específicos
   D. Pueden ser desarrolladas por grupos que representan a los consumidores
   E. Todas las anteriores

2. **¿Cuál de las siguientes opciones refleja mejor la perspectiva de las guías o recomendaciones basadas en la evidencia al incorporar la opinión de expertos?**
   A. La opinión de expertos se considera generalmente como la forma de prueba más confiable
   B. La opinión de expertos no debe utilizarse en el desarrollo de guías basadas en la evidencia
   C. La opinión de un experto puede utilizarse cuando se dispone de pruebas más fiables, siempre que el experto esté bien calificado
   D. La opinión de expertos se considera una forma de evidencia que puede usarse cuando no se dispone de otras confiables, pero debe obtenerse sistemáticamente para que refleje verdaderamente las opiniones disponibles

3. **¿Cuál de las siguientes opciones debe determinar la fuerza de las recomendaciones que utilizan el método del USPSTF?**
   A. La calidad de la evidencia
   B. La magnitud de la efectividad neta
   C. El costo debe ser la primera consideración
   D. La calidad de la evidencia y la magnitud de la efectividad neta
   E. Todas las anteriores

4. **Indique qué puntuación de calidad de la evidencia se ilustra mejor en el siguiente ejemplo:**
   Se ha demostrado que un tratamiento tiene eficacia mediante estudios controlados aleatorizados bien realizados con los mismos tipos de pacientes a los que se recomienda recibirlo. Los datos indican que el tratamiento reduce la probabilidad de muerte.
   A. Evidencia buena
   B. Evidencia regular
   C. Evidencia mala

5. **Indique qué puntuación de calidad de la evidencia se ilustra mejor en el siguiente ejemplo:**
   Un tratamiento tiene evidencia de efectividad neta con base en un pequeño estudio de cohortes a corto plazo de hombres mayores de 50 años y la opinión de expertos. Los revisores buscan hacer recomendaciones sobre mujeres menores de 50 años que recibirían el tratamiento durante muchos años.
   A. Evidencia buena
   B. Evidencia regular
   C. Evidencia mala

6. **Indique qué magnitud de puntuación de impacto se ilustra mejor en el siguiente ejemplo:**
   Se ha demostrado que una intervención cura a un gran porcentaje de pacientes con una enfermedad rara que pone en peligro la vida sin producir efectos secundarios graves.
   A. Sustancial
   B. Moderada
   C. Pequeña
   D. Nula o negativa

7. **Indique qué magnitud de puntuación de impacto se ilustra mejor en el siguiente ejemplo:**

Se ha demostrado que una intervención tiene un impacto pequeño o moderado en un gran porcentaje de la población sin producir efectos secundarios graves.

    A. Sustancial

    B. Moderada

    C. Pequeña

    D. Nula o negativa

8. **Indique cuál de las calificaciones del USPSTF para una recomendación basada en la evidencia se ilustra mejor en la siguiente afirmación:**

Se hace una recomendación con base en buena evidencia y tiene una efectividad neta sustancial.

    A. Grado A

    B. Grado B

    C. Grado C

    D. Grado D

    E. Grado I

9. **Indique cuál de las calificaciones del USPSTF para una recomendación basada en la evidencia se ilustra mejor en la siguiente afirmación:**

Se hace una recomendación con base en buena evidencia y tiene una efectividad neta negativa.

    A. Grado A

    B. Grado B

    C. Grado C

    D. Grado D

    E. Grado I

10. **Todo lo siguiente es cierto para el reevaluación y la revisión de las guías basadas en la evidencia, EXCEPTO:**

    A. Deben revisarse mediante un proceso basado en la evidencia

    B. Deben revisarse periódicamente sobre la base de un cronograma publicado, por ejemplo, cada 5 años

    C. No es necesario revisarlas, a menos que haya un cambio importante en los métodos de tratamiento que se utilizan

    D. Las guías deben incluir un proceso de revisión

RESPUESTAS A LAS PREGUNTAS DE REVISIÓN

1. **La respuesta es E.** Las guías o recomendaciones basadas en la evidencia pueden ser desarrolladas por una amplia gama de organizaciones, algunas de las cuales tienen intereses financieros en las decisiones que se toman. Si bien se está produciendo una amplia variedad de autorías, se espera que sea explícita en las publicaciones y se divulguen los posibles conflictos de intereses financieros.

2. **La respuesta es D.** La opinión de expertos se utiliza en las guías basadas en la evidencia cuando no se dispone de alguna evidencia de estudios bien realizados. La opinión de los expertos se considera una forma de evidencia que, en sí, debe evaluarse en términos de los métodos utilizados para obtenerla. Un experto bien calificado no se considera suficiente. Cada vez se usan más métodos para obtener un consenso o una muestra representativa de la opinión de los expertos.

3. **La respuesta es D.** La calidad de la evidencia y la efectividad neta son consideraciones importantes para determinar la solidez de la evidencia utilizando el método del USPSTF. En ocasiones, la consideración de los costos puede incluirse en el desarrollo de una recomendación. Cuando esta sea la situación, el método para integrar los costos debe establecerse explícitamente. En general, la consideración de costos solo es relevante después de que se haya establecido la existencia de una efectividad neta importante.

4. **La respuesta es A.** Una puntuación de buena evidencia requiere que los datos provengan de investigaciones bien realizadas utilizando un tipo de investigación que ocupa un lugar destacado en la jerarquía, como un estudio controlado aleatorizado. Además, los datos deben ser relevantes para la población objetivo. Finalmente, el resultado debe ser coherente, es decir, debe ser clínicamente importante, como la muerte. En este ejemplo, se cumplen los tres criterios.

5. **La respuesta es C.** En este ejemplo, no se cumple ninguno de los criterios de buena evidencia. La recomendación se basa en un pequeño estudio de cohortes y la opinión de expertos. Incluye a hombres mayores de 50 años, pero hace recomendaciones para mujeres menores de 50 años. Utiliza datos a corto plazo, pero hace recomendaciones para su uso a largo plazo. Por lo tanto, la evidencia puede considerarse deficiente.

6. **La respuesta es A.** En las recomendaciones basadas en la evidencia, la magnitud del impacto se mide teniendo en cuenta los beneficios y los daños o la efectividad neta. Se puede lograr un impacto sustancial cuando la intervención tiene un impacto neto importante en un pequeño número de personas o, alternativamente, cuando tiene un impacto neto pequeño o moderado en un gran porcentaje de la población. En este ejemplo, la intervención tiene un impacto neto importante en un pequeño número de personas.

7. **La respuesta es A.** En las recomendaciones basadas en la evidencia, la magnitud del impacto se mide teniendo en cuenta los beneficios y los daños o la efectividad neta. Se puede lograr un impacto sustancial cuando la intervención tiene un impacto neto importante en un pequeño número de personas o, en su defecto, cuando tiene un impacto neto pequeño o moderado en un gran porcentaje de la población. En este ejemplo, esto último es el caso.

8. **La respuesta es A.** La calificación A solo se puede lograr cuando hay buena evidencia y una efectividad neta sustancial. Ambos criterios se cumplen en este ejemplo.

9. **La respuesta es D.** Una buena evidencia junto con una efectividad neta negativa implica que el tratamiento no se recomienda con base en la buena evidencia. La calificación de D refleja esta recomendación.

10. **La respuesta es C.** La reevaluación y la revisión de las guías basadas en la evidencia deben incorporarse al proceso. Las guías deben indicar cuándo se revisarán, por ejemplo, en 5 años. La reevaluación y la revisión, como el desarrollo de las guías originales, deben utilizar un proceso basado en la evidencia. La reevaluación y la revisión de las guías no se pueden realizar únicamente con base en cambios importantes de los métodos de tratamiento que se utilizan.

Referencias

1. Harris RP, Helfand M, Woolf SH, et al.; Methods work group, Third US Preventive Services Task Force. Current methods of the US Preventive Services Task Force: a review of the process. *Am J Prev Med.* 2001;20(suppl 3):21-35.

2. Institute of Medicine. *Guidelines for Clinical Practice: From Development to Use.* Washington, DC: National Academies Press; 1992.

3. Centers for Disease Control and Prevention. The community guide: what works to promote health. https://www.thecommunityguide.org/. Consultada el 4 de junio de 2020.

4. Agency for Healthcare Research and Quality. *U.S. Preventive Services Task Force Guide to Clinical Preventive Services.* Vol 1. Rockville, MD: Agency for Healthcare Research and Quality. AHRQ Publication No 02-500; 2001.

5. Fink A, Kosecoff J, Chassin M, et al. Consensus methods: characteristics and guidelines for use. *Am J Public Health.* 1984;74(9):979-983.

6. Institute of Medicine. *Clinical Practice Guidelines We Can Trust.* Washington, DC: National Academies Press; 2011.

7. Guyatt G, Oxman AD, Akl EA, et al. GRADE guidelines: 1. Introduction—GRADE evidence profiles and summary of findings tables. *J Clin Epidemiol.* 2011;64:383-394.

8. Yale Center for Medical Informatics. COGS: the conference on guideline standardization. http://gem.med.yale.edu/cogs/welcome.do. Consultada el 4 de junio de 2020.

9. Margolis CZ, Cretin S, eds. *Implementing Clinical Practice Guidelines.* Chicago, IL: Health Infosource; 1999.

Probar una prueba: ejercicios para detectar defectos

Los dos primeros ejercicios están diseñados para ilustrar el tipo de errores que pueden ocurrir al evaluar las pruebas de diagnóstico y detección sistemática. Los ejercicios tercero y cuarto piden responder preguntas sobre cómo se realizaron un análisis de decisiones y uno de rentabilidad.

EJERCICIO PARA DETECTAR DEFECTOS: DESEMPEÑO DIAGNÓSTICO DE LAS PRUEBAS

Se está evaluando la utilidad de una nueva prueba para la tromboflebitis. La prueba estándar de referencia tradicional para la tromboflebitis es la venografía. Los investigadores primero obtuvieron un intervalo de referencia para la nueva prueba al realizarla en 100 técnicos de laboratorio sin antecedentes de tromboflebitis. Establecieron el rango del intervalo de referencia para incluir el 95% central de los valores de los técnicos de laboratorio. Los valores por encima del intervalo de referencia se definieron como positivos.

Para evaluar la precisión (reproducibilidad), la nueva prueba se realiza en 100 pacientes consecutivos con venografías positivas. Los investigadores encontraron que el 98% de los pacientes diagnosticados con tromboflebitis tuvieron un resultado positivo en la prueba. Después, los investigadores repitieron la prueba en el mismo grupo de pacientes. Nuevamente encontraron que era positiva en el 98% de ellos. A partir de esto, concluyeron que la nueva prueba era 100% precisa (reproducible).

Habiendo demostrado la precisión de la nueva prueba, los autores procedieron a estudiar su rendimiento diagnóstico.

Los participantes se eligieron cuidadosamente para cumplir con los criterios de inclusión y exclusión. Los autores realizaron la nueva prueba y la estándar de referencia (venografía) en todos los participantes.

A continuación, evaluaron los resultados. La investigación incluyó a 1000 pacientes con dolor unilateral en las piernas, de los cuales 500 tenían venografías positivas y 500, negativas. Los investigadores clasificaron a los individuos como positivos o negativos según la prueba estándar de referencia y también según la nueva prueba, y presentaron sus datos de la siguiente manera:

Prueba nueva	Venografía positiva	Venografía negativa
Positiva	450	100
Negativa	50	400
	500	500

Los investigadores definieron la sensibilidad como la proporción de personas con la enfermedad, determinada por una venografía positiva, que también tuvieron una nueva prueba positiva. Así,

$$\text{Sensibilidad} = \frac{450}{500} = 0.90 = 90\%$$

Los investigadores definieron la especificidad como la proporción de individuos sin la enfermedad, determinada por una venografía negativa, que también tuvieron una prueba nueva negativa. Así,

$$\text{Especificidad} = \frac{450}{500} = 0.80 = 80\%$$

Los investigadores calcularon la probabilidad de enfermedad posterior a la prueba (el valor predictivo de una prueba positiva) para los participantes del estudio. Definieron este valor como la proporción de personas con una nueva prueba positiva que realmente presenta la afección medida por la prueba estándar de referencia. Así,

$$\text{Valor predictivo de una prueba positiva} = \frac{450}{550} = 0.818 = 81.8\%$$

A partir de estos resultados, los investigadores sacaron las siguientes conclusiones:

1. La nueva prueba es completamente precisa (reproducible).

2. El rendimiento diagnóstico de la prueba es del 85%, porque su sensibilidad es del 90% y su especificidad del 80%.

3. La nueva prueba tiene menor sensibilidad y especificidad que la venografía; por lo tanto, es una prueba inherentemente inferior y no debe usarse, a menos que la venografía no esté disponible.

4. Cuando se aplica a un grupo con dolor bilateral en los miembros inferiores, se puede esperar que una nueva prueba positiva tenga un valor predictivo de una prueba positiva igual al 81.8%. Veamos si se pueden identificar errores en cada una de estas conclusiones.

EJERCICIO PARA DETECTAR DEFECTOS: PRUEBA DE CÁNCER DE PRÓSTATA

Se sabe que el cáncer de próstata es una enfermedad con una morbilidad y mortalidad considerables entre los hombres de edad avanzada. Se descubrió que una prueba reciente, conocida como el *Better Screening Antigen* (BSA o Mejor Antígeno de Cribado), permite distinguir entre hombres con cáncer de próstata evidente y aquellos sin evidencia alguna de la enfermedad.

Cuando se utilizó el BSA como prueba de detección sistemática, sus concentraciones elevadas vinieron seguidas por una biopsia. La biopsia se ha utilizado tradicionalmente como prueba estándar de referencia, que tiene una especificidad y sensibilidad de casi el 100% para el cáncer de próstata, cuando se utiliza para el seguimiento de los nódulos prostáticos encontrados por tacto rectal. En los estudios iniciales en hombres de 60 años o más, se identificaron solo unas pocas lecturas positivas del BSA posteriormente consideradas de resultado falso positivo en la biopsia.

Cuando se utilizó el BSA en la detección sistemática, los casos identificados se diagnosticaron en una etapa más temprana de la enfermedad, en comparación con los diagnosticados en el curso habitual de la atención clínica. El cáncer de próstata casi siempre se localizó en esa glándula, en comparación con los casos diagnosticados en el curso habitual de la atención clínica, en los que un número sustancial había desarrollado metástasis.

Se realizó una revisión sistemática de la literatura científica sobre cáncer de próstata. Los revisores sacaron las siguientes conclusiones:

1. Con base en la morbilidad y mortalidad del cáncer de próstata y la capacidad del BSA para distinguir entre aquellos con y sin la enfermedad, se cumplieron los criterios para una prueba de detección sistemática ideal.

2. Se descubrió que las personas que fueron diagnosticadas mediante pruebas de detección sistemática del cáncer de próstata con base en un BSA elevado y una biopsia positiva, vivieron más tiempo desde el momento del diagnóstico que las diagnosticadas en el curso habitual de la atención médica. Los revisores concluyeron que la detección temprana mejora el resultado.

3. Se puede esperar que la sensibilidad y la especificidad obtenidas al comparar aquellos con cáncer de próstata claro y aquellos sin evidencia de la enfermedad sean las mismas cuando la prueba se aplique en la práctica a pacientes con un espectro completo de enfermedad de la próstata.

4. Debido a los esfuerzos exitosos de la detección sistemática en los hombres de 60 años o más, la prueba de BSA debe usarse en todos los hombres de 50 años o más, porque la enfermedad puede estar presente en ellos.

5. Investigadores anteriores habían sugerido que la edad y el tamaño de la próstata deberían tenerse en cuenta al determinar los puntos de corte para pruebas positivas y negativas, pero los revisores concluyeron que es esencial tener el mismo punto de corte para todos los pacientes.

6. Cuando la biopsia se realizó después de un BSA elevado, no tuvo un rendimiento tan bueno como lo había hecho después de la detección de un nódulo en el tacto rectal. Los investigadores no pudieron entender esto, porque argumentaron que la biopsia es la prueba estándar de referencia y, por definición, siempre es correcta.

7. Los investigadores recomendaron una nueva regla de predicción conocida como *puntuación Gruesome* para identificar a los pacientes con una biopsia positiva que requerirán un tratamiento intensivo. La puntuación Gruesome se derivó de una gran base de datos representativa en la que se encontró que aquellos con una puntuación aumentada tenían un peor resultado. Los investigadores abogaron por el uso inmediato de la puntuación Gruesome para tomar decisiones sobre el tratamiento.

8. Después del diagnóstico de cáncer de próstata, se encontró que las concentraciones de BSA por encima de cero indicaban enfermedad residual. Los aumentos progresivos del BSA con el tiempo se asociaron fuertemente con las metástasis. Los investigadores rechazaron este uso del BSA, argumentando que una prueba utilizada para la detección sistemática no puede usarse también con otro propósito.

Veamos si se pueden identificar errores en cada una de estas conclusiones.

PULVERIZER: EVALUACIÓN DE SUS COSTOS Y EFECTIVIDAD COMO TRATAMIENTO PARA LOS CÁLCULOS RENALES

Se investigó una evaluación de los costos y la efectividad de Pulverizer, un método recientemente aprobado para el tratamiento de cálculos renales que contienen calcio en individuos por lo demás sanos. Se ha demostrado que el Pulverizer tiene una alta probabilidad de romper los primeros cálculos renales de 2 cm o menos y permitir que pasen por el uréter sin causar obstrucción. Los efectos adversos inmediatos son mínimos, pero existe la preocupación de que el uso de Pulverizer aumente la probabilidad de cálculos renales recurrentes durante la siguiente década.

Un investigador decidió comparar el uso de Pulverizer con el método convencional en una investigación de toma de decisiones. El método estándar o convencional consiste en tratar los síntomas y observar el curso natural del cálculo renal e intervenir quirúrgicamente solo si el cálculo no desaparece en una semana. La operación requiere una estancia promedio de 4 días en el hospital.

En la opción de usar Pulverizer, se asumió que este tratamiento tenía un 95% de probabilidad de éxito y un 5% de probabilidad de fracaso. Si el Pulverizer falla, viene seguido inmediatamente por la intervención quirúrgica, que se supone tiene una tasa de éxito del 99.5% y una probabilidad de muerte del 0.5%. Se asume que el Pulverizer se utiliza en el momento del diagnóstico, que evita así la hospitalización y permite el regreso del paciente al trabajo una semana antes en promedio.

Por lo general, el 80% de los cálculos desaparecen en 1 semana. La cirugía se realiza en personas cuyos cálculos no desaparecen en una semana o que desarrollan complicaciones. Se supone que la operación tiene una tasa de éxito del 99.5% pero que provoca la muerte en el 0.5% de los pacientes. Bajo los supuestos antes mencionados y asumiendo que el tratamiento exitoso con cualquiera de las opciones devuelve a los pacientes la salud completa, se encontró que los dos tratamientos eran igualmente efectivos.

Los costos considerados para Pulverizer son el del tratamiento, la operación y la hospitalización posterior. Los costos considerados para el tratamiento convencional son los de hospitalización, la intervención quirúrgica y posterior recuperación intrahospitalaria. Los costos se incluyen en el transcurso de un año, independientemente de quién pague las facturas.

Se encontró que el tratamiento convencional costaba US$15 000 dólares, mientras que Pulverizer costaba US$10 000 por resultado exitoso. Un análisis de sensibilidad que tuvo en cuenta la duración de la hospitalización requerida para el tratamiento convencional encontró que si la hospitalización pudiera disminuirse de un promedio de 4 a 2 días, el costo por resultado exitoso sería idéntico.

Los investigadores concluyeron que, debido a que los dos métodos cuestan menos de US$50 000 por uso, ambos eran rentables según los criterios actuales en los Estados Unidos. Sin embargo, Pulverizer resultó más rentable. Se concluyó que Pulverizer era el mejor tratamiento disponible y debería probarse en todos los cálculos en el momento del diagnóstico.

Las siguientes figuras muestran el árbol de decisión utilizado en esta investigación, las probabilidades y las utilidades, y se calculan las utilidades esperadas, respectivamente.

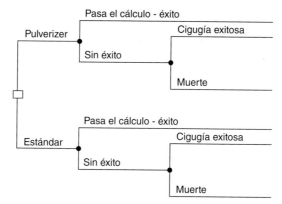

Árbol de decisiones utilizado en la investigación de Pulverizer.

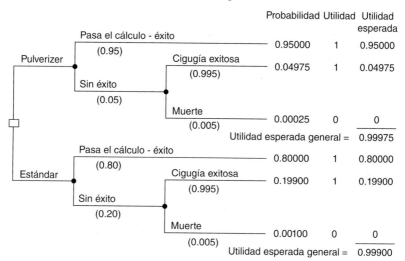

Árbol de decisiones utilizado en la investigación de Pulverizer, incluidas probabilidades, utilidades y utilidades esperadas.

Veamos si se pueden responder las siguientes preguntas sobre lo que se hizo en este ejercicio.

Método

- ¿Qué tipo de investigación se está llevando a cabo para la toma de decisiones?
- ¿Cuál es la pregunta del estudio y a qué población objetivo se dirige?
- ¿Desde qué perspectiva se está llevando a cabo la investigación?

Asignación

- ¿Qué opciones se están considerando? ¿Se omite alguna opción para usar Pulverizer?

- ¿Es apropiado el horizonte temporal?

Análisis

- ¿Qué utilidades se están utilizando para calcular la efectividad?
- ¿Está completa la evaluación de costos?

Resultados

- ¿Cuál es el número de pacientes ajustado por calidad que se necesita tratar para esta investigación?
- ¿Qué tipo de análisis de sensibilidad se está realizando?
- ¿Se realiza el descuento para tener en cuenta el momento de los sucesos?

Interpretación

- ¿Establece esta investigación que Pulverizer es rentable para el tratamiento de los primeros cálculos renales de 2 cm o menos en personas por lo demás sanas?

Extrapolación

- ¿Qué suposiciones deben hacerse para concluir que Pulverizer debe probarse en todos los cálculos renales?

GREAT DIALYSIS FRENTE A HEMODIÁLISIS

Se está evaluando un nuevo método de diálisis conocido como GREAT Dialysis (Diálisis Abdomino-torácica de Reingreso de Gradiente) para comparar su costo y efectividad con la hemodiálisis, que es el tratamiento convencional para los pacientes adultos. El costo y la efectividad se están evaluando en función del uso de los tratamientos durante la vida del paciente adulto promedio que requiere diálisis a partir de una edad promedio de 60 años.

Se asume que ambos métodos de diálisis son pagados por un sistema integral de atención médica que cubre los métodos aprobados de diálisis mientras el paciente viva. El sistema es parte de un seguro de salud del gobierno que cubre el costo de toda la atención médica necesaria, pero requiere que los pacientes y sus familias cubran los costos de acceso a la atención y otros gastos no médicos. La investigación tiene como objetivo incluir todas las alternativas que podrían proporcionar resultados favorables a los pacientes mientras se controlan los costos para el sistema de seguro de salud.

La hemodiálisis requiere un tratamiento de diálisis ambulatoria dos veces por semana que dura un promedio de 3 h. La hemodiálisis resulta en una hospitalización, en promedio, durante 1 semana al año como resultado de complicaciones. Sobre la base de una amplia experiencia con la hemodiálisis, se estima que la esperanza de vida de una persona promedio que se somete a hemodiálisis es de 10 años, y que la muerte ocurre con la misma tasa durante todo el período de seguimiento.

GREAT Dialysis es un nuevo método en el que se implanta un dispositivo de diálisis en el abdomen y el tórax y proporciona una función tan buena como la del riñón durante un promedio de 10 años. En promedio, se supone que se requiere intervención quirúrgica cada 10 años para el reemplazo, con un promedio de uno por paciente. No se conocen efectos adversos de la GREAT Dialysis, excepto el 3% de probabilidad de muerte que resulta de la operación inicial y el 1% de probabilidad de muerte que resulta de la intervención de reemplazo. Debido a que se cree que la GREAT Dialysis funciona tan bien como el propio riñón del paciente, la esperanza de vida de una persona promedio que la usa se estima en 20 años, excepto para aquellos que mueren en la cirugía. Sin embargo, debido a que la GREAT Dialysis es un procedimiento relativamente nuevo, se hizo una estimación baja de 10 años de esperanza de vida.

Las utilidades para la hemodiálisis se establecieron pidiendo a los pacientes dializados hospitalizados que calificaran la calidad de su salud. La utilidad promedio fue de 0.5 y se usó como utilidad del caso base para los pacientes en hemodiálisis. El 95% de los pacientes tuvieron una utilidad entre 0.9 y 0.3. Estas cifras se usaron como estimación de utilidad de alto y bajo realismo. La utilidad de la GREAT Dialysis se estableció en 1 porque, si tiene éxito, devuelve a los pacientes a su estado anterior de salud sin necesidad de modificar su estilo de vida.

Los costos de la hemodiálisis incluyen los anuales de atención médica del procedimiento y la semana de hospitalización. Los costos de la GREAT Dialysis incluyen los costos de atención médica del dispositivo, la intervención quirúrgica y la atención de seguimiento para el implante inicial y para un reemplazo. Los costos futuros de la hemodiálisis y la GREAT Dialysis se descontaron al 3%.

Los investigadores encontraron que el cociente de rentabilidad incremental de la GREAT Dialysis fue de -$2000 por AVAC en comparación con la hemodiálisis, lo que refleja un aumento de los AVAC y una disminución de los costos. Después de realizar un análisis de sensibilidad unidireccional para las utilidades y la esperanza de vida, se realizó uno del mejor/peor caso para ver el impacto de asumir que la utilidad de la hemodiálisis era 0.9 o alternativamente 0.3, y la esperanza de vida de la GREAT Dialysis era de 10 años en lugar de 20. El análisis de sensibilidad del mejor/peor caso encontró que el cociente de rentabilidad incremental para la GREAT Dialysis en comparación con la hemodiálisis varió por AVAC de -$5000 (el mejor caso) a +$1000 (el peor de los casos).

Los investigadores concluyeron que la GREAT Dialysis podría ahorrarle al sistema varios miles de millones de dólares al año. Con base en el análisis de sensibilidad, también concluyeron que la GREAT Dialysis puede aumentar los costos, como se refleja en los supuestos del peor de los casos y, por lo tanto, recomendaron que no se incluya como un servicio cubierto. Un revisor de este artículo estuvo de acuerdo en que la GREAT Dialysis puede costar más en función de su uso en esta investigación, pero argumentó que debería cubrirse, ya que una vez implementada a gran escala, los costos serían menores. Además, el revisor sugirió que la GREAT Dialysis debería usarse en todos los pacientes en diálisis, incluidos los niños.

La siguiente figura muestra el árbol de decisiones utilizado en esta investigación.

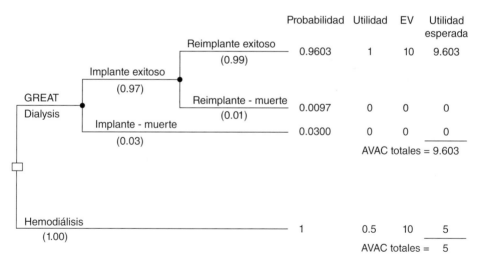

Árbol de decisiones utilizado en la investigación de la rentabilidad de GREAT Dialysis frente a hemodiálisis.

Veamos si se pueden responder las siguientes preguntas sobre lo que se hizo en este ejercicio.

Método

- ¿Qué tipo de investigación para la toma de decisiones se está llevando a cabo?
- ¿Cuál es la pregunta del estudio y a qué población objetivo se dirige?
- ¿Desde qué perspectiva se está llevando a cabo la investigación?

Asignación

- ¿Qué opciones se están evaluando?
- ¿Son relevantes las opciones y realistas los resultados?
- ¿Es apropiado el horizonte temporal?

Análisis

- ¿Son las probabilidades, las utilidades y los costos precisos y exactos?

Resultados

- ¿ Se expresan adecuadamente los resultados en términos de cocientes de rentabilidad?
- ¿Se realiza un análisis de sensibilidad adecuado?
- ¿Se utiliza un método apropiado para descontar por valor presente?

Interpretación

- ¿Se interpretan correctamente los cocientes de rentabilidad?
- ¿Qué definición se está utilizando en esta investigación para establecer la rentabilidad?

Extrapolación

- ¿Cómo extrapoló el investigador a poblaciones similares? ¿Se consideraron los efectos agregados?
- ¿El revisor extrapoló más allá de los datos?
- ¿El revisor extrapoló a otras poblaciones?

A

Abordaje de no hacer nada La alternativa de comparación hipotética en el cálculo de los cocientes de rentabilidad en las que se presume que hay costo cero y efectividad cero.

Afectados por el tiempo Un aumento en la duración de la observación da como resultado una mayor probabilidad de observar el resultado, y los individuos son observados durante diferentes períodos.

Aglomerados Acaecimiento de un número inesperado de sucesos raros en un área geográfica pequeña o durante un período breve.

Ahorro de costos Denominación genérica que implica que una reducción de costos puede ir acompañada de una reducción o un aumento de la efectividad.

Ajuste Procedimiento de asignación en el que se eligen grupos de estudio y de control para garantizar que una variable particular sea la misma o similar en cada uno. El ajuste es un tipo especial de emparejamiento en el que un individuo del grupo de estudio y uno del grupo de control se analizan juntos.

Aleatorización Método de asignación en el que los individuos tienen una probabilidad conocida, pero no necesariamente igual, de ser asignados a un grupo de estudio o de control en particular (sinónimo: asignación aleatoria).

Aleatorización por bloques Aleatorización que se logra utilizando grupos de individuos, quizás del mismo sitio, que han dado su consentimiento para participar y que luego se asignan *al azar a los grupos de estudio o control* utilizando una proporción de asignación predefinida.

Algoritmo Presentación explícita, a menudo gráfica, de los pasos a seguir para tomar una decisión, como el diagnóstico o el tratamiento. Puede utilizarse para presentar guías o pautas basadas en la evidencia mediante un método gráfico estandarizado.

Alternativa Intervención alterna en una investigación para la toma de decisiones. También puede usarse en las guías de práctica para indicar que la evidencia no respalda una recomendación clara o que hay datos inadecuados disponibles para hacer una.

Antes de la comercialización Como se usa para describir el proceso de la FDA, se refiere a las fases 1, 2 y 3 antes de su aprobación.

Análisis Componente del marco MAARIE en el que se mide el resultado o criterio de valoración de los grupos de estudio y control.

Análisis bivariable Análisis estadístico en el que hay una variable dependiente y una independiente.

Análisis de árbol de decisión inverso Proceso en el que las probabilidades se multiplican para obtener la probabilidad de un resultado particular conocido a manera de probabilidad de ruta. Los cálculos de las probabilidades de ruta asumen que la probabilidad de cada uno de los resultados que ocurren a lo largo de la ruta es independiente de las otras probabilidades a lo largo de ella.

Análisis de correlación Clase de procedimientos estadísticos que se utiliza para estimar la fuerza de la relación entre una variable dependiente continua y una variable independiente continua cuando tanto la dependiente como la independiente se seleccionan mediante un muestreo representativo o naturalista.

Análisis de rentabilidad Tipo de investigación de toma de decisiones que convierte tanto la efectividad como el costo en términos monetarios. El beneficio en este tipo de análisis se refiere a la efectividad neta, es decir, los resultados favorables menos los desfavorables.

Análisis de costo-consecuencias Tipo de análisis de rentabilidad en el cual los daños, beneficios y costos se miden o describen, pero no se combinan o comparan directamente.

Análisis de costo-utilidad Tipo de análisis de rentabilidad que mide y combina beneficios, daños y costos, tomando en cuenta las probabilidades y las utilidades. Estas investigaciones a menudo usan AVAC como medida de efectividad y, por lo tanto, pueden denominarse *análisis de rentabilidad mediante AVAC* (sinónimo: estudio de rentabilidad de AVAC).

Análisis de covarianza (ANCOVA) Procedimientos estadísticos para el análisis de datos que contienen una variable dependiente continua y una mezcla de variables independientes nominales y continuas.

Análisis de decisiones Tal como se usa en las investigaciones de toma de decisiones, se refiere al tipo de investigaciones en las que se incluyen los beneficios y los daños, pero no los costos. A menudo, se utiliza de forma genérica para referirse a toda la toma de decisiones cuantitativa.

Análisis de decisiones de AVAC Forma de análisis de decisión que usa AVAC como medida de resultado.

Análisis de decisiones de utilidad esperada Tipo de análisis de decisión que considera probabilidades y utilidades, pero no incorpora explícitamente la esperanza de vida.

Análisis de Markov Método de análisis utilizado en las investigaciones de toma de decisiones para tener en cuenta sucesos recurrentes como la recidiva de una enfermedad anterior o el desarrollo de un segundo episodio de la enfermedad.

Análisis de pacientes ya tratados Método para el análisis de datos en un estudio controlado aleatorizado en el que los resultados individuales se analizan en función del tratamiento real recibido (*véase* Análisis por protocolo).

Análisis de regresión   Denominación genérica que describe cualquier método estadístico en el que un resultado o una variable dependiente se relaciona con una o más variables independientes.

Análisis de rentabilidad   Término general para el tipo de investigación para la toma de decisiones en la que se consideran los costos, así como los daños y beneficios.

Análisis de sensibilidad   Método utilizado en las investigaciones para la toma de decisiones que altera uno o más factores de su mejor estimación o de referencia y examina el impacto en los resultados.

Análisis de subgrupos   Evaluación de la relación entre variables en grupos más pequeños, como por sexo o edad, obtenida de los grupos de estudio y de control originales.

Análisis de varianza (ANOVA)   Procedimientos estadísticos para el análisis de datos que contienen una variable dependiente continua y más de una variable independiente nominal.

Análisis intermedio   Análisis de los datos que se produce durante el curso de una investigación.

Análisis multivariable   Análisis estadístico en el que hay una variable dependiente y más de una variable independiente (*véase* Análisis multivariado).

Análisis multivariado   Análisis estadístico en el que hay más de una variable dependiente. Usado por lo común, pero incorrectamente, como sinónimo de análisis multivariable.

Análisis por protocolo   Abordaje para el análisis de resultados de comparación de grupos de tratamiento que incluye solo a aquellos pacientes que completaron el asignado originalmente. Como paciente ya tratado, es un método de análisis relacionado en el que no se requiere una estricta adherencia a un protocolo (*véase* Análisis de pacientes ya tratados).

Análisis posterior   Término utilizado para describir el análisis de subgrupos en el que se presentó una hipótesis para estos después de recopilar los datos.

Análisis secuenciales   Métodos de análisis que buscan determinar si una investigación debe continuar. Los métodos de análisis secuencial pueden permitir que una investigación se termine o se detenga antes.

Análisis univariado   Análisis estadístico en el que hay una variable dependiente y ninguna independiente.

Años de vida ajustados por discapacidad (AVAD)   Medida específica de enfermedad o afección del número de años de vida perdidos por muerte y discapacidad por unidad de población (p. ej., por 1000 habitantes) en comparación con una población actual con la mayor esperanza de vida y sin discapacidades.

Aproximación exponencial decreciente de la esperanza de vida (DEALE)   Medida especializada de la esperanza de vida que combina la supervivencia derivada de una tabla de mortalidad longitudinal más la esperanza de vida basada en la edad y otros factores demográficos derivados de una tabla de mortalidad transversal.

Árbol de decisión   Representación gráfica de las alternativas de decisión, incluidas las elecciones que se deben tomar y los sucesos fortuitos que ocurren.

Asignación   Componente del marco MAARIE en el que los individuos pasan a formar parte de un grupo de estudio o de control.

Asignación ciega o con ocultación   Ocurre cuando las personas se incluyen en un grupo de estudio y uno de control sin que el investigador o los sujetos lo sepan. Cuando tanto el investigador como los sujetos están «cegados» u «ocultados», el estudio a veces se denomina *doble ciego* o con ocultación doble (sinónimo: asignación enmascarada).

Asignación observada   Se refiere al método de asignación de individuos a grupos de estudio y control en estudios observacionales donde el investigador no interviene para realizarla.

Asociación   Fuerza de una relación en una muestra (o población) en comparación con otra. Existe cuando la relación es estadísticamente significativa.

Asociación de grupo   Situación en la que una característica y una enfermedad ocurren con mayor frecuencia en un grupo de individuos en comparación con otro. No implica necesariamente que los individuos con la característica sean los mismos que tienen la enfermedad (sinónimos: asociación poblacional, asociación ecológica, correlación ecológica).

Atención convencional   Nivel actual de intervención aceptado como atención sistemática o estándar (sinónimos: atención estándar, atención moderna).

Años de vida ajustados por calidad (AVAC)   Medición que incorpora probabilidades, utilidades y expectativas de vida. Es el equivalente a un año adicional de vida en plena salud para una persona, en comparación con la muerte.

B

Bayesiano   Abordaje de las estadísticas que tiene en cuenta la probabilidad (o posibilidad) preexistente de una enfermedad o una hipótesis de estudio al analizar e interpretar los datos de la investigación.

Búsqueda sistemática de literatura   Método formal para identificar todos los estudios existentes, independientemente del tipo o de si se publicaron o no en la literatura revisada por pares.

C

Cadena de causalidad   Ocurre cuando el factor A aumenta la probabilidad de desarrollar el factor B y este último aumenta la probabilidad de desarrollar el factor C. Cuando se investiga la relación entre el factor A y el factor C, el factor B no debe tratarse como una variable de confusión.

Calibración   Medida utilizada en las reglas de predicción y decisión que mide el desempeño de una al comparar su desempeño en participantes cuyas características están sustancialmente por encima y por debajo del valor promedio para todas las características incluidas en los datos.

Capacidad de diagnóstico   Denominación que se usa aquí para indicar que la medición del rendimiento de una prueba incluye una ponderación de los resultados falsos positivos en comparación con los falsos negativos, además de la capacidad de discriminación.

Capacidad de discriminación   Medida del rendimiento de la prueba que asume que un resultado falso positivo y uno falso negativo son de igual importancia. Puede medirse por la superficie bajo una ROC (sinónimo: superficie bajo la ROC).

Capital humano   Abordaje para convertir la efectividad en términos monetarios que utiliza la capacidad del receptor para contribuir a la economía.

Caso de referencia   En las investigaciones de toma de decisiones, es el método generalmente aceptado para presentar los datos utilizando la perspectiva social, la mejor conjetura o estimaciones de referencia para las variables; una tasa de descuento del 3%; y una serie de otros supuestos generalmente aceptados.

Categorías mutuamente excluyentes   Cumplen esta definición si cualquier individuo puede incluirse en una sola categoría.

Causa contribuyente   Causa definitivamente establecida cuando se han definido los tres criterios siguientes: a) la existencia de una asociación entre la causa y el efecto a nivel individual; b) la «causa» precede al «efecto» en el tiempo; y c) modificar la «causa» altera la probabilidad de presentar el «efecto».

Causa directa   Causa contribuyente que es el motivo más directamente conocido de una enfermedad. La determinación depende del estado actual de los conocimientos y puede cambiar a medida que se descubren mecanismos más inmediatos.

Causa necesaria   Una característica cumple esta definición si se requiere su presencia para producir o causar la enfermedad.

Causa proximal   Denominación legal que implica un examen de la secuencia temporal de causa y efecto para determinar el elemento en la multitud de factores causales que estaba más estrechamente relacionado en el tiempo con el resultado.

Causa suficiente   Una característica cumple esta definición si su presencia en sí producirá o causará la enfermedad.

Causalidad inversa   Situación en la que el «efecto» aparente es en realidad la «causa» (sinónimo: sesgo protopático).

Cociente   Fracción en la que el numerador no es necesariamente un subconjunto del denominador, a diferencia de una proporción.

Cociente de asignación   En un estudio controlado aleatorizado, la proporción de participantes previstos para cada grupo de estudio y de control.

Cociente de mortalidad estandarizado   Razón en la que el numerador contiene el número observado de muertes y el denominador el número que se esperaría con base en una población de comparación. Implica que se ha utilizado la estandarización indirecta para controlar las variables de confusión.

Cociente de probabilidad de una prueba negativa   Razón entre la probabilidad de una prueba negativa si la enfermedad está presente y la de una negativa si la enfermedad está ausente.

Cociente de probabilidad de una prueba positiva   Razón entre la probabilidad de una prueba positiva si la enfermedad está presente y la de una positiva si la enfermedad está ausente.

Cociente de probabilidades (*odds ratio*)   Razón que mide la fuerza de una asociación aplicable a todos los tipos de estudios que emplean datos nominales, pero es necesaria para los estudios de casos y controles.

Cociente de rentabilidad   Costo promedio por AVAC obtenido. La alternativa de comparación no suele especificarse, en cuyo caso es la de no hacer nada o la hipotética de costo cero y efectividad cero.

Cociente de rentabilidad incremental   Costo de obtener un AVAC adicional utilizando una intervención alternativa en comparación con el de la intervención convencional.

Cociente de riesgos instantáneos (*hazard ratio*)   Medida de la fuerza de una relación que se produce mediante una regresión de riesgos proporcionales de Cox y se puede interpretar como un riesgo relativo ajustado para múltiples variables de confusión.

Cociente de tasas   Razón de las tasas que a menudo se obtiene de una comparación de poblaciones. Debe distinguirse de un riesgo relativo y un cociente de probabilidades, lo que implica que los datos relacionan los resultados con las características individuales.

Coeficiente de correlación   Estimación de la fuerza de la asociación entre una variable dependiente y una variable independiente cuando ambas se obtienen utilizando un muestreo naturalista (p. ej., los coeficientes de correlación de Pearson y Spearman).

Coeficiente de correlación de Pearson   Coeficiente de correlación que se puede utilizar cuando la variable dependiente y la independiente son ambas continuas y se obtuvieron mediante un método de muestreo representativo, es decir, naturalista.

Coeficiente de correlación de Spearman   Coeficiente de correlación que se puede calcular con un análisis bivariable cuando las variables dependiente e independiente son ambas ordinales y se obtienen mediante un muestreo naturalista.

Coeficiente de determinación   El cuadrado de un coeficiente de correlación. Esta estadística, cuando se usa de manera apropiada, indica la proporción de la variación en una variable (la dependiente) que se explica al conocer el valor de una o más de otras variables (las independientes). Las variables independientes y dependientes se pueden revertir sin afectar los resultados (*véase* Coeficiente de correlación).

Coeficiente de regresión   Constante asociada con una variable en una ecuación de regresión que representa la tasa de cambio de una variable en función de los cambios en la otra.

Cohorte   Grupo de individuos que comparten una exposición, experiencia o característica común (*véase* Estudio de cohortes, Efecto de cohorte).

Cohorte de derivación   Subconjunto de individuos de una base de datos existente que se utiliza para desarrollar una predicción inicial y una regla de decisión.

Cohorte de validación Subconjunto diferente de la misma población que se usó para derivar la regla de predicción y decisión que se utiliza como población inicial para evaluar la predicción y la regla de decisión.

Colinealidad Intercambio de información entre variables independientes. En un método de regresión, este efecto plantea la cuestión de qué variables independientes incluir en una ecuación de regresión. Cuando dos o más variables independientes que están asociadas en sí mismas se incluyen como variables en una regresión multivariable, se reduce la fuerza de la relación para cada una de las variables independientes asociadas (sinónimo: multicolinealidad).

Comparación de poblaciones Estudio de investigación diseñado para comparar poblaciones o una misma a lo largo del tiempo (sinónimo: estudio ecológico).

Conferencia de consenso Como se utiliza aquí, proceso para determinar la presencia o ausencia de un consenso mediante el uso de una comunicación estructurada cara a cara entre un grupo representativo de expertos.

Consentimiento informado Acuerdo voluntario para participar en una investigación otorgado por una persona elegible o su representante legal después de la aprobación del contenido de la declaración por una Junta de Revisión Institucional.

Corrección Técnicas de ajuste utilizadas después de la obtención de datos para tener en cuenta o controlar el efecto de las interacciones y las variables de confusión conocidas o potenciales (sinónimos: ajustar, regular, tener en cuenta).

Control histórico Grupo de control de un período anterior que se utiliza para comparar los resultados con un grupo de estudio realmente incluido en una investigación.

Correlación Estadística que se puede utilizar para estudiar la fuerza de una asociación entre dos variables, cada una de las cuales ha sido muestreada usando un método representativo o naturalista de una población de interés.

Costo irrecuperable En la toma de decisiones, se refiere a compromisos previos realizados en un curso de acción que influyen en la forma en que se ve la decisión actual. Los costos financieros pueden estar involucrados o no.

Costo marginal Impacto en los costos de aumentar en gran medida la escala de operación de una intervención, de modo que las economías y las deseconomías de escala pueden afectar los costos. Debe distinguirse del costo incremental, que se relaciona con el costo de tener una unidad adicional.

Costos fijos Costos que no varían con pequeños aumentos o disminuciones en el volumen de servicios prestados. Los costos de espacio y personal se consideran ejemplos.

Criterio de valoración principal Medida de resultado en un estudio que se utiliza para calcular el tamaño de la muestra. Debería ser un criterio de valoración biológicamente importante y frecuente, aunque puede carecer de valor clínico importante (*véase* Criterio de valoración secundario).

Criterio de valoración secundario Criterio de valoración que es de interés e importancia clínicos, como la muerte, pero que ocurre con poca frecuencia para usarlo para calcular el tamaño de la muestra.

Criterios de apoyo Cuando la causa contribuyente no puede establecerse de manera definitiva, se pueden utilizar criterios adicionales para desarrollar un juicio con respecto a la existencia de una causa contribuyente. Estos incluyen fuerza de asociación, relación dosis-respuesta, consistencia de la relación y plausibilidad biológica (sinónimos: criterios auxiliares, adjuntos).

Criterios de elegibilidad Conjunto combinado de criterios de inclusión y exclusión que definen quiénes son candidatos para participar en una investigación (sinónimo: criterios de ingreso).

Criterios de exclusión Condiciones que impiden la entrada de candidatos en una investigación incluso si cumplen los criterios de inclusión.

Criterios de inclusión Condiciones que deben cumplir todos los posibles candidatos para entrar en una investigación.

Curva ROC Método utilizado para cuantificar la capacidad discriminativa de una prueba basada en la superficie bajo la curva. También puede ayudar a identificar una línea de corte óptima para una prueba positiva y una negativa.

Curva de mortalidad Representación gráfica de un análisis de supervivencia que incluye el resultado o criterio de valoración en el tiempo (sinónimos: gráfica de mortalidad, curva de tiempo hasta el suceso).

Curva de supervivencia de Kaplan-Meier Representación gráfica de datos de supervivencia o tiempo transcurrido hasta el suceso de un estudio controlado aleatorizado o uno de cohortes. No se ajusta a múltiples variables de confusión.

Curva de tiempo hasta el suceso Denominación general para una curva o gráfico que muestra los datos de un análisis de supervivencia (sinónimos: curva de supervivencia, gráfico de supervivencia).

D

Datos censurados Ocurren cuando la recopilación de datos finaliza en un momento determinado y el suceso de interés no se ha producido, pero no se sabe si el resultado ocurrió o habría ocurrido posteriormente. Puede deberse a una pérdida de seguimiento, la muerte por otra causa o la terminación de la investigación.

Datos continuos Tipo de datos con un número ilimitado de valores potenciales igualmente espaciados (p. ej., presión arterial diastólica, colesterol).

Datos dicotómicos Datos que tienen solo dos niveles posibles. Subtipo de datos nominales (sinónimo: datos de uno u otro).

Datos discretos Datos con un número limitado de categorías o valores potenciales. Este tipo de datos puede clasificarse además como nominales u ordinales.

Datos nominales Tipo de datos con categorías nombradas. Puede tener más de dos categorías que no se pueden ordenar (p. ej., raza, color de ojos). Puede tener solo dos categorías, es decir, datos dicotómicos, que se pueden ordenar una encima de la otra (p. ej., vivo/muerto) (*véase* Variable nominal).

Datos ordinales Tipo de datos con un número limitado de categorías y un orden inherente de las categorías de menor a mayor. No dice nada sobre el espacio entre categorías (p. ej., cáncer en estadio 1, 2, 3 y 4).

Descuento Método utilizado en las investigaciones de toma de decisiones para tener en cuenta la menor importancia de los beneficios, daños o costos que ocurren en un período posterior, en comparación con los que ocurren inmediatamente.

Deseconomías de escala Aumentos en los costos unitarios que acompañan a los aumentos en la escala de producción o implementación.

Desviación estándar Medida de uso común de la extensión o dispersión de los datos que mide qué tanto se alejan de la media.

Desviado del protocolo Individuo en un estudio controlado aleatorizado cuyo tratamiento difiere del que la persona habría recibido si se hubieran seguido las reglas contenidas en el protocolo de la investigación.

Determinante Factor que está relacionado con una enfermedad u otra condición, pero de manera más remota que una causa contribuyente o factor de riesgo. Se les ha llamado «causas de las causas».

Diagrama de embudo Método gráfico para evaluar si es probable que haya sesgo de publicación en un metaanálisis.

Diferencia Medida de la fuerza de una relación que se obtiene restando una medida en una muestra (o población) de la de otra muestra (o población).

Diferencia mínima clínicamente importante Diferencia más pequeña entre los resultados del grupo de estudio y el de control que se considera de importancia clínica. Debe estimarse para realizar un estudio controlado aleatorizado de ausencia de inferioridad.

Diferencias o cambios de artefactos Diferencias o cambios en las medidas de frecuencia que resultan de la capacidad, el esfuerzo o la definición de la enfermedad, o sin cambios en las tasas subyacentes (sinónimos: diferencias falsas, artificiales, o cambios en las tasas).

Diferencias o cambios reales Diferencias o cambios en la medición de la aparición que reflejan diferencias o cambios en el fenómeno en estudio, en contraposición a los artefactos.

Diseño adaptativo Método utilizado en estudios controlados aleatorizados en los que se permite que la proporción de asignación cambie durante la investigación para tener en cuenta los resultados iniciales en los grupos de estudio y control.

Diseño factorial Método que se utiliza cada vez más en estudios controlados aleatorizados para examinar más de una intervención a la vez. Por lo general, se investigan dos intervenciones, cada una con dos niveles que producen cuatro grupos posibles.

Dispersión Propagación de datos en torno a una medida de tendencia central, como una media o un promedio.

Distribución Frecuencias o frecuencias relativas de todos los valores observados de una característica. Puede describirse gráfica o matemáticamente.

Distribución gaussiana Distribución de datos asumida en muchos procedimientos estadísticos. Esta distribución es una curva simétrica, continua, en forma de campana, con su valor medio correspondiente al punto más alto (sinónimo: distribución normal).

Dominio Situación en la que se puede eliminar una alternativa, ya que es inferior en términos de efectividad neta y costo, independientemente de las utilidades asignadas a los resultados.

Dominio extendido Ocurre cuando dos opciones son aproximadamente igual de efectivas, pero una opción cuesta más para producir el mismo efecto.

E

Economías de escala Reducciones en el costo unitario que acompañan a los aumentos en la escala de producción o implementación.

Efectividad Grado en el que una intervención produce un impacto beneficioso cuando se implementa en las condiciones habituales de atención clínica para un grupo particular de pacientes.

Efectividad neta Los beneficios menos los daños. En el contexto del análisis de decisiones, esto se utiliza como medida de eficacia.

Efecto Resultado que se produce, al menos en parte, por un factor etiológico conocido como causa.

Efecto de cohorte Cambio en las tasas que puede explicarse por la experiencia común o característica de un grupo de individuos que no se puede esperar que continúe. Este efecto implica que las tasas actuales no deben extrapolarse directamente al futuro.

Efecto de encuadre Denominación de la toma de decisiones que implica que la forma en que se presenta o estructura la evidencia puede influir en la forma en que se percibe.

Efecto de falta de familiaridad Sesgo en la toma de decisiones en el que la percepción de la probabilidad de un suceso se ve alterada por el grado de familiaridad o experiencia que un individuo tiene con el fenómeno o sus posibles resultados.

Efecto de la observación Tipo de sesgo de evaluación que se produce cuando el proceso de medición de un resultado altera el resultado que se mide (sinónimo: efecto Hawthorne).

Efecto distributivo Denominación utilizada en las investigaciones de toma de decisiones que indica que los resultados promedio no toman en cuenta las distribuciones de los resultados adversos y favorables entre subgrupos con diferentes características.

Efecto de transferencia Fenómeno que puede ocurrir en un estudio cruzado cuando el tratamiento inicial continúa teniendo efecto después de que ya no se administra. Lo que se conoce como *período de eliminación* se usa a menudo para minimizar su potencial de este efecto.

Efecto meseta Porción plana de una tabla de mortalidad o una curva de tiempo hasta el suceso en el extremo derecho de la curva que puede reflejar el hecho de que muy pocos individuos permanecen en la investigación, en lugar de indicar curación.

Efecto placebo Impacto en el resultado de una intervención que resulta de la creencia de un individuo de que está recibiendo un tratamiento eficaz.

Efecto principal Relación entre la variable independiente y la variable dependiente que refleja el vínculo planteado en la hipótesis del estudio.

Efecto terrible Sesgo en la toma de decisiones en el que el impacto emocional de los resultados influye en la percepción de su frecuencia.

Eficacia Medida en que un tratamiento produce un efecto beneficioso cuando se evalúa en las condiciones ideales de una investigación.

Emparejamiento Forma especial de parear en la que cada individuo del estudio se empareja con uno del grupo de control y se comparan sus resultados (*véase* Ajuste).

Emparejamiento de grupo Procedimiento de emparejamiento utilizado durante la asignación en una investigación, que selecciona individuos de estudio y control de tal manera que tienen una distribución casi igual de una variable o variables en particular (sinónimo: emparejamiento de frecuencia).

Emparejamiento excesivo (sobreemparejamiento) Error que ocurre cuando los investigadores intentan estudiar un factor estrechamente relacionado con una característica utilizada para emparejar los grupos de estudio y control.

Encuesta Método de recopilación de datos en el que se conjuntan los datos de una muestra de una población.

Enfermedades notificables Enfermedades o afecciones que los médicos y los laboratorios deben notificar a una organización gubernamental, a menudo al departamento de salud local.

Enfoque de sistemas Abordaje para la resolución de problemas que analiza las múltiples influencias en un problema y sus interacciones, identifica los obstáculos y los puntos de influencia, y busca cambios a lo largo del tiempo.

Enfoque integrador Abordaje de la evidencia que tiene como objetivo examinar múltiples factores y sus interacciones, como se usa en enfoques de sistemas (*véase* Enfoque de sistemas).

Enfoque reduccionista Abordaje de la evidencia que tiene como objetivo examinar un factor de interés a la vez, en contraposición a un enfoque integrador o sistemas que analiza el impacto de múltiples factores al mismo tiempo.

Equilibrio clínico Principio de la ética de la investigación que implica que hay suficiente controversia dentro de la comunidad de expertos en salud sobre el tratamiento preferido para justificar un estudio controlado aleatorizado.

Error aleatorio Error que se debe al azar, que puede actuar en la dirección de la hipótesis de estudio o en la opuesta.

Error de clasificación Error al clasificar a un individuo para estudiar o grupos de control o para la presencia o ausencia del resultado del estudio. Este error puede ser direccional, que indica la presencia de un sesgo, o no direccional, que sugiere el impacto del azar.

Error de clasificación no diferencial Error de clasificación que es el resultado del azar. Las consecuencias de este tipo de error de clasificación errónea son disminuir la magnitud de la asociación por debajo de la que se encontraría en ausencia de una clasificación errónea debido al azar.

Error de comisión Error o resultados menos que óptimos que ocurren después de que un tomador de decisiones ejerce una acción.

Error de muestreo Error introducido por diferencias al azar entre la estimación obtenida en una muestra y el valor real en la población más grande de la que se extrajo (sinónimo: sesgo de muestreo).

Error de omisión Error o resultado menos que óptimo que ocurre después de que una persona que toma una decisión no ejecuta una acción.

Error de tipo I Error que ocurre cuando los datos demuestran un resultado estadísticamente significativo cuando no hay una verdadera asociación o diferencia en la población más grande. El nivel α es el tamaño de este error que se tolerará al estimar el tamaño de la muestra.

Error de tipo II Error que ocurre cuando las observaciones de la muestra no logran demostrar significación estadística cuando hay una verdadera asociación o diferencia en la población. El nivel β es el tamaño de este error que se tolerará al estimar el tamaño de la muestra.

Especificidad Proporción de personas sin la enfermedad o afección, según lo medido por el estándar de referencia o estándar ideal, que dan negativo en la prueba que se está estudiando (sinónimo: negativo sano).

Esperanza de vida Número promedio de años de vida restantes desde una edad en particular con base en las probabilidades de muerte en cada grupo de edad en un año en particular.

Esperanza de vida ajustada a la salud (HALE) Medida resumida que incluye la medición de la calidad de la salud, en una escala de 0 a 1, que se multiplica por la esperanza de vida.

Estadística Valor calculado a partir de datos de muestra que se utiliza para estimar un valor o parámetro en la población más grande de la que se obtuvo la muestra.

Estadístico Q Prueba de significación estadística que se ha utilizado en el metaanálisis. Esta prueba de significación estadística tiene bajo poder para rechazar la hipótesis nula de homogeneidad.

Estandarización o normalización (de una tasa) Esfuerzo para tener en cuenta o ajustar los efectos de la distribución de un factor, como la edad o el sexo, en las tasas observadas (*véase* Ajuste, Cociente de mortalidad estandarizado).

Estimación Valor calculado a partir de observaciones de muestras que se utilizan para aproximar un valor o parámetro de población correspondiente (sinónimo: estimación puntual).

Estimación del caso base Cálculo utilizado en una investigación de toma de decisiones que refleja la mejor estimación disponible o la mejor de los investigadores del valor relevante de una variable en particular. Las estimaciones altas y bajas reflejan los extremos del rango realista de valores alrededor de esta estimación.

Estrategia de detección sistemática secuencial Método de detección sistemática en el que se realiza una prueba de cribado y una prueba de seguimiento o definitiva, solo si la primera resulta positiva (sinónimo: positiva si ambas son positivas).

Estrategia de detección sistemática simultánea Método en el que se realizan dos o más pruebas de cribado aproximadamente al mismo tiempo (sinónimo: positiva si una es positiva).

Estratificación Proceso utilizado para regular las variables de confusión al hacer estimaciones separadas para grupos de individuos de cada nivel de la variable de confusión.

Estrato Término utilizado para describir una sola categoría cuando los datos se estratifican o se dividen en grupos o categorías utilizando una característica, como la edad.

Estudio abierto o sin ocultación Se refiere a una investigación, por lo general de un agente terapéutico o preventivo, en la que no se intenta ocultar ni a los participantes ni a los investigadores.

Estudio analítico Todo tipo de investigaciones que incluyen un grupo de comparación dentro de la propia investigación (p. ej., comparación de población, casos y controles, cohortes, estudios controlados aleatorizados).

Estudio controlado aleatorizado Ensayo en el que el investigador asigna individuos a los grupos de estudio y control mediante un proceso conocido como *aleatorización* (sinónimos: ensayo clínico aleatorizado, estudio experimental).

Estudio cruzado Tipo de diseño emparejado en el que el mismo individuo es objeto de un estudio y posteriormente un tratamiento de control (o viceversa), y se evalúa un resultado para cada tratamiento.

Estudio de antes y después Tipo especial de comparación en el que se mide un resultado en la misma población antes y después de una intervención (*véase* Comparación de poblaciones).

Estudio de ausencia de inferioridad Tipo de estudio controlado aleatorizado similar a un estudio de equivalencia diseñado para establecer que el tratamiento del estudio no es inferior al de control (*véase* Estudio de equivalencia).

Estudio de casos y cohortes Tipo especial de estudio de casos y controles en el que se toman muestras de los controles de toda la población, por lo que se incluyen los casos como controles potenciales.

Estudio de casos y controles Investigación que comienza con la identificación de personas con una enfermedad (casos) y sin enfermedad (controles). Los casos y controles se identifican sin el conocimiento de la exposición o no de un individuo a los factores que se investigan (sinónimo: estudio retrospectivo).

Estudio de casos y controles anidado Tipo de estudio de casos y controles realizado con datos obtenidos originalmente como parte de un estudio de cohortes o uno controlado aleatorizado.

Estudio de casos y controles basado en casos Tipo de estudio de casos y controles en el que los últimos se seleccionan de la misma institución, como un hospital, a manera de controles.

Estudio de casos y controles basado en la población Tipo de estudio de casos y controles en el que ambos pretenden ser una muestra representativa de una población fuente más grande de la que se obtienen ambos.

Estudio de cohortes Estudio que comienza con la identificación de individuos con y sin un factor que se está investigando. Estos factores se identifican sin saber qué individuos presentan o desarrollarán el resultado. Estos estudios pueden ser prospectivos o retrospectivos.

Estudio de cohortes concurrente Estudio de cohortes en el que se determina la asignación de grupo de un individuo en el momento en que comienza el estudio, y se sigue en el tiempo a los participantes de los grupos de estudio y de control para determinar si se presenta la enfermedad (sinónimo: estudio de cohortes prospectivo).

Estudio de cohortes retrospectivo Estudio de cohortes en el que la asignación de grupo de un individuo se determina antes de que el investigador tenga conocimiento del resultado, aunque ya se haya producido. Utiliza una base de datos obtenida previamente (sinónimos: estudio de cohortes no concurrente, investigación de base de datos).

Estudio de equivalencia Tipo de estudio controlado aleatorizado diseñado para determinar si dos o más intervenciones son equivalentes en términos de resultados, en contraste con el estudio de superioridad tradicional (*véase* Estudio de ausencia de inferioridad).

Estudio de N-de-1 o en un solo paciente Investigación de un solo individuo con sospecha de presentar un evento adverso como resultado de una intervención. El investigador determina si la eliminación de la intervención revierte el evento adverso y, de ser así, si la reutilización de la intervención lo produce nuevamente.

Estudio descriptivo Investigación que ofrece datos sobre un grupo de individuos y no incluye uno de comparación, al menos dentro de la propia investigación. Incluye series de casos, series de tiempo y estudios de control históricos.

Estudio de superioridad Denominación que describe el tipo tradicional de estudio controlado aleatorizado diseñado para comparar una nueva intervención con una en el grupo de control con la hipótesis de que la nueva es superior a esta última.

Estudio observacional Investigación en la que la asignación se realiza mediante la observación de los sujetos que cumplen con los criterios de inclusión y exclusión.

Estudio pragmático Estudio controlado aleatorizado para determinar la efectividad, que compara dos o más intervenciones utilizando la población y el entorno de acuerdo con el uso de la intervención en la práctica (sinónimo: estudio de efectividad).

Estudio transversal Estudio que identifica a las personas con y sin la afección o enfermedad en estudio y la característica o exposición de interés en el mismo momento.

Estudios aleatorizados grupales Tipo especial de estudio controlado aleatorizado en el que la unidad de aleatorización son grupos, como hospitales, escuelas o comunidades, en lugar de individuos (sinónimos: ensayos aleatorizados grupales, ensayos aleatorizados comunitarios).

Estudios cualitativos Según se utiliza aquí, la investigación se realiza sin la intención de incluir un tamaño de muestra diseñado para proporcionar el poder estadístico adecuado para hacer pruebas de significación estadística.

Estudios de costo y efectividad   Según se usa aquí, tipo de estudio de análisis de decisiones que compara el costo de lograr una unidad común de efectividad, como una vida salvada o un diagnóstico realizado.

Estudios de resultados   Denominación genérica que se refiere a las investigaciones de los resultados de las intervenciones, independientemente del tipo de investigación utilizada.

Estándar de referencia   Criterio utilizado para definir de manera inequívoca la presencia y ausencia de la condición o enfermedad en estudio (sinónimo: estándar ideal).

Evaluación ciega o con ocultación   Evaluación del resultado de los participantes en una investigación sin que la persona que la realiza sepa si los sujetos estaban en el grupo de estudio o en el de control (sinónimo: evaluación enmascarada).

Evasor del riesgo   En la toma de decisiones, individuo que decide sobre el estado actual en lugar de una intervención activa, cuando la utilidad esperada de las dos opciones es la misma.

Eventos adversos   Resultado indeseable que se usa a menudo en relación con intervenciones que incluyen medicamentos y vacunas. A diferencia de la denominación *efectos adversos* o *efectos secundarios*, no implica una relación de causa y efecto.

Exactitud   Sin sesgos ni errores sistemáticos; en promedio, los resultados se aproximan a los del fenómeno en estudio.

Experimento natural   Tipo especial de estudio de cohortes que a menudo se utiliza para proporcionar evidencia de que modificar la «causa» altera el «efecto». Los resultados de los grupos de estudio y de control se comparan con sus propios resultados antes y después de que se observe un cambio en la exposición del grupo de estudio.

Explicación   Objetivo de los estudios analíticos que tienen como propósito establecer una causa contribuyente o eficacia.

Extrapolación   Conclusiones extraídas sobre el significado de una investigación para los no incluidos en ella (sinónimos: generalizabilidad, validez externa).

Extrapolación lineal   Forma de extrapolación que supone, a menudo incorrectamente, que los niveles de una variable más allá del rango de los datos incluidos en una investigación continuarán operando de la misma manera que en ella (sinónimo: extrapolación en línea recta).

F

Factor de predicción   Variable en una regla de predicción que se suma a la capacidad de intuir con antelación el resultado. A menudo, se utiliza incorrectamente en el análisis de regresión para indicar variables que realmente se utilizan como parte de la explicación.

Factor de riesgo   Como se usa comúnmente, denominación genérica en la que se ha demostrado que un factor está asociado con una mayor probabilidad de desarrollar una condición o enfermedad. En este libro, implica que al menos se ha establecido una asociación a nivel individual (sinónimo: indicador de riesgo; *véase* Marcador de riesgo y Factor de predicción).

Falacia ecológica   Tipo de error que puede ocurrir cuando se utiliza la existencia de una asociación grupal para implicar la de una asociación individual inexistente a nivel individual (sinónimo: falacia poblacional).

Falso negativo   Individuo cuyo resultado en una prueba es negativo pero que tiene la enfermedad o condición según lo determinado por el estándar de referencia.

Falso positivo   Individuo cuyo resultado en una prueba es positivo pero que no tiene la enfermedad o condición según lo determinado por el estándar de referencia.

Fases I, II, III, IV   Las fases de las pruebas de preaprobación y postaprobación de medicamentos y vacunas utilizadas en humanos en la Food and Drug Administration (FDA) de los Estados Unidos.

Forma de probabilidades del teorema de Bayes   Fórmula del teorema de Bayes que indica que las probabilidades de enfermedad después de la prueba son iguales a las probabilidades antes de la prueba multiplicadas por el cociente de verosimilitudes (*likelihood ratio*).

Frecuentista   Enfoque de la estadística que, a diferencia del enfoque bayesiano, no tiene en cuenta la probabilidad preexistente. Este abordaje se incorpora a las pruebas tradicionales de significación estadística y conduce a una interpretación alternativa de los intervalos de confianza.

G

Gráfica de Forest   Método gráfico para mostrar los resultados de múltiples estudios que se utiliza a menudo en el metaanálisis para mostrar los cocientes de probabilidades y los intervalos de confianza para los estudios individuales y para los resultados del metaanálisis general.

Gráfica de costo-AVAC   Gráfico que incluye el costo en el eje de las y y AVAC en el eje de las x e incluye cuatro cuadrantes con diferentes interpretaciones relacionadas con la rentabilidad.

Grupo de control   Grupo de sujetos incluidos para su comparación con un grupo de estudio. Idealmente, este grupo es idéntico al de estudio, excepto que no posee la característica o no ha tenido la exposición bajo investigación.

Grupo de estudio   En un estudio de cohortes o controlado aleatorizado, grupo de individuos que poseen las características o que están expuestos a los factores en estudio. En los estudios de casos y controles, se investiga un grupo de personas que han desarrollado la enfermedad o afección.

Grupo de muestra de referencia   Muestra utilizada para representar la población de individuos que se cree que están libres de la enfermedad (sinónimo: grupo libre de enfermedad).

Guía clínica   Indica una recomendación a favor (o en contra) de una intervención, excepto bajo excepciones específicas.

H

Heurístico   Regla o método general que se utiliza en la toma de decisiones subjetivas o no cuantitativas y generalmente usa solo una parte de los datos potencialmente disponibles y, por lo tanto, simplifica el proceso de toma de decisiones.

Hipótesis alternativa   Enunciado de la hipótesis que es una alternativa a la hipótesis nula. En las pruebas de significación estadística, las opciones son entre la hipótesis nula y una hipótesis alternativa. La hipótesis alternativa establece que existe una diferencia o asociación (sinónimo: hipótesis de estudio).

Hipótesis de estudio   Afirmación de que existe una asociación o diferencia entre dos o más variables en la población muestreada.

Hipótesis nula   Afirmación de que no existe asociación o diferencia en la población más grande de la que se obtiene en las muestras de estudio.

Hipótesis previa   Denominación usada para describir subgrupos, en la cual se presentó una hipótesis para el análisis de subgrupos antes de recolectar los datos (para hipótesis *a priori*, *véase* Análisis posterior).

Homogéneo   Cuando se usa en el contexto de un metaanálisis, se refiere a investigaciones que se pueden combinar en uno solo porque las características del estudio que se examinan no afectan sustancialmente el resultado.

Homocedasticidad   Supuesto de los métodos estadísticos para una variable dependiente continua que implica una varianza igual de los valores de la variable dependiente en la población para cada valor de la(s) variable(s) independiente(s) (sinónimo: supuesto de varianza igual).

Horizonte temporal   Período de seguimiento utilizado para determinar qué resultados potenciales que ocurren en el futuro se incluirán en un modelo para una investigación de toma de decisiones (sinónimo: horizonte de análisis).

I

I al cuadrado (I^2)   Estadística utilizada en el metaanálisis para medir el porcentaje de variación en el resultado entre las investigaciones incluidas que se asocia con la heterogeneidad.

Impacto agregado   Efecto general de una intervención en toda la población de personas a quienes se dirige.

Imputación   Inserción de valores perdidos con base en otra información disponible.

Indicación   Enfermedad, afección o manifestación de una enfermedad para la que se pretende utilizar una intervención.

Índice de reclasificación neta   Medida utilizada en las reglas de predicción/decisión para comparar la utilidad clínica de dos o más reglas de predicción/decisión.

Inferencia   En la terminología estadística, es el proceso lógico que ocurre durante la prueba de significación estadística en el que las conclusiones relativas a una población se obtienen con base en datos de una muestra aleatoria de la misma (*véase* Prueba de significación estadística).

Informe Belmont   Informe que resume los principios éticos y las pautas para la investigación con seres humanos.

Se identifican tres principios fundamentales: respeto a las personas, beneficiencia y justicia.

Intención de tratar   Método para el análisis de datos en un estudio controlado aleatorizado en el que los resultados individuales se analizan de acuerdo con el grupo al que han sido asignados al azar, incluso si nunca recibieron el tratamiento al que fueron asignados.

Interacción   Ocurre cuando la probabilidad de un resultado resultante de la presencia de una variable se ve alterada por el nivel de una segunda variable. Puede producir resultados que son menores o mayores que los aditivos (sinónimos: modificación del efecto, sinergia).

Interpolación   Proceso de completar los valores de los datos entre los puntos que realmente se miden, usualmente usando una línea recta para conectar los de los datos observados.

Interpretación   Sacar conclusiones sobre el significado de las diferencias encontradas entre el grupo de estudio y el de control para los individuos incluidos en la investigación (*véase* Validez interna).

Intervalo de confianza (95%)   En términos estadísticos, intervalo de valores numéricos dentro del cual se puede tener un 95 % de confianza en que se encuentra el valor que se está estimando en la población más grande (sinónimo: estimación de intervalo).

Intervalo de confianza basado en pruebas   Intervalo de confianza derivado utilizando los mismos datos y el mismo proceso básico que aquel para realizar una prueba de significación estadística en un conjunto particular de datos.

Intervalo de credibilidad   Denominación utilizada en las investigaciones de toma de decisiones para presentar los resultados en una forma paralela a los intervalos de confianza. El método de Monte Carlo se puede utilizar para generar este intervalo realizando un gran número de simulaciones usando el propio modelo de toma de decisiones de la investigación.

Intervalo de referencia   Intervalo de los resultados de la prueba que refleja la variación entre aquellos que están libres de la enfermedad (sinónimo: rango de normalidad).

Intervención   Término que se aplica a una amplia variedad de abordajes preventivos, terapéuticos, de rehabilitación y paliativos.

Investigación comparativa efectiva   Denominación que describe las investigaciones que comparan dos o más intervenciones que han sido sometidas a investigaciones que establecen su eficacia. Este tipo de investigación puede verse como un componente de la investigación traslacional 2 o T-2.

Investigación traslacional   Denominación genérica utilizada para referirse a los pasos en el desplazamiento de los avances de la ciencia básica a su uso para mejorar los resultados de los pacientes individuales y poblaciones enteras.

K

Kappa   Medida de concordancia entre dos mediciones que tiene en cuenta la que ocurre al azar (sinónimo: estadístico kappa).

L

Letalidad   Número de muertes debido a una enfermedad en particular dividido entre el número de personas diagnosticadas con esta al comienzo del intervalo. Calcula la probabilidad de morir eventualmente a causa de la enfermedad.

Límites de confianza   Los extremos superior e inferior del intervalo de confianza.

Literatura gris   Información, generalmente técnica y de investigación, que se encuentra fuera de la publicada formalmente, pero cada vez más accesible a través de fuentes de Internet.

Localización de casos   Identificación de una persona que suele tener una enfermedad contagiosa, con la intención de localizar y tratar a sus contactos.

M

Marcador de riesgo   Como se usa en este libro, un tipo de factor de riesgo que está asociado con un resultado a nivel individual, pero no se ha establecido que la «causa» preceda al «efecto».

Marco RE-AIM   Conjunto de reglas para la investigación de evaluaciones como parte de la T-3 que aborda cuestiones de alcance (R, *reach*), efectividad (E), adopción (A), implementación (I) y mantenimiento (M).

Marcos analíticos   Estructura para analizar y presentar la información relevante para un problema, como el desarrollo de recomendaciones basadas en la evidencia.

Media   Suma de las mediciones dividida entre el número de estas. El "centro de gravedad" de una distribución de observaciones. Tipo especial de promedio en el que todos los valores reciben el mismo peso (sinónimos: media aritmética, promedio).

Mediana   Punto medio de una distribución donde la mitad de los valores de los datos ocurren arriba y la mitad abajo.

Medición apropiada   Medida que aborda la pregunta que una investigación pretende estudiar, es decir, una que es apropiada para la pregunta de estudio.

Medida de resumen   Medida como el riesgo relativo o el cociente de probabilidades, diseñada para resumir los datos obtenidos en una investigación.

Medidas globales   Medidas que solo se pueden realizar a nivel de población y no tienen significado a nivel individual, como el nivel nacional del producto interno bruto (PIB).

Metaanálisis   Serie de métodos cuantitativos para combinar sistemáticamente datos de más de una investigación para sacar conclusiones cuantitativas que no se podrían extraer únicamente sobre la base de las investigaciones individuales (*véase* Revisión sistemática).

Metaanálisis basado en hipótesis   Metaanálisis en el que se utiliza una hipótesis específica como base para la inclusión o exclusión de investigaciones.

Metaanálisis en red   Tipo de metaanálisis que compara tres o más intervenciones (sinónimo: metaanálisis indirecto).

Metaanálisis exploratorio   Metaanálisis en el que no existe una hipótesis específica y se incluyen todas las investigaciones potencialmente relevantes.

Método   Como se utiliza en el marco MAARIE, el primer componente que aborda cuestiones de hipótesis, población de estudio y tamaño de la muestra.

Método Delphi   Método formal para llegar a un acuerdo grupal en el que los participantes no se comunican directamente entre sí.

Métodos de contracción   Los utilizados para tener en cuenta el impacto del sobreajuste en la derivación de una regla de predicción.

Mezcla de casos   Denominación que se usa para describir los tipos de pacientes que se incluyen en una población, especialmente para describir el rango de pronósticos de los de una población (*véase* Sesgo de mezcla de casos).

Moda   Punto de mayor frecuencia en una presentación gráfica de datos.

Modelo de efecto aleatorio   Tipo de prueba de significación estadística que no asume que todos los subgrupos provienen de la misma gran población. En el metaanálisis, implica que existe heterogeneidad entre las investigaciones.

Modelo de efectos fijos   Tipo de prueba de significación estadística que supone que todos los subgrupos provienen de la misma gran población. En el metaanálisis, su uso implica que existe homogeneidad entre las investigaciones.

Modelo de tire y empuje   Modelo que describe los sistemas, organizaciones y factores individuales necesarios para la implementación exitosa de directrices basadas en evidencia en la atención médica.

Modelo de toma de decisiones   Diagrama o descripción escrita de los pasos involucrados en cada una de las alternativas consideradas en una investigación de toma de decisiones. Un árbol de decisiones es un método de uso común.

Mortalidad por reemplazo   A edades más avanzadas, la reducción de las tasas de muerte por una causa en particular puede tener como resultado un aumento de las de otras causas.

Muestra   Subconjunto de una población más grande que se obtiene para investigar y sacar conclusiones o hacer estimaciones sobre la población más grande.

Muestra de conveniencia   Subconjunto de una población que se reúne debido a la facilidad de obtener datos sin considerar el grado en que la muestra se selecciona aleatoriamente o es representativa de la población de interés.

Muestra intencionada   Conjunto de observaciones obtenidas de una población de tal manera que el investigador determina la distribución de la muestra de los valores de las variables independientes y no necesariamente representativa de su distribución en la población.

Muestra naturalista   Tipo especial de muestra representativa en la que las observaciones se obtienen de una población, de tal manera que la distribución muestral de los valores de las variables independientes, así como los valores de las variables dependientes, es representativa de su distribución en la población (*véase* Muestra representativa).

Muestra representativa   Subconjunto de una población más grande que se obtiene o extrae mediante un proceso aleatorio y, por lo tanto, se parece a la población grande.

Muestreo aleatorio   Método para obtener una muestra que asegura que cada individuo en la población más grande tenga una probabilidad conocida, pero no necesariamente igual, de ser seleccionado para la muestra.

N

N a prueba de fallos   Número de estudios que se deben omitir de un metaanálisis antes de que los resultados ya no sean estadísticamente significativos. Se supone que estos estudios adicionales tienen el mismo tamaño promedio que los incluidos y tienen, en promedio, un tamaño del efecto de 0 para las diferencias o de 1 para los cocientes.

Neutral al riesgo   La elección de alternativas se rige por la utilidad esperada y no está influida por la tendencia a elegir una alternativa de búsqueda de riesgo o de evitarlo.

Nivel α   El nivel de error de tipo I que se tolerará (generalmente 5%) al estimar el tamaño de muestra necesario para una investigación (*véase* Error de tipo I).

Nivel β   La probabilidad de un error de tipo II cuando se usa para calcular el tamaño de la muestra antes de realizar una investigación (*véase* Error de tipo II).

Nodo de decisión   Cuadrado en un árbol de decisión que indica que se debe hacer una elección (sinónimo: nodo de elección).

Nodo de probabilidad   Círculo en un árbol de decisiones que indica que, una vez que se toma una decisión, hay dos o más resultados que pueden ocurrir por un proceso de azar.

Normas de detención   Procedimientos de ética establecidos como parte del protocolo de la investigación para realizar análisis intermedios en momentos predeterminados y detener la investigación si se han cumplido los criterios predeterminados (*véase* Análisis secuencial).

Número de personas prevenidas en la población   Número potencial de casos de una enfermedad o afección que se puede prevenir en una población de un tamaño particular durante un período definido. Calculado como el riesgo atribuible a la población multiplicado por la incidencia de la enfermedad y por el tamaño de la población.

Número necesario a tratar   Número de pacientes, similar al de los pacientes del estudio, que necesitan ser tratados para obtener un resultado negativo menos o un resultado positivo más, en comparación con el tratamiento del grupo de control.

Número necesario a tratar ajustado por calidad   Como se usa aquí, medida resumida que puede derivarse de un análisis de decisión de utilidad esperada. Mide el número de personas, en promedio, que necesitan recibir la mejor alternativa para obtener un buen resultado adicional o unos pocos malos resultados.

O

Ocultamiento de la asignación   En un estudio controlado aleatorizado, la incapacidad de la persona que realiza la asignación para predecir el grupo al que se incluirá la siguiente persona.

P

Paradoja de Simpson   Situación inusual en la que dos conjuntos de datos que indican un resultado consistente invierten la dirección cuando se combinan.

Parámetro   Valor que resume la distribución de datos en una población grande, como la media y el error estándar.

Pares discordantes   En un estudio de casos y controles emparejados, los pares de sujetos en los que el estudio y los miembros de control del par difieren en su exposición o no al factor de riesgo potencial.

Perfil de resultados   Tipo de análisis de decisiones que mide los beneficios y los daños, pero no los compara directamente (sinónimo: estado de equilibrio).

Persona-año   Equivalente a una persona observada durante un período de 1 año. Puede usarse como medida del tiempo total de observación en el denominador de una tasa.

Perspectiva   En las investigaciones de toma de decisiones, pregunta qué factores se deben considerar al medir el impacto de los beneficios, daños y costos desde un punto de vista particular (*véase* Perspectiva social, Perspectiva del usuario).

Perspectiva del usuario   Punto de vista que tiene en cuenta los impactos de los beneficios, daños y costos que afectan a un usuario, en particular de la investigación para la toma de decisiones. Puede incluir perspectivas del pagador, proveedor y el paciente.

Perspectiva social   Punto de vista que tiene en cuenta todos los beneficios, daños y costos relacionados con la salud, independientemente de quién los experimente o quién pague. Se considera la perspectiva adecuada para las investigaciones de toma de decisiones.

Período de preinclusión   La observación previa a la aleatorización de los pacientes suele estar diseñada para garantizar que sean candidatos adecuados para ingresar en un ensayo controlado aleatorizado, especialmente con respecto a su cumplimiento del tratamiento.

Phi   Medida de concordancia que, a diferencia de kappa, se puede usar cuando esta es muy alta o muy baja solo por casualidad (*véase* Kappa).

Placebo   Sustancia o procedimiento biológicamente inerte que, en determinadas condiciones, puede ser utilizada por personas asignadas a un grupo de control en un estudio controlado aleatorizado.

Plausibilidad biológica   Criterio auxiliar, adjunto o de apoyo, de causa y efecto, que implica que la relación es coherente con un mecanismo biológico conocido.

Población   En estadística, se intenta sacar conclusiones sobre un gran grupo obteniendo una muestra representativa compuesta por individuos de este grupo grande.

Población de estudio   Población de individuos de la que se obtienen muestras para su inclusión en una investigación (sinónimo: población problema o experimental).

Población de origen   En un estudio de casos y controles, ambos pretenden ser representativos de esta población más amplia.

Población en riesgo   Población que está representada en el denominador de la mayoría de las tasas, es decir, aquellas que están en riesgo de desarrollar el evento que se mide en el numerador.

Población estacionaria Población a menudo definida como 100 000 nacimientos que no experimenta ninguna entrada o salida, excepto por nacimiento o muerte. A menudo, se utiliza como población para cálculos transversales de la tabla de mortalidad y la esperanza de vida.

Población objetivo Grupo de personas a las que se desea aplicar los resultados de una investigación. Puede ser diferente de la población de estudio, de la que se obtiene la muestra utilizada en una investigación.

Poda del árbol de decisiones Proceso de reducir la complejidad de un árbol de decisiones mediante la combinación de resultados y la eliminación de aquellos potenciales que se consideran extremadamente raros o intrascendentes.

Poder estadístico Capacidad de una investigación para demostrar significación estadística cuando hay una verdadera asociación o diferencia de una fuerza específica en la población muestreada. Es igual a 1 menos el error de tipo II (sinónimos: poder, poder de resolución).

Ponderación Método utilizado en procedimientos estadísticos para tener en cuenta la importancia relativa de un estrato específico.

Porcentaje de riesgo atribuible Porcentaje del riesgo, entre aquellos con el factor de riesgo, que está asociado con la exposición. Si existe una relación de causa y efecto, es el porcentaje de una enfermedad que potencialmente puede eliminarse entre los que tienen el factor de riesgo si su impacto se elimina completa e inmediatamente (sinónimos: riesgo atribuible [expuesto], fracción etiológica [expuesta], porcentaje de disminución del riesgo, eficacia protectora).

Porcentaje de riesgo atribuible a la población Porcentaje de riesgo en una comunidad, incluidas las personas con y sin un factor de riesgo, que está asociado con la exposición a un factor de riesgo. No implica necesariamente una relación de causa y efecto (sinónimos: fracción atribuible [población], proporción atribuible [población], fracción etiológica [población]).

Posmercadeo o farmacovigilancia Como se usa para describir los procesos de la FDA, se refiere a los esfuerzos de investigación y vigilancia después de la aprobación de la FDA.

Postulados de Koch Conjunto de criterios difíciles de cumplir desarrollados para demostrar la causa y el efecto de las enfermedades transmisibles (*véase* Postulados modernos de Koch).

Postulados modernos de Koch Denominación utilizada para referirse a una modificación de los postulados de Koch para establecer la causa de las enfermedades transmisibles. Requiere asociación epidemiológica, aislamiento y transmisión para establecer la causalidad de un organismo patógeno (*véase* Postulados de Koch).

Preciso Sin error aleatorio, sin variabilidad de una medición a otra del mismo fenómeno (sinónimos: reproducibilidad, confiabilidad).

Predicción Forma especial de extrapolación en la que el investigador la hace a un punto futuro en el tiempo. También

puede referirse a los esfuerzos por desarrollar un pronóstico para un individuo en particular.

Predisposición para pagar Método para convertir la efectividad en términos monetarios que utiliza elecciones pasadas hechas en situaciones específicas para estimar cuánto está dispuesta a pagar la sociedad para obtener un resultado específico.

Prescripción no autorizada Este tipo de prescripción ocurre cuando un medicamento aprobado se usa para indicaciones o en dosis o duración diferentes a aquellas para las que está aprobado por la FDA.

Prevalencia Proporción de personas con una enfermedad o afección particular en un momento determinado. También se puede interpretar como la probabilidad de que un individuo seleccionado al azar de la población de interés sea alguien que tenga la enfermedad o condición (sinónimo: prevalencia puntual).

Probabilidad Proporción en la que el numerador contiene el número de veces que ocurre un suceso y el denominador el número de veces que ocurre más el número de veces que no.

Probabilidad antes de la prueba (o prepueba) Probabilidad de tener una enfermedad antes de que se conozcan los resultados de una prueba (sinónimo: probabilidad previa).

Probabilidad de ruta Probabilidad de un resultado final en una investigación de toma de decisiones. Se calcula multiplicando las probabilidades de cada uno de los resultados que siguen a los nodos de azar y que conducen a un resultado final.

Probabilidades (*odds*) Cociente en el que el numerador contiene el número de veces que ocurre un suceso y el denominador el número de veces que no ocurre.

Probabilidades subjetivas Probabilidades que se obtienen con base en las posibilidades percibidas.

Promediación Proceso de obtener las utilidades esperadas generales para un árbol de decisión sumando las de cada uno de los resultados potenciales incluidos en él.

Pronóstico Predicción del resultado para un individuo.

Proporción Fracción en la que el numerador contiene un subconjunto de los individuos contenidos en el denominador.

Prueba Término genérico que implica la obtención de información para ayudar en la toma de decisiones, como el diagnóstico, la detección y las reglas de predicción y decisión.

Prueba de chi al cuadrado (χ^2) Prueba de significación estadística que se puede utilizar para calcular un valor de P para una variable nominal independiente y una nominal dependiente.

Prueba de chi al cuadrado (χ^2) para la tendencia Prueba de significación estadística que se utiliza para una variable dependiente nominal y una variable independiente continua.

Prueba de detección sistemática Prueba realizada en una persona asintomática de una enfermedad en particular, como parte de una estrategia de prueba para diagnosticarla.

Prueba de diagnóstico Prueba que se realiza en presencia de síntomas compatibles con una enfermedad específica, con la intención de identificar su presencia.

Prueba de dos colas Característica de una prueba de significación estadística en la que se consideran posibles desviaciones de la hipótesis nula en dirección de la hipótesis de estudio o en la opuesta.

Prueba de Mann-Whitney Prueba de significación estadística que se utiliza para una variable dependiente ordinal y una variable independiente nominal.

Prueba de McNemar Prueba de significación estadística para datos emparejados cuando hay una variable dependiente y una variable independiente nominales.

Prueba de rango logarítmico Prueba de significación estadística que se utiliza en análisis de supervivencia como el de Kaplan-Meier cuando no se realiza un ajuste de múltiples variables (sinónimo: prueba de Mantel-Haenszel).

Prueba de significación estadística Técnica estadística para determinar la probabilidad de que los datos observados en una muestra, u otros más extremos, puedan ocurrir por casualidad si no hay una verdadera diferencia o asociación en la población más grande (es decir, si la hipótesis nula es verdadera) (sinónimos: inferencia, prueba de hipótesis).

Prueba de una cola Prueba de significación estadística en la que se consideran las desviaciones de la hipótesis nula en una sola dirección. Su uso implica que el investigador no considera posible una verdadera desviación en la dirección opuesta a la hipótesis de estudio.

Prueba índice Prueba de interés que se está evaluando comparándola con la prueba estándar de referencia o estándar ideal.

Prueba pareada Prueba de significación estadística utilizada cuando un individuo del grupo de estudio se empareja con uno del grupo de control para evitar una variable de confusión (sinónimo: prueba emparejada).

Prueba t de Student Prueba estadística que se utiliza para una variable dependiente continua y una variable independiente nominal.

Pruebas universales Pruebas de detección de enfermedades o factores de riesgo en toda la población, incluso entre las personas sin factores de riesgo, como las pruebas de detección del VIH o hipertensión en todas las personas mayores de cierta edad.

Punto de referencia En la toma de decisiones, se refiere al estado actual o puntos de referencia alternativos, como el estado de salud anterior, que las personas pueden utilizar para comparar los resultados potenciales de una intervención.

Puntuación de propensión Tipo especial de puntaje de predicción que se puede usar para medir el pronóstico de las personas con el propósito de ajustarlo como parte de los estudios de investigación.

R

Rango Diferencia entre los valores de datos más altos y más bajos en una población o muestra.

Razonamiento deductivo Forma de razonamiento que comienza con principios o teorías generales y deriva conclusiones o hipótesis específicas.

Razonamiento inductivo Método de razonamiento que puede usarse para generar hipótesis comenzando con situaciones específicas y generalizándose a una hipótesis (*véase* Razonamiento deductivo).

Recomendaciones basadas en la evidencia Conjunto estructurado de acciones recomendadas para la práctica clínica o de salud pública, que indica condiciones específicas para utilizar o no intervenciones. Basadas en la evidencia de la literatura de investigación combinada con las preferencias de los tomadores de decisiones y la opinión de expertos (sinónimos: guía basada en la evidencia, guías de práctica clínica).

Regla de decisión y predicción Puntuación de predicción que se convierte en una prueba y se utiliza como base para tomar decisiones (sinónimos: regla de predicción clínica, regla de decisión clínica).

Regla de predicción Fórmula de predicción que puede usarse como base para estimar el pronóstico o convertirse en una prueba para tomar decisiones (sinónimo: puntaje de predicción).

Regla de predicción y decisión Resultado final de desarrollar una regla de predicción y establecer líneas de corte que permitan su uso como prueba para recomendar acciones (sinónimo: regla de decisión clínica).

Regla de tres Número de personas que deben tener una confianza del 95% en observar al menos un caso de un efecto adverso. Este número es tres veces el denominador de la probabilidad real de ocurrencia del efecto adverso.

Regresión a la media Principio estadístico basado en el hecho de que es poco probable que se repitan sucesos inusuales. Solo por casualidad, es probable que las mediciones posteriores a una medición inusual estén más cerca de la media. Las medidas posteriores también pueden volver al promedio debido a fuerzas sociales distintas del azar.

Regresión de riesgos proporcionales de Cox Procedimiento estadístico para una variable dependiente nominal y una mezcla de variables independientes nominales y continuas que se puede utilizar cuando la variable dependiente se ve afectada por el tiempo (sinónimo: regresión de Cox).

Regresión logística Método multivariable utilizado cuando hay una variable dependiente nominal y una variable independiente nominal y continua que no se ven afectadas por el tiempo (sinónimo: análisis de regresión logística múltiple).

Relación dosis-respuesta Este tipo de relación está presente si los cambios en los niveles de una exposición están asociados con cambios en la frecuencia del resultado en una dirección constante. Este tipo de relación es un criterio auxiliar o de apoyo para la causa contribuyente.

Rentabilidad Describe la situación en la que se ha demostrado una de las siguientes circunstancias: se considera que un aumento de la efectividad neta vale la pena aumentar el costo; o se considera que una disminución de la efectividad neta merece la reducción sustancial de costos; o hay un costo reducido más una mayor efectividad neta.

Resultado Fenómeno que se mide en el proceso de evaluación de una investigación. En los estudios de casos y controles, es una característica previa; en los de cohortes concurrentes y controlados aleatorizados, es un suceso futuro que ocurre después de la asignación (sinónimo: criterio de valoración).

Resultado final   Resultado que ocurre cuando se completa una opción de decisión. Este resultado se muestra en el extremo derecho de un árbol de decisiones.

Resultado indirecto   Uso de medidas sustitutivas, como los resultados de pruebas, en lugar de uno clínico importante para evaluar los resultados de una investigación. Para ser una medida apropiada del resultado, estas medidas deben estar fuertemente asociadas con un desenlace clínico importante (sinónimo: criterio de valoración sustituto).

Resultados   Componente del marco MAARIE que compara el resultado de los grupos de estudio y de control. Incluye cuestiones de estimación, inferencia y corrección.

Revisión sistemática   Evaluación de la investigación que aborda una pregunta enfocada utilizando métodos diseñados para reducir la posibilidad de sesgo. Puede usar métodos tanto cualitativos como cuantitativos (*véase* Metaanálisis).

Riesgo   Probabilidad de que ocurra un suceso durante un período específico. El numerador contiene el número de personas que desarrollan la enfermedad durante el período; el denominador, el número de personas libres de enfermedad al comienzo del período. También se utiliza como sinónimo de probabilidad de daño (sinónimo: probabilidad acumulativa).

Riesgo relativo   Cociente de la probabilidad de desarrollar el resultado en un período específico si el factor de riesgo está presente dividido entre la probabilidad de desarrollar el resultado en ese mismo período si el factor de riesgo no está presente. El numerador y el denominador pueden invertirse.

S

Satisfactorio   Abordaje de toma de decisiones en el que el objetivo no es maximizar la utilidad esperada, sino las posibilidades de lograr una solución satisfactoria.

Sensibilidad   Proporción de personas con la enfermedad o afección, según lo medido por el estándar de referencia, que dan positivo en la prueba en estudio (sinónimo: positivo en presencia de la enfermedad).

Sensibilidad clínica   Denominación utilizada en las reglas de predicción y decisión para referirse a las barreras prácticas para su uso en la práctica clínica.

Sesgo   Medida que produce resultados que se apartan de los valores reales en una dirección consistente (sinónimo: error sistemático).

Sesgo de análisis   Denominación genérica que se refiere a cualquier tipo de sesgo en el proceso de medición de resultados. Los errores de recuerdo, informe e instrumento son tipos específicos (sinónimo: sesgo de observación).

Sesgo de autoselección   Sesgo relacionado con el proceso de asignación en la selección que puede ocurrir cuando se utilizan voluntarios en una investigación. El sesgo se debe a las diferencias entre los voluntarios y la población de interés más grande, es decir, la población objetivo.

Sesgo de Berkson   Tipo de sesgo de selección que puede resultar de la utilización de controles que están hospitalizados al mismo tiempo y en el mismo lugar que los casos.

Sesgo de duración   Tendencia de una prueba de detección a identificar con mayor frecuencia a individuos con una enfermedad de progresión lenta en comparación con aquellos con una enfermedad de progresión rápida.

Sesgo de espectro   Sesgo en las pruebas en el que los participantes no reflejan el espectro de la enfermedad en la población objetivo, como al excluir a aquellos con otras enfermedades del mismo órgano, aparato o sistema, que pueden producir resultados falsos negativos o positivos.

Sesgo de incidencia-prevalencia   Sesgo que se produce en un estudio transversal debido a que los de este tipo detectan casos existentes en función de la prevalencia que se ve afectada por la duración de la enfermedad, en lugar de casos nuevos o incidentes que no se ven afectados por la duración de la enfermedad.

Sesgo de información   Error sistemático introducido por el proceso de obtener la medición del resultado de la investigación (sinónimo: sesgo de evaluación; *véase* Sesgo de recuerdo, Sesgo de notificación).

Sesgo de mezcla de casos   Forma de sesgo de selección que puede crearse cuando los médicos seleccionan tratamientos para adaptarse a las características de pacientes individuales, lo que da como resultado diferentes pronósticos entre los que reciben tratamientos diversos.

Sesgo de notificación   Sesgo de análisis que se produce cuando los individuos de un grupo de estudio o de control tienen más probabilidades de informar de sucesos pasados que los del otro grupo. Es especialmente probable que ocurra cuando un grupo está bajo una presión desproporcionada para comunicar información confidencial.

Sesgo de publicación   Tendencia a no publicar estudios pequeños que no demuestran una diferencia estadísticamente significativa entre grupos.

Sesgo de recuerdo   Sesgo de evaluación que ocurre cuando las personas de un grupo de estudio o de control tienen más probabilidades de recordar sucesos pasados que las del otro grupo.

Sesgo de selección   Sesgo en la asignación que ocurre cuando los grupos de estudio y de control se eligen de manera que difieran entre sí por uno o más factores que afectan el resultado. Tipo de variable de confusión que resulta del diseño del estudio más que del azar (*véase* Variable de confusión).

Sesgo de tiempo de espera   Sobreestimación del tiempo de supervivencia debido a un diagnóstico temprano de la enfermedad. El momento real de la muerte no cambia cuando este sesgo está presente, a pesar del momento anterior del diagnóstico.

Sesgo de verificación   Sesgo en las pruebas que puede ocurrir cuando se elige a los participantes porque se han sometido previamente a la prueba índice y aceptan someterse después a la prueba estándar de referencia.

Seudocerteza   Impresión de certeza en la toma de decisiones creada al enmarcar una decisión como cierta una vez que se ha cumplido una serie de condiciones.

Simulación de Monte Carlo   Método usado para análisis de sensibilidad en los estudios de rentabilidad y otras aplicaciones que de manera repetida muestra la misma población para derivar un gran número de aquellas cuya distribución puede usarse para calcular estimaciones puntuales y rangos de confianza o credibilidad.

Sistema de notificación espontánea Sistema voluntario de la FDA para notificar eventos adversos asociados con el uso de medicamentos.

Sobreajuste Error que ocurre cuando los investigadores realizan un procedimiento de ajuste usando una variable que está en la cadena de causalidad.

Sólido Los supuestos de un procedimiento estadístico pueden violarse sin efectos sustanciales en sus conclusiones.

Suceso Episodio o diagnóstico de la afección o enfermedad que aparece en el numerador de una tasa o proporción.

Supervivencia actuarial Estimación de la esperanza de vida basada en una cohorte o tabla de mortalidad longitudinal.

Supervivencia acumulada Estimación de la supervivencia derivada de un análisis de tablas de mortalidad calculado mediante la combinación de las probabilidades de cada intervalo.

Suposición de independencia Suposición en la prueba que implica que los resultados de una no afectan la probabilidad de obtener los mismos resultados de una segunda.

T

Tabla de mortalidad (de cohortes o longitudinal) Método para organizar datos que permite examinar la experiencia de uno o más grupos de individuos a lo largo del tiempo cuando se sigue a algunos durante períodos más largos que a otros (*véase* Tablas de mortalidad de Kaplan-Meier, análisis de supervivencia).

Tabla de mortalidad (transversal o actual) Técnica de datos que utiliza los datos de mortalidad de 1 año de experiencia y los aplica a una población estacionaria para calcular la esperanza de vida.

Tamaño del efecto Medida resumida de la magnitud de la diferencia o asociación encontrada en la muestra. No puede implicar una relación de causa y efecto.

Tasa Se utiliza comúnmente para indicar cualquier medida de aparición de enfermedad o resultado. Desde un punto de vista estadístico, las tasas son aquellas medidas de que ocurra la enfermedad que constituyen un numerador, que es un subconjunto del denominador e incluye una unidad de tiempo (p. ej., tasa de incidencia) (sinónimo: tasa real).

Tasa de falsos negativos Proporción de todos los negativos que son falsos negativos. Esta tasa es el complemento del valor predictivo de un negativo, es decir, la proporción de todos los negativos que son verdaderos.

Tasa de incidencia La tasa a la que ocurren nuevos casos de enfermedad por unidad de tiempo. A menudo, se calcula como el número de personas que desarrollan la enfermedad durante un período dividido entre el total de personas-año de observación.

Tasa de mortalidad Medida de la incidencia de muerte. Esta tasa se calcula como el número de muertes durante un período dividido entre el número de la población en riesgo al comienzo del intervalo.

Tasa de rendimiento real Tasa de rendimiento que se utiliza al realizar el descuento. Está diseñada para tener en cuenta el hecho de que se espera que el valor del dinero invertido, en lugar de gastado, aumente por encima de la inflación.

Tendencia temporal Cambios reales a largo plazo en las tasas (sinónimo: tendencia secular).

Teorema de Bayes Fórmula matemática que se puede utilizar para calcular las probabilidades (o posibilidades) después de la prueba en función de las probabilidades (o posibilidades) antes de la prueba y la sensibilidad y especificidad de una prueba.

Tiempo (variable dependiente) Una variable dependiente cuya medida se ve afectada por la duración de la observación cumple esta definición.

Tomador de decisiones Término genérico diseñado para dejar abierta la identidad de la persona o institución que realmente está tomando la decisión. Pueden ser pacientes, médicos, compañías de seguros médicos, etcétera.

Tomador de riesgos En la toma de decisiones, un individuo que decide una intervención activa en lugar de aceptar la presente cuando la utilidad esperada de las dos opciones es la misma.

Transformación Fórmula aplicada a cada observación en un conjunto de datos para convertirlos en una distribución que cumpla con los supuestos de un método estadístico, como el de distribución gaussiana.

U

Uso compasivo Exención a los procedimientos de la FDA que permite que un medicamento se use en circunstancias específicas que no sean de investigación antes de su aprobación formal.

Utilidad Medida del valor de un estado de salud particular medido en una escala de 0 a 1. Medido en la misma escala que las probabilidades para multiplicar esta medida por la probabilidad. Hay una variedad de métodos para medir este factor, incluida la escala de calificación, la compensación de tiempo y los métodos de apuesta de referencia.

Utilidad clínica Medida utilizada en las reglas de predicción/decisión para resumir la mejora en el desempeño de una regla de predicción/decisión en comparación con otra (*véase* Índice de reclasificación neta).

Utilidad esperada Resultado de multiplicar la probabilidad por la utilidad de un resultado en particular (sinónimo: probabilidad ajustada por la calidad).

V

Validación Procedimientos utilizados en el desarrollo de reglas de predicción y decisión y para otros fines, que tienen como objetivo determinar si la fórmula derivada de una población puede predecir el resultado en otras poblaciones.

Validación amplia Tal como se utiliza en las reglas de predicción y decisión, implica que el tipo de base de datos utilizado para la validación difiere sustancialmente del empleado para la derivación y validación inicial de la regla de predicción y decisión.

Validación de la regla de decisión y predicción Proceso de determinar si el uso de la regla de decisión para guiar la toma de decisiones mejora el resultado en comparación con el método actual de toma de decisiones.

Validación estrecha Tal como se utiliza en las reglas de predicción y decisión, implica que la base de datos empleada para la validación es similar a la que se usa para la derivación y validación inicial de la regla de predicción y decisión.

Validez externa Qué tan bien se pueden aplicar las conclusiones a individuos, grupos o poblaciones no incluidos en una investigación. Cuando se usa para las reglas de predicción y decisión, implica el uso de bases de datos adicionales más allá de la que se usó para la derivación y validación inicial, para establecer la validez interna de la regla de predicción y decisión.

Validez externa agregada Según lo utilizado por el U.S. Preventive Services Task Force, la medida en que la evidencia es relevante y generalizable a la población y las condiciones de la práctica típica de atención primaria.

Validez interna Término que se utiliza para abordar cuestiones de evaluación del resultado, así como la interpretación de los datos para aquellos incluidos en la investigación.

Validez interna agregada Según lo utilizado por el U.S. Preventive Services Task Force, el grado en que los estudios se utilizaron para respaldar una recomendación basada en la evidencia para proporcionar una recomendación válida para las poblaciones y los entornos en los que se realizaron.

Válido Aquello que mide lo que se pretende medir. En este libro, este criterio se considera cumplido si la medición es apropiada para la pregunta que se aborda y es exacta, precisa, completa y no se ve afectada por la observación (*véase* Validez interna).

Valor actual descontado Cantidad de dinero que debe invertirse hoy para pagar una factura de un tamaño particular en un momento específico en el futuro (sinónimo: valor presente).

Valor P Probabilidad de obtener datos al menos tan extremos como los obtenidos en la muestra de la investigación si la hipótesis nula es verdadera.

Valor predictivo de una prueba negativa Proporción de personas con una prueba negativa que no tienen la afección o enfermedad medida por el estándar de referencia.

Valor predictivo de una prueba positiva Proporción de personas con una prueba positiva que realmente tienen la afección o enfermedad medida por el estándar de referencia.

Valores atípicos Investigación incluida en un metaanálisis o un tema en una investigación cuyos resultados son sustancialmente diferentes de la gran mayoría de estudios o sujetos, lo que sugiere la necesidad de examinar la situación para determinar por qué ha ocurrido un resultado tan extremo.

Variabilidad interobservador Variación en la medición por diferentes individuos (sinónimo: confiabilidad interobservador).

Variable Se utiliza a menudo para referirse a una característica para la que se realizan mediciones en un estudio. En terminología estadística estricta, es la representación de estas características en un análisis. Cuando se utilizan datos nominales con más de dos categorías, se necesita más de una para representar la característica.

Variable de confusión Variable que se distribuye de manera diferente en el grupo de estudio y el de control y que afecta el resultado que se evalúa. Además, este tipo de variable puede no formar parte de la cadena de causalidad. Puede deberse al azar o al sesgo (sinónimo: factor de confusión; *véase* Cadena de causalidad).

Variable dependiente Generalmente, la variable del resultado de interés en cualquier tipo de estudio de investigación. Resultado o criterio de valoración que se pretende explicar o predecir.

Variable independiente Variable que se mide para estimar la medición correspondiente de la variable dependiente en cualquier tipo de estudio de investigación.

Variable nominal Variable con dos categorías posibles. El número de variables necesarias para representar los datos nominales es igual al de categorías potenciales de los datos nominales menos 1.

Variación interobservador Variación en las mediciones de la misma persona en diferentes momentos (sinónimo: confiabilidad de prueba-nueva prueba).

Verdadero negativo Persona que no tiene la enfermedad o afección, según lo medido por el estándar de referencia o ideal, y tiene un resultado de prueba negativo.

Verdadero positivo Persona que tiene la enfermedad o afección, según la medición del estándar de referencia o ideal, y tiene un resultado positivo en la prueba.

ÍNDICE ALFABÉTICO DE MATERIAS

Nota: los folios seguidos por f, t y n, indica que aparecen en figuras, tablas o notas al pie, respectivamente.